肩袖撕裂
机制、评估和治疗

Rotator Cuff Tear：Pathogenesis，Evaluation and Treatment

主　编　Stefano Gumina

主　译　王　靖　刘向阳

副主译　翁晓军　贾　真

人民卫生出版社
·北京·

First published in English under the title

Rotator Cuff Tear：Pathogenesis，Evaluation and Treatment

edited by Stefano Gumina

Copyright © Springer International Publishing AG，2017

This edition has been translated and published under licence from Springer Nature Switzerland AG.

图书在版编目（CIP）数据

肩袖撕裂：机制、评估和治疗/（意）斯特凡诺·古米纳（Stefano Gumina）主编；王靖，刘向阳主译 . —北京：人民卫生出版社，2021.8
ISBN 978-7-117-31802-0

Ⅰ.①肩⋯ Ⅱ.①斯⋯②王⋯③刘⋯ Ⅲ.①肩关节-关节疾病-诊疗 Ⅳ.①R684

中国版本图书馆 CIP 数据核字（2021）第 139352 号

人卫智网	www.ipmph.com	医学教育、学术、考试、健康，购书智慧智能综合服务平台
人卫官网	www.pmph.com	人卫官方资讯发布平台

图字：01-2021-3893 号

肩袖撕裂——机制、评估和治疗

Jianxiu Silie——Jizhi、Pinggu he Zhiliao

主　　译：王　靖　刘向阳
出版发行：人民卫生出版社（中继线 010-59780011）
地　　址：北京市朝阳区潘家园南里 19 号
邮　　编：100021
E - mail：pmph @ pmph.com
购书热线：010-59787592　010-59787584　010-65264830
印　　刷：廊坊一二〇六印刷厂
经　　销：新华书店
开　　本：889×1194　1/16　　印张：23
字　　数：813 千字
版　　次：2021 年 8 月第 1 版
印　　次：2021 年 8 月第 1 次印刷
标准书号：ISBN 978-7-117-31802-0
定　　价：249.00 元

打击盗版举报电话：010-59787491　E-mail：WQ @ pmph.com
质量问题联系电话：010-59787234　E-mail：zhiliang @ pmph.com

译者名录（按姓名汉语拼音排序）

高　鹏　湖南省人民医院（湖南师范大学附属第一医院）
何　畔　湖南省人民医院（湖南师范大学附属第一医院）
胡胜云　桃江县人民医院
黄　术　湖南省人民医院（湖南师范大学附属第一医院）
贾　真　湖南省人民医院（湖南师范大学附属第一医院）
李良军　长沙市中心医院（南华大学附属长沙中心医院）
梁　潇　湖南省人民医院（湖南师范大学附属第一医院）
林　谦　常德市第一人民医院
刘向阳　湖南省人民医院（湖南师范大学附属第一医院）
潘凯华　长沙市第一医院
王　坚　双峰县人民医院
王　靖　湖南省人民医院（湖南师范大学附属第一医院）
王洪涛　湖南省人民医院（湖南师范大学附属第一医院）
翁晓军　湖南省人民医院（湖南师范大学附属第一医院）
夏　铎　湖南省人民医院（湖南师范大学附属第一医院）
向湘松　怀化市第一人民医院
杨　树　湖南省人民医院（湖南师范大学附属第一医院）
杨一博　湖南省人民医院（湖南师范大学附属第一医院）
曾塬杰　湖南省人民医院（湖南师范大学附属第一医院）
张克云　湖南医药学院第一附属医院

序一

近三十年来，肩袖撕裂已成为骨科最常诊断的疾病之一。关于这个话题，已经发表了成千上万的科学研究。尽管如此，专门为肩袖撕裂而写的专著还是很少见的，据我所知，21世纪出版的专著数量用一只手就能数出来。通常来说，一部专著，即使包含了单一病理状况的所有特征，在学术上也不如一个原始研究更能帮助了解某一状况的重要价值。然而，专著具有其内在的科学性和实用性，无论是对于能够发掘迄今为止所有的知识集合的学科专家，还是对于那些缺乏经验的、旨在对本主题的少数或多个特征进行更多学习的人都是如此。当专著的绝大部分章节作者仅为一个人，或仅包含少数几名同道时，更是如此。

这本著作由48章、260多个图表和近1600项参考文献组成。许多章节较短但很详尽，也有章节超过20页——比如第1章，涉及肩痛和肩袖状况的历史，介绍了从古埃及开始，到Charles Neer开创的最新历史。这一章锻炼了作者叙述和说明医学史的技巧和乐趣。"肩峰下间隙和肩袖解剖"一章也非常完整和精准，其中Stefano Gumina报告了他对肩胛骨和肱骨的大量解剖学研究，以及对新鲜尸体标本解剖的经验。还有一系列章节分析了肩袖撕裂的易感因素以及自然史，值得读者注意。我发现特别有趣的一章是关于可修复性后部及上部撕裂的治疗的，这一章细致地描述了关节镜修复肩袖撕裂，这对于对肩关节手术感兴趣的年轻骨科医生是有用的。这本专著的许多其他部分也都很有意思且具独创性，整本书都是用简明易懂的语言写成的。本书的主要价值在于没有忽视任何有关肩袖撕裂的多重特征，这使得它将在有关肩袖撕裂的著作中成为一个里程碑。

我很感谢有机会祝贺Stefano Gumina和他的同道们编写了这部优秀的著作。

Franco Postacchini
Full Professor in Orthopaedics and
Traumatology Sapienza，
University of Rome
Roma，Italy

序二

这本著作的主题是肩袖的现状及其治疗。本书是对骨科学著作的重大贡献。它用48章和260多个插图带来了包含解剖学、病理生理学和影响肩袖的广泛病变的治疗的全面视野。肩袖疾病是最常见和最常接诊的肩关节疾病之一。这本著作用了大量内容重点介绍肩袖病理和治疗。每一章都有主编 Stefano Gumina 教授的巨大贡献。Gumina 教授是国际公认的肩袖病理和治疗权威。这保证了该主题的内容经过了权威和全面的审阅。正文中还附有精美的插图和照片以及详细的参考文献列表，这给感兴趣的新学生以及高水平专家提供了重要的和前沿的信息。

Joseph P. Iannotti

Chairman，Orthopaedic and Rheumatologic Institute，

Cleveland Clinic Main Campus，

Cleveland（OH），USA

序三

很荣幸应邀为《肩袖撕裂——机制、评估和治疗》一书写序。我们应该庆祝主编 Stefano Gumina 博士选择了科学家和作者们合作，确定了治疗常见的肩关节疾病方面的关键问题。目前已经有了大量的新信息表明，这包含机械和生物双方面的挑战，可使所有年龄段的患者丧失功能。这本著作将为外科医生的治疗提供丰富资源，揭示最先进的治疗选择。

肩袖撕裂几乎可以影响所有年龄段的人群。早期，这是一种创伤性损伤，可能与创伤性脱位或重复性的过头活动有关。更常见的情况是，这些问题出现在经常活动的中年人身上，他们由于疼痛、运动障碍和限制而失能，从而导致其职业或运动生涯受限。这一关键人群最需要从治疗中获得最大收益，并在几十年内保持良好的预后。这里的生物方面的挑战意味着不仅需要机械上的成功，而且要有令人满意的肌腱愈合。本书用专门章节介绍了相关危险因素，包括年龄、吸烟、高胆固醇、姿势异常，这些因素都对临床结局有影响。相关内容的文献星罗棋布，而这本著作则汇集成了帮助治疗这些潜在障碍的重要参考。

本书设计具有易读性高、参考性强、操作性强等特点。专门介绍了评估，包括颈椎的评估，以及用多个章节介绍了外科修复和重建受损的肩关节的最新技术。

随着人口老龄化影响的增大，人们对于重建或置换一直存在争议。这对患者和社区来说都是一笔巨大的开支。其中许多人希望在 70 岁和 80 岁还依然保持活力，而我们的确有额外的技术供外科医生和患者考虑选择。本文的治疗部分从常见的外科技术开始，之后扩展到更复杂的模式，其中包括干细胞、富血小板血浆和移植等其他生物方法。尽管这些技术很费时，但它们可以改善疼痛，增加运动功能，并给了选择关节置换手术之前的缓冲时间。

这是一部编写得很好的肩袖撕裂专著。所有肩关节外科医生都可从本书汇集的精华信息和参考内容中获益。我们应该祝贺主编 Stefano Gumina 为肩关节著作又贡献了一部佳品。他是我的好朋友，也是所有阅读这本书的读者的好朋友。

Jeffrey S. Abrams，MD

Clinical Professor Seton Hall University，School of Graduate Medicine，

Department of Surgery，Orange，New Jersey Senior Attending Surgeon，

University Medical Center of Princeton，Department of Surgery，

Princeton，New Jersey，USA

Medical Director，Princeton Orthopaedic Associates，Princeton，New Jersey，USA

前 言

肩袖包括冈上肌腱、冈下肌腱、小圆肌肌腱和肩胛下肌腱。它们一起环绕着肱骨头，如同游泳运动员的浴帽。前三个肌腱通常允许外旋、肩胛下旋和内旋。内因或外因可能导致肩袖撕裂。尸体研究报告肩袖撕裂的患病率从5%到44%不等。这种损伤一直吸引各方极大的关注，因为它可能导致肩痛、力量丧失、简单或复杂的残疾，以及部分或完全无法工作，降低生活质量。文献中的数据表明，超过50%的症状性撕裂患者在随后的两年内病变面积增大。肩袖修复的目的是通过生物力学上安全、无张力的结构恢复足印区解剖结构，促进肌腱-骨界面的生物愈合。即使在医学长足发展的今天，我们仍有理由讨论何时、如何进行外科修复，以及如何处理无法修复的撕裂。

这本著作旨在介绍简单或复杂的肩袖撕裂的管理上的重要内容。

与病因有关的章节介绍了最新的研究成果，它们将有助于更好地理解为什么会发生撕裂，以及应提供什么治疗，这与肌腱单位的退变有关。

本书是为肩关节外科医生和康复医生而写的，他们每个人都将找到有益于日常实践的信息。然而，在我心中，我希望这本书能为逐渐对肩关节疾病的诊断和治疗充满热情的住院医生和专培医生有所帮助——就像25年多以前的我一样。

Stefano Gumina

Associate Professor in Orthopaedics and Traumatology，

Sapienza University of Rome

编者名录

Jeffrey S. Abrams Department of Orthopaedic Surgery, Seton Hall University, School of Graduate Medicine, Orange, NJ, USA

Paolo Albino Shoulder and Elbow Unit, Department of Orthopaedics and Traumatology, Sapienza University of Rome, Rome, Italy

Federica Alviti Department of Physical Therapy and Rehabilitation, Sapienza, University of Rome, Rome, Italy

Valerio Arceri Shoulder and Elbow Unit, Department of Orthopaedics and Traumatology, Sapienza, University of Rome, Rome, Italy

Elie Parfait Assako Ondo Diagnostic Department of Radiology, Casa di Cura Villa Stuart Sport Clinic, Rome, Italy

Andrea Bernetti Department of Physical Therapy and Rehabilitation, Sapienza, University of Rome, Rome, Italy

Kamal I. Bohsali Jacksonville Orthopaedic Institute, Jacksonville Brach, FL, USA
Department of Orthopaedics, Baptist Medical Center - Braches, Jacksonville Brach, FL, USA

Mario Borroni Shoulder Unit, Humanitas Institute, Milan, Italy

Paolo Cabitza Department of Biomedical Science for the Health, IRCCS Policlinico San Donato, Milan, Italy

Filippo Camerota Department of Physical Therapy and Rehabilitation, Sapienza University of Rome, Rome, Italy

Vittorio Candela Shoulder and Elbow Unit, Department of Orthopaedics and Traumatology, Sapienza, University of Rome, Rome, Italy

Stefano Carbone Shoulder and Elbow Unit, Department of Orthopaedics and Traumatology, Sapienza, University of Rome, Rome, Italy

Carlo Della Rocca Department of Pathology, Sapienza, University of Rome, Rome, Italy

Alessandro Castagna Shoulder Unit, Humanitas Institute, Milan, Italy

Roberto Castricini Orthopaedic and Trauma Surgery, Villa Maria Cecilia Hospital, Ravenna, Italy

Claudia Celletti Department of Physical Therapy and Rehabilitation, Sapienza, University of Rome, Rome, Italy

Eugenio Cesari Shoulder Unit, Humanitas Institute, Milan, Italy

Iva Chianella Centre for Biomedical Engineering, School of Engineering, Cranfield, Bedforshire, UK

Arnaldo Conchiglia Department of Radiology, University of L'Aquila, L'Aquila, Italy

Marco Conti Shoulder Unit, Humanitas Institute, Milan, Italy

Davide Cucchi Department of Biomedical Science for the Health, IRCCS Policlinico San Donato, Milan, Italy

Massimo De Benedetto Department of Orthopaedic and Trauma Surgery, Villa Maria Cecilia Hospital, Ravenna, Italy

Claudio Di Cristofano Department of Pathology, Sapienza, University of Rome, Rome, Italy

Giantony Di Giorgio Orthopaedics and Traumatology, Santa Scolastica Hospital, Frosinone, Italy

Luca Di Sante Department of Physical Therapy and Rehabilitation, Sapienza, University of Rome, Rome, Italy

Fabrizio Fattorini Department of Anestesiolgy, Sapienza, University of Rome, Rome, Italy

Blody F. Flanagin The Shoulder Center, Baylor University Medical Center, Dallas, TX, USA

Raffaele Garofalo Shoulder Unit, F Miulli Hospital, Acquaviva delle Fonti, Bari, Italy

Silvana Giannini Diagnostic Department of Radiology, Casa di Cura Villa Stuart Sport Clinic, Rome, Italy

Alessio Giuliani Sintea Plustek S.r.l., Assago (Milan), Milan, Italy

Lorenzo Maria Gregori Department of Radiology, University of L'Aquila, L'Aquila, Italy

Stefano Gumina Shoulder and Elbow Unit, Department of Orthopaedics and Traumatology, Sapienza, University of Rome, Rome, Italy

Sumant G. Krishnan The Shoulder Center, Baylor University Medical Center, Dallas, TX, USA

Chris Mellano Division of Sports Medicine, Department of Orthopedic Surgery, Rush Medical College of Rush University, Rush University Medical Center, Chicago, IL, USA

Alessandra Menon Department of Biomedical Science for the Health, IRCCS Policlinico San Donato, Milan, Italy

Nicola Orlando Orthopaedic and Trauma Surgery, Villa Maria Cecilia Hospital, Ravenna, Italy

Marco Paoloni Department of Physical Therapy and Rehabilitation, Sapienza, University of Rome, Rome, Italy

Daniele Passaretti Shoulder and Elbow Unit, Department of Orthopaedics and Traumatology, Sapienza, University of Rome, Rome, Italy

Vincenza Ragone Department of Biomedical Science for the Health, IRCCS Policlinico San Donato, Milan, Italy

Pietro Randelli Department of Biomedical Science for the Health, IRCCS Policlinico San Donato, Milan, Italy

Herbert Resch Department of Traumatology and Sports Injuries, Paracelsus Medical University, Salzburg, Austria

Alessandro Rocco Department of Anestesiolgy, Sapienza, University of Rome, Rome, Italy

Anthony A. Romeo Division of Sports Medicine, Department of Orhopaedic Surgery, Rush University Medical Center, Chicago, IL, USA

Giuseppe Sabino Diagnostic Department of Radiology, Casa di Cura Villa Stuart Sport Clinic, Rome, Italy

Maristella F. Saccomanno Department of Orthopedics, Catholic University, Rome, Italy

Valter Santilli Department of Physical Therapy and Rehabilitation, Sapienza, University of Rome, Rome, Italy

Eugenio Savarese Department of Orthopaedic Surgery, San Carlo Hospital, Potenza, Italy

Micheal A. Wirth Department of Orthopaedic and Traumatology, University of Texas HSC, San Antonio, TX, USA

目录

第一部分 基础科学

第二部分 肩袖撕裂的发病机制

第三部分 临床评估与辅助检查

第四部分 肩袖撕裂的治疗

第五部分　肩袖关节病

第一部分
基础科学

第一篇

基础医学

第 1 章　肩痛和肩袖病理的历史

Stefano Gumina, Daniele Passaretti, and Vittorio Candela

直到 19 世纪末，因为频繁地发生疼痛、无力和活动度下降等症状，肩袖损伤的肌腱病变才被人所认识。所以，肩袖损伤治疗的组织学研究需要参考由它所引起的症状。

古埃及时代

耶稣诞生前的几千年，古埃及的医学艺术充满了宗教和魔幻封建色彩。甚至在古希腊和古罗马科学文化定义治愈艺术的原则之前，法老艺术记载了关于医学上解剖、病理生理和临床方面的研究。

1930 年，Breasted[1] 翻译了一部购买自埃及的 Edwin Smith 编写的文献，然后呈送给了纽约历史学会。在 377 行的文献中，报道了 48 例因为病理情况可能需要接受手术治疗的病例：外伤、骨折、脱位和新生物。在文献中，提到了一例可能是肱盂关节脱位的病例，但是没有提到肱盂关节的肩痛症状。据我们推测，脊髓损伤患者的"手臂无感觉"掩盖了肌腱撕裂的症状。

对于古埃及人而言，心脏是疼痛起始的地方，血管从心脏发源。加上血液，它们可以传输粪便起源的"毒性颗粒"，而后者导致了所有疾病。血管也可以运输疼痛和病理物质，这些物质通过鼻子和耳朵进入身体产生疼痛。

据推测，埃及人使用术语"metu"来表示韧带、肌肉、神经和肌腱。不同类型的关节痛，包括肩痛，都是用孟菲斯（Memphis）附近提取的钙质"魔法石"治疗的。

尼禄（Nero）军队的医生 Dioscorides（公元 40—90 年）说，埃及人用这块石头诱导了一种局部麻醉，将其磨成粉末，然后应用于受损的区域[2]。

Pliny（公元 23—79 年）描述了一种用魔法石和醋制成的药水[3]。这会释放出气体，一旦吸入就会减轻疼痛。在 1932 年发表的一篇关于埃及使用的毒药的论文中，Baslez[4] 提出，与魔法石接触的药水可以释放出能够使患者眩晕的沥青蒸气，或者所获得的混合物是含有二氧化硅和阿片的（称为 Shepen）。

Leca 认为，托特牧师（肩负着保护受苦受难人类的任务的上帝）知道怎样由魔法石制成药水，他们是唯一能够出售它的人[5]。这种魔法石和任何其他混合物，只有在疼痛发作后的第四天才被埃及医生使用。事实上，亚里士多德说，任何早期的治疗都会给医生带来风险；然而，目前还不清楚这种风险是否只有在治疗失败的情况下才会产生[6]。

在 Ramesseu 五世的文献中，给出了 20 种减少关节僵硬和肌肉痉挛的有用配方[5]。动物脂肪是用于关节疼痛的软膏的基本成分，含有钠、豆子、屯、白油、河马、鳄鱼、鱼油和碳氢化合物、松节油树脂、蜡、乳香和蜂蜜的配方被用于疼痛和僵硬的关节。所有的原料一起煮熟，铺在绷带上，然后敷在疼痛部位，直到症状缓解。

Ebers 的文献中[5] 至少包含了 60 段文字（n. 627-696）涉及肌肉、肌腱和韧带疾病的治疗。然而，药物的描述并不十分精确。Herst 的文献[5]中描述了一种由昆虫鞘翅和甲虫身体制成的药水；这种药物如果应用在疼痛的关节上，应该可以减轻肩痛和僵硬。

不幸的是，没有发现关于非创伤性肩部药物治疗的绘画；因此，Upuy 墓穴（公元前 1200 年）中的一幅关于一位医生治疗肩部脱臼的绘画，仍然是埃及已知的唯一一幅艺术文献，对肩部外科医生来说是珍贵的。

古希腊、伊特鲁里亚和古罗马时期

对于希波克拉底（公元前 460—357）而言（图 1-1a），产生疼痛的疾病的概念，产生于健康的体液范围。在许多协定[7]中，这位医学之父指出，当四种元素（血液、痰、黄胆汁和黑胆汁；与四种身体排泄物［血液、痰（卡他）、尿液和粪便］在正确的比例、强度和数量混合时，人是完全健康的。当这些元素中有一个是过度的或不充分的时候，或者当四个要素中的一个，将自己与身体隔离，而不是与其他一切结合时，疾病和疼痛就会发生。各种情绪之间缺乏平衡可能是由恶劣天气造成的，例如外部因素：营养、瘴气、气候、气象、水和风。希波克拉底也承认一个良性的疾病过程归因于自然，自然采取合适的行动以恢复各要素之间适当的平衡。这四种体液可通过鼻、口、肛门和泌尿道清除。此外，你可以通过放血来清除它们，在

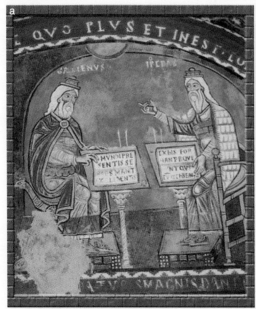
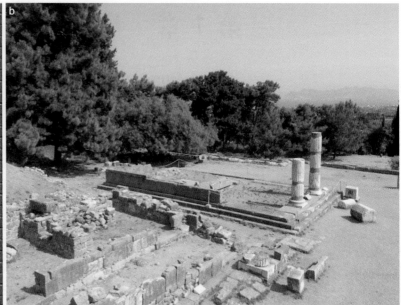
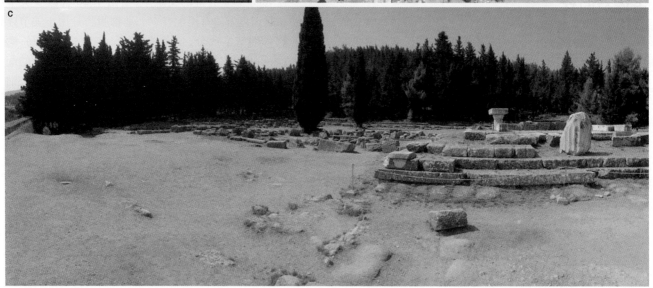

图 1-1　（a）12 世纪的壁画，描绘希波克拉底和 Galen。阿纳尼大教堂，靠近罗马。（b）Asklepeion 是一个古老的医疗中心，位于科斯镇（Kos Town）。它可以追溯到公元前 3 世纪上半叶，是为了纪念希波克拉底死后的健康和医学之神 Asklepios 而建造的。图示多立克式神庙的遗迹。除此之外，"abaton" 也就是患者们等待 Asklepios 出现在他们的梦中并治愈他们的地方。（c）神殿前的广场，患者们在那里祈祷

疾病过程中的早期进行，以及在最接近疼痛的血管处进行。希波克拉底常用柳叶减轻患者的疼痛。

现代药理学也发现这些叶子含有乙酰水杨酸的活性成分。各种药物以药膏、粉末、药丸、膏药和片状的形式服用，有些物质是通过吸入、漱口、冲洗或熏蒸给予的。然而，由肩袖撕裂引起的肩痛不太可能通过此类治疗来缓解，希波克拉底和他的学生通常使用这些治疗，目的是诱导患者排泄和呕吐（图 1-1b、c）。

疼痛的一般治疗指导见《疾病论》（Treatise on Diseases）[8]；它包括在疼痛部位使用热水洗剂、熏蒸和禁食。急性期过后，患者需要摄入一种净化并煮熟的驴奶。

在一幅献给 Amphiaraus（公元前 350 年）的祈愿浮雕（图 1-2a）中，展示了具有治愈能力的神话神，一个用手治疗肩关节疾病的例子。有研究对这幅浮雕进行了解释[9]，Alchino 出现在雕像的右侧，进入圣所。在浮雕的中心，Alchino 梦见蛇吸吮受伤的右肩的情景；最后，在左边，长胡子的 Amphiaraus 手动完成了他的治疗工作。在希腊科斯镇（Kos Town）保存了同一时期描绘蛇咬肩膀的浮雕（图 1-2b）。

关于伊特鲁里亚人如何治疗疼痛关节的信息来自希腊和罗马文献。但关于肩痛的治疗没有具体的参考文献；对于埃及人来说，所有疼痛关节的治疗原则应该是相

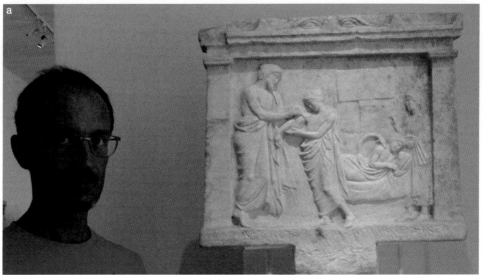

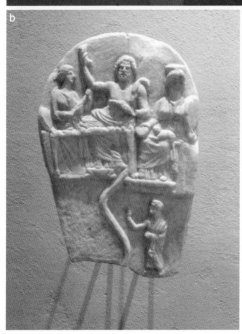

图 1-2 （a）为 Amphiaraus 而作的祈愿性浮雕（匿名，约公元前 350 年）（希腊国家考古博物馆，雅典）。（b）代表"nekrodeipno"（为死者举行的宴会）和 Cybele 登基的祈祷性浮雕（Roman house，科斯）

同的[10]。众所周知，在西西里岛定居的希腊人、亚洲人和腓尼基人对伊特鲁里亚医生产生了强烈的影响[10a]。事实上，在一些墓穴中，发现了刀子、钳子和烧灼器，证明伊特鲁里亚的牧师按照希腊同事的教导从事外科医生的职业，水的作用受到高度重视。

Horace 说奥古斯都皇帝的医生 Antonio Musa 邀请他到 Clusinae Fontes 去，这是一个古老的伊特鲁里亚热中心，靠近现在的丘西（意大利托斯卡纳）[11]。这里的泉水有许多疗伤作用属性，尤其是"从骨头上赶走风湿"的属性[10b,11]。

泰奥弗拉斯托斯（Theophrastus），公元前 4—前 3 世纪的希腊哲学家和植物学家，描述了伊特鲁里亚医生在配制药剂和药物方面的技能[12]。普林尼提到了一种古老的药水，它以水藻和猪肉脂肪为基础，用来治疗动物和人的肌腱疾病[10c,13]。公元 1 世纪的罗马作家 Marcus Terentius Varro 在《农业》（de Agricoltura）一书中报告说，在罗马附近的索拉特山上，有一所伊特鲁里亚牧师学院，他们拥有制备能够消除疼痛的物质的秘密[10c,14]。卡托长老（公元前 243—146 年）对医学感兴趣，他用家庭疗法治疗疼痛，基本上将甘蓝（用作所有疼痛的灵丹妙药）和葡萄酒作为活性物质载体[15]。

在卡托提出的药水中，含有葡萄酒和杜松子的药水被特别用于缓解关节疼痛[15]。

Celsus（公元前 14—公元 37）在著作 De Re Medica（图 1-3a、b）中不建议老年人和肩胛骨疼痛患者使用冰

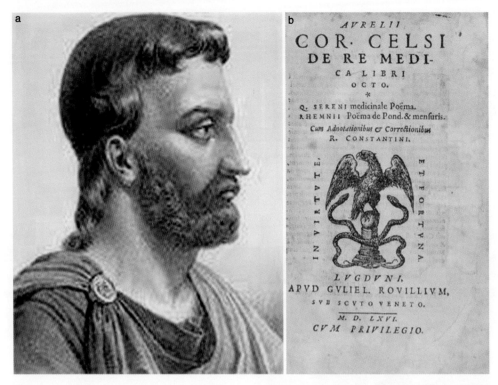

图 1-3　(a) Aulus Cornelius Celsus 的肖像。(b) 其著作 *De Re Medica* 第 8 卷的首页 (1566 年)

敷。在第 3 卷[16b]中,Celso 就如何处理肌腱疼痛提供了一些建议;作者建议不要出汗,多喝水和按摩。他还建议用硝基和水润滑疼痛部位,并将其置于硫磺熏蒸中,硫磺熏蒸是从患者附近放置的灰烬中产生的。为了获得足够的效果,治疗的患者应该禁食。另一种用于疼痛部位的药膏是由等量的莨菪和荨麻(与动物油脂混合?)加上以前烧过硫磺的水。在第 4 卷[16c]中,Celsus 建议在疼痛但不肿胀的肩膀上加热。特别是在晚上,在疼痛的地方涂上热腾腾的膏药,以及在酒中煮过的马蹄莲根。如果疼痛特别剧烈,那么将罂粟皮与蜡和猪肉脂肪混合在酒中煮沸。在第 5 卷[16d]中,为了治疗关节疼痛,更强调了泥罨剂(malagma)的作用,以及草药和芳香植物的芽制成的药水。"euticleo"专门用于治疗肌腱疾病,它由烟灰香、树脂、白松香、氨胶和 bdellium(一种半透明的油胶树脂)组成。希波克拉底(*De victu in acutis*)和狄奥斯科里迪斯(Dioscorides)已经描述过这些植物对疼痛的缓解作用。"Sosagora"是另一种由各种植物成分、罂粟和熔融铅组成的泥罨剂[16]。另一个治疗肩痛的建议是:浸泡在装满沙砾的浴缸里[17]并使用火罐[16]。后者可应用于完整的皮肤(去除空气)或破损的皮肤(提取血液),并利用了燃烧产生的真空原理(图 1-4)。

希腊医生 Dioscorides 在公元 50—70 年期间写到,*De Materia Medica* 是一部用希腊语书写的草药志,它注定对医学文献有重要影响[17](图 1-5a)。事实上,直到 17 世纪,这部作品已经被翻译成多种语言并发表了与此有关

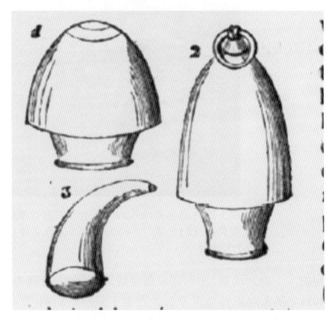

图 1-4　在庞贝和赫库兰尼姆发现并保存在那不勒斯 R. 博物馆的碗和杯的图画,与 Celsus 的描述相对应

的评论。对于关节疼痛,Dioscorides 建议服用一种由"小黄瓜"(cucumer sylvestris)制成的汤剂[18]。他还建议服用由"古蓬香草"(ferrule galbaniflua)(图 1-5b)制成的汤剂,它以前用作治疗溃疡、咳嗽、癫痫、骨折、头痛、胃痛、月经痉挛、牙齿酸痛、蛇咬伤、分娩痛、消化不良和肠胃不适的通用药物。在慢性疼痛中,他建议将加热的羊粪涂在疼痛部位,用油布包裹[2]。

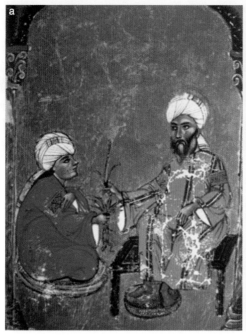
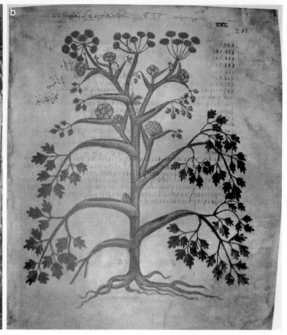

图 1-5 （a）坐在长凳上的 Dioscoride 的完整微型画。他正在递给学生风茄。（b）图示作者用于治疗关节疼痛的植物"古蓬香草"，摘自其著作 *Canon*

古罗马医生 Galen 提供了关节疼痛的起源和治疗的额外信息。他出生于公元 129 年的古国帕加马（Pergamum），那里有一座寺庙和一所专门为阿斯克勒庇俄斯（Asclepius）而建的医学院；他之所以能够提高对矫形和创伤的认识，是因为他很快成为了他所在城市的角斗士医生，也是因为他对外科学有着浓厚的兴趣，他在公共广场上对猪和猴子进行手术。他搬到了罗马，在那里成为了皇帝 Marcus Aurelius 的一名医生；他再次声明了放血的效用是减轻各种痛苦（*De Sanguinis Mission*）[19]。Galen 继续了希波克拉底的自然医学概念，并认为医生"是自然的使者"，因此应主要遵循"反向克制"（contraria contrariis）的原则，例如，如果疼痛是由冷引起则以热克，反之如果疼痛是热的，则以冷克之。据说盖伦用了一种名为"theriaca"的药水，由多种成分组成，包括酒精、阿片、毒蛇和蜂蜜。这种药被认为是"治疗所有疾病的灵丹妙药"，也被用于关节疼痛，特别是在老年人身上[20]。

Galen 指出[19]（根据希波克拉底在 *De victu in acutis* 中的观点），疼痛源于哲学上的"激情"。后来他得出结论，疼痛的唯一原因是"连续性的解决方案"（*De simpl. Medic.*，见第 2 章"肩峰下间隙和肩袖解剖"）[19]。

阿拉伯时期

阿拉伯医学可以按惯例分为第一个时期（750—900年，在这一时期，传统医学逐渐与希腊和拉丁医学混合）和第二个时期（900—1100 年，许多学者从他们的教师中

分离出来，呈现出越来越清晰和独立的个人色彩，目的完全针对新的研究和成果）。也正是在这个极具荣耀的时间段，Avicenna 和 Albucasi 两人大放异彩。

在其著作 *Canon* 中，"医学王子" Avicenna（936？—993？）（图 1-6）建议使用几种草药作为镇痛输液的基础，包括刺柏、洋甘菊、马郁兰、芸香、薰衣草、风茄（曼德拉草）和阿片。他对疼痛的概念遵循了塞尔西亚诺人（Celsiano）对疼痛的看法，他还认为疼痛本身可能是疾病而不是症状。他实际上区分了 15 种疼痛形式（包括关节疼

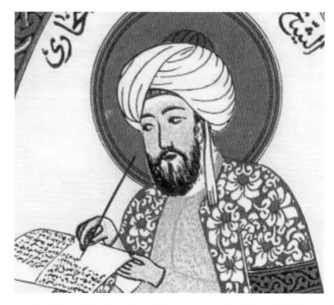

图 1-6 描绘 Ibn Sina 或称 Avicenna 的画像，他被称为"医学王子"，生活在 10～11 世纪

痛），他用运动、热（如果关节没有肿胀和热）或冷（以雪或冰水的形式）来治疗这些疼痛。对中药和汤剂治疗无效的疼痛采用烧灼法治疗。

　　Albucasi（912?—1002?，科尔多瓦）的著作 *Al Tesrif*（图 1-7a、b）被认为是颓废的希腊医学与萨勒诺和博洛尼亚学派之间的联系。Albucasi 让医学外科从经验主义转向解剖学研究和实践经验（即实验方法）。在"外科学"一节（第 30 卷）的前言中，作者指出"如果你忽视解剖学，你将陷入错误"[21]。关节痛，可能还有肩痛，采用烧灼，以及放血、杯子和火罐治疗。与之前不同的是，Albucasi 在每个季节都进行烧灼术，而不仅仅是在春天。与金烧灼相比，铁烧灼器更受作者青睐，因为金烧灼器冷却快且在高温下会立即熔化。Albucasi 从五条上肢静脉进行放血：头静脉、正中静脉、肘静脉和手部静脉（2 个分支）。他用宽刀切开含不干净血液的大血管，用小刀切含胆汁血液的脆弱小血管。Albucasi 还建议在春天和禁食

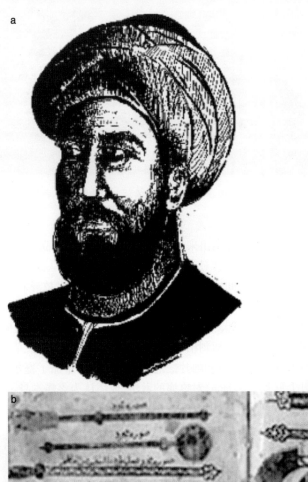

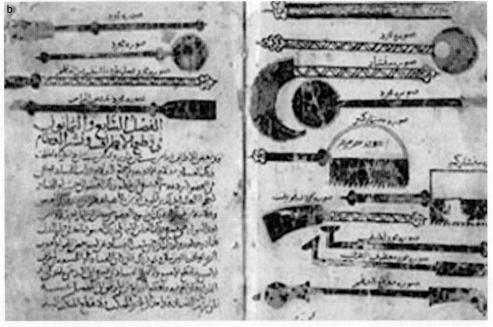

图 1-7　（a）Albucasi，阿拉伯医生、化学家和科学家，生活在 10 世纪至 11 世纪之间。（b）其著作 *Al Tesrif* 中的几页，这是一本医学和外科百科全书，大约有 1 000 页

的患者中放血；相反，他不鼓励 14 岁以下或 60 多岁、疲劳、酗酒、消化不良、呕吐和腹泻的患者放血。要清除的血液量应与患者的肌力成比例。Albucasi 使用的杯子是由角、玻璃、铜和木头制成的。他使用它们治疗有皮损和无皮损的患者，这与埃伊纳岛（Aegina）的 Paul 做法一致[21]。

非洲的 Constantine、弗鲁加德（Frugardo）的 Roger、帕尔马的 Rolando、米兰的 Lanfranc、Guido de Chauliac，以及 Fabrizio "d'Acquapendente" 都遵从并实践了 Albucasi 的学说。

拜占庭时期

公元 476 年，随着西罗马帝国的衰落，由于外族的入侵，所有仍然是"平民"身份的人都移民到伊斯坦布尔的博斯普鲁斯海峡。由于它的特别地理位置，罗马/拉丁语知识与希腊语、东方语言和非洲语言在这里交汇。君士坦丁堡（伊斯坦布尔）成为医学文化的中心，直到 1453 年由于土耳其人的入侵而衰落。

在这一时期有四位杰出的医生：帕加马的 Oribasius、阿米达（Amida）的 Aetius、特拉利斯（Tralles）的 Alessandro 和埃伊纳岛的 Paul（Paolo D'Aegina）。后者于公元 620 年出生于雅典附近的一个希腊岛屿（图 1-8）。我们

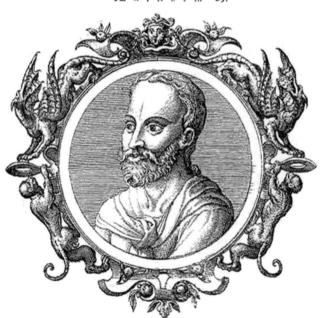

图 1-8　Paolo D'Aegina 的肖像，出自其 1574 年在伦敦出版的著作

知道他是 Alexandria 学校的学生，他的理论建立在对患者的观察、对症状和经验的研究上。

Paul 在《纪念录》（Memorial）第 6 卷第 41 章[22-24]中描述了用杯子治疗疼痛部位的方法。根据作者的说法，黏土杯是用来疏散"情绪"的。疏散必须在完整的皮肤上进行（如果涉及的区域没有肉）或者是在瘢痕上（如果该区域是有肉的）。黏土杯比玻璃杯或角杯更受欢迎。Paul 还描述了杯子的大小必须与待处理的面积成比例。长颈和广口的黏土杯比其他杯子更受欢迎[22-24]。

中世纪和文艺复兴时期

在意大利遭受外来入侵之后，一股涉及所有艺术的颓废的荒凉气氛出现了。然而，古老的治疗患者的做法在教会机构和修道院得以继续。由于努尔西亚的圣本尼迪克特（Saint Benedict of Nursia），包括卡西诺山（Monte Cassino）在内的几座修道院都建立在"首先照顾患者"的格言基础上。在卡西诺山发现的一张古老的羊皮纸上，一位不知名的医生写下了关于如何制备手术需要用到的镇静剂（由阿片、风茄和天仙子制成）。风茄（Mandrake）是大多数神话和传奇药水的主要成分之一。这个可能来自波斯语（mehregiah）的名字是由希波克拉底起的。在一些关于"炼金术"的文本中，它被描绘成一个男人或一个孩子，被认为是一种既属于植物又属于动物的生物，例如鲜为人知的鞑靼植物羔羊（一种传说中的植物，其果实是羊）（图 1-9a、b）。

同样在意大利南部，特别是在萨勒诺（Salerno），一些宗教医院诞生了，其中包括由会吏长 Adelmo（公元 820 年）创建的医院，该医院是用皇帝的重要大臣 Ajello 的 Matthew（公元 1183 年）留下的收入建造的。这些宗教机构为医学院的出现创造了先决条件，医学院将成为大学建立和发展的前奏（先驱）。根据传说，萨勒诺学派是由四个成员组成的，分别来自拉丁医学文化（salernus）、犹太（elinus）、希腊（pontus）和阿拉伯（adelus）。

在著作 Regimen Sanitas Salerni[25]（图 1-10）中——这本书是两个世纪以来医学知识的简编——描述了荨麻和唇萼薄荷（penny royal）等用于治疗关节疼痛的草药。在治疗领域，随着能够作为药用植物数量的增多，人们逐渐开始重视"简单"原则。许多修道院都配备了医务室和药用植物园，然后这些植物被储存在"色素储藏室"，几年后，这个储藏室将成为药房。因此，这些祈祷场所成了那些在医学上更博学的人（希波克拉底和 Galen 的后继者们）遇见贫穷的人并治疗他们身体和灵魂的地方。然而，如果关节疼痛的强度特别剧烈，可以实施一种起初使用香料之后接着放血的强制性措施。事实上，Musandinus（De Cibis et potibus aegrotantium）[26]建议对 15 岁

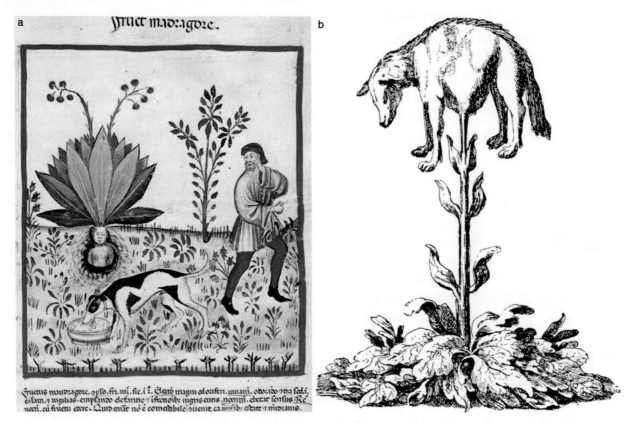

图 1-9 （a）Ibn Butlan（1390 年）绘制的描绘风茄的图。这种植物的根是人形的，从土里拔出来会引起一声致命的尖叫。摘自奥地利国家图书馆的 *Tacuinum Sanitatis* 一书。（b）鞑靼植物羔羊，摘自 Lee H. 的 *The Vegetable Lamb of Tartary*（1887 年，伦敦）

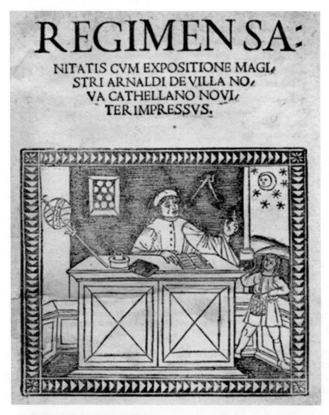

图 1-10 著作 *Regimen Sanitas Salerni* 的封面（Luigi Cornaro，1662 年，威尼斯）

以上患者的几乎所有疾病采用这种治疗方法。

Gariopontus（?—1056）在著作 *Passionarius* 中[26] 将烧灼术描述为当时医生使用的一种治疗技术；Bruno Longoburgo 在 1252 年的《大手术和小手术》（*Major surgery and minor surgery*）中也给出了同样的描述[27]。来自 Saliceto 的 William 在其著作 *Cyrurgia*（完成于 1268 年）[28] 中首次建议使用刀而不是烧灼器。

但丁在《天堂》第 12 章中提到的 Taddeo Alderotti（1215—1295）为博洛尼亚大学传播医学教学做出了贡献。在他的著作 *Consilia* 中，他认为酒精具有很高的治愈作用，以至于认为它是一种烈性的 "theriaca"，是治疗许多疼痛的灵丹妙药。事实上，最初的 theriaca 的确是基于酒精的。

在中世纪，由于宗教信仰和大众信仰，尸体解剖受到批评和限制。在"十字军东征"期间，尸体解剖只允许切除器官以便于将死者运送回国。持续不断的文物和人体骨骼交易迫使教皇卜尼法斯八世在 1300 年颁布了教皇法案 "De sepulturis"，以禁止操纵人体[29,30]。这与腓特烈二世 1240 年颁布的允许解剖的法令形成了鲜明对比。在那几年，教皇成功地颁布了更多的法案，允许在四旬斋（大斋节）期间对妇女进行解剖，因为她们被认为是没有灵魂的。中世纪的第一次社会解剖是在博洛尼亚大学由 Mondino de' Liucci（1270—1326）完成的，他是 *Anathomia Mundini* 一书的作者（图 1-11），尽管这本书没有说明性的表格或图表，但它已经被用来研究解剖学 200 多年了[31]。Mondino 的学生 Guido da Vigevano（1280—1349）继续进行尸体解剖，他的手稿 *Anathomia* 于 1345 年出版，是第一个有解剖学插图的文本示例。Guido da Vigevano 的绘画基于经验观察[32]，代表了文艺复兴时期解剖学家的指南，在这一时期，科学和艺术之间的联系达到了最高程度，特别是在 1543 年，这要归功于 Andreas Vesalius 的作品 *de Human Corporis Fabrica*[33]。Guido da Vigevano 还写了《图解解剖学》（*Anatomy designated for figures*）（1345），其中包括插图。在书的第二部分，他描述了用于放血的静脉，这种做法仍然用于治疗持续性的关节疼痛[30,34]。

1491 年出版了一本书名为 *Hortus Sanitatis* 的著作[35]，由作者 Juan de Cuba 用拉丁文写成。目前尚不清楚这部作品是原创的，还是源于希腊的一个古代草药志的翻译。正文由几章组成，其中一章专门介绍了植物贸易及其治疗用途。虽然正文中没有关于治疗肩痛的具体引文，但有一个描述医生治疗肩痛的微型画（图 1-12）。

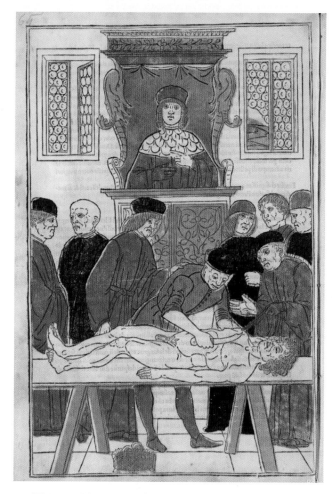

图 1-11　Mondino de' Liuzzi 的著作 *Anathomia Mundini*（1316 年）的封面。在这幅图中，坐着的作者正目睹一次解剖。手术为来自《医学汇编》（*Fasciculus Medicinae*）中的内容（1493 年）

1544 年，"锡耶纳的 Pietro Andrea Mattioli"（1501—1578）翻译出版了希腊语版本的《草药志》，该书是 Dioscorides 所著的著名草药药典。作者还加入了他自己的评论，还介绍了一些新植物[18]（图 1-13a、b）。作者还描述了蚯蚓的使用，油炸后治疗"受到牵连的关节"从而缓解疼痛[18]。

除了放血、草药或烧灼，不是由外伤引起的肩痛可以用绷带固定治疗的方法进行治疗。这一概念在 1432—1439 年间的一幅画作 "Priamo della Quercia"（Ospedale S. Maria della Scala, Siena）中得到了间接的印证，画中的乞丐受苦受难，左肩被绷带固定。另一个例子包含在 5 世纪的 Avicenna Canon 的微型画（匿名）中，该画描绘了一名手臂固定的患者站在医生面前（图 1-14）。

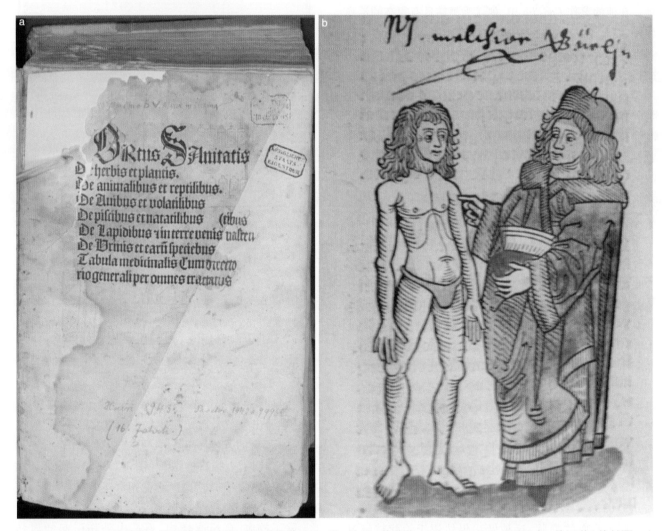

图 1-12　（a）目前保存在德国巴伐利亚州立图书馆的 Juan De Cuba 的著作 *Hortus Sanitatis*（1500 年，美因茨）的封面。（b）图中描绘了一位医生正在治疗患者的肩膀。原图为黑白木刻，印刷后着色

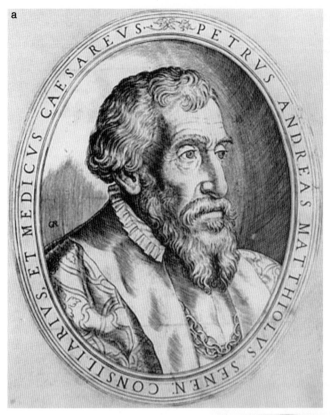

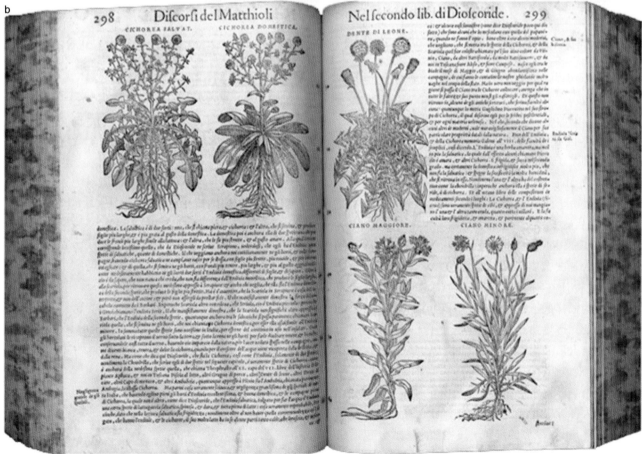

图 1-13　（a）Pietro Andrea Mattioli，16 世纪意大利医生和人文主义者。（b）某个版本的《Dioscoridis 的草药志的书评》照片（1565 年，威尼斯）

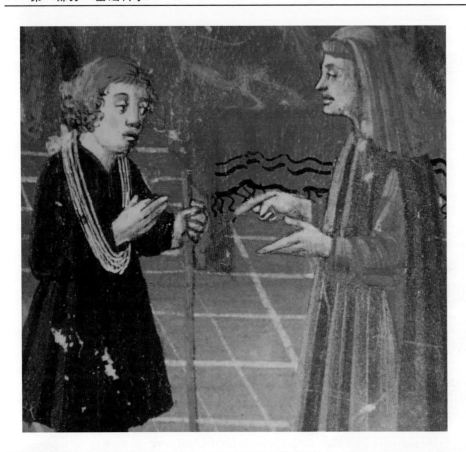

图 1-14　Avicenna 的 *Canon Medicinae* 医院内部（细节），来自费拉拉的匿名微缩画家（Laurentian Library，佛罗伦萨）

17 世纪和 18 世纪

在 1657 年出版的《关节疼痛和痛风》（*Dé dolori articolarie podagrici*）中，Giacomo Miccioni 总结了当时被认为是关节疼痛的两个主要原因：关节内水分过多（即潮湿）和远离自然位置的不同区域的情绪交汇[36]（图 1-15）。文中还提到了 1500 年两位著名医生的思想："Fernelio"和"Ludovico Mercato"（费德里科二世的皇家医生），首先提出疼痛是由于白色黏液状垂体导致的情绪在关节处的反映，通常从鼻子和支气管排出。后者根据古典教义，与希波克拉底和 Galen 的体液理论相一致。在文中，遗传学也被认为是关节疼痛的可能原因[36a]。根据作者的说法，医生有责任在对其进行任何治疗之前确定疼痛原因[36b]，因为同样的治疗可能对关节既有帮助又有害。特别是有必要知道疼痛是起因于热还是冷，还是取决于两种情况的结合。如果是由热引起的，医生必须观察或感知关节（血液或胆汁）中的"情绪"，病因是冷的情况下亦然；在这种情况下，"情绪"可能是由垂体或忧郁所致。这本书的大部分内容都是用来描述准备敷在绷带上的药水，这些绷带用在疼痛的部位。这些药水的成分包括醋和玫瑰油、蛋白、小扁豆、牛奶、藏红花、面包屑、坚果、柏树、洋甘菊和烟叶。此外，在一些配方中，河蛙和蚯蚓也被建议在水和白葡萄酒中彻底清洗后加入（由 Mattioli[18]

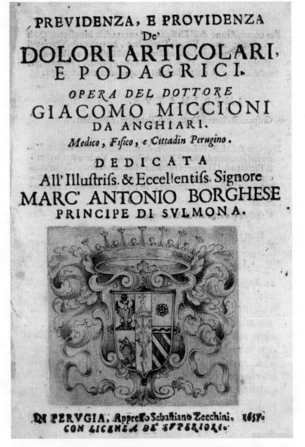

图 1-15　Giacomo Michoni 的《关节疼痛和痛风》封面（1657 年出版）。关节疼痛的主要原因在正文中有描述

提到）。还提到了一种治疗关节疼痛的方法,包括在疼痛部位涂抹羊奶[36b]。蚯蚓也被 Tarduccio Salvi 用于治疗关节疼痛。在 1642 年的《外科医生简约》(*The Surgeon, Short Treaty*)[37]一书(图 1-16)中,作者建议将一磅蠕虫、橄榄油和白葡萄酒一起煮至酒被完全煮干为止。所得的混合物被涂抹在疼痛处。

在这本书中,还描述了从一种从草药中提取的名为 Arabic stigados 的药物以及羊粪和羊油对疼痛关节的益处。Tarduccio Salvi 还回顾了放血(静脉切开术)的使用,其目的是将大量存在的血液排掉直到血管壁塌陷的程度,或将不洁净的血液通过烧灼、水蛭和吸盘的方式处理(图 1-17a、b)。

在 15 世纪由 Guillelmus De Seyton 所著(或者仅仅是翻译而来)的一个草药药典里[38],描述了 afodilli(阿福花属)和槟榔草药对肌腱疼痛的镇静作用;然而,肩袖肌腱在疼痛发生过程中的作用尚不清楚,因此没有使用草药治疗肩痛。

外科治疗肩部疾病经常在理发店进行。一项得到确认的证据是来自画家 Gerrit Lundens 的作品(1622—1683?,阿姆斯特丹)。这位艺术家多次描绘了在黑暗和混乱的工作室里进行肩部手术的场景。在至少三部作品中,不幸运的患者在没有麻醉的情况下接受治疗,进行被称为"a spallina"的手术并且没有最基本的预防感染的措施(图 1-18a~c)。不知道 Lundens 为什么在三部不同的作品中表现出同样的场景,可能是画家自己经历了这样一个痛苦的过程。1703 年,小戴维·特尼尔斯(David Teniers the Younger)所作的一幅印刷品中也出现了同样的场景(图 1-18d)。

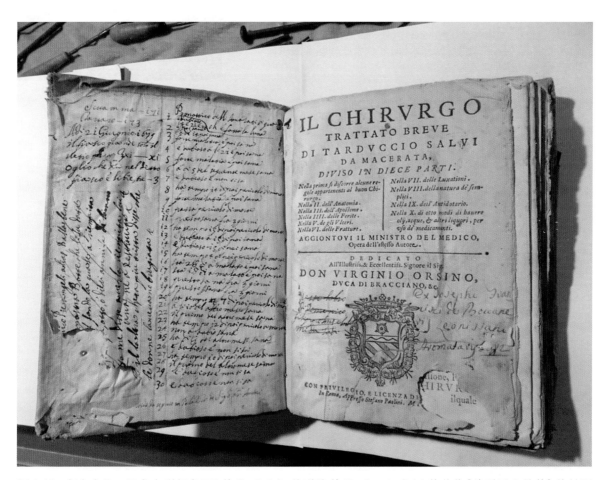

图 1-16　保存在 Preci(意大利佩鲁贾) 的 St. Eutizio 修道院的 Tarduccio Salvi 的著作《外科医生简约》的封面(1642 年版)

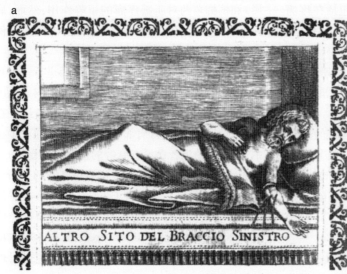

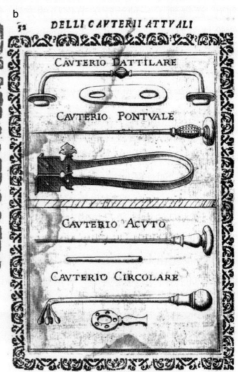

图 1-17 来自 Tarduccio Salvi 的著作《外科医生简约》(1642 年版)的图像,描绘了左臂静脉切开术(a)和作者在外科实践中使用的一些器械(b)

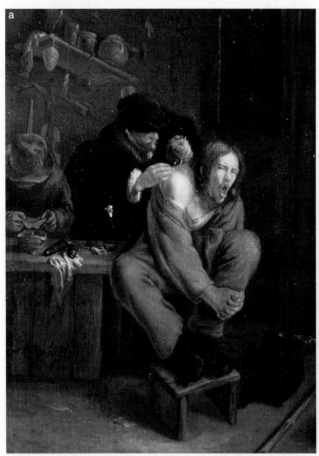

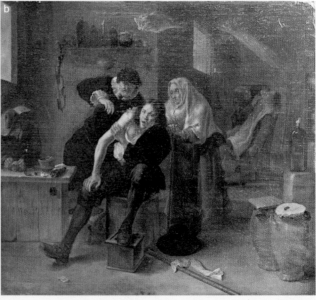

图 1-18 (a~c)16 世纪中期 G. Lundens 的绘画作品,描绘了同样的手术场景。三个患者由理发师做肩部手术。所有病例都是上侧入路。手术是在一个又脏又黑的工作室进行的,没有麻醉。1678 年,小戴维·特尼尔斯绘制了同样的场景,1703 年,Jacques Coelemans 也描绘了这一场景(d)

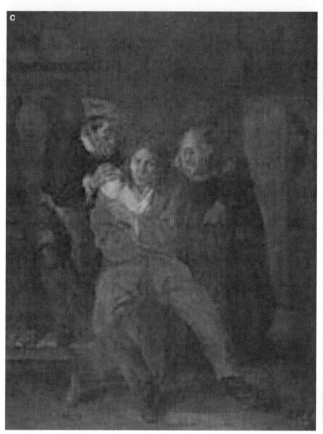

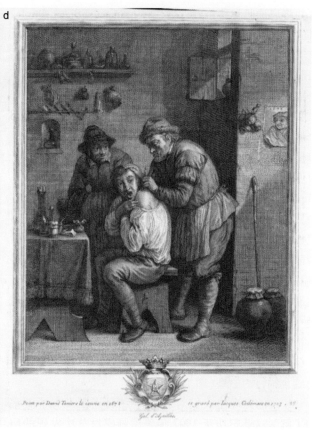

图 1-18(续)

近现代史

　　第一个使用"肩袖"这个词的人是谁已不可考。据说,1834 年,伦敦"亨特利亚剧院"(Hunterian Theatre)的解剖外科医生 John G 在《伦敦医学公报》(*London Medical Gazette*)上首次描述了这些肌腱的损伤[39]。然而,这一说法似乎并不正确,因为在 A. Monro[40] 撰写的《人体所有黏液囊》(A description of all bursal mucosa of the human body)一书中,第一次描绘了冈上和冈下肌腱病变的图像(图 1-19)。Moseley 在 1951 年[41]、Bonola 在 1952 年其专著《肩关节周围炎》(*Shoulder Periarthritis*)中也分别引用了这一内容[42]。Smith 很可能还是在 1871 年对"计算机之父"查尔斯·巴贝奇(Charles Babbage)进行尸检的人[43]。

　　Flower 在 1861 年写道,肩袖肌腱撕裂并不罕见[44]。

　　Petersson 在一份历史回顾[45]中说,Jean Francois Jajavay[46] 在 1867 年第一个观察到 4 例外伤后肩胛下滑囊炎症(图 1-20a)。后来,Heineke 于 1868 年[47]、Vogt 于 1881 年[48]继续了他的观察研究。1869 年,J. Ashurst 在《外科科学与艺术》(*Science and Art of Surgery*)一书中[49]描述了一些肩关节脱位导致肩袖撕裂的病例。Hüter 在 1870 年(被 Cramer 引用)首次应用切除肱骨头的治疗方

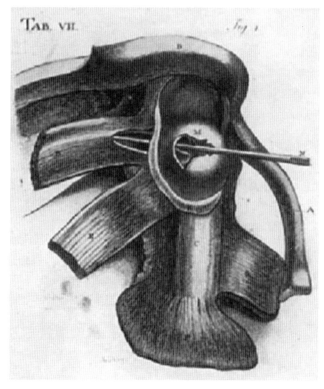

图 1-19　第一个描述肩袖撕裂的插画(摘自 Monro 的著作《人体所有黏液囊》,1778 年,爱丁堡)[41]。探针指示肌腱断裂

法并将肩袖肌腱移位到近端[50]。Emmanuel Simon Duplay（图 1-20b）在 1872 年对肩周炎做出了经典的描述，因而该综合征以他的名字命名[51]，其特征是肩膀僵硬和外伤引起的疼痛。Duplay 还在一个他治疗的死亡患者上第一个描述了肩峰下间隙（他称之为"第二关节"以区别于"第一关节"即盂肱关节）的功能和病理；并描述了其他 8 个病例的症状；以及首次尝试在麻醉下成功地进行了关节松解术[42]。他错误地将该综合征的根本原因归因于肩峰下囊，肩峰下囊的切除是发生疾病演变的基础[45]。Duplay 假说有许多支持者[52,53]，但也有一些批评者。其中，Duronea、Desplats 和 Pingaud 认为关节周围炎是风湿性疾病或神经炎病变[54-56]。1873 年，Adams 认为肩袖撕裂的原因是风湿性疾病，而不是创伤性事件[57]。Bardenheuer 在 1886 年观察到肩袖撕裂可以用缝线修复[58]。穆勒在肩关节不稳的手术中使用了肠线来修复肩袖肌腱[59]。1906 年，莱比锡大学（University of Leipzig）教授 Von Perthes 用带环的金属钉修复了三处肩袖损伤，其中一条肠线穿过了肩袖肌肉[60]。这些缝合钉被认为是目前缝合锚钉的原型（图 1-21）。

X 线的出现使人们对肩胛骨-肱骨周围炎有了更多的了解。这要归功于 1907 年美国画家对首次发现的肩部第二关节的不透明阴影的描述，他将其解释为肩峰下囊钙化[61]。Stieda 随后也观察到了同样的结果，他给出了类似的解释[62]。钙的存在导致了"肩峰下钙化性滑囊炎"或"三角肌下"或"滑石"等词的出现[63,64]。1912 年和 1915 年，Moscowitz Wrede 将注意力从肩胛下囊转移到冈上肌腱，确定其为关节周围炎的起源部位[65,66]。在看了 X 线平片并直接观察了一个手术患者的情况后，Wrede 意识到钙沉积在冈上肌腱而不是肩峰下囊[65]。

随着时间的推移，越来越多的肩关节疾病与关节周围炎区分开来。Sievers[67] 描述了肩锁关节病的病例，其症状与关节周围炎相似。Bettman、Meyer 和 Kessler 观察到二头肌沟变形，能够确定二头肌长头的变化[68,69]。Goldthwait 在肩锁形状和长度、喙突和肩锁关节确定了肩袖撕裂的可能原因[70]。1909 年，Stevens 描述了肩袖的生物力学，以及力矩的改变如何导致肩峰下疼痛[71]。

"现代肩外科之父"的称号被普遍认为是指 E Amory Codman（1868—1940）（图 1-22）。1934 年，Codman 出版了第一部专著（*The Shoulder*），专著的主题是肩部[72]，其第 5 章的主题是冈上肌撕裂（图 1-23a）。这篇文章信息量大，在当时是创新的，今天仍然是比较新颖的。Codman 描述了两个在 1909 年和 1911 年手术治疗后上

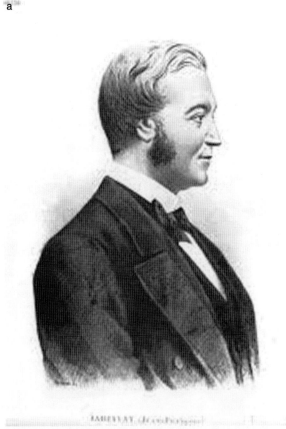
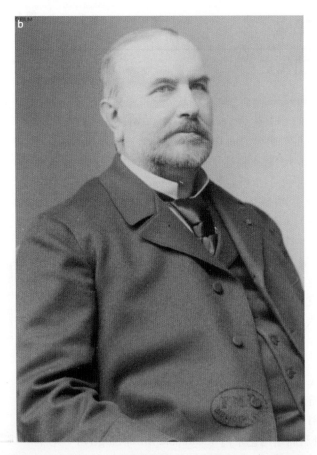

图 1-20　（a）Jean-Francois Jajavay 的肖像，他是第一个观察到肩峰下囊变化（1967 年）的人。（b）Emmanuel Simon Duplay 的肖像，他在 1872 年描述了由他名字命名的综合征

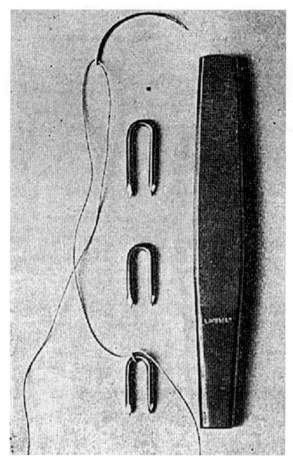

图 1-21　1906 年的照片，取自 Von Perthes 的著作。带孔的金属钉（现代锚钉的原型）和用于肩袖修复的肠线

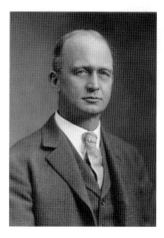

图 1-22　Ernest Amory Codman 的照片，他被誉为"现代肩外科之父"

肩袖巨大撕裂的病例。在这两个病例中，作者都进行了部分修复，重新在大结节处修复了肌腱的前后缘。几个月后，这两个患者能够恢复外展运动。Codman 的遗憾在于未能在早期观察到病变，因为早期治疗可以完全修复和恢复肩部功能。作者还提供了有关肩袖撕裂病因的信息——这在老年患者和从事繁重工作的人中很常见——

以及通过临床检查认为是肌腱撕裂限制了抬高和手臂外展。Codman 还报告说，肩袖损伤在放射学上不明显，在一些患者中，可以通过将示指放在肩峰前外侧缘下方来触诊肩袖损伤（图 1-23b）。1908 年，他还描述了一种特殊的吊带，这种吊带可以使手臂保持外展状态，用于部分肩袖撕裂患者[73]（图 1-23c）。

1937 年，Codman 在《骨与关节外科杂志》（*Journal of Bone and Joint Surgery*）[74] 上发表了一篇评论，评论了 Smith 1835 年写的一篇关于 7 个肩膀（5 名患者）肩袖撕裂的文章（3 名女性和 2 名男性，平均年龄 41 岁），其中 3 个肩膀涉及肩胛下肌腱；2 个有二头肌长头断裂；1 个有肩峰骨赘。根据这 7 个病例和他的个人经验，Codman 得出了在当时是创新性的结论：肩袖撕裂的发生率远高于当时的预期（作者进行的 40 次解剖中有 7 例，占 17%）；损伤可能是由身体压力或创伤引起的；可能是双侧的。随着时间的推移，损伤的边缘可能会收缩；损伤可能与二头肌长头的断裂或脱位有关。

1931 年 Wilson 也表述了病变的非创伤性起源[75]。

在这篇文章中，Codman 为肌腱撕裂的外科损伤提供了指征，这些损伤足以使肩胛下囊与关节相连，他建议年轻的外科医生在解剖过程中学会熟练地修复肩袖撕裂。

1933 年，Oberholzer 在第一次肩关节造影中将空气作为对比剂对术前肩袖撕裂的诊断做出了重要贡献[76]；Lindblon 和 Palmer 在 1939 年构思了对比剂关节造影[77]。这些作者描述了肩袖撕裂的两个阶段：肌腱变薄（可能伴有部分撕裂）和全层撕裂[77]。

在接下来的 20 年里，关注重点转移到肩锁关节前下缘在肩袖断裂发生中可能起的作用。这些年来，传奇的肩外科医生（如 Armstrong[78]、Hammond[79,80]、Lippmann[81]、McLaughlin[82]、Moseley[83]、Smith-Petersen[84]、Watson Jones[85]）深刻地改变了肩痛的治疗方法，建议全部或部分切除肩峰。

1952 年，在意大利，Robecchi 出版了一本名为《肩周炎》的专著[86]。作者认为肩胛下间隙不止一个解剖结构，可能与疾病有关，因此承认病理（疾病）可能从一个组织传播到另一个组织。Robecchi 还指出，由于生物力学原因和血管供应不足，关节周围炎的起源应该发生在冈上肌腱。在文章中，作者列出了从 Duplay 首次定义直到发表这篇文章时的所有治疗关节周围炎的方法。提到的治疗方法包括：给予"Piramidone"（2~3g/d）；组胺离子导入疗法；应用烟酸四氢糠酯软膏；物理护理（泥浆浴、透热疗法[87,88]、功能锻炼和按摩疗法[89]）；普鲁卡因[90]、烟酸、苯基咪唑啉或氢化可的松的浸润疗法。与以前不同的是，手术应该留给那些对保守治疗没有反应的人，目的是去除任何粘连或钙化[91-94]。1972 年，Charles Neer 在肩锁和肩袖之间的撞击中确定了肩袖-黏液囊侧退变的发

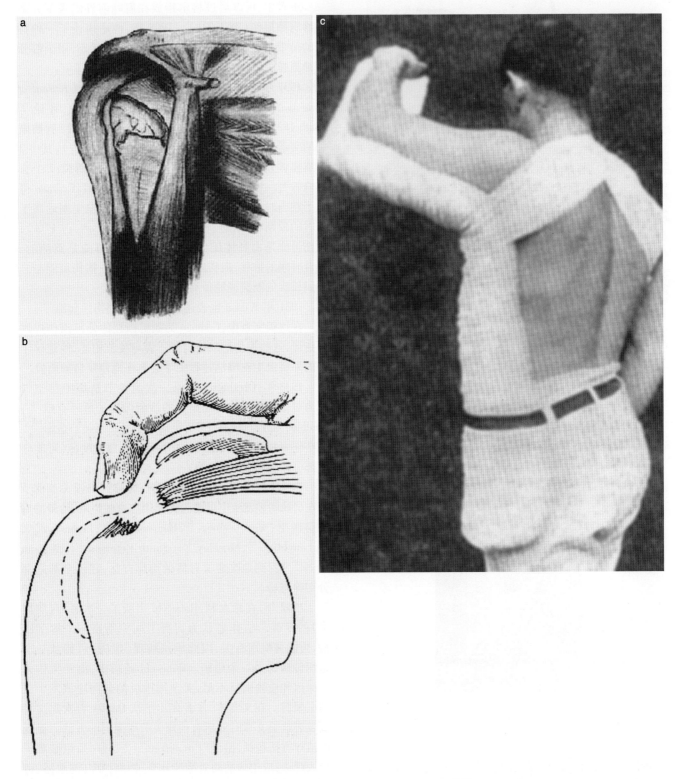

图 1-23 图片取自 Ernest Amory Codman 的专著 *The shoulder*（1934 年，波士顿）[73]。冈上肌肌腱撕裂（a）。将示指放在肩峰前外侧缘下方，触诊肩袖撕裂（b）。保持手臂外展的吊带，用于部分肩袖撕裂（c）

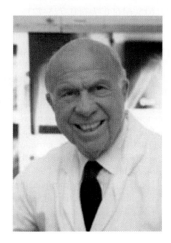

图 1-24　Charles Neer 的照片，他首先发现肩峰的前下缘撞击是肩袖肌腱退化的原因

病机制[95]（图 1-24）。1983 年，同一作者完成了该综合征的生理病理学研究，将其分为三个阶段：一是水肿和出血，二是纤维化和肿胀，三是与肩峰骨刺相关的肌腱撕裂[96]。

　　Neer 开始治疗肩袖损伤之后的几年是肩袖治疗现代史的一部分。Bigliani（Neer 的学生）等人的著作[97]中描述了肩峰的形态和它在钩状肩峰摩擦综合征发生中可能的作用，并在过去 20 年中被无数关于肩袖的研究所引用。Charles Rockwood 和 Joseph Iannotti 已经意识到肩袖撕裂的病因和治疗，感谢他们致力于肩部病理学的伟大专著[98,99]。Snyder 的专著[100]、Gartsman 的专著[101]和 Burkhart 的专著[102]是许多年轻医生在关节镜下治疗肩袖撕裂的指南。Michael Wirth、Tony Romeo 和 Jeffrey Abrams，我很荣幸能成为他们的朋友，他们不仅丰富了我对肩袖疾病的认识，也丰富了我对肩袖疾病的见解和手术技巧，而且也激发了我的许多同事同我一样分享对骨科手术这一领域的热情。

参考文献

1. Breasted JH (1930) The Edwin Smith surgical papyrus. University of Chicago Press, Chicago
2. Dioscoride P (1499) De Materia Medica. Manunzio A, Venezia
3. Pline l'Ancien (1959) Historie naturelle. Livre XXVI, Les Belles Lettres, Paris
4. Baslez L (1932) Les poison dans l'Antiquité égyptienne. Tesi di Laurea in Medicina, Paris
5. Leca AP (1986) La medicina egizia ai tempi dei faraoni. Ciba-Geigy ed, Saronno, p 342
6. Aristotele. Politica, lib. III, cap 15. pp. 1285b–1286a.
7. Hippocrate Oeuvres complétes, Littre (1860)
8. Ippocrate.Opera Omnia (1838) In: Enciclopedia delle Scienze Medi che. Trad. Levi MG, Antonelli G, Venezia
9. Morlacchi C (1997) Ortopedia e Arte. Antonio Delfino ed, Roma
10. Mario Tabanelli (1963) La medicina nel mondo degli Etruschi, pp. 9–15(a); 101–102(b); 105–107(c), Firenze, Olschki LS (ed). Rivista di Storia delle Scienze Mediche e Naturali, vol XI
11. Orazio QF, Le Epistole, Lib. 1, epist. XV, p. 57, v. 1,9,1.c. (epistola a Vala, amico di nobile famiglia, che abitava presso Salerno)
12. Teofrasto, Historia plantarum, lib IX, cap 15, I. J.G. Schneider ed, Lipsia, pp 1818–1821
13. Plinio il Vecchio, Naturalis historia, lib. XXIV, cap. 16, p 718, 1.c.
14. Varrone MT (1934) De Agricoltura, lib. II, c. I, citato da G.Testi: I farmaci e gli alimenti degli etruschi. In: La scienza del farmaco, serie II, a II, n.1. p 122
15. Sterpelloni L (2004) I grandi della medicina. Donzelli ed, Roma
16. Cornelio Celso (1852). I libri otto della medicina. Ed. Salvatore de Renzi. Dalla stamperia Del Vaglio, Napoli, lib. 1, c. IX (a); lib 3, c. XXVII (b); lib 4, c..XXXI (c); lib. 5, c. XVIII (d)
17. Ginanni F (1774) Istoria Civile e naturale delle pinete ravennati. Stamperia di Salomoni G, Roma, p 120
18. Mattioli PA (1565) Commentarii in sex libros Pedacii Dioscoridis Anazarbei de Medica Materia. Ex Officina Valgrisiana, Venezia, pp 1228–1229
19. Galeno C (1965) Opera Omnia. Kuhn G. Olms Verlagsbuchhandlung, Hildesheim
20. Galeno Claudio (1959) De Theriaca ad Pisonem, di Enrico Coturri. Rivista di storia delle scienze mediche e naturali, vol VIII. Leo S. Olschki ed, Firenze
21. Tabanelli M (1961) Albucasi. Un chirurgo arabo dell'alto medioevo. Leo S. Olschki, Firenze
22. Tabanelli M (1964) Studi sulla chirurgia bizantina. Paolo di Egina. Casa editrice Leo S. Olschki, Firenze
23. Briau R (1885). La chirurgie de Paul d'Egine. Maloine edit, Paris
24. Daremberg C (1865). La médicine. Histoire et doctrines Paul d'Egine et les compilateurs. Bailliere et fils ed, Paris, pp 99–122
25. Bellucci G, Tiengo M (2005) La storia del dolore. Momento Medico ed, Salerno
26. Visco S (1948) La cultura medica europea nell'alto medioevo e la scuola di Salerno. Atti II Congresso della Società Salernitana di Medicina e Chirurgia, Salerno
27. Tabanelli M (1970) Un chirurgo italiano del 1200: Bruno de Longoburgo. Leo Olschki, Firenze
28. Bader L (1962) Guglielmo da Saliceto. In: Genesi ed evoluzione dell'ortopedia in Italia. Liviana, Padova, pp 15–20
29. Graziati G (2009) Origini ed evoluzione dell'ortopedia, della traumatologia e delle scienze affini. Laguna ed, Mariano del Friuli, p 35
30. Wickerscheimer E (1926) Anatomies de Mondino dei Luzzi et de Guido de Vigevano. Droz E, Paris, pp 65–91
31. Choulant L (1926) History and references of anatomic illustration in its relation to anatomic sciences and the graphic arts. University of Chicago Press, Chicago, p 435
32. Barg L (1996) Mediaeval anatomic iconography (part II). Arch Hist Filoz Med (Polish) 59:301–320
33. Calkins CM, Franciosi JP, Kolevari GL (1999) Human anatomical science and illustration. The origin of two inseparable disciplines. Clin Anat 12:120–129
34. Colombo A (1928) Il medico aulico Guido da Vigevano. Riv Stor Sci Med Nat 19S:255
35. De Cuba Juan. Hortus Sanitatis. Bayerische Staats Bibliothek, 1500.
36. Miccioni Giacomo (1657) Dé dolori articolari e podagrici. dottrina II, cap. III, p 15, 20 (a); dottrina IV, dottrina IV, cap. VIII, pp 76–77 (b). Perugia
37. Salvi T (1642) Il Chirurgo, Trattato Breve. Battista Robletti ed, Roma
38. Gasparrini Leporace T, Pollacci G, Maffei SL (1952) Un inedito erbario farmaceutico medioevale. Leo S Olschki ed, Firenze
39. Smith JG (1834) Pathological appearances of seven cases of injury of the shoulder joint with remarks. London Med Gaz 14:280
40. Monro A (1778) A description of all the bursae mucosae of the human body. Elliot Kay, Edinburg
41. Moseley HF (1951) Ruptures of the rotator cuff. Br J Surg 38:340–369
42. Bonola A (1952) La periartrite della spalla. 2^ relazione al 37

Congresso della Società Italiana di Ortopedia e Traumatologia. Genova 6–8 Ottobre, Istituto per la diffusione di opere scientifiche, Milano, 1952

43. Brand RA (2010) Biographical sketch. John Gregory Smith, FRCS. Clin Orthop 468:1469–1470

44. Flower WH (1861) On pathological changes produced in the shoulder joint. Trans Path Soc London 12:179–200

45. Petersson G (1942) Rupture of the tendon aponeurosis of the shoulder joint in antero-inferior dislocation. Acta Chir Scand Suppl 77:1–87

46. Jarjavay JF (1867) Sur la luxation du tendon de la longue portion du muscle biceps humeral. Gaz Hebdomadaire. L. IV, p 325

47. Heineke W (1868) Die anatomie und pathologie der schleimbeutel und sehnenscheiden. Erlangen: Deichert

48. Vogt P (1881) Deutsche Chirurgie Lief 64

49. Ashurst J (1869) Science and art of surgery. In: Erickson E, Ashurst J Jr (eds). Henry C. Lee,Philadelphia, p 302

50. Hüter (1870) zit In: Cramer F. Resectin des oberamkopfes wegen habitualler luxation. Berl Klin Wschr 1882;19:21–25

51. Duplay ES (1872) De la peri-arthrite scapulo-humerale et de raideur de l'épaule qui en sont le consequénce. Arch Gen Med II:513

52. Colley F (1899) Die Periarthritis humeroscapularis. Rose E, Helferich von FCW, Leipzig.

53. Küster E (1882) Ueber habituelle Schulter luxation. Verb Dtsch Ges Chir 11:112–114

54. Duronea E (1873) Essai sur la scapulalgie

55. Desplats H (1878) De l'atrofie musculaire dans la péri-arthrite scapulo humérale. Gaz Hebd Med Chir 24:371

56. Pingaud E, Charvot (1879) Scapulalgie. In Dechambre: Dictionaire Encyclopedique des Sciences Médicales, vol II, pp 232, Paris

57. Adams R (1873) A treatise of rheumatic gout or chronic rheumatoid arthritis of all the joint, 2nd edn. MacLachlan & Stewart, Edinburgh, pp 1–568

58. Bardenheuer B (1886) Die verletzungen der oberen extremitaten. Eihe Deutsche Chirurgie. 63

59. Müller W (1898) Uber habituelle shulterluxationem, vol XXVII. Chirurg, Berlin

60. Perthes G (1906) Uber operationem bei habitueller schulterluxation. Dtsch Z Chir 85:199–227

61. Painter C (1907) Subdeltoid bursitis. Boston Med Surg 156:345–349

62. Stieda A (1908) Zur Pathologie der Schulter gelenkschlembeutel. In Langebeck Hirschwald. p 910

63. Haudek M (1911) Wien klin Wochenschr 43

64. Holzknecht G (1911) Uber bursitis mit Konkrementbildung. Wien Med Wochenschr 43:2757

65. Wrede L (1912) Ueber Kalkablagerungen in der Umbegung des Schultergelenks und ihre Beziehungen zur Periarthritis scapulohumeralis. Arch Klin Chir 99:259–272

66. Mosciwitz E (1915) Histopathology of calcification of spinatus tendons as associated with subacromial bursitis. Am J Med Sci 150:115–126

67. Sievers R (1914) Verh dtsch Ges Chir 43. Kongr:243

68. Bettman EH (1926) Monatsschr Unfallheilk. 14

69. Meyer M, Kessler G (1926) Strasb Med 2:205

70. Goldthwait JF (1909) An anatomic and mechanical study of the shoulder-joint, explaining many of the cases of painful shoulder, many of the recurrent dislocations, and many of the cases of brachial neuralgias or neuritis. Am J Orthop Surg 6:579–606

71. Stevens HH (1909) The action of the short rotators on normal abduction of the arm, with a consideration of their action on some cases of subacromial bursitis and allied conditions. Am J Med Sci 138:870

72. Codman EA (1934) The shoulder. Thomas Todd ed, Boston

73. Codman EA (1908) Bursitis subacromialis or periarthritis of the shoulder joint (subdeltoid bursitis). Boston Med Surg J 159:533–537; 576–578; 615–616; 677–680; 723–727

74. Codman EA (1937) Rupture of the supraspinatus. J Bone Joint Surg 19:645–652

75. Wilson PD (1931) Complete rupture of the supraspinatus tendon. JAMA 96:433

76. Oberholzer J (1933) Arthropneumoradiographie bei habituellen schulterluxation. Röentgen Praxis 5:589–590

77. Lindblom K, Palmer I (1939) Ruptures of the tendon aponeurosis of the shoulder joint. So called supraspinatus ruptures. Acta Chir Scand 83:133–142

78. Armstrong JR (1949) Excision of the acromion in treatment of the supraspinatus syndrome: report on ninety-five excision. J Bone Joint Surg 31B:436–442

79. Hammond G (1962) Complete acromionectomy in the treatment of chronic tendinitis of the shoulder. J Bone Joint Surg 44A:494–504

80. Hammond G (1971) Complete acromionectomy in the treatment of chronic tendinitis of the shoulder. A follow up of ninety operations of eighty-seven patients. J Bone Joint Surg 53A:173–180

81. Lippmann RK (1943) Frozen shoulder: periarthritis bicipital tenosynovitis. Arch Surg 47:283–296

82. McLaughlin HL (1944) Lesions of the musculotendinous cuff of the shoulder. I. The exposure and treatment of tears with retraction. J Bone Joint Surg 26:31–51

83. Moseley HF (1969) Shoulder lesions, 3rd edn. Livingstone, Edinburgh/London

84. Smith-Petersen MN, Aufranc OF, Larson CB (1943) Useful surgical procedures for rheumatoid arthritis involving joints of the upper extremity. Arch Surg 46:764–770

85. Watson-Jones R (1960) Fractures and joint injuries, 4th edn. Williams & Wilkins, Baltimore, pp 449–451

86. Robecchi A (1952) La periartrite della spalla. Vallecchi ed, Firenze

87. Bay (1933) Periartrite scapolo omerale e borsite calcificata. Boll Soc Piemont Chir III:640

88. Gunzburg J (1910) Nouvelles observations de périarthrite scapulo-humérale. Ann Soc Med Chir d'Anvers

89. Pendegrass EP, Hodes PJ (1941) Citato da Graham. Am J Röntgenol 45:74

90. Leriche R (1932) e Fontaine R. Infiltrations périarticulaires à la novocaine. Presse Méd. 20 Febbraio, p 280

91. Herbert J (1936) Calcifications et ossifications périarticulaires de l'épaule. Les indications du traitement chirurgical. Axis les Bains Med 4:18

92. Carnett JB, Case F (1929) Clinical and pathological discussion of so called subacromial bursitis. Surg Clin N Am 9:1107

93. Tavernier ML (1932) Les calcifications périarticulaires de l'épaule. Soc Chir Bull Mem 58:956

94. Leriche R (1949) La chirurgie de la douleur, IIIth edn. Masson, Paris

95. Neer C II (1972) Anterior acromioplasty for the chronic impingement syndrome in the shoulder. A preliminar report. J Bone Joint Surg Am 54:41–50

96. Neer C II (1983) Impingement lesions. Clin Orthop 173:70

97. Bigliani LH, Morrison DS, Apri EW (1986) The morphology of the acromion and relationship to rotator cuff tears. Orthop Trans 10:228

98. Rockwood CA (1990) The shoulder. Saunders ed, Philadelphia

99. Iannotti JP, Williams GR (1999) Disorders of the shoulder: diagnosis and management. Lippincott Williams & Wilkins ed, Philadelphia

100. Snyder SJ (1993) Shoulder arthroscopy. Lippincott Williams & Wilkins ed, Philadelphia

101. Gartsman GM (2003) Shoulder arthroscopy. Elsevier, Philadelphia

102. Burkhart SS (2006) Burkhart's view of the shoulder: a cowboy's guide to advanced shoulder arthroscopy. Lippincott Williams & Wilkins ed, Philadelphia

第 2 章　肩峰下间隙和肩袖解剖

Stefano Gumina

肩峰下间隙

肩峰下间隙是由喙肩弓（肩峰前下缘、喙肩韧带、喙

突后表面的顶点和远侧三分之一）和肱骨头、肩袖肌腱和二头肌长头（图 2-1a、b）分隔的空间。冈上肌腱和肩胛下肌腱之间的区域称为旋前间隙。

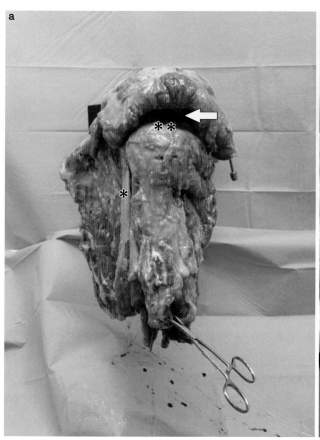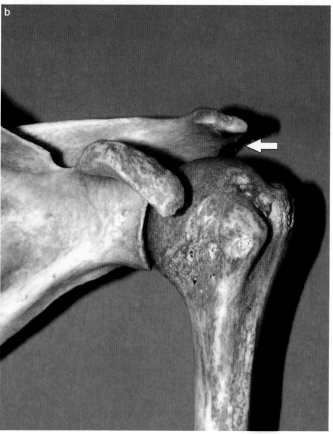

图 2-1　左肩的侧（a）和前（b）视图。箭头表示肩峰下的空间。＊标示二头肌腱长头；＊＊标示肩袖

喙肩弓

肩峰

肩峰呈扁平状，向侧面延伸，然后向前侧面延伸。我们可以区分：与皮肤紧密接触的上表面，有粗糙的刻痕和血管孔；形成盂肱关节尖端的下凹；三角肌起始的束的外侧边缘；以及肩锁关节表面所在的内侧边缘。

在过去的 30 年里，肩峰的形状一直是一些研究的对象/主题，因为它被认为是导致诸如肩峰下撞击和肩袖肌腱撕裂等的诱因[1]。在解剖学研究中，Bigliani 等人[2] 根据下表面的方向和形状将肩峰分为 Ⅰ、Ⅱ和Ⅲ型，并确定了可能导致肩峰和肱骨头之间解剖空间缩小的类型。根据这一分类，Ⅰ型肩峰的下表面为扁平，而Ⅱ型和Ⅲ型肩峰的下表面分别为曲线（弯曲肩峰）和钩形（钩状肩峰）（图 2-2a～c）。Ⅲ型肩峰的肩部更容易存在狭窄的肩峰

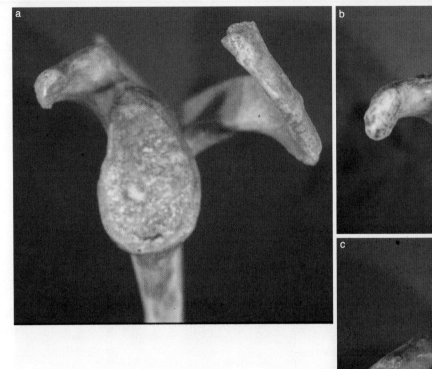
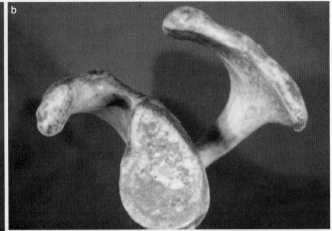
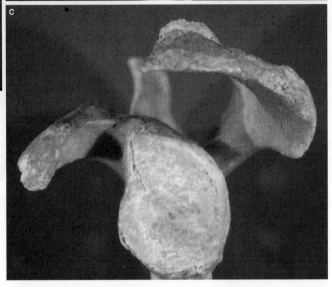

图 2-2　(a) Ⅰ型(扁平)肩峰。(b) Ⅱ型(弯曲)肩峰。(c) Ⅲ型(钩状)肩峰

下间隙。其他研究证实了肩峰下撞击与肩袖撕裂之间的相关性[3-5]。

在我们的一项研究中,我们检查了 500 个属于高加索人的干肩胛骨标本,我们评估了肩峰的形状(基于 Bigliani 的分类)[2]和一些形态特征。肩胛骨的形态有 38.9%呈扁平,39.4%呈曲线,21.7%呈钩状。钩状肩峰在 60 岁以上肩胛骨中的比例较高(26%);因此,钩状肩峰目前被认为是获得性的(喙肩韧带骨化),而不是遗传决定的。这一观察结果似乎被 Natsis 等人[7]和 Schipinger 等人[8]的研究所证实。最近描述的其他类型的肩峰是Ⅳ型(凸的)[9]和类 chiglia 型[10]。在解剖学研究中,Zuckerman 等人[11]还无法识别比利亚尼所描述的三种肩峰。作者的结论是:肩峰类型和肩袖撕裂之间的关系尚不清楚,需要进一步的研究来支持外部因素在肩袖撕裂发生中的作用[11]。Chang 等人[12]对肩锁关节进行磁共振成像(magnetic resonance imaging,MRI)三维分析后,得出结论:肩锁关节引起的任何类型的撞击都不是肩袖肌腱断裂的主要原因。

在我们的研究[6]中,肩峰的平均厚度为 8.5mm;此外,肩胛骨的大小与肩峰的厚度有直接的线性关系[6]。男性肩胛骨和Ⅲ型肩峰比女性的肩峰厚得多。肩峰的扭转角在 0°~40°,倾角在 20°~70°[13]。

在另一项研究中,我们基于 Edelson 的分类[14]对 200 个干肩胛骨标本进行了研究[13],根据关节面相对于肩锁关节尖端的位置对其进行了区分。在 33%的肩锁关节炎患者中,肩锁关节的小关节面位于肩峰顶点为"眼镜蛇头"型肩峰,22%位于肩峰顶点(即"方形"型肩峰),45%位于中间位置("中间"型肩峰)(图 2-3a~c)。肩锁关节肩胛面的平均长度为 12.7mm(长度范围为 8~22mm)。两种形式的面被确定:一个呈水滴状(31%)和另一个呈椭圆形状(69%)。水滴状属于老年人,单板边缘常出现退行性改变。小面形状和空间排列之间未发现依赖关系。

肩峰顶端的一个或多个生长中心缺乏融合,约占肩胛骨的 8%(图 2-4)[15]。当未融合的生长中心出现在肩

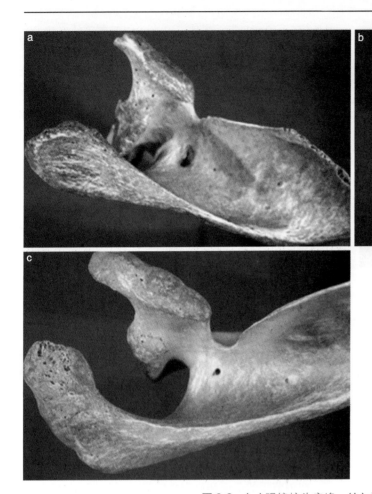

图 2-3　（a）眼镜蛇头肩峰。（b）方形肩峰。（c）中间肩峰

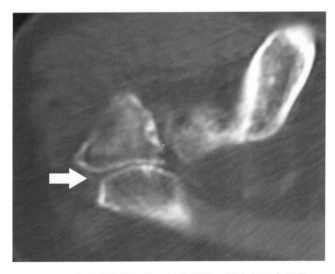

图 2-4　左肩磁共振扫描。轴位视图。箭头标示肩胛骨

峰的顶端时，它被定义为前肩峰（preacromion）；相反，当它出现在更远的地方时，它被分别命名为中肩峰（mes-acromion）、后肩峰（metacromion）和基肩峰（basiacromi-on）[16]。肩胛骨和肩峰下撞击之间的关系仍然是一个正在探讨的问题[17-19]。我们的一项研究表明，肩锁关节与肩锁关节顶点之间的距离越长，生长中心融合的可能性

就越高[20]。

　　Baechler 和 Kim[21]已经观察到肩锁关节外侧边缘的肱骨覆盖程度与肩袖撕裂之间存在一定的关系。这种联系被认为是由于外展的过程中可能发生的摩擦。尼弗勒等人[22]认为，在肩峰覆盖度较高的情况下，屈曲/外展所带来的力的总和有利于肱骨近端迁移。Torrens 等人[23]观察到肩袖撕裂患者肱骨覆盖率高于对照组。

喙肩韧带

　　喙肩韧带（coracoacromial ligament，CAL）位于喙突底部和肩峰下表面之间（图 2-5）。它位于肩锁关节顶部，在肩锁关节表面的正前方，沿着喙突的整个侧面。有一条动脉（即肩胛上动脉的分支）常位于韧带的后表面。从宏观上看，它没有同种类的形态特征。

　　一项解剖研究显示，60%的肩部喙肩韧带有两部分，25%的肩部有单一韧带，15%的肩部韧带有三部分[24]。在后一种情况下，第三条带的喙突嵌入位置更靠内侧，在切除锁骨外侧三分之一部分之前可能看不到它。Kes-mezacar 等人[25]认为喙肩韧带有五种可能的解剖变异类型（Ⅰ型：Y 形，Ⅱ型：单宽带，Ⅲ型：四边形，Ⅳ型：V 形，

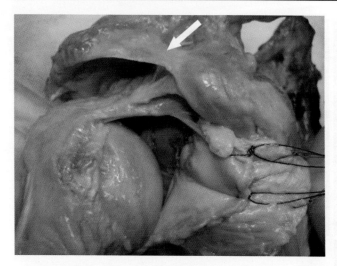

图 2-5　尸体右肩。箭头标示喙肩韧带

Ⅴ型:多波段)。Y 形以一种独特的方式嵌入到肩峰中。"Y"的两条带被一层薄薄的膜隔开,喙突嵌入这两条带中,一条较厚另一条则较宽。单宽带(Ⅱ型)的两个带嵌入的宽度相似[26]。韧带在整个伸展过程中保持其宽度。在Ⅲ型中,喙突的嵌体宽度比Ⅱ型宽。Ⅳ型不同于Ⅰ型,这两条带在肩峰嵌入后看起来是分开的。在这种情况下,韧带位置越高,边缘也更厚更宽。Ⅴ型呈现不均匀的形态特征。在所有变异中,最常见的是 Y 形(41%),最罕见的是Ⅳ型和Ⅴ型(均为 11%)。对作者来说,没有一种变异比其他变异更容易导致肩袖破裂。然而,韧带数量最多的喙肩韧带变异似乎与肩袖的退化有着显著的联系。Kopuz 等人[27]对新生儿喙肩韧带进行了解剖学研究,观察到出生时的变异仅为三种:方形、单宽带和"U"形。这一观察表明,韧带的最终形状是随着时间的推推移而变化的。在极少数情况下,当胸小肌嵌入肩关节囊而不是喙突时,肌腱穿过喙肩韧带[28]。

在解剖学研究中,Fremery 等人[29]观察到,与无肌腱断裂的肩部相比,有肩袖撕裂的肩部的喙肩韧带更短,并且喙肩韧带随着时间的推移其形态学和生物力学特征发生改变。嵌入区域由纤维软骨组成[30]。随着年龄的增长,韧带中间部分也出现了纤维软骨[30]。

目前已观察到[31]喙肩韧带包含四种类型的神经末梢:游离、Pacinian 小体、Ruffini 受体和高尔基受体。除了这些典型的神经末梢,还观察到其他"非典型"神经末梢。所有这些神经末梢都均匀分布在韧带下肩峰侧的表面,与肩峰和喙突的嵌入相对应[30,31]。老年人和肩峰下撞击患者的神经末梢数量减少。这一观察表明,在这两类人中,肩部本体感觉活动减弱。

随着年龄的增长,韧带连接到肩峰的部分可能会出现骨化(末端病)[30]。新骨可以改变前下肩峰的形状,增加向下弯曲。这解释了为什么钩状肩峰的百分比随着年龄的增长而增加。对于两部分韧带(前外侧和后内侧带),骨刺的形成主要发生在前外侧韧带上[32]。这产生了一种假设,即在两条韧带中,前外侧受到更大的功能应力[32]。Ogata 和 Uhthoff[33]认为,末端病的发生是韧带内张力传递的结果,这种刺激的形成决定了从功能障碍综合征向器质性狭窄的转变。Kijima 等人[34]观察到肩袖撕裂患者的喙肩韧带弹性模量高于无肌腱断裂患者的韧带弹性模量。这表明生理组织变性导致韧带进行性强直。甚至 Sarkar[35] 和 Schiavone Panni[36] 也观察到,在肩峰下撞击的患者中,尤其是韧带深层,组织紊乱和胶原纤维正常取向的丧失更为常见。

喙肩韧带可能是同一骨的两个横突之间唯一的韧带。这会减少肩峰和喙突面在三角肌和联合肌腱/胸小肌运动收缩时的活动[37]。在大量肩袖撕裂的情况下,喙肩韧带可以防止肱骨头向上移动[38,39]。在尸体研究中,Fagelman 等人[40]已经证明,重新植入喙肩韧带可防止静态不稳定,并有助于将肱骨头维持在喙肩弓内。

喙突

在关节盂的前面和肩胛骨的侧面,有一个突起,由于它的形状像乌鸦的喙,故被称为喙突。

喙突起源于肩胛骨颈部的前上支,从一侧向上和向前突出,随后几乎呈水平排列。联合肌腱(肱二头肌短头和喙肱肌)位于喙突的前顶点上;进一步向后和横向位于喙肱韧带上;内侧位于胸小肌肌腱上(图 2-6a);上部位于喙锁韧带粗糙表面(锥形和梯形)(图 2-6b)。

在对 204 片干骨片标本进行的研究[41]中,我们测量了喙突的长度(L)和喙突尖端的厚度(T)、肩胛骨平面上方喙突突起的顶点(cp)、喙突尖端和肩胛骨前上缘之间的最小距离(cgd)、喙突尖端下缘切线、水平面、颅盂相切的水平面三者之间的距离(d)、喙突(cs)在头尾方向的倾斜度(图 2-7a、b)用 Edelson 和 Taitz 的方法测量[14]。然后,我们分析了喙突后外侧缘和关节盂前上缘所界定的空间形状。

L、T、cp、cs、cgd 和 d 的范围、平均值和标准偏差为:

	L/mm	T/mm	cp/mm	cgd/mm	cs/°	d/mm
最大值	50	10.2	22	22.1	42	12
最小值	31	5	11	11.8	19	0.5
平均值	38.15	7.19	14.62	16.23	25.57	7.11
标准差	3.97	1.04	1.96	1.7	4.71	1.23

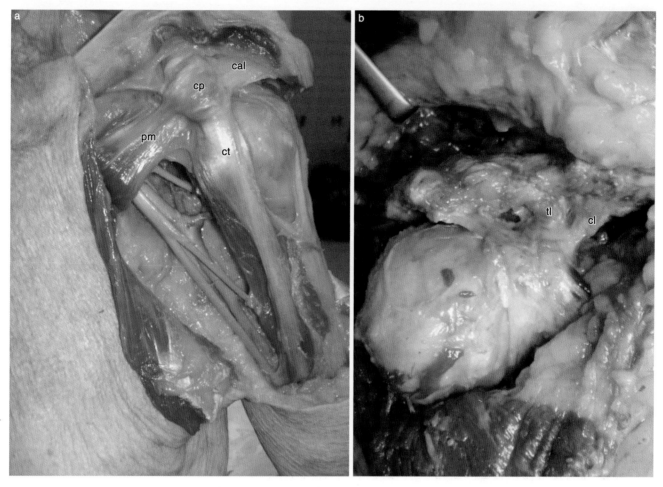

图 2-6　（a）尸体的左肩。cp，冠状突；pm，胸小肌；ct，联合腱；cal，喙肩韧带。（b）右肩：cl，锥状韧带；tl，梯形韧带

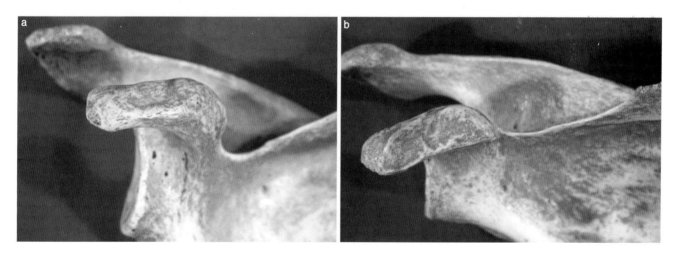

图 2-7　（a,b）不同角度的喙突（右侧样本）

目前已确定了喙盂间隙的三种类型（图 2-8a～c）。在 I 型构造中，这个空间有一个"圆括号"形状，而在 II 型和 III 型中，分别是一个"支架"和一个"挂钩"形状。I 型构造分别在 45% 的肩胛骨中观察到，II 型和 III 型分别为 34% 和 21%。在 I 型构造的肩胛骨中发现了最小的喙盂距离。在尸体研究中，Ferreira Neto 等人[42] 观察到雌

性喙突顶端与小结节之间的距离低于雄性。因此，女性似乎更容易患肩峰下撞击综合征。Richards 等人[43] 利用 MRI 扫描，测量喙肱距离，并观察到肩胛下血管病变患者的喙肱距离明显小于对照组。Radas 和 Pieper[44] 质疑了喙突和肩峰下撞击之间可能的形态学和形态计量学相关性，他们认为该综合征的发展与前盂肱关节不稳定

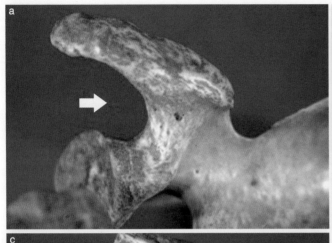

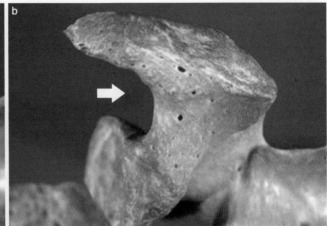

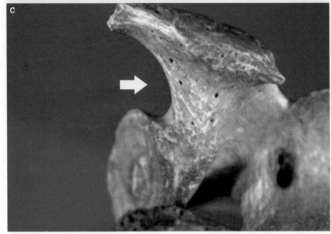

图2-8 （a~c）。喙突-关节盂空间的三种结构（箭头所指）

有关。

Schulz等人[45]将喙突顶点的位置与肩袖撕裂相联系。利用正位片，作者将喙突分为两类：一类是顶点投影到关节盂下半部分（Ⅰ型）的喙突，另一类是顶点投影到关节盂中上半部分（Ⅱ型）的喙突。研究发现Ⅰ型喙突在冈上肌断裂患者中更常见，而Ⅱ型喙突在肩胛下肌腱损伤患者中更常见。

肱骨结节和肱二头肌沟

大结节代表肱骨头的后外侧区域（图2-9）。有三个区域可以固定冈上肌腱、冈下肌腱和小圆肌（见肩袖部分）。大小结节的骨密度是肩袖损伤外科治疗的重要影响因素。事实上，大结节的骨质减少可能会使冈上肌和冈下肌的手术修复复杂化，并阻碍肌腱的愈合。肩胛下肌的肌腱附着到位于前内侧的小结节上。除了大结节外，小结节有助于分清肱二头肌长头肌腱和肱骨周围前支弓状动脉（图2-9）。肱二头肌间沟近端宽而深，逐渐消失在肱骨干的前面，与骨骼的粗糙度相对应，与大圆肌的附着相对应。有关于肩胛骨标本研究中出现的沟槽形态和形态特征的数据是不一致的。这归因于所检测样本的民族地理起源和年龄的变异性

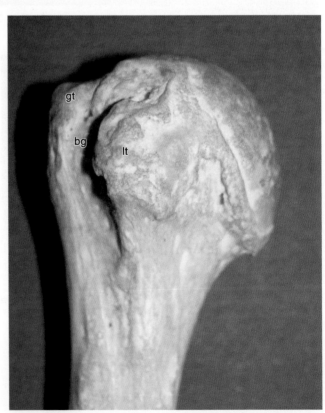

图2-9 （右）肱骨头干标本。gt，大结节；lt，小结节；bg，肱二头肌间沟

（图 2-10a~c）。对 200 个肱骨[46]进行了放射线照相研究，其中性别和大致年龄是已知的，凹槽的开口角度（图 2-11a）的平均值为 102°（范围 28°~160°），而内侧角度（图 2-11b）为 46°（范围 16°~78°）。凹槽的深度和平均宽度分别为 4.3mm 和 12.2mm。只有在平均宽度（男性 13.1，女性 10.2）的值上，性别间存在统计学上的显著差异。

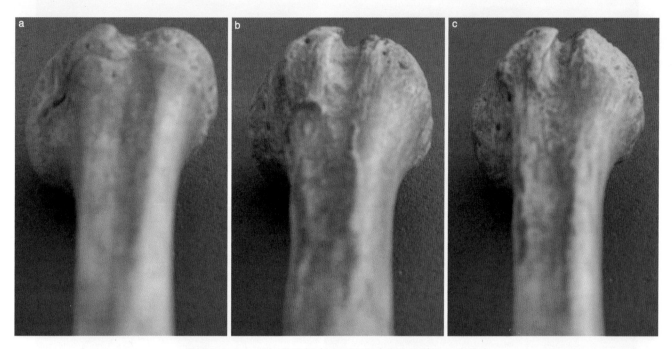

图 2-10　（a~c）肱骨干标本。不同深度和宽度的肱二头肌沟

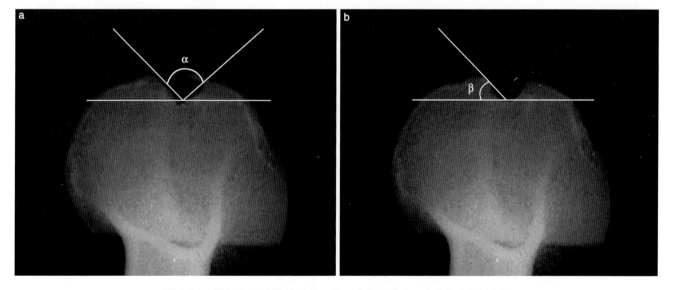

图 2-11　干标本肱骨 X 线平片。肱二头肌间沟开口（a）和内侧（b）角

肩袖

　　肩袖包括冈上肌腱、冈下肌腱、小圆肌肌腱和肩胛下肌腱（图 2-12）。前三个（外旋）固定在大结节上，最后一个（内旋）固定在小结节上。在距离肱骨嵌入点约 15mm 处，外旋肌腱似乎融合在一起，特别是冈上和冈下肌腱。然而，如果切除位于两肌腱近端的喙肱韧带和结缔组织，冈下肌的前缘就更容易突出，两肌肉之间的边界也就更明显了。冈下肌的前缘比相邻的后冈上肌稍突出。这是因为冈下肌前面部分覆盖了后外侧冈上肌部分。

　　如果移除冈下肌，保持下面的囊完整无缺，我们注意到大结节由三个不同的区域组成（高、中、低）[47]。Mochizuki 等人[48]观察到冈下肌的嵌入覆盖大结节高位区域的一半，中段区域的全部。冈下肌肱骨止点的最前区

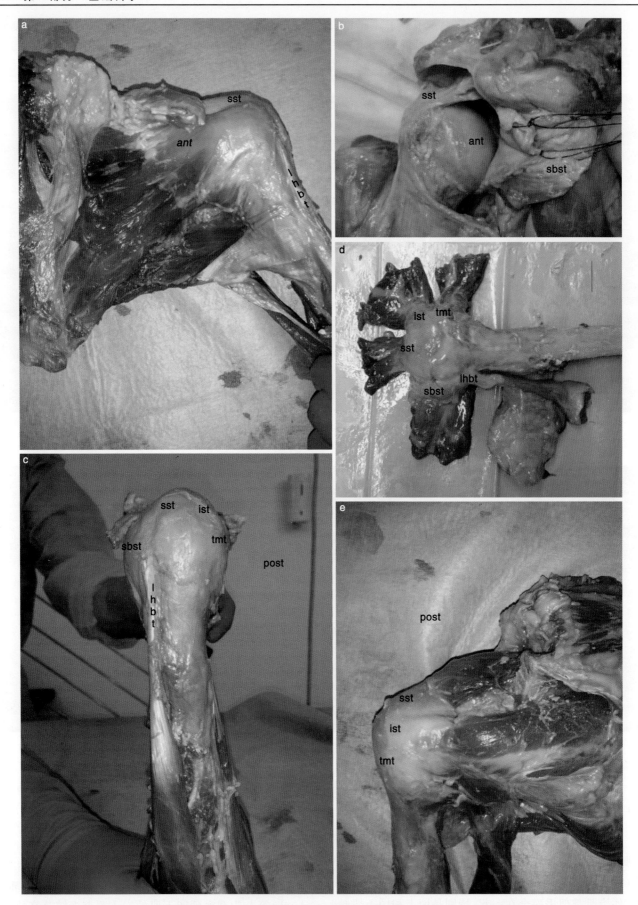

图2-12　肩袖肌腱。(a,b)前视图。(c,d)侧视图。(e)后视图。肩胛骨被切除。Sbst,肩胛下肌腱;sst,冈上肌腱;ist,冈下肌腱;tmt,小圆肌腱;lhbt,肱二头肌肌腱长头;ant,前;post,后

几乎达到大结节最高部的前缘。由于冈下肌是横向的，在外展中也起着重要的作用。这些关于冈下肌嵌入的新发现表明，冈下肌的萎缩，在明显孤立的冈上肌损伤的情况下，在 MRI 扫描中可见，不是由于肩胛上神经的损伤（由于冈上肌收缩引起的牵引所致）[49]，而是由于肩胛下肌本身的病变所致。

当移除冈上肌时，可以看到位于大结节最高的前内侧部分。

冈上肌的附着处呈三角形，长的一侧朝向关节面，前部宽，后部窄。在 21% 的病例中，冈上肌位于小结节上。在这些情况下，肌腱的最前面部分覆盖了肱二头肌沟的顶部。

Mochizuki 等人[48]测量冈上肌和冈下肌附着处的最大长度（从内侧到外侧）和宽度（前部至后部）。冈上肌呈三角形。最大长度为 6.9mm±1.4mm。内侧边缘最大宽度为 12.6mm±2mm，外侧测量最大宽度为 1.3±1.4mm。冈下肌的附着处呈梯形，侧面和内侧较宽最大长度为 10.2mm±1.6mm。最大内侧宽度为 20mm±6.2mm，外侧为 32.7mm±3.4mm。

先前的研究报道冈上肌和冈下肌的附着处更长[50-52]，可能是因为测量中包括了关节囊。冈上肌腱由两部分组成：前半部长而厚，后半部短而薄。Itoi 等人[53,54]将肌腱分为三部分（前、中、后），观察到前部明显比其他两部分强壮和坚韧。然而，位于大结节上的前部，仅相当于肌腱嵌入的 40%，承受相应的较高机械应力，这使其更脆弱，更容易断裂[55,56]。鉴于这些发现，在冈上肌腱修复过程中，应特别注意前段的再植入。

冈上肌腱的所谓临界区是指在距肌腱中间三分之一嵌入点大约 2.5cm 处的区域[57]。Nakajima 等人[58]对冈上肌腱进行了组织学和生物力学研究，确定了四个独立的结构亚单位。"真正的肌腱"从肌腱连接处延伸到距大结节嵌入处约 5cm。它由沿着应力轴方向的平行胶原纤维构成。"纤维软骨"从肌腱延伸到大结节，主要由交织的胶原纤维组成。"旋转索"从喙肱韧带延伸到冈下肌，位于肌腱表层和深度之间。"囊"由薄薄的胶原膜组成，每一层都由具有相同方向的纤维组成。这些亚单位的组合为冈上肌提供了分散的负荷和抗压应力特性[59]。

术语"索"（cable）（图 2-13）通常用于表示由垂直于冈上肌腱的轴线的弓形物组成的绳状增厚；关节镜下通过将相机镜头指向关节内肌腱嵌入可见。克拉克和哈利曼[60]认为"索"是喙肱韧带的深部延伸。据认为，这个结构的任务是避免冈上肌腱嵌入（新月形）受到的机械应力。这就解释了为什么在关节镜下可以观察到在一根有良好代表性的"索"的情况下，肩袖在嵌入区旁边的下面。有人认为，有些肩关节可能被定义为"索主导型"，

而另一些则被定义为"新月主导型"。前者似乎能保护肌腱嵌入不受过度机械应力的影响；后者则更容易受到肌腱损伤。Burkhart[61]提出在完整且代表性良好的"索"存在下，新月形损伤甚至可以被认为是还存在功能的，因此可以通过保守治疗加以控制。

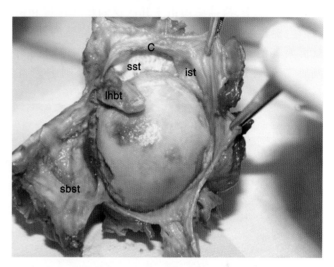

图 2-13 尸体右肩。C，索；sbst，肩胛下肌腱；sst，冈上肌腱；ist，冈下肌腱；lhbt，肱二头肌腱长头

Clark 和 Harryman[60]观察到冈上和冈下肌腱由五层组成。第一层（1mm）是指喙肱韧带的纤维扩张，第二层（3~5mm）是指由细动脉交叉形成的腱纤维带，第三层（3mm）是指由无序排列的较小的腱束形成的带。这层小动脉的直径甚至比那些更接近表面的小动脉还要小。底层（第四层）是由结缔组织形成的，结缔组织中有厚厚的胶原纤维，位于关节囊的表层（因此，它们是关节外的）。最后一层（2mm）由关节囊形成。

小圆肌肌腱自下向上呈斜行，附着于盂肱关节的关节囊。大部分肌腱被嵌入到大结节的低处；而一小部分则直接插入到该部位的正下方。

肩胛下肌腱由肌腱和平行排列的胶原束组成。仅在接近小结节的嵌入处，韧带的范围不同。表面上，它们彼此接近；在更深的地方（靠近关节囊），被大量的结缔组织隔开。肩胛下肌在旋转肌间隙的"纤维板"的第一层和第三层之间延伸，并在肱二头肌沟的平面上覆盖大结节。

Cooper 等人[62]观察到肩胛下肌上部在关节内（关节内肩胛下肌，intraarticular subscapularis，IASS）。IASS 仅为整个肩胛下肌腱矢状径的 86% 和肌腱上部的 25%[28-63]。肌腱插入小结节形成一个"逗号"。附着处的平均长度为 40mm（范围 35~55mm），平均宽度为 20mm（范围 15~25mm）[50]。与其他肌腱一样，随着年龄的增长，肩袖逐渐变薄，其拉伸性能退化并降低。这容易导致应力失效和能承载的负荷逐渐降低。

肩袖肌肉

　　肩袖的肌肉是指冈上肌、冈下肌、小圆肌和肩胛下肌。前三个主要作用于肩关节的外旋，而肩胛下肌是内旋。它们也是肩部盂肱关节其他肌肉的动态稳定器[64]。事实上，肩袖肌肉由于其广泛的相互连接和嵌入产生旋转运动。如果你想做一个没有旋转的动作，就需要其他肌肉的部分中和。例如，要进行内旋，背阔肌需要通过三角肌来抵消其作用，否则会产生外展。

　　它起源于肩胛骨冈上窝，向前和横向地向大结节延伸，与位于冈下（后外侧）和喙肱韧带（前）之间的肌腱相连（图2-14）。有两块肌肉：第一块肌肉即最前面的肌肉（前肌腹）基本上是梭形的，完全起源于冈上窝。沿着它的前部有一个肌内肌腱（肌内核心），其厚度在接近嵌入处逐渐增厚。第二块肌肉（后肌腹）较小，为单条，无肌内肌腱。它主要起源于肩胛骨的脊和关节盂的颈部。

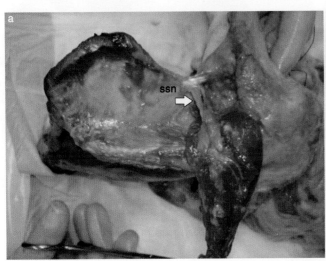
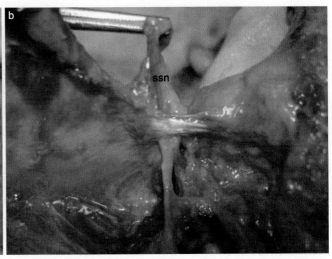

图2-14　（a）尸体右肩上方的视图。从肩胛冈上窝分离冈上肌，侧翻。肩胛上神经（ssn）穿过肩胛切迹。（b）显示神经

　　冈上肌由肩胛上神经（$C_5 \sim C_6$）支配，肩胛上神经穿过肩胛切迹后进入喙突基底部附近的肌肉。血管供应主要由肩胛上动脉来保证，肩胛上动脉穿过肩胛凹并在接近同名神经的肌肉中在较小程度上穿入肩胛背动脉。肌肉参与肩部的抬高运动[65,66]。

　　它起源于肩胛骨冈下窝（图2-15）。80%的病例是三

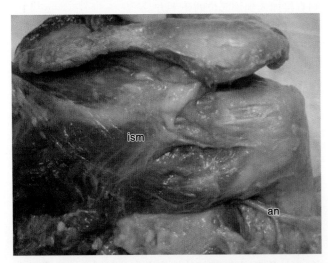

图2-15　尸体右肩后视图。可见双束冈下肌（ism）。
an，腋神经

环肌，其余20%是双单环肌。正中缝很容易与冈下肌和小圆肌之间的间隙面混淆。它嵌入大结节和后侧面的冈上肌腱。与冈上肌一样，它分别受肩胛上神经和动脉支配和供血。然而，解剖学研究也揭示了它接受来自背动脉和肩胛下动脉环支的血管供应[67]。神经通过肩胛骨的棘突切迹后穿过肌肉。在这里，它可以在外展和外旋运动中被拉伸，如果这个动作由于专业原因或运动而被剧烈重复，它就会受伤。肌肉主要是外旋肌。据计算，在外旋情况下，它产生的强度占60%[65]。在内旋时，它抵抗后脱位，而在外展和外旋时，它抵抗前半脱位[68]。

　　这块肌肉起源于肩胛骨外侧缘的中部和冈下肌的粗端（图2-16）。它从正反方向穿过并嵌入大结节的下部。肌腹下缘横向划出四边形空间，内侧划出三角形空间。它由腋神经的后部分支（C_5）支配，血管供应由多个血管提供，但主要血供由肱骨后环前动脉[67]提供。小圆肌主要是一个外旋肌（占全部力量的45%），它抵抗喙突下的前脱位[65]。

　　肩胛下肌构成肩袖的前部，起源于大面积覆盖的肩胛下窝（图2-17）。它主要分布在小结节上，在小结节底部有少量的肌腱纤维。肩胛下肌是多分支的，富含胶原

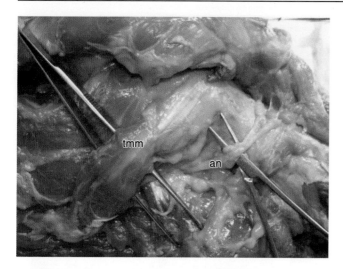

图 2-16　尸体右肩后视图。可见小圆肌（tmm）。an，腋神经

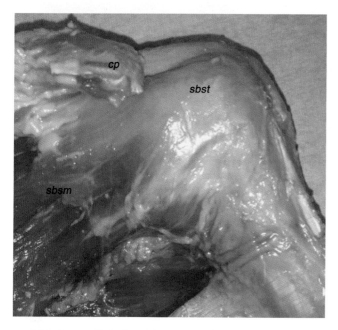

图 2-17　尸体左肩正视图。可见肩胛下肌（sbsm）。sbst，肩胛下肌腱；cp，喙突

纤维，在表层平行排列，在深层无序排列。该层纤维的上部沿着肱二头肌的凹槽嵌入。

前方，肩胛下肌由腋间隙和喙肱肌囊所包围。在肌肉深层，在四边形间隙中，有腋神经和肱骨后环绕的前动脉通过。在三角形间隙内较中间的位置，肩胛外动脉发出。肩胛下肌深面覆盖着肱盂关节。与滑囊的关系使得很难找到劈裂平面。盂肱中韧带起始于肩胛下肌上端附近；盂肱下韧带的前带向下延伸。

上（C₅）和下（C₅~C₆）肩胛下神经分别支配肌肉的上半部分和下半部分。血液供应来自腋动脉、环动脉（肩胛下动脉分支）和肩胛背动脉[67,69,70]。

由于肩胛下肌与盂肱关节的密切关系，肩胛下肌被认为是肱骨头半脱位应力情况下的被动稳定器之一[71,72]。它主要是一个内部旋转器，与三角肌一起，有助于肩部的抬高。上肌腱部分比下肌腱部分承受更大的机械应力。这解释了为什么肩胛下肌损伤最常累及肌腱的上三分之一[73]。

三角肌

此肌肉呈圆锥形，是肩胛-肱肌中最宽的（图 2-18）。三角肌由三部分组成：前、中、后。前者（单支）起源于锁骨外侧三分之一，中部（多支）和后部（单支）分别起自肩峰和肩胛骨喙突。三个部分的嵌入部位位于肱骨三角肌粗隆上。

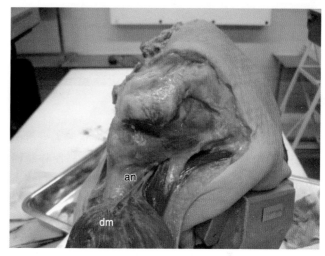

图 2-18　尸体左肩侧视图。三角肌（dm）已从锁骨和肩胛骨分离，下翻。an，腋神经

三角肌的三个部分内部结构不同。前部和后部有平行的纤维和较长的偏移，中间部分呈多分支并且强度更强。在这三个部分中，内侧部分的胶原含量最高[28]。

在内侧，它与胸大肌的边缘相接触。两块肌肉之间的三角形空间构成了三角肌-胸大肌间隔，外科医生通过该间隔到达肩胛下肌腱和盂肱关节的正面。肌间隙有头静脉和胸肩峰动脉的小血管（图 2-19）。

在深层，一条很厚的韧带覆盖着肌肉腹部。当从肩峰分离时，这个结构必须与三角肌一起重新嵌入；否则，会出现皮下凹陷，在抵抗外展时会加重疼痛。

前面和中间的纤维确保肩胛平面上的上抬运动[74]。外展过程中，前面纤维的贡献减少，后面纤维的贡献增加。贡献减少是胸大肌和肱二头肌的前、中段和联合纤维的三重作用。据计算，三角肌提供了 60% 的外展力[65]。三角肌在盂肱关节稳定性中的作用仍然是一个争论的问题。Motzkin 等人[75]在对尸体的研究中表明，三

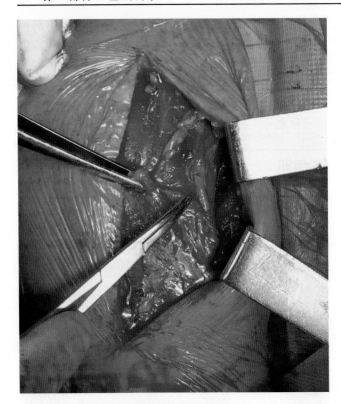

图 2-19 头静脉

角肌与肩部稳定性降低没有关系。Markhede 等人也得出了同样的结论[76]。现已观察到由于三角肌恶性肿瘤而切除三角肌的患者,盂肱关节的稳定性并没有受到严重影响。Kido 等人的研究[77]则相反,已经证明了这种肌肉有助于肩部前方的稳定性。有人假设,对稳定性的贡献是由四种机制产生的:肌肉质量本身产生的张力、肌肉收缩产生的压缩、运动后的韧带张力和肌肉收缩产生的屏障效应[78]。

三角肌受腋神经支配(C₅~C₆),由后循环动脉[79]提供血液供应。

肱二头肌长头肌腱

肱二头肌长头肌腱(long head of the biceps tendon,LHBT)因不同的个体特征,分别来自盂唇(45%)或盂结节(30%)(图 2-20)。其余病例(25%)的肌腱起源于盂唇和结节[28,80]。在对 100 个肩关节的研究中,Vangsness 等人[81]将肌腱的嵌入分为四种类型:后肌腱(22%)、极后肌腱(33%)、中央肌腱(37%)和前肌腱(8%)。肌腱的厚度与肩胛盂嵌入处最厚。在一项研究[82]中观察到肌腱厚度取决于性别和体育运动。在嵌入部位附近,平均直径为 8.4mm×3.4mm[83]。

中间部分是对抗机械应力阻力最小的区域。它斜向下和横向延伸至肱二头肌间沟入口(图 2-21),然后沿着肱骨掌侧面成直线通过。它的平均长度是 10cm

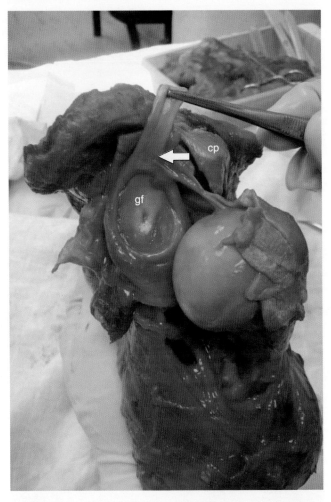

图 2-20 尸体右肩侧视图。箭头所示为长头二头肌肌腱插入及延续到盂唇。cp,喙突;gf,盂窝

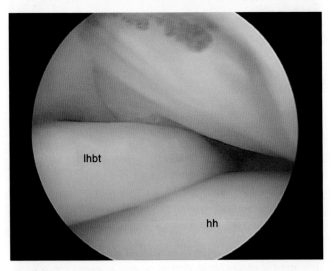

图 2-21 右肩。关节镜下观察肱二头肌腱长头(lhbt)。hh,肱骨头

(范围 9.0~14.5cm,视性别而定),两支之间没有重大差异。受试者越高,肌腱似乎就越长。

喙肩韧带是关节内的,但又在滑膜外,事实上,滑膜鞘本身是折叠的并覆盖在肌腱上。喙肩韧带一般分为两部分:关节内和肱二头肌间沟内(图 2-22)。然而,这种分类是不正确的。众所周知,纤维软骨伞在肌腱上滑动,而不是相反;因此,肌腱关节内部分的伸展程度取决于手臂的位置。当手臂内收时,肌腱的关节内伸展程度最高。

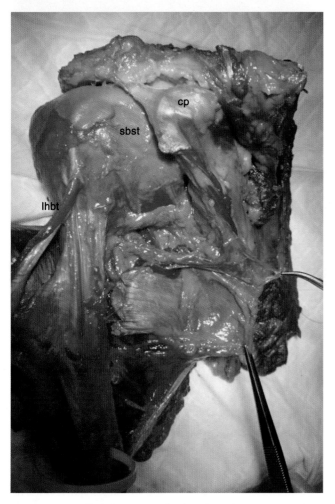

图 2-22　尸体右肩正视图。长头二头肌腱(lhbt)。cp,喙突;sbst,肩胛下肌腱

由于喙肩韧带和盂肱上韧带的存在以及冈上肌和肩胛下肌肌腱的延伸(图 2-23),喙肩韧带可以维持在沟内。包含肱前动脉升支的中间肌腱限制了喙肩韧带在近侧部分的大量存在。然而,对横韧带的稳定功能认识甚少。组织学研究[46]表明,横韧带的表层与肩胛下肌腱和构成旋转肌间隔外侧部分相连,它们共同构成了喙肱韧带的第二层的扩张部分(图 2-24)。因此,我们认为横韧带是旋转肌间隙韧带-腱复合体的一部分。在切除其他稳定部件后,横韧带能够对抗喙肩韧带的向内移位(图 2-25a、b)。最近,MacDonald 等人[84]认为横韧带不是一个明显的结构,而是由肩胛下肌腱、冈上肌腱和胸大肌肌腱的结合形成的。在对 20 个肩关节的解剖学研

究中,Arai 等人[85]认为,如果要保持二头肌肌腱在其凹槽内的稳定,必须保证盂肱上韧带和肩胛下肌腱上部的完整性。

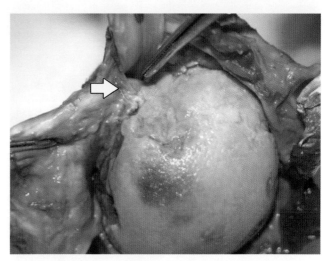

图 2-23　尸体右肩正视图。箭头所示为二头肌长头腱的内侧连接。主要表现为肩胛肱上韧带和喙肱韧带;冈上和肩胛下肌腱扩张有助于稳定肌腱

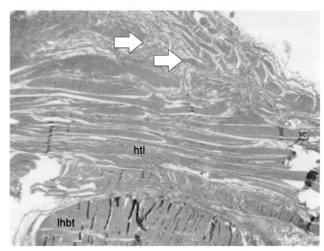

图 2-24　组织学研究。肱骨横韧带(htl)与肩胛下肌腱和喙肱韧带(箭头)的延伸相接触。lhbt,肱二头肌腱长头

肱二头肌的功能是伸展和使前臂外旋。最近,二头肌长头被发现具有缓解肱骨头压迫的作用。我们对二头肌长头永久性断裂患者的研究表明,由于存在继发肩峰下撞击,肌腱的缺失会加重肩袖撕裂导致的症状[86]。长头的断裂导致旋后时力量减弱,但患者感觉不到这种减弱。

肌肉由肌皮神经(C5~C6)支配,主要由肱动脉肱二头肌支供血[47]。

在肩袖撕裂的情况下,肩峰下肱二头肌的稳定性严重受损(图 2-25c~e)。

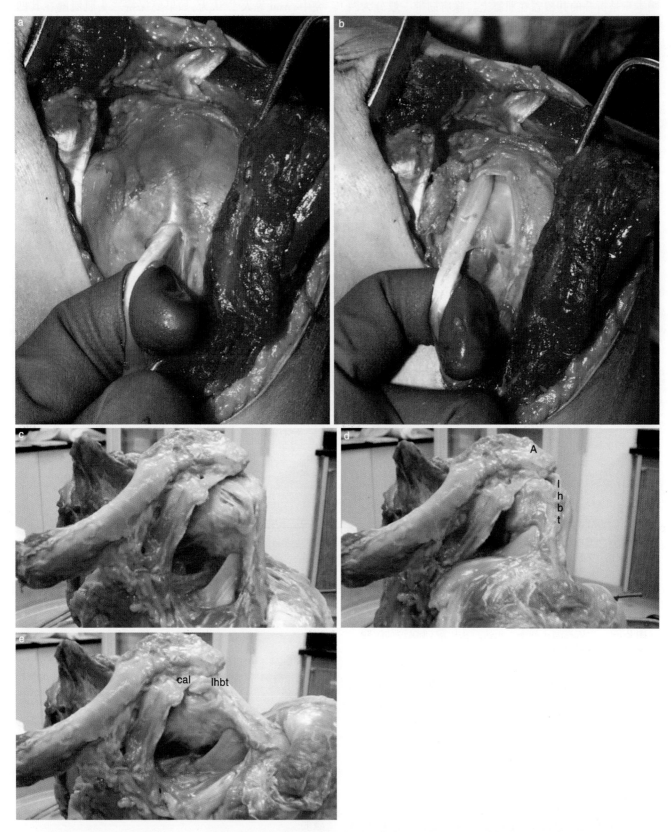

图 2-25 （a）即使喙肱韧带分离,肱横韧带仍能单独维持肱二头肌肌腱的稳定性。（b）在没有横韧带的情况下,肌腱的内侧牵引导致其脱位。当前上肩袖撕裂（c）和肩部弯曲（d）或外展（e）时,不稳定的二头肌腱（lhbt）分别与肩峰外侧缘（A）和喙肩韧带（cal）接触

肩袖间隙

肩袖间隙是冈上肌腱前缘和肩胛下肌上端之间的间隙。Fealy 等人[87]指出 14 周大的胎儿这个空间是呈三角形的(图 2-26)。三角的基部由喙突和喙盂韧带构成;从侧面看,它由肱二头肌间沟、肱横韧带(假设该韧带是与喙肱韧带不同的结构)和斜束所包围,上方由喙肱韧带和盂肱上韧带分隔,下方由盂肱中韧带分隔。Gohlke 等人[88]指出,间隔的包膜层由喙肱韧带和盂肱上韧带组成。Abe 等人[89]已经提出,间隙的形状随着时间的推移而变化,这取决于它所承受的机械应力;因此,前上肩袖损伤后的解剖重建应适当考虑到具体的个人要求。

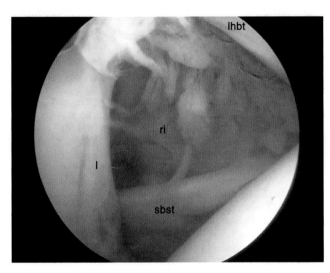

图 2-26 右肩后入路的关节镜视图。旋转肌间隔(ri)由上唇(l)、肱二头肌腱长头(lhbt)和肩胛下肌腱(sbst)上部构成

关节镜下,该间隙由盂肱上、中韧带形成,与以前称为 Weitbrecht 孔的间隙相对应。因此,通常"旋转间隔"可以指解剖上连接冈上肌和肩胛下肌的组织(如果我们处理的是上前肩袖撕裂),或者指上、中肩胛韧带之间的三角囊间隙(如果我们处理的是不稳定的盂肱关节)。

手臂内旋时,间隔几乎消失,外旋时间隔较大。

Jost 等人[90]将肩袖间隙分为两个末端,外侧和内侧,分别形成两到四层。外侧端的表层由喙肱韧带的纤维与冈上肌腱和肩胛下肌腱的纤维相交形成。这些肌腱的交叉纤维形成第二层。通过肱二头肌沟,冈上肌的一些纤维到达肩胛下肌在小结节的附着处,而肩胛下肌的其他纤维附着于大结节。第三层由喙肱韧带的纤维构成,大部分分布在大结节,一小部分分布在小结节上。第四层由盂肱韧带和上关节囊组成。内侧端的两层分别由离表面较近的喙肱韧带和较深的盂肱上韧带和关节囊组成。外侧端的前三层形成纤维板,当手臂内收时,纤维板限制了外展。相反,中间端限制了平移和外旋。Neer 等人[91]

观察到切除喙肱韧带(尸体)将导致外旋平均增加 32°。

Kolts 等人[92]对尸体进行了研究,发现肩袖的范围由三个部分组成,每个部分由宏观解剖结构表示。外侧部分由半圆形肱韧带(索)和冈上肌前纤维加强。中上部由喙肱韧带和喙盂韧带组成。中下部由上、中盂肱韧带加强。

参考文献

1. Neer CS II (1972) Anterior acromioplasty for the chronic impingement syndrome in the shoulder. J Bone Joint Surg Am 54:41–50
2. Bigliani LU, Morrison DS, April EW (1986) The morphology of the acromion and its relationship to the rotator cuff tears. Orthop Trans 10:228
3. Flatow E, Coleman W, Kelkar R (1995) The effect of anterior acromioplasty on rotator cuff contact: an experimental computer simulation. J Shoulder Elbow Surg 4:S53–S54
4. Wang J, Horner G, Brown E, Shapiro M (2000) The relationship between acromial morphology and conservative treatment of patients with impingement syndrome. Orthopedics 23:257–559
5. Gill T, McIrvin E, Kocher M, Homa K, Mair S, Hawkins R (2002) The relative importance of acromial morphology and age with respect to rotator cuff pathology. J Shoulder Elbow Surg 11:327–330
6. Gumina S, Albino P, Carbone S, Arceri V, Passaretti D, Candela V, Vestri A, Postacchini F (2012) The relationship between acromion thickness and body habitus: practical implications in subacromial decompression procedures. Musculoskeletal Surgery 2012;96 Suppl 1:S41–45
7. Natsis K, Tsikaras P, Totlis T (2007) Correlation between the four types of acromion and the existence of enthesophytes: a study on 423 dried scapulas and review of the literature. Clin Anat 20:267–272
8. Schippinger G, Bailey D, McNally E, Kiss J, Carr A (1997) Anatomi of the normal acromion investigated using MRI. Langenbecks Arch Chir 382:141–144
9. Vanarthos W, Monu J (1995) Type 4 acromion: a new classification. Contemp Orthop 30:227–229
10. Tucker T, Snyder S (2004) The keeled acromion: an aggressive acromial variant- a series of 20 patients with associated rotator cuff tears. Arthroscopy 20:744–753
11. Zuckerman J, Kummer F, Panos S (2000) Characterization of acromial concavity: an in vitro computer analysis. Bull Hosp J Dis 59:69–72
12. Chang E, Moses D, Babb J, Schweitzer M (2006) Shoulder impingement: objective 3D shape analysis of acromion morphologic features. Radiology 239:497–505
13. Gumina S (1999) Morfometria ossea della spalla. Atti del Congresso sulle: Fratture e fratture-lussazioni della spalla. Roma 25–27 Marzo, pp 9–12
14. Edelson JG, Taitz C (1992) Anatomy of the coraco-acromial arch. J Bone J Surg 74-B:589–594
15. Sammarco VJ (2000) Os acromiale: frequency, anatomy and clinical implication. J Bone Joint Surg 82-A:394–400
16. Liberson F (1937) Os acromiale – a contested anomaly. J Bone Joint Surg 19:683–689
17. Boehm T, Rolf O, Martetschlaeger F, Kenn W, Gohlke F (2005) Rotator cuff tears associated with os acromiale. Acta Orthop 76:241–244
18. Mudge M, Wood V, Frykman G (1984) Rotator cuff tears associated with os acromiale. J Bone Joint Surg AM 66:427–429
19. Park J, Phelps C (1994) Os acromiale associated with rotator cuff impingement: MR imaging of the shoulder. Radiology 193:255–257

20. Gumina S, De Santis P, Salvatore M, Postacchini F (2003) Relationship between os acromilale and AC joint anatomical position. J Shoulder Elbow Surg 12:6–8

21. Baechler M, Kim D (2006) Uncoverage of the humeral head by anterolateral acromion and its relationship to full-thickness rotator cuff tears. Mil Med 171:1035–1038

22. Nyffeler R, Werner C, Sukthankar A, Schmid M, Gerber C (2006) Association of large lateral extension of the acromion with rotator cuff tears. J Bone Joint Surg Am 88:800–805

23. Torrens C, Lopez J, Puente I, Caceres E (2007) The influence of the acromial coverage index in rotator cuff tears. J Shoulder Elbow Surg 16:347–351

24. Pieper HG, Radas CB, Krahl H, Blank M (1997) Anatomic variation of the coracoacromial ligament: a macroscopic and microscopic study of cadavers. J Shoulder Elbow Surg 6:291–296

25. Kesmezacar H, Akgun I, Ogut T, Gokay S, Uzun I (2008) The coracoacromial ligament: the morphology and relation to rotator cuff pathology. J Shoulder Elbow Surg 17:182–188

26. Holt EM, Alibone RO (1995) Anatomic variants of the coracoacromial ligament. J Shoulder Elbow Surg 4:370–375

27. Kopuz C, Baris S, Yildirim M, Gülman B (2002) Anatomic variations oft he coracoacromial ligament in neonatal cadavers: a neonatal cadaver study. J Pediatr Orthop Part B 11:350–354

28. Di Giacomo G, Pouliart N, Costantini A, De Vita A (2008) Atlas of functional shoulder anatomy. Springer-Verlaged, Milan, p 50

29. Fremery R, Bastian L, Siebert W (2000) The coracoacromial ligament: anatomical and biomechanical properties with respect to age and rotator cuff disease. Knee Surg Sports Traumatol Arthrosc 8:309–313

30. Milz S, Jaob J, Büttner A, Tischer T, Putz R, Benjamin M (2008) The structure of the coracoacromial ligament: fibrocartilage differentiation does not necessarily mean pathology. Scand J Med Sci Sports 18:16–22

31. Morisawa Y (1998) Morphological study of mechanoreceptors on the coracoacromial ligament. J Orthop Sci 3:102–110

32. Fealy S, April E, Khazzam M, Armengol-Barallat J, Bigliani L (2005) The coracoacromial ligament: morphology and study of acromial enthesopathy. J Shoulder Elbow Surg 14:542–548

33. Ogata S, Uhthoff HK (1990) Acromial enthesopathy and rotator cuff tear: a radiologic and histologic post-mortem investigation of the coracoacromial arch. Clin Orthop 254:39–48

34. Kijima H, Minagawa H, Saijo Y, Sano H, Tomioka T, Yamamoto N, Shimada Y, Okada K, Itoi E (2009) Degenerated coracoacromial ligament in shoulders with rotator cuff tears shows higher elastic modulus: measurement with scanning acoustic microscopy. J Orthop Sci 14:62–67

35. Sarkar K, Taine W, Uhthoff HK (1990) The ultrastructure of the coracoacromial ligament in patients with chronic impingement syndrome. Clin Orthop 254:49–54

36. Schiavone-Panni A, Milano G, Lucania L, Fabbriciani C, Logroscino CA (1996) Histological analysis of the coracoacromial arch: correlation between age-related changes and rotator cuff tears. Arthroscopy 12:531–540

37. Tillmann B (1990) Functional anatomy of the shoulder. Presented at the Fourth Congress of the European Society of Knee Surgery and Arthroscopy, Abstract Book. 25–30 June, 1990

38. Moorman CT, Deng XH, Warren RF (1995) Role of the coracoacromial ligament in normal shoulder function. Presented at the American Academy of Orthopaedic Surgeons, 62nd annual meeting, 16–21 Feb 1995, Orlando

39. Lazarus MD, Ynung SW, Sidles JA (1995) Anterosuperior humeral displacement: limitation by coracoacromial arch. Presented at the American Academy of Orthopaedic Surgeons, 62nd annual meeting, 16–21 Feb 1995, Orlando

40. Fagelman M, Sartori M, Freedman KB, Patwardhan AG, Corandang G, Marra G (2007) Biomechanics of coracoacromial arch modification. J Shoulder Elbow Surg 16:101–106

41. Gumina S, Postacchini F, Orsina L, Cinotti G (1999) The morphometry of the coracoid process – its aetiologic role in subcoracoid impingement syndrome. Int Orthop 23:198–201

42. Ferreira Neto A, Almeida A, Maiorino R, Zoppi Filho A, Benegas E (2006) An anatomical study of the subcoracoid space. Clinics 61:467–472

43. Richards D, Burckhart S, Campbell S (2005) Relation between narrowed coracohumeral distance and subscapularis tears. Arthroscopy 21:1223–1228

44. Radas C, Pieper H (2004) The coracoid impingement of the subscapularis tendon. A study of cadavers. J Shoulder Elboe Surg 13:154–159

45. Schulz C, Anetzberger H, Glaser C (2005) Coracoid tip position on frontal radiographs of the shoulder: a predictor of common shoulder pathologies. Br J Radiol 78:1005–1008

46. Gumina S (2002) Il capo lungo del bicipite: anatomia ossea e del legamento trasverso. Atti del Congresso: Il capo lungo del bicipite. Abano Terme (PD), p 36

47. Clemente CD (ed) (1984) Gray's anatomy, 30th edn. Lea & Febiger, Philadelphia, pp 233–235, 370, 375, 512–528

48. Mochizuki T, Sugaya H, Uomizu M, Maeda K, Matsuki K, Sekiya I, Muneta T, Akita K (2008) Humeral insertion of supraspinatus and infraspinatus. New anatomical findings regarding the footprint of the rotator cuff. J Bone Joint Surg 90:962–969

49. Albritton MJ, Graham RD, Richards RS 2nd, Basamania CJ (2003) An anatomic study of the effects on the suprascapular nerve due to retraction of the supraspinatus muscle after a rotator cuff tears. J Shoulder Elbow Surg 12:497–500

50. Minagawa H, Itoi E, Konno N, Kido T, Sano A, Urayama M, Sato K (1998) Humeral attachment of the supraspinatus and infraspinatus tendons: an anatomic study. Arthroscopy 14:302–306

51. Dugas JR, Campbell DA, Warren RF, Robie BH, Millet PJ (2002) Anatomy and dimensions of rotator cuff insertions. J Shoulder Elbow Surg 11:498–503

52. Curtis AS, Burbank KM, Tierney JJ, Scheller AD, Curran AR (2006) The insertional footprint of the rotator cuff: an anatomic study. Arthroscopy 22:603–609

53. Itoi E, Berglund LJ, Grabowski JJ, Schultz FM, Growney ES, Morrey BF, An KN (1995) Tensile properties of the supraspinatus tendon. J Orthop Res 13:578–584

54. Itoi E, Berglund LJ, Grabowski JJ (2004) Tensile properties of the supraspinatus tendon. J Musculoskel Res 8:29–34

55. Sano H, Ishii H, Yeadon A, Backman DS, Brunet JA, Uhthoff HK (1997) Degeneration at the insertion weakens the tensile strength of the supraspinatus tendon: a comparative mechanical and histologic study of the bone-tendon complex. J Orthop Res 15:719–726

56. Uhthoff HK, Sano H (1997) Pathology of failure of the rotator cuff tendon. Orthop Clin North Am 28:31–41

57. Cooper DE, O'Brien S, Warren R (1993) Supporting layers of the gleno-humeral joint: an anatomic study. Clin Orthop 289:144–159

58. Nakajima T, Rokuuma N, Hamada K (1994) Histologic and biomechanical characteristics of the supraspinatus tendon: reference to rotator cuff tearing. J Shoulder Elbow Surg 3:79–87

59. Fallon J, Blevins FT, Vogel K, Trotter J (2002) Functional morphology of the supraspinatus tendon. J Orthop Res 20:920–926

60. Clark JM, Harryman DT (1992) Tendons, ligament and capsule of the rotator cuff. Gross and microscopic anatomy. J Bone Joint Surg 74-A:713–725

61. Burkhart SS (1991) Arthroscopic treatment of massive rotator cuff tears: clinical results and biomechanical rationale. Clin Orthop 267:45–56

62. Cooper DE, Arnoczky SP, O'Brien SJ (1992) Histology and vascularity of the glenoid-labrum- an anatomic study. J Bone Joint Surg 74-A:46–52

63. Pearsall AW, Holovacs TF, Speer KP (2000) The intra-articular component of the subscapularis tendon: an anatomic and histological correlation in reference to surgical release in patients with frozen shoulder syndrome. Arthroscopy 16:236–242

64. Matsen FA, Arntz CT, Lippitt SB (2000) La cuffia dei rotatori. In: Matsen R e (ed) La spalla. Verduci, Roma, pp 733–821

65. Colachis SC Jr, Strohm BR, Brecher VL (1969) Effects of axillary nerve block on muscle force in the upper extremity. Arch Phys Med Rehabil 50:645–647

66. Howell SM, Imobersteg AM, Seger DH, Marone PJ (1986) Clarification of the role of the supraspinatus muscle in the shoulder function. J Bone Joint Surg 68-A:398–404

67. Salmon M (1994) Anatomic studies: arteries of the muscles of the extremities and the trunk and arterial anastomotic pathways of the extremities. Quality Medical Publishing Inc, St Louis, pp 11–17

68. Cain PR, Mutschler TA, Fu FH, Lee SK (1987) Anterior stability of the glenohumeral joint. A dynamic model. Am J Sports Med 15:144–148

69. Bartlett SP, May JW, Yaremchuk MJ (1981) The latissimus dorsi muscle: a fresh cadaver study of the primary neurovascular pedicle. Plast Reconstr Surg 65:631–636

70. Huelke DF (1959) Variation in the origins of the branches of the axillary artery. Anat Rec 132:233

71. Oversen JO, Nielsen S (1985) Stability of the shoulder joint. Cadaver study of stabilizing structure. Acta Orthop Scand 56:149–151

72. Symeonides PP (1972) The significance of the subscapularis muscle in the pathogenesis of recurrent anterior dislocation of the shoulder. J Bone Joint Surg 54-B:476–483

73. Halder A, Zobitz ME, Schultz E, An KN (2000) Structural properties of the subscapolaris tendon. J Orthop Res 18:829–834

74. Alpert SW, Pink MM, Jobe FW, McMahon PJ, Mathiyakom W (2000) Electromyographic analysis of deltoid and rotator cuff function under varying loads and speeds. J Shoulder Elbow Surg 9:47–58

75. Motzkin NE, Itoi E, Morrey BF (1994) Contribution of passive bulk tissues and deltoid to static inferior glenohumeral stability. J Shoulder Elbow Surg 3:313–319

76. Markhede G, Monastyrski J, Stener B (1985) Shoulder function after deltoid muscle removal. Acta Orthop Scand 56:242–244

77. Kido T, Itoi E, Lee SB, Neale PG, An KN (2003) Dynamic stabilizing function of the deltoid muscle in shoulders with anterior instability. Am J Sports Med 31:399–403

78. Morrey B, Itoi E, An K (1998) Biomechanics of the shoulder. In: Rockwood C Jr, Matsen FA III (eds) The shoulder, 2nd edn. Saunders, Philadelphia, pp 890–896

79. Jobe CM (1990) Gross anatomy of the shoulder. In: Rockwood CA, Matsen FA (eds) The shoulder. WB Saunders, Philadelphia, pp 34–97

80. Habermeyer P, Kaiser E, Knappe M, Kreusser T, Wiedemann E (1987) Functional anatomy and biomechanics of the long biceps tendon. Unfallchirurg 90:319–329

81. Vangsness CT, Jorgenson SS, Watson T, Johnson DL (1994) The origin of the long head of the biceps from the scapula and glenoid labrum. J Bone Joint Surg Br 76:951–953

82. Van Holsbeek M, Introcaso JH (1991) Musculoskeletal ultrasound, 1st ed. Mosby-Year Book, St. Louis, pp 265–284, 316

83. Refior HJ, Sowa D (1995) Long tendon of the biceps brachii: sites of predilection for degenerative lesions. J Shoulder Elbow Surg 4:436–440

84. MacDonald K, Bridger J, Cash C, Parkin L (2007) Transverse humeral ligament: does it exist? Clin Anat 20:663–667

85. Arai R, Mochiziki T, Yamaguchi K, Sugaya H, Kobayashi M, Nakamura T, Akita K (2010) Functional anatomy of the superior glenohumeral and coracohumeral ligaments and the subscapularis tendon in view of stabilization of the long head of the biceps tendon. J Shoulder Elbow Surg 19:58–64

86. Gumina S, Carbone S, Perugia D, Perugia L, Postacchini F (2011) Rupture of the long head biceps tendon treated with tenodesis to the coracoid process. Results at more than 30 years. Int Orthop 35:713–716

87. Fealy S, Rodeo SA, DiCarlo EF, O'Brien SJ (2000) The developmental anatomy of the neonatal glenohumeral joint. J Shoulder Elbow Surg 9:217–222

88. Gohlke F, Essigkurg B, Schmitz F (1994) The pattern of collagen fiber bundles of the capsule of the glenohumeral joint. J Shoulder Elbow Surg 3:111–127

89. Abe S, Nakamura T, Rodriguez-Vazquez JF, Murakami G, Ide Y (2011) Early fetal development of the rotator interval region of the shoulder with special reference to topographical relationships among related tendons and ligaments. Surg Radiol Anat 33:609–615

90. Jost B, Koch PP, Gerber C (2000) Anatomy and functional aspects of the rotator interval. J Shoulder Elbow Surg 9:336–341

91. Neer CS 2nd, Satterlee CC, Dalsey RM, Flatow EL (1992) The anatomy and potential effects of contracture of the coracohumeral ligament. Clin Orthop 280:182–185

92. Kolts I, Busch LC, Tomusk H, Raudheiding A, Eller A, Merila M, Russlies M, Pääsuke M, Leibecke T, Kühnel W (2002) Macroscopical anatomy of the so called "rotator interval". A cadaver study on 19 shoulder joints. Ann Anat 184:9–14

第 3 章　肩袖的生物力学

Stefano Carbone and Stefano Gumina

肩袖有两个主要功能:允许肱骨相对于肩胛骨改变位置,稳定肩胛窝内的肱骨头。这两种功能相互配合;事实上,当肩袖肌肉工作时,拮抗肌肉必须保持静止。这个机制发生任何改变都会导致肩部的运动范围和稳定性下降[1]。除了这两种功能外,肩袖肌腱还具有复杂且部分未知的生物力学拉伸和压缩特性。张力是肌肉收缩的结果;压迫是由肩袖的拉力引起的,肩袖在肱骨头和喙肩弓之间收缩。根据最近的研究,考虑到肩袖的运动、稳定性和生物力学特性,有可能理解小的肩袖撕裂将如何导致上述因素的改变和负荷重新分配到剩余的肌腱,从而确定肌腱撕裂的进展[2]。

肩袖在肱骨盂运动中的作用

为了了解肩袖的肌肉和肌腱在肱骨盂运动和力的传递如何运动的,有必要考虑三个主要特征:尺寸和强度、方向、活动。

尺寸和强度

肌肉的尺寸与其力量成正比,它不仅仅是某一部分肌肉的面积,而是由肌肉体积与肌肉纤维长度之比得出的[3]。即使很难确定,但一些作者已经在这个问题上进行了研究[4-6]。由每个肩袖肌肉的肌肉部分的每个区域产生的力量仍然需要进一步的研究[7,8]。一般认为平均值为 $90N/cm^2$。

方向

在特定位置作用于肩部的负荷受每个肌肉方向的影响。很难确定肩部肌肉的方向,因为它与关节的位置有关[9-12]。通过对肌肉的两个相对附着处进行标记和连接,可以获得给定位置肌肉的方向的近似值[7]。通过最接近关节旋转中心的肌肉的连续横切面的中心,可以获得更精确的结果。通过连接截面区域的中心,可以在不同的位置精确地确定肌肉的方向[6]。过去,肩部肌肉的杠杆臂和肌肉相对于肩胛骨的不同方向是通过 X 线片确定的[13,14]。最近的数据表明,经典的将肩袖肌腱分为外

旋(冈上肌、冈下肌、小圆肌)和内旋(肩胛下肌)是过时的。事实上,根据肱骨相对于肩胛骨的不同位置,肩胛下肌可以抬高、外展、内旋甚至外旋肱骨[12-15]。显然,旋内旋外的经典分类方法并不过时,当手臂处于中立休息位时此种分类是正确的(图 3-1)。

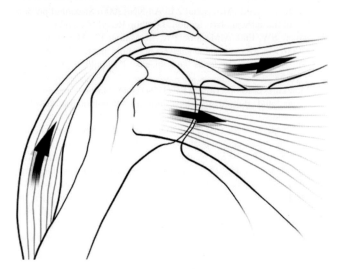

图 3-1　三角肌、冈上肌、肩胛下肌矢量线方向

活动

为了确定肌肉的活动或收缩,有必要考虑肩关节的运动和位置。Duchenne 通过电刺激确定了控制肩部运动的肌肉[16]。最近,肌电图(electromyography,EMG)重新确定了所有肩胛肌的活动性[17-21]。Ackland 和 Pandy[22] 已经证明,内旋是由肩胛下肌的下部收缩引起的;相反,冈下肌的下部和小圆肌是最重要的外旋肌。冈上肌在外展时作为外旋肌肉,在手臂屈曲时作为内旋肌肉。这些作者认为,如果定义肌肉下区域的杠杆臂,就有可能理解肩袖撕裂的影响[22]。此外,在另一项研究中,作者得出结论,根据肩关节的位置进一步细分肩袖肌肉,可能提供活动差异的证据,这些差异取决于肩关节的位置[23]。

肩袖肌腱在肱骨盂运动中的功能
冈上肌

起源于肩胛骨冈上窝,止于肱骨大结节,其附着区比

过去认为的要小得多[24]。事实上，它的附着区只占据了大结节的一个非常有限的区域，而冈下肌和肩胛下肌占据了剩下的区域。在这个新信息的基础上，就有可能理解为什么在外旋时冈上肌腱远比过去认为的重要得多，它具有更多的外伸/外展的功能[11]。然而，整个肌腱单元的功能仍然还是一个需要讨论的问题[25-33]。冈上肌与三角肌和其他肩袖肌肉配合，在手臂的屈曲中起着重要的作用[25]。这些观察结果由 Liu 等人证实[25]，他建议在肩袖撕裂的情况下修复加强肩袖和其他肩胛周围肌肉。此外，文献证明肩袖撕裂导致肩胛骨运动障碍[34]。已经提出的康复计划的重点都是通过旨在改善肩胛骨牵拉、收缩、抬高和旋转的运动来加强和伸展肩胛肌[34-36]。在肩袖和其他与肩部运动障碍有关的肩关节病变修复后的康复过程中，应该考虑进行这些康复锻炼[37]。

Sharkey[31]描述了三角肌和冈上肌之间的功能关系。当三角肌功能不能正常工作时，无论关节的位置如何，在屈曲和外展时都有一个均匀的肌力降低。另一方面，当肩袖功能不起作用时，肌腱屈曲/外展的肌力保持正常，但是当屈曲/外展超过 30°时肌力会明显减弱（图 3-2）。

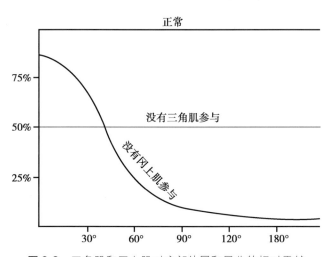

正常

75%

没有三角肌参与

50%

没有冈上肌参与

25%

30°　60°　90°　120°　180°

图 3-2　三角肌和冈上肌对肩部外展和屈曲的相对贡献

汤普森等人[27]表明，在冈上肌麻痹的病例中，外侧三角肌的力量需要增加 101%来代偿；而且，要达到完全外展，必须增加 12%，这表明冈上肌是一个重要的外展肌。豪厄尔等人[14]研究了在腋下或冈上神经利多卡因阻滞下受试者的外展动力学数据。如果冈上肌或三角肌失活，它们的屈曲/外展强度也会相应降低。这些数据由 Markhede 等人的临床经验证实[28]，他观察到缺乏三角肌的患者肩部整体功能良好。相反，Oh 等[29]争辩说，当冈上肌完全脱离附着区时，肩关节屈曲或外展是非常有限的；当肌腱撕裂涉及冈下肌时，肩部的整体运动改变。此外，在有较大撕裂的情况下，胸大肌和背阔肌可以改善功能，使其能够稳定肩胛窝内的肱骨头。Wuelker 等人[30]观察到，当冈上肌完全撕裂时，三角肌可以改善其功能，

即使它比冈上肌弱得多，也能保证肩部的力量。这些作者还认为冈上肌的柔韧性比三角肌弱。Itoi 等人[33]研究了冈上肌撕裂的肩关节的等速肌力，观察到肩关节的总肌力降低到初始值的三分之二。后者反映了冈上肌对肩部力量的有效贡献。Harris 和他的同事们研究了一组保守治疗肩袖撕裂的患者，并得出结论，如果运动障碍患者通过特殊运动来加强屈曲和外展[38]，则可以获得功能性和无症状的肩关节。

冈下肌和小圆肌

在文献中，冈下肌和小圆肌常被同时考虑，尤其是在生物力学方面[12,30,32,39]。除了 Longo 和他的同事的综述"Biomechanics of the rotator cuff"[32]，Mochizuchi 等人的新解剖学概念[24]认为冈下肌的附着处比过去所认为的要宽得多，而且在出现后上肩袖撕裂的情况下，这根肌腱总是被撕裂得很厉害。在手臂静止的情况下，冈上和冈下肌充当外旋肌和外展肌，手臂在其他位置是其功能相同。Sharkey 等人展示了冈下肌和小圆肌的功能[39]，当冈上肌功能正常时，允许手臂向前抬高所需的三角肌力量减少到 72%，当冈下肌和小圆肌功能正常时允许手臂向前抬高所需的三角肌力量减少到 64%，当所有肩袖肌功能正常时减少到 41%。Otis 等人[15]认为当手臂内旋时，冈下肌更多地充当外展肌，而在外旋时，肩胛下肌承担此功能。此外，冈下肌和小圆肌作为肱骨头的下牵肌至关重要[30-32]，延伸至后上肩袖的撕裂与肱骨头向上的更大移动有关，并与撕裂的大小有直接关系[31]。Su 等人证实了这种下牵功能[40]，他们认为冈下肌下半部分是最重要的下牵肌。肱二头肌长头肌腱作为下牵肌的作用不得不被修改，正如 Gumina 和他的同事们[41]在一项包括 30 年随访在内的研究中所指出的那样。

肩胛下肌

肩胛下肌起源于肩胛骨的前部，主要在肱骨小结节处结束，而小部分在大结节处结束[24]。除了其他肩袖肌腱外，肩胛下肌作为内旋肌的经典解释还需要修改、重新评估和重新审视。当然，内旋仍然是其主要功能，肩胛下肌其次的作用则取决于肱骨头相对于肩胛骨的位置。因此，这个肌腱可以是一个外展肌，一个屈曲肌，一个伸肌，以及一个下牵肌[42]。由于冈上肌和肩胛下肌的共同嵌入，手臂在某些位置时，肩胛下肌可以作为外旋肌发挥作用[12,15,24]。

由于其广泛的内侧插入，肌肉-腱单位在不同的区域具有不同的功能。1989 年，Kato 研究了 40 具尸体的肩胛下动脉，确定了三种不同的分支：上、中、下[43]。Kadaba 等人[44]则发现了两部分：上部和下部，各自有独立的内部结构。作者检查了在外展 0°和 90°、手臂内旋、等长收缩时两部分的肌电活动[44]。研究的主要结果是外展影响三角肌的活动[44]。奥蒂斯等人[15]将肩胛下肌层细分

为三部分（图3-3），上半部分的作用普遍为屈曲肌。最近，肩胛下肌层被认为在后上肩袖撕裂的情况下可以通过增强其功能和肌肉厚度以重新平衡肩部的生物力学[45]。肩胛下肌作为屈曲肌/外展肌的功能仍有待讨论。Poppen 和 Walker[13] 曾指出肩胛下肌的主要功能不是屈曲手臂。Gerber 等人[46] 研究了16例肩胛下肌撕裂患者，发现存在屈曲肌力减弱。在最近的一篇论文中，Itoi 和同事研究了肩胛下肌在手臂屈曲锻炼后的新陈代谢，发现它增强了；肩胛下肌是否仅仅只是手臂的屈曲肌肉或者它是否能够联合其他肌肉稳定盂肱关节并没有得到阐明[47]。最近发现，在屈曲的时候，肩胛下肌的肌电活动相较于其他肌肉显著增加[48]。此外，Kuechle 等人[11] 已经证实，与冈上肌和冈下肌相比较，肩胛下肌是更重要的屈曲肌。

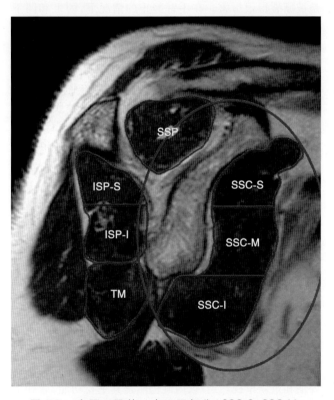

图3-3 肩胛下肌的三个不同部分（SSC-S；SSC-M；SSC-I）。SSP，冈上肌；ISP-S，冈下肌上部；ISP-I，冈下肌下部；TM，小圆肌；SSC-S，肩胛下肌上部；SSC-M，肩胛下肌中部；SSC-I，肩胛下肌下部

由于它的位置靠前，肩胛下肌撕裂不能被剩余的肌腱平衡。2009年，Su 等人[49] 指出包括肩胛下动脉上三分之一的上肩袖撕裂会显著改变肩关节的生物力学，并导致肱骨头前上半脱位。如 Burkart 等人所述[50]，肩袖腱索完整性是肩部生物力学的基础。如果保留下来肩胛下肌的下半部分将保证肩部的正常生物力学。整个肌腱的断裂改变了任何情况下的生物力学。上肌束纤维增强外展，下肌束纤维增强内收[51]。在前方，肩胛下肌在内

外旋时主动和被动地稳定肩关节在轴平面上，肌腱单元平衡冈下肌的活动，而在冠状面上则抵抗三角肌活动引起向上运动。

肩袖功能在盂肱关节稳定中的作用

关节盂与肱骨头关节面接触面积相对有限。关节囊、盂肱韧带和关节盂使关节的接触面积更加有效（即静态稳定性）。盂肱关节的大多数稳定作用依靠的是肩部周围的肌肉（动态稳定）。肩袖肌腱和肌肉，特别是作为动力稳定功能的肌肉，有利于肩部的稳定，这取决于它们相对于关节的位置和方向[52]（图3-4）。

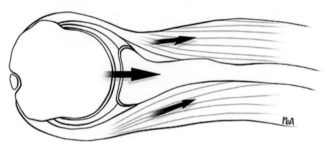

图3-4 肩胛窝肱骨头受压

肩袖和其他肩部肌肉一起，使关节在整个活动范围内保持稳定。肩部的肌肉和韧带必须抵消其较差的关节面一致性，与其他具有高度一致性效用的关节一样提供重要功能。关节的动态稳定性也是肩胛-胸肌和肩袖肌之间神经肌肉同步性的结果。肩胛胸肌有利于肩袖肌和盂肱韧带的神经反馈，同时有助于防止关节病理性半脱位[52]。这种神经反馈会引起肩部肌肉快速而有效的本体感觉反应，从而提高肩部稳定性[53]。

肩袖的肌肉和肌腱可以改善肩部的稳定性，因为：①肌肉与三角肌的配合，由肌肉的粗大效应决定的被动肌肉张力；②肌肉收缩引起两个关节面之间的压缩；③由于肌肉协调[54]产生的盂窝中心的力线方向。肩袖肌腱的稳定作用是由关节内5mm汞柱的负压驱动的，这会在肱骨头和关节盂之间产生吸引作用。最近的一项生物力学研究强调了这样一个事实：相对于其他肩部肌肉，肩袖肌群具有更重要的稳定作用[53]；肩袖肌群对外部刺激的反应非常精确。由于肩胛下肌的前位和冈下肌和小圆肌的后位，压缩机制是可能的[55]。在肌腱撕裂的情况下，这种机制可能失效，对盂肱稳定性有重要影响[2]。不同的肌腱撕裂可能会不同程度地改变肩部稳定性，对于冈下肌群/小圆肌群和肩胛下肌群撕裂则会对肩部稳定性有更大的影响。在过去，单独的冈上肌撕裂被认为能被其他肩袖肌腱平衡，因为冈上肌与稳定性和向上移动无关[52]。相反，近年来，Kim 和他的同事们[56,57]发现，大多数无症状的

撕裂位于肱二头肌腱长头后面 13~17mm,而肱二头肌腱不是冈上肌的附着处。此外,同一作者指出,如果肌腱撕裂不涉及肩袖的最前方,冈上肌则并没有完全从它的附着处脱离。这一概念与 Mochizuchi 等人报告的观点一致[24]。

后上肩袖的机械属性

肩袖肌腱具有不均匀的生物力学特性。伊藤观察到,冈上肌腱的前部比中部和后部更耐撕裂[58]。Lee 等人[59]研究了冈上肌的滑囊和关节侧的硬度。肌腱前三分之一囊侧的硬度比其他三分之二的硬度大得多。对关节侧进行评估也得到了同样的结果。在另一项生物力学研究[60]中,冈下肌腱被分成三部分:前、中、后。后两组在拔出试验中产生的阻力大于前两组。由于部分撕裂较全层更为常见[61],Gumina 和同事研究了后上肩袖肌腱的生物力学特性,区分了囊侧和关节侧[62]。在这项研究中,研究的是八具新鲜尸体和完整的肩袖。每根肌腱分为前后两部分。然后,前部分用取键器处理囊内和关节内部分,使它们具有相同的厚度(图 3-5)。在冷冻后,使用 ZWICK Z010 机器进行拔出试验,该机器带有肌腱最

远端的锚定,以获得更好的肌腱抓力(图 3-6)。在试验过程中,研究了断裂载荷(以撕裂钢筋束所需的牛顿为单位测量)和刚度(根据施加的力抵抗变形的程度)。这一结果证实了 Itoi[58] 所获得的数据,冈上肌囊侧的阻力比关节侧大得多。这可能是由于腱纤维的分布,在囊侧排列成大的平行带。肌腱/骨界面处发现肌腱断裂,可能是由于关键区域的肌腱退化[63]。冈上肌囊侧的硬度明显高于关节侧冈上肌前侧。这意味着冈上肌前侧阻力大于后侧阻力,硬度也大于囊侧。小圆肌的特点也相同。从这项研究,可以得出结论,冈上肌腱更具抵抗力(图 3-7)。事实上,这项研究透露出的结果可能会因为 Mochizuchi 等人[24] 的新解剖学发现而受到反驳。Mochizuchi 等人认为冈上肌的附着处比此前认为的小得多,而冈下肌的附着区位于大结节的大部分[24]。因此,Gumina 等人[62] 认为只有冈上肌和冈下肌纤维有所交叉时,这部分交叉纤维才考虑作为冈上肌的可能性。这也强调了一个事实:最严重的肌腱撕裂包括了冈下肌肌腱。基于以上报道的结果,可能存在以下争论:所有病例的冈上肌和冈下肌的囊侧的部分损伤应给予外科治疗,因为撕裂可能会影响伸肌的完整厚度。

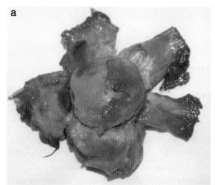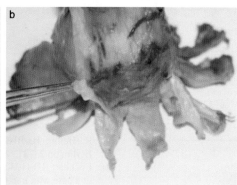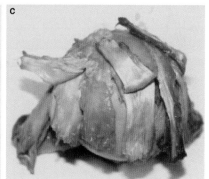

图 3-5　新鲜尸体肱骨头,冈上、冈下、小圆肌肌腱分为前后段(a、b),前段在关节侧和滑囊侧用皮刀(c)切开

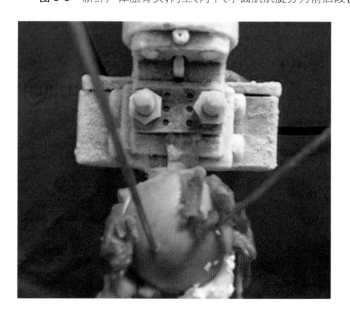

图 3-6　使用 ZWICK Z010 机器进行的拔出试验

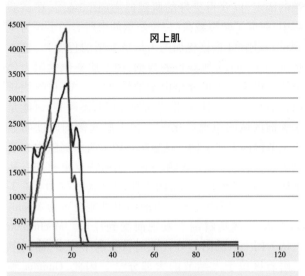

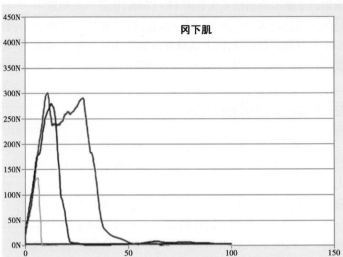

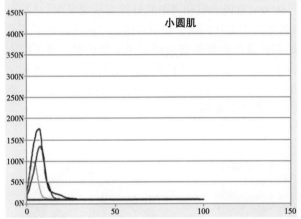

图 3-7　冈上肌腱的生物力学特性优于冈下肌腱和小圆肌腱

参考文献

1. Lephart SM, Warner JJ, Borsa PA, Fu FH (1994) Proprioception of the shoulder joint in healthy, unstable, and surgically repaired shoulders. J Shoulder Elbow Surg. 3(6):371-80. doi:10.1016/1058-2746(09)80022-0.

2. Gomberawalla MM, Sekiya JK (2013) Rotator Cuff Tear and Glenohumeral Instability : A Systematic Review. Clin Orthop Relat Res 472(8):2448–2456. doi:10.1007/s11999-013-3290-2

3. An K-N, Hui FC, Morrey BF et al (1981) Muscle across the elbow joint: a biomechanical analysis. J Biomech 14:659–669

4. Symeonides PP (1972) The significance of the subscapularis muscle in the pathogenesis of recurrent anterior dislocation of the shoulder. J Bone Joint Surg Br 54:476–483

5. Veeger HEJ, Van der Helm FCT, Van der Woude LHV et al (1991) Inertia and muscle contraction parameters for musculoskeletal modelling of the shoulder mechanism. J Biomech 24:615–629

6. Bassett RW, Browne AO, Morrey BF, An KN (1990) Glenohumeral muscle force and moment mechanics in a position of shoulder instability. J Biomech 23:405–415

7. Ikai M, Fukunaga T (1968) Calculation of muscle strength per unit of cross-sectional area of human muscle. Int Z Angew Physiol 26:26–32

8. Dowling JJ, Cardone N (1994) Relative cross-sectional areas of upper and lower extremity muscles and implications for force prediction. Int J Sports Med 15:453–459

9. Laumann U (1987) Kinesiology of the shoulder joint. In: Koelbel R, Helbig B, Blauth W (eds) Shoulder replacement. Springer, Berlin, pp 23–31

10. Lockhart RD (1930) Movements of the normal shoulder joint and of a case with trapezius paralysis studied by radiogram and experiment in the living. J Anat 64:288–302

11. Kuechle DK, Newman SR, Itoi E et al (1997) Shoulder muscle moment arm during horizontal flexion and elevation. J Shoulder Elbow Surg 6:429–439

12. Kuechle DK, Newman SR, Itoi E et al (2000) The relevance of the moment arm of shoulder muscles with respect to axial rotation of the glenohumeral joint in four positions. Clin Biomech 15: 322–329

13. Poppen NK, Walker PS (1978) Forces at the glenohumeral joint in abduction. Clin Orthop Relat Res 165–170

14. Howell SM, Imobersteg AM, Seger DH, Marone PJ (1986) Clarification of the role of the supraspinatus muscle in shoulder function. J Bone Joint Surg Am 68:398–404

15. Otis JC, Jiang CC, Wickiewicz TL, Peterson MG, Warren RF, Santner TJ (1994) Changes in the moment arms of the rotator cuff and deltoid muscles with abduction and rotation. J Bone Joint Surg Am 76:667–676

16. Duchenne GB (1959) Physiology of movement, ed and trans EB Kaplan. WB Saunders, Philadelphia

17. Basmajian JV (1967) Muscles alive, 2nd edn. Williams & Wilkins, Baltimore

18. Bearn JG (1961) An electromyographic study of the trapezius, deltoid, pectoralis major, biceps and triceps muscles during static loading of the upper limb. Anat Rec 140:103–108

19. Kronberg M, Broström L-Å, Nemeth G (1991) Differences in shoulder muscle activity between patients with generalized joint laxity and normal controls. Clin Orthop Relat Res 181–192

20. Shevlin MG, Lehmann JF, Lucci JA (1969) Electromyographic study of the function of some muscles crossing the glenohumeral joint. Arch Phys Med Rehabil 50:264–270

21. Sigholm G, Herberts P, Almström C, Kadefors R (1984) Electromyographic analysis of shoulder muscle load. J Orthop Res 1:379–386

22. Ackland DC, Pandy MG (2011) Moment arms of the shoulder muscles during axial rotation. J Orthop Res 29:658–667. doi:10.1002/jor.21269

23. Ackland DC, Pak P, Richardson M, Pandy MG (2008) Moment arms of the muscles crossing the anatomical shoulder. J Anat 213:383–390

24. Mochizuchi T, Sugaya H, Uomizu M, Maeda K, Matsuki K, Sekiya I, Muneta T, Akita K (2008) Humeral insertion of the supraspinatus and infraspinatus. New anatomical findings regarding the footprint of the rotator cuff. J Bone Joint Surg 90:962–969

25. Liu J, Hughes RE, Smutz WP, Niebur G, Nan-An K (1997) Roles of deltoid and rotator cuff muscles in shoulder elevation. Clin Biomech (Bristol, Avon) 12:32–38

26. Bechtol CO (1980) Biomechanics of the shoulder. Clin Orthop Relat Res 37–41

27. Thompson WO, Debski RE, Boardman ND 3rd et al (1996) A biomechanical analysis of rotator cuff deficiency in a cadaveric model. Am J Sports Med 24:286–292

28. Markhede G, Monastyrski J, Stener B (1985) Shoulder function after deltoid muscle removal. Acta Orthop Scand 56:242–244

29. Oh JH, Jun BJ, McGarry MH, Lee TQ (2011) Does a critical rotator cuff tear stage exist? A biomechanical study of rotator cuff tear progression in human cadaver shoulders. J Bone Joint Surg Am 93:2100–2109

30. Wuelker N, Schmotzer H, Thren K, Korell M (1994) Translation of the glenohumeral joint with simulated active elevation. Clin Orthop Relat Res 193–200

31. Sharkey NA, Marder RA (1995) The rotator cuff opposes superior translation of the humeral head. Am J Sports Med 23:270–275

32. Longo UG, Berton A, Papapietro N, Maffulli N, Denaro V (2012) Biomechanics of the rotator cuff: European perspective. Med Sport Sci 57:10–17

33. Itoi E, Minagawa H, Sato T et al (1997) Isokinetic strength after tears of the supraspinatus tendon. J Bone Joint Surg Br 79:77–82

34. Kibler WB, McMullen J (2003) Scapular dyskinesis and its relation to shoulder pain. J Am Acad Orthop Surg 11:142–151

35. Cools AM, Struyf F, De Mey K, Maenhout A, Castelein B, Cagnie B (2014) Rehabilitation of scapular dyskinesis: from the office worker to the elite overhead athlete. Br J Sports Med 48(8):692–697. doi:10.1136/bjsports-2013-092148

36. Burkart SS, Morgan CD, Kibler WB (2003) The disabled throwing shoulder: spectrum of pathology. Part III: the SICK scapula, scapular dyskinesis, the kinetic chain, and rehabilitation. Arthroscopy 19:641–661

37. Carbone S, Gumina S (2015) Scapular dyskinesis and SICK syndrome in patients with a chronic type III acromioclavicular dislocation. Results of a specific rehabilitation protocol. Knee Surg Sports Traumatol Arthrosc 23(5):1473–1480. doi:10.1007/s00167-014-2844-5

38. Harris JD, Pedroza A, Jones GL, MOON (Multicenter Orthopedic Outcomes Network) Shoulder Group (2012) Predictors of pain and function in patients with symptomatic, atraumatic full-thickness rotator cuff tears: a time-zero analysis of a prospective patient cohort enrolled in a structured physical therapy program. Am J Sports Med 40:359–366

39. Sharkey NA, Marder RA, Hanson PB (1994) The entire rotator cuff contributes to elevation of the arm. J Orthop Res 12:699–708

40. Su WR, Budoff JE, Luo ZP (2011) Posterosuperior displacement due to rotator cuff tears. Arthroscopy 27:1472–1477

41. Gumina S, Carbone S, Perugia D, Perugia L, Postacchini F (2011) Rupture of the long head biceps tendon treated with tenodesis to the coracoid process. Results at more than 30 years. Int Orthop 35:713–716

42. Kusper JC, Itamura JM, Tibone JE, Levin SL, Stevanovic MV (2008) Human cadaveric study of subscapularis muscle innervation and guidelines to prevent denervation. J Shoulder Elbow Surg 17:659–662

43. Kato K (1989) Innervation of the scapular muscles and itsmorphological significance in men. Anat Anz 168:155–168

44. Kadaba MP, Cole A, Wooten ME et al (1992) Intramuscular wire electromyography of the subscapolaris. J Orthop Res 10:394–397

45. Perry SM, Getz CL, Soslowsky LJ (2009) After rotator cuff tears, the remaining (intact) tendons are mechanically altered. J Shoulder Elbow Surg 18:52–57

46. Gerber C, Krushell RJ (1991) Isolated rupture of the tendon of the subscapolaris muscle. Clinical features in 16 cases. J Bone Joint Surg (Br) 73:389–394

47. Omi R, Sano H, Ohnuma M, Kishimoto KN, Watanuki S, Tashiro M, Itoi E (2010) Function of the shoulder muscles during arm elevation: an assessment using positron emission tomography. J Anatomy 216:643–649

48. Towsend H, Jobe FW, Pink M, Perry J (1991) Electromyographic analysis of the glenohumeral muscles during a baseball rehabilitation program. Am J Sports Med 19:264–272

49. Su WR, Budoff JE, Luo ZP (2009) The effect of anterosuperior rotator cuff tears on glenohumeral translation. Arthroscopy 25:282–289

50. Burkhart SS, Esch JC, Jolson RS (1993) The rotator crescent and rotator cable: an anatomic description of the shoulder's "suspension bridge". Arthroscopy 9:611–616

51. Halder A, Zobitz ME, Schultz E, An KN (2000) Structural properties of the subscapularis tendon. J Orthop Res 18:829–834

52. Pearsons IM IV, Apreleva M, Fu FH, Woo SL-Y (2002) The effect of rotator cuff tears on reaction forces at the gleno-humeral joint. J Orthop Res 20:439–446

53. Day A, Taylor NF, Green RA (2012) The stabilizing role of the rotator cuff at the shoulder – responses to external perturbations. Clin Biomech 27:551–556

54. Abboud JA, Soslowsky LI (2002) Interplay of the static and dynamic restraints in glenohumeral joint. Clin Ortop Relat Res 400:48–57

55. Soslowsky LJ, Carpenter JE, Bucchieri JS, Flatow EL (1997) Biomechanics of the rotator cuff. Orthop Clin North Am 28:17–30

56. Kim HM, Dahiya N, Teefey SA, Keener JD, Galatz LM, Yamaguchi K (2010) Relationship of tear size and location to fatty degeneration of the rotator cuff. J Bone Joint Surg Am 92:829–839

57. Kim HM, Dahiya N, Teefey SA, Middleton WD, Stobbs G, Steger-May K et al (2010) Location and initiation of degenerative rotator cuff tears: an analysis of three hundred and sixty shoulders. J Bone Joint Surg Am 92:1088–1096

58. Itoi E (1995) Tensile properties of the supraspinatus tendon. J Orthop Res 13:578–584

59. Lee SB (2000) The bursal and articular sides of the supraspinatus tendon have a different compressive stiffness. Clin Biomech 15:241–247

60. Halder A (2000) Mechanical properties of the posterior rotator cuff. Clin Biomech 15:456–462

61. Fukuda H (2000) Partial-thickness rotator cuff tears: a modern view on Codman's classic. J Shoulder Elbow Surg 9:163–168

62. Gumina S, De Carli A, Postacchini F (2013) Resistenza meccanica della superficie bursale ed articolare dei tendini della cuffia dei rotatori. Unpublished data

63. Sano H (1997) Degeneration at the insertion weakens the tensile strength of the supraspinatus tendon: a comparative mechanical and histologic study of the bone-tendon complex. J Ortop Res 15:719–726

第 4 章　肩袖撕裂的流行病学和人口学

Stefano Gumina, Daniele Passaretti, and Vittorio Candela

为了确定肩袖撕裂的患病率和发生率、患者的平均年龄、导致损伤的工作活动和可能的性别倾向，学者们已经进行了大量的流行病学研究。这些工作已经在尸体上，在健康人和肩痛患者身上进行。

患病率和发病率

尸体研究

文献中引用的许多研究并没有说明被检查的尸体的年龄；这解释了为什么肩袖撕裂的患病率为 5%~44% 不等[1-30]。

1834 年，Smith[1] 检查了 40 具未提及年龄的尸体，观察到 7 例（18%）的全层肩袖撕裂。大约过了一个世纪，Keyes[2] 指出患病率为 19%。在现代，文献中报道的最低患病率百分比有 Cotton[3]（8%）和 Neer[4]（5%）的数据，分别来自 1964 年和 1983 年的研究。

通过检查 219 个肩关节，Yamanaka 等人报告部分和全层撕裂的患病率分别为 13% 和 8.4%。部分撕裂中，

3% 位于滑囊侧，3% 位于关节侧，7% 位于腱内。另外，De Palma[10] 和 Uhthoff[11] 检查了 192 和 612 个肩关节得出结论：75% 和 50% 的受试者有肩袖撕裂。在这两个系统研究中，部分撕裂的发生率分别为 58% 和 37%，而全层撕裂的发生率分别为 9% 和 20%。

Yamanaka 等人[5] 和 Fukuda 等人[6-8] 观察到，40 岁以下的受试者局部或全层病变的患病率为 0，年龄较大的受试者为 30%。

不同的是，Lehman 等人[9] 认为 60 岁以下的受试者患病率为 6%，而 60 岁以上的受试者患病率为 30%。

无症状的研究[31-37]

Milgrom 等人[31] 对 90 名无症状受试者进行了 180 次肩部超声扫描，分别观察到 18% 和 17% 的患者分别出现部分和全层撕裂。此外，作者还指出，撕裂的患病率随着患者年龄的增长而增加，80 岁以上的患者撕裂的患病率超过 80%。图 4-1 显示了不同年龄段病变的患病率。

在一项类似的研究中，Tempelhof[32] 在 411 名年龄超过 50 岁的无症状受试者的肩部上观察到 23% 的病例出

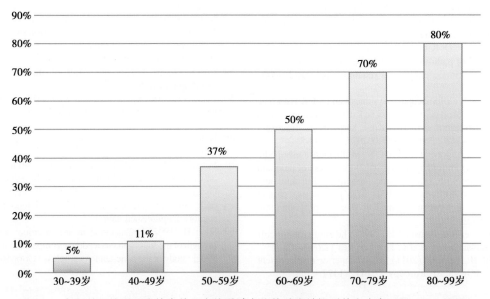

图 4-1　各年龄组接受超声检查的无症状受试者优势肢肩袖撕裂的患病率（Milgrom, 1995）

现全层撕裂。

　　Sher 等人[33]对 192 个无症状肩部(96 名受试者)进行了磁共振评估。作者观察到部分或完全的撕裂分别占 20%和 15%。此外,他们还发现撕裂的患病率随着年龄的增长而增加,40 岁以下的受试者为 4%,60 岁以上的受试者为 54%(图 4-2)。

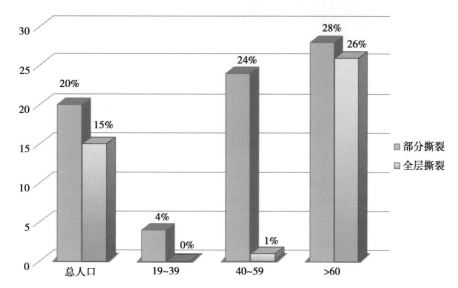

图 4-2　各年龄组接受 MRI 检查的无症状受试者部分和全层撕裂的患病率(Sher,1995)

　　其他作者[34-37]观察到肩袖损伤的患病率在 5%到 36%之间。

有症状的患者的研究

　　基于超声检查的研究[38-49]表明,40 岁以上伴有疼痛和/或功能受限和/或肩关节力量丧失的受试者肩袖全层撕裂的患病率在 16%到 69%之间。克拉斯等人的研究[39]和 Minagawa 等人[40]登记了大量的患者:分别有 500 和 1 328 个肩膀。在这两种情况下,肩袖撕裂的患病率为 22%。此外,Minagawa 等人[40]将他们按年龄分组,结果显示,50 岁以下的人撕裂患病率为 0,50~59 岁的人撕裂患病率为 11%,60~69 岁的人撕裂患病率为 15%,70~79 岁的人撕裂患病率为 26%。80 岁以上患者的患病率上升到 37%。

　　Yamaguchi 等人[58]2006 年对 558 名仅在两个关节中的一个出现症状的患者进行了双肩超声检查;36%的受试者肩袖正常,34%的受试者有单侧撕裂,30%的受试者有双侧撕裂。作者观察到 64%有症状的患者出现肩袖撕裂。此外,单侧全层病变的受试者有可能出现对侧肩袖部分或完全撕裂,分别占 20.8%和 35.5%。相反,在不完全撕裂的情况下,对侧肩袖部分或全层损伤的概率分别为 29.3%和 4.3%。

　　正如先前的研究[5,6,8,9,31,33,40,57]所指出的,Yamaguchi 等人[58]认为肩袖撕裂的患病率随年龄增长而增加:事实上,未撕裂组的平均年龄为 48 岁,单侧病变组为 58 岁,双侧撕裂组为 67 岁。图 4-3 和图 4-4 取自 Yamaguchi 等人的研究[58],显示单侧和双侧病变患者部分和全层撕裂

的百分比。

　　如果用磁共振研究肩关节,肩袖撕裂的患病率会增加。在过去 20 年中,使用这项技术进行的流行病学研究表明,其患病率范围在 28%到 77%之间[48,50-56]。

混合种群的研究(无症状和症状)

　　Yamamoto[57]在 2010 年通过超声造影(1 366 个肩膀)研究了 683 名来自日本小城市的患者。人群包括 22~87 岁的受试者(平均 58 岁)。全层肩袖撕裂发生率为 21%,无症状者降至 17%,有症状者增至 36%。在这项研究中,80 岁以上患者的患病率也随着年龄达到 80%而增加(图 4-5)。

单侧撕裂(199例)

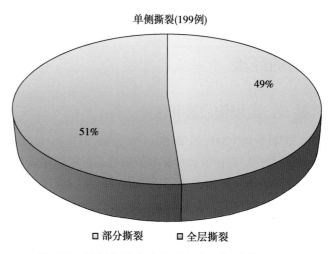

□ 部分撕裂　■ 全层撕裂

图 4-3　单侧撕裂患者部分和全层撕裂的百分比(Yamaguchi et al. [58])

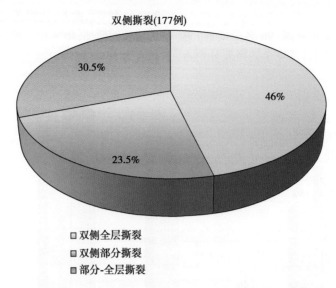

图 4-4　双侧肩袖损伤患者部分撕裂、全层撕裂和部分
与全层撕裂相关的百分比（Yamaguchi et al.[58]）

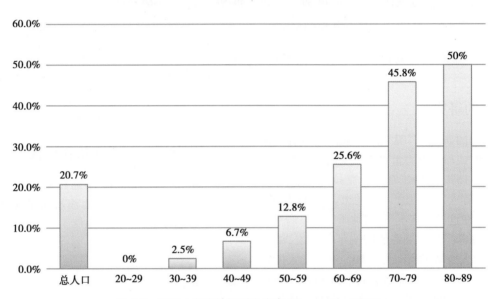

图 4-5　普通人群肩袖撕裂患病率（Yamamoto 2010）

我们的经验

年龄、性别、弱侧肩膀和优势肩膀

对 718 例（341 例男性：47.5% 和 377 例女性：52.5%）行全层肩袖撕裂修补术的患者进行了连续的检查。患者的平均年龄为 65 岁［范围：37～84 岁，标准差（SD）：8.65］。右侧占 74.2%，左侧占 25.8%。74.5% 的患者，撕裂累及主臂肩部。72.9% 的病例病变在右肩，而 1.6% 在左肩（表 4-1 和表 4-2）。

在包括男性患者在内的亚组中，平均年龄为 64 岁（范围：37～84 岁；标准差：9.05），76.8% 的病例中受累侧为右侧。在女性亚组中，平均年龄为 66 岁（范围：40～84 岁；标准差：8.23）。72.6% 的病例累及右肩（表 4-1 和表 4-2）。

表 4-1　718 例患者（性别、年龄）的资料

类别	例数	百分比	标准差
无症状患者	718	100	
男性	341	47.49	
女性	377	52.51	
平均年龄和范围	65（37～84）		8.65
男性平均年龄和范围	64（37～84）		9.05
女性平均年龄和范围	66（40～84）		8.23

表 4-2　718 例患者(优势手、撕裂大小)资料

类别		百分比
右利手患者		96.77
	右利手患者右侧撕裂	72.9
左利手患者		3.23
	左利手患者左侧撕裂	1.62
优势手发生撕裂		74.52
右侧撕裂		74.2
左侧撕裂		25.8
男性		
	右侧撕裂	76.76
	左侧撕裂	23.24
女性		
	右侧撕裂	76.62
	左侧撕裂	27.38

职业

22.3%的患者是或曾经是体力劳动者(工人、建筑工人、机械工人、清洁工、金属工人、油漆工、农民等)。54.2%的患者是雇主、商人、专业人士、零售商。最后,23.6%接受外科修复的患者是家庭主妇(表 4-3)。

表 4-3　患者工作强度的数据

职业	百分比
重体力(上肢)	22.26
非重体力(上肢)	54.19
家庭主妇或者退休人员	23.55

撕裂面积

出于简单的原因,本节中将撕裂分成小的、大的和巨大的。我们没有考虑损伤的各种可能形式,也没有考虑肩袖仅部分损伤的患者(表 4-4)。

718 例患者中,有 120 例(16.7%)有小裂口(53 例男性:44.2%;67 例女性:55.8%)。这些患者的平均年龄为 62 岁(范围:41~78,标准差:8.95)。

撕裂分级为大的为 62.1%(446 例)。这类病变患者的平均年龄为 65 岁(范围:37~84,标准差:8.58)。男性 210 例(47.1%),女性 236 例(52.9%)。

最后,21.2%的患者(152 人)有巨大面积撕裂。这些受试者的平均年龄为 69 岁(范围:44~84,标准差:7.3)。男性占 51.3%(78 例),女性占 48.7%(74 例)。

38.6%的病例无法修复肌腱。有不可弥补的撕裂的患者的平均年龄(56.8%男性和 43.9%女性)为 69 岁(范围:45~78,标准差:6.69)。

表 4-4　撕裂大小的数据

撕裂大小		例数	百分比
小撕裂		120	16.71
	平均年龄	62	
	最大-最小年龄	78-41	
	标准差	8.95	
	男性	53	44.17
	女性	67	55.83
大撕裂		446	62.12
	平均年龄	65	
	最大-最小年龄	84-37	
	标准差	8.58	
	男性	210	47.09
	女性	236	52.91
巨大撕裂		152	21.17
	平均年龄	69	
	最大-最小年龄	84-44	
	标准差	7.3	
	男性	78	51.31
	女性	74	48.69
巨大不可修复撕裂			36.1
	平均年龄	69	
	最大-最小年龄	78-45	
	标准差	6.69	
	男性		58.62
	女性		43.18

我们的数据的统计分析

1. 在我们的记录中,47%的患者是男性(341 例),52%是女性(377 例)。单样本二项检验显示性别之间没有显著差异($P = 0.191$)。

2. 小撕裂 120 例(53 例男性:44.2%;67 例女性:55.8%),大撕裂 446 例(210 例男性:47.1%;236 例女性:52.9%),大撕裂 152 例(78 例男性:51.3%;74 例女性:48.7%)。没有一个组别性别之间有显著差异($P = 0.494$,Fisher 精确检验)。

3. t-Student 检验显示,有肩袖撕裂的男性(64 岁)和

女性(66 岁)的平均年龄(P=0.024)存在显著差异。

4. 单变量方差分析显示,小撕裂(62 岁)、大撕裂(65 岁)和巨大撕裂(69 岁)患者的平均年龄之间存在统计学上的显著差异(P<0.001)。此外,通过应用 t-Student 检验,可以清楚地看出,小撕裂和大撕裂、大撕裂和巨大撕裂以及小撕裂和巨大撕裂之间存在同样的显著差异(P<0.001)。

5. 不同大小腱性撕裂的男性平均年龄无显著性差异(单因素方差分析;P>0.05)。然而,通过 t-Student 检验,发现大撕裂和巨大撕裂之间以及小撕裂和巨大撕裂之间存在显著差异(P<0.001)。

6. 对女性样本进行的相同研究表明,不同大小的撕裂(小撕裂与大撕裂、大撕裂与巨大撕裂、小撕裂与巨大撕裂)之间也存在显著差异(P<0.001)。

7. 表 4-5 显示,随着撕裂大小的增加,男性患者的数量也会增加,而女性患者的数量减少。

表 4-5 不同撕裂大小的男女患者比例资料

	小撕裂	大撕裂	巨大撕裂
男性	44.2%	47.1%	51.3%
女性	55.8%	52.9%	48.7%

8. 这些数据由 Kendall's tau 检验证实,该检验显示男性和女性的百分比与撕裂大小之间存在弱的负相关(值为-0.043)。然而,这种相关性在统计学上并不显著(P=0.231)。

结　论

- 流行病学研究得出的最重要结果是,肩袖撕裂的患病率随着年龄的增长而增加,撕裂应被视为与组织进行性退化有关,因为在 80 岁以上的患者中观察到的比例很高。

- 在肩袖撕裂患病率的流行病学研究中,最可靠的是对混合人群(无症状和有症状的受试者,无年龄限制)和磁共振成像进行的研究。事实上,在尸体上进行的检查高估了病变的百分比,因为医院和/或法律规定的死后检查标准可能会不由自主地选择更容易发生病变的人群(慢性病患者、代谢紊乱患者、流浪汉)。

- 利用超声检查进行的研究广受批评,因为这些研究受到操作人员的影响,重复性低,一致性低。

- 与症状组相比,无症状组的肩袖撕裂患病率明显较低;此外,肩袖撕裂中的疼痛和/或功能限制不是恒定的,因此无症状组的撕裂百分比较低但不为零。

对大量肩袖撕裂患者进行的流行病学研究[59-66],从我们的临床记录推断的数据表明,肩袖撕裂有性别相关的倾向。

参考文献

1. Smith JG (1834) Pathological appearances of seven cases of injury of the shoulder joint with remarks. London Med Gazette 14:280
2. Keyes EL (1933) Observations on rupture of supraspinatus tendon. Based upon a study of 73 cadavers. Ann Surg 97:849–856
3. Cotton RE, Rideout D (1964) Tears of the humeral rotator cuff: a radiological and pathological necropsy survey. J Bone Joint Surg Br 46:314–328
4. Neer CS II (1983) Impingement lesions. Clin Orthop Relat Res 173:70–77
5. Yamanaka K, Fukuda H, Hamada K et al (1983) Incomplete thickness tears of the rotator cuff. OrthopTraumatol Surg (Tokyo) 26:713
6. Fukuda H, Mikasa M, Yamanaka K (1987) Incomplete thickness rotator cuff tears diagnosed by subacromial bursography. Clin Orthop Relat Res 223:51–58
7. Fukuda H (1980) Rotator cuff tears. Geka Chiryo (Osaka) 43:28
8. Fukuda H, Mikasa M, Ogawa K et al (1983) The partial thickness tear of rotator cuff. Orthop Trans 7:137
9. Lehman C, Cuomo F, Kummer FJ et al (1995) The incidence of full thickness rotator cuff tears in a large cadaveric population. Bull Hosp Jt Dis 54:30–31
10. De Palma AF (1983) Surgery of the shoulder, 3rd edn. JB Lippincott, New York, pp 211–221
11. Uhthoff HK, Loehr J, Sarkar K (1986) The pathogenesis of rotator cuff tears. Proceedings of the third international conference on surgery of the shoulder, Fukuora, 27 Oct 1986. pp 211–212
12. Ozaki J, Fujimoto S, Nakagawa Y, Masuhara K, Tamai S (1988) Tears of the rotator cuff of the shoulder associated with pathological changes in the acromion. A study in cadavers. J Bone Joint Surg Am 70:1224–1230
13. Pieper H-G, Radas C (1998) The prevalence of rotator cuff tear. Proceedings of the International Congress on Surgery of the Shoulder, Sydney, Australia, p. 64.
14. Codman EA (1934) The shoulder. Thomas Todd, Boston
15. Skinner H (1937) Anatomical considerations relative to rupture of the supraspinatus tendon. J Bone Joint Surg 19:137–151
16. Lindblom K, Palmer I (1939) Ruptures of the tendon aponeurosis of the shoulder joint. Acta Chir Scand 82:133–142
17. Wilson C, Duff G (1943) Pathological study of degeneration and rupture of the supraspinatus tendon. Arch Surg 47:121–135
18. Grant J, Smith C (1948) Age prevalence of rupture of the supraspinatus tendon. Proc Am Assoc Anat 666
19. Refior H, Melzer C (1984) Makroskopische und mikroskopische Autopsiebefundeander Rotatorenmanschette. Z Unfallchir Versmed Berufskr 77:139–142
20. Petersson C (1984) Ruptures of the supraspinatus tendon. Acta Orthop Scand 55:52–56
21. Bigliani LU, Morrison D, April E (1986) The morphology of the acromion and its relationship to rotator cuff disease. Orthop Trans 10:228
22. Salter E, Nasca R, Shelly B (1987) Anatomical observations on the acromioclavicular joint and supporting ligament. Am J Sports Med 115:119–207
23. Ogata S, Uhthoff HK (1990) Acromial enthesopathy and rotator cuff tear. A radiologic and histologic postmortem investigation of the coracoacromial arch. Clin Orthop 254:39–48
24. Jerosch J, Muller T, Castro WH (1991) The prevalence of rotator cuff rupture: an anatomic study. Acta Orthop Belg 57:124–129
25. Kolts I (1992) A note on the anatomy of the supraspinatus muscle. Arch Orthop Trauma Surg 111:247–249
26. Hijioka A, Suzuki K, Nakamura T, Hojo T (1993) Degenerative change and rotator cuff tears. An anatomical study in 160 shoulders of 80 cadavers. Arch Orthop Trauma Surg 112:61–64
27. Panni AS, Milano G, Lucania L, Fabbriciani C, Logroscino CA (1996) Histological analysis of the coracoacromial arch: correlation between age related changes and rotator cuff tears. Arthroscopy 12:531–540

28. Sakurai G, Ozaki J, Tomita Y, Kondo T, Tamai S (1998) Incomplete tears of the subscapularis tendon associated with tears of the supraspinatus tendon: cadaveric and clinical studies. J Shoulder Elbow Surg 7:510–515

29. Sano H, Ishii H, Trudel G, Uhthoff HK (1999) Histologic evidence of degeneration at the insertion of 3 rotator cuff tendons: a comparative study with human cadaveric shoulders. J Shoulder Elbow Surg 8:574–579

30. Jiang Y, Zhao J, Van Holsbeeck MT, Flynn MJ, Ouyang X, Genant HK (2002) Trabecular microstructure and surface changes in the greater tuberosity in rotator cuff tears. Skeletal Radiol 31:522–528

31. Milgrom C, Schaffler M, Gilbert S et al (1995) Rotator cuff changes in asymptomatic adults. The effect of age, hand dominance and gender. J Bone Joint Surg Br 77:296–298

32. Tempelhof S, Rupp S, Seil R (1999) Age-related prevalence of rotator cuff tears in asymptomatic shoulders. J Shoulder Elbow Surg 8:296–299

33. Sher JS, Uribe JW, Posada A (1995) Abnormal findings on magnetic resonance images of asymptomatic shoulders. J Bone Joint Surg Am 77:10–15

34. Chandnani V, Ho CP, Neumann C, Gerharter J, Kursunoglu-Brahme S, Sartoris D (1991) MR findings in asymptomatic shoulders. Clin Imaging 16:25–30

35. Schibany N, Zehetgruber H, Kainberger F, Wurnig C, Ba-ssalamah A, Herneth AM (2004) Rotator cuff tears in asymptomatic individuals: clinical and ultrasonographicscreening study. Eur J Radiol 51:263–268

36. Pettersson G (1942) Rupture of the tendon aponeurosis of the shoulder joint in antero-inferior dislocation. Acta Chir Scand Suppl 77:1–187

37. Needell SD, Zlatkin MB, Sher J, Murphy B, Uribe J (1996) MR imaging of the rotator cuff: peritendinous and bone abnormalities in an asymptomatic population. AJR Am J Roentgenol 166:863–867

38. Chard MD, Hazleman R, Hazleman BL (1991) Shoulder disorders in the elderly: a community survey. Arthritis Rheum 34:766–769

39. Crass J, Craig E, Feinburg S (1988) Ultrasonography of rotator cuff tears: a review of 500 diagnostic studies. J Clin Ultrasound 16:313–327

40. Minagawa H, Itoi E (2006) Clinical relevance of the rotator cuff in shoulder with pain and dysfunction. Kansetsugeka 25:923–929

41. Middleton WD, Reinus W, Totty W, Melson C, Murphy W (1986) Ultrasonographic evaluation of the rotator cuff and biceps tendon. J Bone Joint Surg Am 68:440–450

42. Cadogan A, Laslett M, Hing A, McNair PJ, Coates MH (2011) A prospective study of shoulder pain in primary care: prevalence of imagerd pathology and response to guided diagnostic blocks. BMC Musculoskelet Disord 12:119

43. Mack LA, Matsen FA, Kilcoyne RF, Davies P, Sickler M (1985) US evaluation of the rotator cuff. Radiology 157:205–209

44. Hodler J, Fretz C, Terrier B, Gerber C (1988) Rotator cuff tears: correlation of sonographic and surgical findings. Radiology 169:791–794

45. Miller C, Karasick D, Kurtz A, Fenlin J (1989) Limited sensitivity of ultrasound for the detection of rotator cuff tears. Skeletal Radiol 18:179–183

46. Soble M, Kaye A, Guay R (1989) Rotator cuff tear: clinical experience with sonographic detection. Radiology 173:319–321

47. Brandt T, Cardone B, Grant T, Post M, Weiss C (1989) Rotator cuff sonography: are assessment. Radiology 173:323–327

48. Nelson M, Leather G, Nirschl RP, Pettrone F, Freedman M (1991) Evaluation of the painful shoulder. J Bone Joint Surg Am 73:707–715

49. Teefey SA, Hasan SA, Middleton WD, Patel M, Wright RW, Yamaguchi K (2000) Ultrasonography of the rotator cuff. A comparison of ultrasonographic and arthroscopic findings in one hundred consecutive cases. J Bone Joint Surg Am 82:498–504

50. Kneeland J, Middleton WD, Carrera GF, Zeuge R, Jesmanowicz A, Froncisz W (1987) MR imaging of the shoulder. AJR Am J Roentgenol 149:333–337

51. Evancho A, Stiles R, Fajman W, Flower S, Macha T, Brunner M et al (1988) MR imaging diagnosis of rotator cuff tears. AJR Am J Roentgenol 151:751–754

52. Burk DL, Karasick D, Kurtz A, Mitchell D, Rifkin M, Miller C et al (1989) Rotator cuff tears: prospective comparison of MR imaging with arthrography, sonography and surgery. AJR Am J Roentgenol 153:87–92

53. Zlatkin MB, Iannotti JP, Esterhai J, Roberts M, Dalinka M, Kressel H et al (1989) Rotator cuff tears: diagnostic performance of MR imaging. Radiology 172:223–229

54. Rafii M, Firoozmia H, Sherman O, Minkoff J, Weinreb J, Golimbu C et al (1990) Rotator cuff lesions: signal patterns at MR imaging. Radiology 177:817–823

55. Iannotti JP, Zlatkin MB, Esterhai J, Kressel H, Dalinka M, Spindler K (1991) Magnetic resonance imaging of the shoulder. J Bone Joint Surg Am 73:17–29

56. Torstensen ET, Hollinshead RM (1999) Comparison of magnetic resonance imaging and arthroscopy in the evaluation of shoulder pathology. J Shoulder Elbow Surg 8:42–45

57. Yamamoto A, Takagishi K, Osawa T, Yanagawa T, Nakajima D, Shitara H, Kobayashi T (2010) Prevalence and risk factors of a rotator cuff tear in the general population. J Shoulder Elbow Surg 19:116–120

58. Yamaguchi K, Ditsios K, Middleton WD, Hildebolt CF, Galatz LM, Teefey SA (2006) The demographic and morphological features of rotator cuff disease. A comparison of asymptomatic and symptomatic shoulders. J Bone Joint Surg Am 88:1699–1704

59. Peters KS, McCallum S, Briggs L, Murrell GA (2012) A comparison of outcomes after arthroscopic repair of partial versus small or medium-sized full-thickness rotator cuff tears. J Bone Joint Surg Am 94:1078–1085

60. Colegate-Stone T, Allom R, Tavakkolizadeh A, Sinha J (2009) An analysis of outcome of arthroscopic versus mini-open rotator cuff repair using subjective and objective scoring tools. Knee Surg Sports Traumatol Arthrosc 17:691–694

61. Park JY, Lhee SH, Choi JH, Park HK, Yu JW, Seo JB (2008) Comparison of the clinical outcomes of single- and double-row repairs in rotator cuff tears. Am J Sports Med 36:1310–1316

62. Van der Zwaal P, Thomassen BJ, Nieuwenhuijse MJ, Lindenburg R, Swen JW, van Arkel ER (2012) Clinical outcome in all-arthroscopic versus mini-open rotator cuff repair in small to medium-sized tears: a randomized controlled trial in 100 patients with 1-year follow-up. Arthroscopy. [Epub ahead of print]

63. Huijsmans PE, Pritchard MP, Berghs BM, van Rooyen KS, Wallace AL, de Beer JF (2007) Arthroscopic rotator cuff repair with double-row fixation. J Bone Joint Surg Am 89:1248–1257

64. Rousseau T, Roussignol X, Bertiaux S, Duparc F, Dujardin F, Courage O (2012) Arthroscopic repair of large and massive rotator cuff tears using the side-to-side suture technique. Mid-term clinical and anatomic evaluation. Orthop Traumatol Surg Res 98(4 Suppl):S1–S8

65. Carbonel I, Martinez AA, Calvo A, Ripalda J, Herrera A (2012) Single-row versus double-row arthroscopic repair in the treatment of rotator cuff tears: a prospective randomized clinical study. Int Orthop 36:1877–1883

66. Lafosse L, Brozska R, Toussaint B, Gobezie R (2007) The outcome and structural integrity of arthroscopic rotator cuff repair with use of the double-row suture anchor technique. J Bone Joint Surg Am 89:1533–1541

第二部分
肩袖撕裂的发病机制

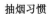
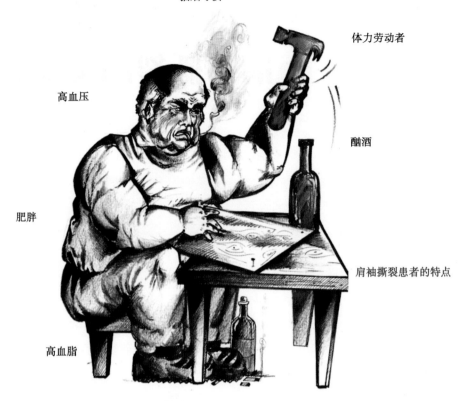

肩袖撕裂是多病因导致的。年龄[1-3]、生物学改变[4,5]、肌腱血管减少[6-9]、吸烟习惯[10,11]和肌腱过度使用[12,13]通常被认为是内在因素。它们引起一系列细胞变化,主要表现为基质金属蛋白酶的增加和金属蛋白酶组织抑制剂减少[14,15]、一氧化氮合酶[16]抑制剂的减少和软骨样化生[17]。所有这些变化都会干扰胶原的代谢和增殖,导致肌腱变性和凋亡[18-20]。

肩胛骨的不同解剖变异(肩峰下和喙突下撞击)、肩锁关节病和胸椎病理(胸椎后凸畸形)通常被列为引起肩袖撕裂的外在因素。根据外在理论,从动态角度分析,解剖结构是导致肩袖肌腱病变退行性改变的原因。

参考文献

1. Milgrom C, Schaffler M, Gilbert S, van Holsbeeck M (1995) Rotator-cuff changes in asymptomatic adults. The effect of age, hand dominance and gender. J Bone Joint Surg Br 77:296–298

2. Tempelhof S, Rupp S, Seil R (1999) Age-related prevalence of rotator cuff tears in asymptomatic shoulders. J Shoulder Elbow Surg 8:296–299

3. Gumina S, Carbone S, Campagna V, Candela V, Sacchetti FM, Giannicola G (2013) The impact of aging on rotator cuff tear size. Musculoskelet Surg 97(Suppl 1):69–72. doi:10.1007/s12306-013-0263-2

4. Kumagai J, Sarkar K, Uhthoff HK (1994) The collagen types in the attachment zone of rotator cuff tendons in the elderly: an immunohistochemical study. J Rheumatol 21:2096–2100

5. Riley GP, Harral RL, Constant CR, Chard MD, Cawston TE, Hazleman BL (1994) Glycosaminoglycans of human rotator cuff tendons: changes with age and in chronic rotator cuff tendinitis. Ann Rheum Dis 53:367–376

6. Biberthaler P, Wiedemann E, Nerlich A, Kettler M, Mussack T, Deckelmann S, Mutschler W (2003) Microcirculation associated with degenerative rotator cuff lesions. In vivo assessment with orthogonal polarization spectral imaging during arthroscopy of the shoulder. J Bone Joint Surg Am 85-A:475–480

7. Rudzki JR, Adler RS, Warren RF, Kadrmas WR, Verma N, Pearle AD, Lyman S, Fealy S (2008) Contrast-enhanced ultrasound characterization of the vascularity of the rotator cuff tendon: age- and activity-related changes in the intact asymptomatic rotator cuff. J Shoulder Elbow Surg 17(1 Suppl):96S–100S

8. Levy O, Relwani J, Zaman T, Even T, Venkateswaran B, Copeland S (2008) Measurement of blood flow in the rotator cuff using laser Doppler flowmetry. J Bone Joint Surg Br 90:893–898. doi:10.1302/0301-620X.90B7.19918

9. Gumina S, Arceri V, Carbone S, Albino P, Passaretti D, Campagna V, Fagnani C, Postacchini F (2013) The association

between arterial hypertension and rotator cuff tear: the influence on rotator cuff tear sizes. J Shoulder Elbow Surg 22:229–232. doi:10.1016/j.jse.2012.05.023

10. Baumgarten KM, Gerlach D, Galatz LM, Teefey SA, Middleton WD, Ditsios K, Yamaguchi K (2010) Cigarette smoking increases the risk for rotator cuff tears. Clin Orthop Relat Res 468:1534–1541. doi:10.1007/s11999-009-0781-2

11. Carbone S, Gumina S, Arceri V, Campagna V, Fagnani C, Postacchini F (2012) The impact of preoperative smoking habit on rotator cuff tear: cigarette smoking influences rotator cuff tear sizes. J Shoulder Elbow Surg 21:56–60. doi:10.1016/j.jse.2011.01.039

12. Michener LA, McClure PW, Karduna AR (2003) Anatomical and biomechanical mechanisms of subacromial impingement syndrome. Clin Biomech (Bristol, Avon) 18:369–379

13. Almekinders LC, Weinhold PS, Maffulli N (2003) Compression etiology in tendinopathy. Clin Sports Med 22:703–710

14. Jones GC, Corps AN, Pennington CJ, Clark IM, Edwards DR, Bradley MM, Hazleman BL, Riley GP (2006) Expression profiling of metalloproteinases and tissue inhibitors of metalloproteinases in normal and degenerate human achilles tendon. Arthritis Rheum 54:832–842

15. Garofalo R, Cesari E, Vinci E, Castagna A (2011) Role of metalloproteinases in rotator cuff tear. Sports Med Arthrosc 19:207–212. doi:10.1097/JSA.0b013e318227b07b

16. Szomor ZL, Appleyard RC, Murrell GA (2006) Overexpression of nitric oxide synthases in tendon overuse. J Orthop Res 24:80–86

17. Longo UG, Franceschi F, Ruzzini L, Rabitti C, Morini S, Maffulli N, Forriol F, Denaro V (2007) Light microscopic histology of supraspinatus tendon ruptures. Knee Surg Sports Traumatol Arthrosc 15:1390–1394

18. Yuan J, Murrell GA, Wei AQ, Wang MX (2002) Apoptosis in rotator cuff tendonopathy. J Orthop Res 20:1372–1379

19. Lian Ø, Scott A, Engebretsen L, Bahr R, Duronio V, Khan K (2007) Excessive apoptosis in patellar tendinopathy in athletes. Am J Sports Med 35:605–611

20. Gumina S, Natalizi S, Melaragni F, Leopizzi M, Carbone S, Postacchini F, Milani A, Della Rocca C (2013) The possible role of the transcription factor nuclear factor-kB on evolution of rotator cuff tear and on mechanisms of cuff tendon healing. J Shoulder Elbow Surg 22:673–680. doi:10.1016/j.jse.2012.06.005

第5章　肩袖撕裂的组织病理学研究

Claudio Di Cristofano, Carlo Della Rocca, and Stefano Gumina

肩袖撕裂的发病机制是多因素的。肌腱异常包括胶原纤维结构、肌腱细胞、细胞结构和血管的改变。肌腱断裂显示明显的胶原变性和胶原纤维排列紊乱。成纤维细胞数量随着撕裂大小的增加而减少。在较小的撕裂中可以看到较大的成纤维细胞群，它们也在迅速增长，并且是动态修复过程的一部分。在冈上肌腱撕裂的样本中，炎症细胞的浸润与肩袖撕裂的大小成反比，较大的撕裂显示出所有类型细胞的显著减少。随着撕裂大小的增加，血管数量也在逐渐减少。肩袖撕裂能否自然愈合是一个重要的病理和临床问题。

在肌腱愈合过程中，可分为三个阶段：

1. 炎症期。特征是血肿、纤维蛋白沉积、炎症细胞、成纤维细胞、胶原和弹性蛋白的开始发生。

2. 增殖期。以血管生成和成纤维细胞增殖为特征，胶原纤维呈随机排列。

3. 重建期。细胞数量少，血管正常，肌腱卷曲，伴有胶原和弹性纤维[1]。

肌腱断裂最重要的组织病理学发现主要包括紊乱（即结构组织丧失）、新生血管生成不良或缺失、软骨化生和纤维化。所有这些特征似乎使肌腱组织具有较低的愈合能力，因此可以解释为什么肩袖损伤有较高的再次撕裂风险。似乎有一种情况是愈合失败而不是再次撕裂，所以引入了一个新的概念即"无法治愈"。考虑到肩胛下囊，主要的组织病理学特征包括无紊乱、新生血管生成、软骨化生、增生/肥大和无坏死。这些方面可能提示与滑膜组织相关的高修复潜力[2,3]。

考虑到症状出现的时间，可以观察到有趣的差异：在最近的病变中，断裂肌腱纤维化，这可以解释为第一次试图"修复裂口"和坏死，这种修复将随着时间的推移而减少；此外，关节囊组织肿胀，这可能解释为激活该组织，从而促使肌腱修复，这也被研究者证实。不幸的是，随着时间的推移（如在顽固性病变中），滑囊组织的炎症减轻，因此滑囊组织增生和肥大是这种"修复性炎症"的结果。随着患者年龄的增加，肌腱新生血管和充盈明显减少；相反，滑囊新生血管形成，肥大/增生和炎症随着年龄的增长而直接增加。这些方面可以解释为试图从滑囊组织开始进行修复[2,3]。

从这些方面可以推测，年轻人的修复过程从肌腱组织开始，但随着年龄的增长，修复过程似乎更多地依赖于试图促进肌腱愈合的滑囊组织。

一些组织病理学特征可以解释为什么年轻人肩袖撕裂后肌腱愈合的可能性更大[4]。这些方面可以解释为一个解剖修复过程：由于损伤的程度越大，肌腱组织就越需要血管和细胞来进行修复。在程度轻的病变中，可以看到滑囊组织撕裂，但随着尺寸变大，撕裂减少，而肿胀和增生增加；这一方面可能与促进滑囊组织的炎症以允许肌腱修复有关。在程度轻的损伤中，修复过程可能是从肌腱组织开始的，但在程度重的损伤中，修复的尝试是从激活滑囊组织开始的。

肩袖疾病的病理和遗传学研究都强调了内在因素的重要性，但对肌腱退变过程的研究却很少。

自发性肌腱撕裂（无外伤原因）的特征性病理组织学改变已被描述为退行性改变，在大多数情况下是明显的，包括缺氧性肌腱变性、黏液样变性、腱鞘瘤病和钙化性肌腱病等这些特征，它们可单独也可联合发生[2,3]。

进行性肌腱退行性变的特征是胶原纤维变薄、胶原结构丧失、黏液样变性、透明变性、软骨样化生和脂肪沉积[5]。所谓的"软骨增生"继续进展，肌腱组织被纤维软骨组织样表型所取代[6]。

肌腱具有高度的机械适应性，渐进性的机械损伤导致肌腱无法承受施加在其上的机械负荷，这是肩袖撕裂的一个特征[7]。在肌腱疾病中，总胶原含量降低，而Ⅱ型和Ⅲ型胶原的百分比与Ⅰ型相比显著增加。

胶原类型的改变伴随着基质从大的规则的纤维组织转变为小的紊乱的纤维组织，力学性能明显下降。成熟的羟基赖氨酸交联显著增加，这种模式可能是瘢痕组织不完全重塑的特征[8]。腱糖蛋白-C 和纤维连接蛋白的增加与退化肌腱的伤口愈合过程一致。

肩袖撕裂中几种不同多糖蛋白的变化各不相同，但它们似乎都是纤维软骨组织中的一部分；其特征是聚集蛋白聚糖和二聚糖增加，而核心蛋白聚糖减少。

肌腱干细胞（tendon stem cells，TSC）的作用尚待确定，但它们对不同机械刺激的反应提示了其重要作用[9-11]。TSC 在运动中增殖并产生胶原，而在机械负荷过大时则分化为非腱细胞。一份报告指出,细胞外基质丰富的区域中的一部分由二甘聚糖和纤维连接蛋白组成,它们控制 TSC 的自我更新和分化[12]。TSC 的自我更新能力和分化能力随着年龄的增长而降低,这可能对解释肩袖撕裂的年龄相关性很重要[13,14]（图 5-1~

图 5-4）。

综上所述,组织病理学研究表明,胶原和蛋白聚糖的类型和数量、退行性改变和软骨化生的变化导致肌腱虚弱并易撕裂;滑囊组织可能在愈合过程中发挥重要作用;干细胞的作用必须深入研究。

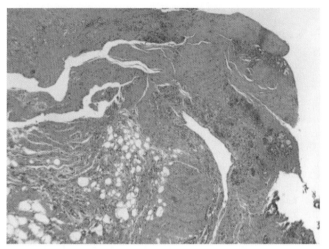

图 5-1　肩袖撕裂苏木精和伊红染色。与新生血管生成相关的慢性炎症、可以观察到成纤维细胞增殖和硬化

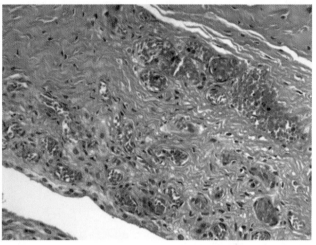

图 5-2　图示特征性新生血管形成和成纤维细胞增殖,胶原纤维呈随机排列（E/E×20）

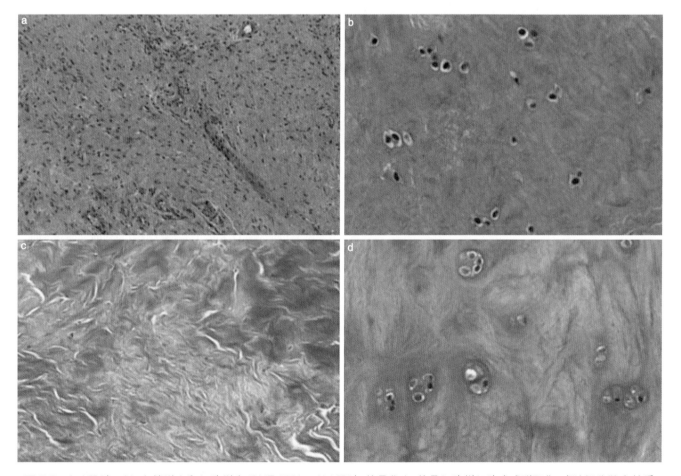

图 5-3　（a）肌腱:毛细血管增生和细胞增多（H/E 109）。（b）肌腱:软骨化生:软骨细胞样细胞或成群聚集,或随机分散在基质中（H/E×40）。（c）肌腱:胶原纤维不连续且无组织（Masson 三色 209）。（d）肌腱:软骨化生:阿尔新蓝染色（×40）显示了硫酸氨基葡萄糖多糖存在的组织化生。（e）滑囊:囊样表现为水肿、毛细血管增生和滑膜细胞肥大/增生（H/E×10）。（f）滑囊:纤维化、坏死和钙化（H/E×20）

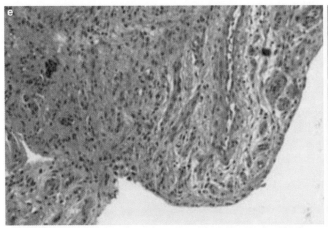
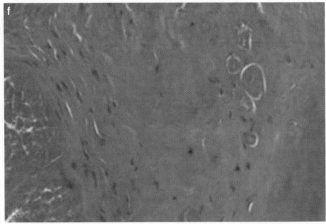

图 5-3(续)

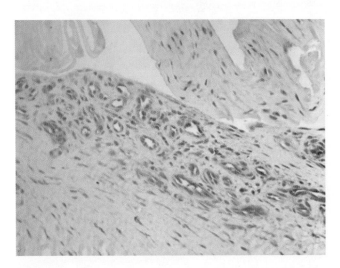

图 5-4 肩袖撕裂边缘抗 p65 抗体免疫组化染色阳性细胞 (棕色)

参考文献

1. Gigante A, Specchia N, Rapali S, Ventura A, de Palma L (1996) Fibrillogenesis in tendon healing: an experimental study. Boll Soc Ital Biol Sper 72:203–210
2. Gumina S, Di Giorgio G, Bertino A, Della Rocca C, Sardella B, Postacchini F (2006) Inflammatory infiltrate of the edges of a torn rotator cuff. Int Orthop 30:371–374
3. Gumina S, Natalizi S, Melaragni F, Leopizzi M, Carbone S, Postacchini F, Milani A, Della Rocca C (2013) The possible role of the transcription factor nuclear factor-kB on evolution of rotator cuff tear and on mechanisms of cuff tendon healing. J Shoulder Elbow Surg 22(5):673–680. doi:10.1016/j.jse.2012.06.005
4. Keener JD, Wei AS, Kim HM, Paxton ES, Teefey SA, Galatz LM, Yamaguchi K (2010) Revision arthroscopic rotator cuff repair: repair integrity and clinical outcome. J Bone Joint Surg Am 92:590–598
5. Kannus P, Jozsa L (1991) Histopathological changes preceding spontaneous rupture of a tendon. A controlled study of 891 patients. J Bone Joint Surg Am 73:1507–1525
6. Neviaser RJ (1987) Ruptures of the rotator cuff. Orthop Clin North Am 18:387–394
7. Wang JH, Iosifidis MI, Fu FH (2006) Biomechanical basis for tendinopathy. Clin Orthop Relat Res 443:320–332
8. Bank RA, TeKoppele JM, Oostingh G, Hazleman BL, Riley GP (1999) Lysylhydroxylation and non-reducible crosslinking of human supraspinatus tendon collagen: changes with age and in chronic rotator cuff tendinitis. Ann Rheum Dis 58:35–41
9. Zhang J, Pan T, Liu Y, Wang JH (2010) Mouse treadmill running enhances tendons by expanding the pool of tendon stem cells (TSCs) and TSC-related cellular production of collagen. J Orthop Res 28:1178–1183
10. Zhang J, Wang JH (2010) Mechanobiological response of tendon stem cells: implications of tendon homeostasis and pathogenesis of tendinopathy. J Orthop Res 28:639–643
11. Zhang J, Wang JH (2010) Production of PGE(2) increases in tendons subjected to repetitive mechanical loading and induces differentiation of tendon stem cells into nontenocytes. J Orthop Res 28:198–203
12. Bi Y, Ehirchiou D, Kilts TM et al (2007) Identification of tendon stem/progenitor cells and the role of the extracellular matrix in their niche. Nat Med 13:1219–1227
13. Zhou Z, Akinbiyi T, Xu L et al (2010) Tendon-derived stem/progenitor cell aging: defective self-renewal and altered fate. Aging Cell 9:911–915; 123
14. Tsai WC, Chang HN, Yu TY et al (2011) Decreased proliferation of aging tenocytes is associated with down-regulation of cellular senescence-inhibited gene and up-regulation of p27. J Orthop Res 29:1598–1603

第 6 章　老化对肩袖撕裂大小的影响

Stefano Gumina and Stefano Carbone

一般的,大多数作者认为肩袖撕裂的发生率随着年龄的增长而增加[1-11]。以前的尸体研究表明,随着年龄的增长,肩袖撕裂在老年患者中的发生率越来越高。Milgrom 等人[6]使用超声检查发现研究人群中超过 70 岁的人当中 65% 有肩袖撕裂。以前的文献,60 岁以上的受试者/患者中有一部分有肩袖撕裂。另一方面,几乎完全没有关于年龄、性别和肩袖撕裂大小之间联系的信息。只有 Yamaguchi 等人[8]通过超声评估指出年龄与撕裂大小没有显著关系。据我们所知,还没有研究将患者的年龄与手术中检测到的肩袖撕裂尺寸联系起来。

最近,我们进行了一项研究,以评估年龄超过 60 岁和低于 60 岁是否会影响肩袖撕裂大小[12]。因此,采用观察研究设计。这些病例包括 586 名因肩袖撕裂接受关节镜治疗的患者。出于研究的目的,根据患者的年龄是 60 岁还是 60 岁以下,将他们分为两组。所有受试者的排除标准为原发性手术或对侧肩关节炎、既往手术肩关节炎、肩峰骨骺和关节炎。病例组的平均年龄为 59 岁(46~73 岁)。586 例患者中,男性 280 例,女性 306 例。南加州骨科研究所(Southern California Orthopaedic Institute, SCOI)对完全性肩袖撕裂的分类被用于术中肌腱撕裂的分类[13]。

我们认为当两个或更多的肌腱撕裂与关节盂关节面外的回缩和/或相应肌肉的显著脂肪变性有关时,肌腱撕裂是不可修复的(Goutallier 3~4 期)[14]。

术前评估包括体格检查、X 线检查(正位片、出口和腋窝轴位片)和 MRI 研究。我们采用以下步骤研究了老化与肩袖撕裂的关系。首先,我们应用一个多项式 logistic 回归模型来探讨 60 岁以上的年龄与每种类型的撕裂(小的、大的或巨大的)之间的关系。其次,我们使用协方差分析(analysis of covariance,ANCOVA)方法来确定平均年龄的增长是否与撕裂大小的增长一致。所有分析均根据性别进行了调整。

样本特性见表 6-1。根据性别调整后,60 岁以上患者撕裂发生的总风险是年轻患者的两倍[比值比(OR)= 2.12,95%置信区间(CI)1.44~3.0]。虽然 60 岁以上的受试者与小撕裂的可能性(OR = 0.58,95% CI 0.27~1.07)之间没有相关性,但 60 岁以上的受试者发生大撕裂的可能性(OR = 2.29,95% CI 1.51~3.27)是年轻人的两倍,巨大撕裂的可能性(OR = 3.09,95% CI 2.07~5.38)是年轻人的三倍。平均年龄从小撕裂(53.8 岁)显著增加到大撕裂(66.8 岁)直到大撕裂(69.4 岁)[ANCOVA:$F(2\ 437)= 16.487,P = 1.51 \times 10^{-7}$]。

表 6-1　病例描述

患者分类(例数)	平均年龄(标准差)	性别例数		大于 60 岁患者例数(百分比)
		男性	女性	
小撕裂患者(130)	53.8(8.4)	72	58	20(15.38)
大撕裂患者(312)	66.8(7.9)	143	169	179(57.37)
巨大撕裂患者(144)	69.4(3.8)	65	79	94(65.2)

60 岁似乎是发生肩袖撕裂的分水岭。这一概念来源于先前的研究,在这些研究中,60 岁以上的患者中有相当比例的人有肩袖撕裂[6,7,11]。作者用不同的检查方法,如磁共振和超声报告了结果。显然,所采用的方法已被骨科界广泛接受,超声可与磁共振和关节造影相媲美[6,15],但关节镜评估的有效性肯定更高。所有被评估

的患者都进行了关节镜下的撕裂大小的评估。其他研究中存在的这种潜在局限性已经被克服。此外,在这些研究中,肩袖撕裂大小之间没有相关性;只有 2006 年的一项回顾性研究,对大量肩袖撕裂的患者(588 人)进行了超声检查,检查了撕裂尺寸(单位:mm)与年龄之间的相关性,年龄与肩袖撕裂大小没有显著相关性[11]。在这项

研究中,我们分析的患者群体比得上 Yamaguchi 等人研究的[11]有症状的肩袖撕裂、正在接受手术的那批患者数量。由于这是一项观察研究,我们无法获得关于症状学开始时经过的时间的科学数据。当肩袖撕裂初期发生未引起重视而导致没有直接数据时,以前的文献可以支持我们的概念。非手术治疗的有症状的[16]和无症状的[8]肩袖撕裂患者的撕裂大小都增加了,老年患者比年轻患者撕裂程度增加的可能性更大。考虑到本研究的所有患者都要求手术,而且我们机构目前的做法是只对有症状的患者进行手术,可以想象,在年龄大于 65 岁患者中,年龄与肩袖撕裂大小相关的在队列中占有绝大多数。当然,在肩袖撕裂的过程中还有其他因素可能与患者的年龄有关。心血管疾病和一般疾病[17]、吸烟[18]、肌腱血管减少[19,20]损害肌腱并导致肌腱本身退化;此外,根据年龄和性别进行调整后,上述每一个因素都影响了成年人群中最常见的肌腱损伤的统计结果。

我们所做的研究有一个需要解决的局限性:它是一项观察性研究,因此,它不能完全解决有关老化和撕裂维度的症状学的时间性问题。这项持续的研究涉及更多的患者,显示了更大的肩袖撕裂并不一定会出现更严重的症状。

参考文献

1. Codman EA, Akerson IB (1931) The pathology associated with rupture of the supraspinatus tendon. Ann Surg 93:348–359
2. Petersson CJ (1983) Degeneration of the gleno-humeral joint. An anatomical study. Acta Orthop Scand 54:277–283
3. Chakravarty K, Webley M (1990) Disorders of the shoulder: an often unrecognized cause of disability in elderly people. BMJ 300:848–849
4. Chard M, Hazleman BL (1987) Shoulder disorders in the elderly (a hospital study). Ann Rheum Dis 46:684–687
5. Cotton RE, Rideout DF (1995) Tears of humeral rotator cuff. A radiological and pathological necropsy survey. J Bone Joint Surg Am 77:296–298
6. Milgrom C, Schaffer M, Gilbert S, van Holsbeeck M (1995) Rotator cuff changes in asymptomatic adults. The effect of age, hand domi-nance and gender. J Bone Joint Surg Br 77:296–298
7. Sher JS, Uribe JW, Posada A, Murphy BJ, Zlatkin MB (1995) Abnormal findings on magnetic resonance images of asymptomatic shoulders. J Bone Joint Surg Am 77:10–15
8. Yamaguchi K, Tetro M, Blam O, Evanoff B, Teefey S, Middleton W (2001) Natural history of asymptomatic rotator cuff tears: a lon-gitudinal analysis of asymptomatic tears detected sonographically. J Shoulder Elbow Surg 10:199–203
9. Nové-Josserand L, Walch G, Adeleine P, Courpron P (2005) Effect of age on the natural history of the shoulder: a clinical and radio-logical study in the elderly. Rev Chir Orthop 91:508–514
10. Ogawa K, Yoshida A, Inokuchi W, Naniwa T (2005) Acromial spur: relationship to aging and morphologic changes in the rotator cuff. J Shoulder Elbow Surg 14:591–598
11. Yamaguchi K, Ditsion K, Middleton W, Hildebolt C, Galatz L, Teefey S (2006) The demographic and morphological features of rotator cuff disease. J Bone Joint Surg Am 88:1699–1704
12. Gumina S, Carbone S, Campagna V, Candela V, Sacchetti FM, Giannicola G (2013) The impact of aging on rotator cuff tear size. Musculoskelet Surg 97(Suppl 1):69–72
13. Snyder SJ (2003) Arthroscopic classification of rotator cuff lesions and surgical decision making. In: Shoulder arthroscopy, 2nd edn. Lippincott Williams & Wilkins, Philadelphia, pp 201–207
14. Goutallier D, Postel JM, Bernageau J, Lavau L, Voisin MC (1994) Fatty muscle degeneration in cuff ruptures. Pre and postoperative evaluation by CT scan. Clin Orthop 304:78–83
15. Middleton WD, Reinus WR, Tatty WG (1986) Ultrasonographic evaluation of the rotator cuff and biceps tendon. J Bone Joint Surg Am 68:440–450
16. Safran O, Schroeder J, Bloom R, Weil Y, Milgrom C (2011) Natural history of nonoperatively treated symptomatic rotator cuff tears in patients 60 years old or younger. Am J Sports Med 39:709–714
17. Harryman DT 2nd, Hettrich CM, Smith KL, Campbell B, Sidles JA, Matsen FA 3rd (2003) A prospective multipractice investigation of patients with full-thickness rotator cuff tears: the importance of comorbidities, practice, and other covariables on self-assessed shoulder function and health status. J Bone Joint Surg Am 85:690–696
18. Carbone S, Gumina S, Arceri V, Campagna V, Fagnani C, Postacchini F (2012) The impact of preoperative smoking habit on rotator cuff tear: cigarette smoking influences rotator cuff tear sizes. J Shoulder Elbow Surg 21:56–60
19. Brooks CH, Revell WJ, Heatley FW (1992) A quantitative histo-logical study of the vascularity of the rotator cuff tendon. J Bone Joint Surg Br 74:151–153
20. Gumina S, Arceri V, Carbone S, Albino P, Passaretti D, Campagna V, Fagnani C, Postacchini F (2013) The association between arte-rial hypertension and rotator cuff tear: the influence on rotator cuff tear sizes. J Shoulder Elbow Surg 22:229–232

第7章 吸烟习惯

Stefano Carbone and Stefano Gumina

吸烟是一个公认的导致发病和死亡的原因;它与心血管和肺病之间的联系已得到了证实[1]。据报道,烟草与肌肉骨骼疼痛和功能障碍有关[2]。最近关于吸烟对骨骼和软组织愈合的不良影响的实验研究表明,吸烟干扰了骨移植和伤口愈合[3,4],它可以影响吸烟者的感染率[5],影响了肌肉骨骼的疼痛和功能障碍[6]。最近的一项研究观察到吸烟和肩袖撕裂之间的剂量依赖和时间依赖关系。香烟当中的尼古丁和一氧化碳这两种常见物质有不同的作用,但两者都是有害的。尼古丁被认为是一种有效的血管收缩剂,可以减少氧气向组织的传递。尼古丁的作用也被认为是肩袖修复手术后肌腱与骨组织之间延迟愈合的原因之一[7],而一氧化碳降低了细胞代谢所必需的细胞氧张力水平。冈上/冈下肌腱关键部位的血管不全对肩袖撕裂的发生有明确的促进作用[8]。由于认识到吸烟会造成从皮肤到心脏的大量微血管病变,因此不难想象吸烟也会减少血管受损组织(如肩袖附着的关键部分)的血液供应[9]。

在 Mallon 等人的研究当中[10],42%接受肩袖切开修补术的患者是吸烟者。同一作者发现,接受肩袖修补术的吸烟者术后效果比不吸烟者差。Baumgarten 等人[11]发现,61.9%的肩袖撕裂患者有吸烟史。同样,Kane 等人[12]对72具尸体肩关节的肩袖进行了评估,并对36个有肉眼肩袖撕裂的肩关节进行了调查;23个(64%)来自有吸烟史的已故捐赠者,只有13个没有吸烟史。

据我们所知,没有研究涉及吸烟与肩袖撕裂大小之间的关系。我们假设吸烟可能影响肩袖撕裂的大小,因此,我们对接受关节镜下肩袖修复术的肩袖撕裂患者的吸烟习惯进行了研究。

我们研究了408名在关节镜下接受全层修复的肩袖撕裂患者。南加州骨科研究所(SCOI)对完全性肩袖撕裂的分类[13]用于术中肌腱撕裂的分类:

- 小而完整的撕裂,如刺伤(Ⅰ型)。
- 中等撕裂(通常<2cm),撕裂仅涉及一个肩袖肌腱,撕裂端没有收缩(Ⅱ型)。
- 涉及整个肌腱的大的、完整的撕裂,撕裂边缘的收缩较小,通常为3~4cm(Ⅲ型)。

- 涉及两个或多个肩袖肌腱的巨大肩袖撕裂,通常伴随着剩余肌腱末端的收缩和瘢痕,通常是一个 L 形撕裂,通常是不可修复的(Ⅳ型)。

为了进行分析,根据吸烟史将患者分为两组。吸烟者被定义为手术时每天至少吸10支烟的任何患者,以及吸烟史超过40包/年的吸烟者被纳入研究组,所有其他吸烟者被归类为非吸烟者[10]。研究组的平均年龄为59岁(标准差为11.3;范围为47~68岁);228名患者为男性,180名患者为女性。

所有参与者的排除标准为原发性肩关节炎或对侧肩关节炎、既往肩关节手术,以及关节炎。

这项分析是从比较不同类型肩袖撕裂患者中吸烟者的占比开始的。在这一阶段,分析是基于粗略 χ^2 和 logistic 回归模型中的校正比值比(OR),其中年龄和性别作为协变量。随后,分析只考虑吸烟者,并调查吸烟量和持续时间与撕裂类型的关系。吸烟暴露量估计为每天平均吸烟次数或一生中吸烟总次数(平均每天每次持续吸烟);持续时间估计为患者年龄与患者开始吸烟年龄之间的差异。采用协方差分析(ANCOVA)方法,以年龄和性别为协变量,比较不同类型撕裂患者的平均每天吸烟量和日常生活中吸烟总量。

在按描述分析结果后,合并两个或多个类别的数据。合理的做法是,将显示某一感兴趣的暴露因素的相似频率的类别或包括如此低的参与者数量的类别组合起来,增加了获得统计显著结果的可能性[14]。

我们将131名患者分为吸烟者(32.1%),其余277名(67.9%)为非吸烟者。撕裂程度小者95例(23.3%),中者214例(52.5%),大者74例(18.1%),巨大者25例(6.1%)。吸烟者的频率随着患者撕裂严重程度的增加而增加。Ⅰ型撕裂发生率为23.2%(22例),Ⅱ型撕裂发生率为33.6%(72例),Ⅲ型撕裂发生率为36.5%(27例),Ⅳ型撕裂发生率为40%(10例)。277例非吸烟组中,Ⅰ型撕裂73例(26.4%),Ⅱ型撕裂142例(51.3%),Ⅲ型撕裂47例(17%),Ⅳ型撕裂15例(5.4%)。这些结果和其他结果汇总在表7-1中。虽然暗示了一种趋势,但频率上的差异并不显著($\chi^2 = 5.088$;$P = 0.165$)。当将

表 7-1　吸烟患者与非吸烟患者的撕裂分布

		撕裂分类				总计
		Ⅰ型	Ⅱ型	Ⅲ型	Ⅳ型	
非吸烟患者	人数	73	142	47	15	277
	占非吸烟者的百分比	26.4	51.3	17	5.4	100
	占该撕裂分类的百分比	78.8	66.4	63.5	60	
	占总人数的百分比	17.9	34.8	11.5	3.7	67.9
吸烟患者	人数	22	72	27	10	131
	占吸烟者的百分比	16.8	55	20.6	7.6	100
	占该撕裂分类的百分比	23.2	33.6	36.5	40	
	占总人数的百分比	5.4	17.6	6.6	2.5	32.1
总计	人数	95	214	74	25	408
	占总人数的百分比	23.5	52.5	18.1	6.1	100

Ⅱ型和Ⅲ型撕裂患者合并为同一类别时,考虑到吸烟者的频率差异很小,这种关联似乎是合理的,接近显著水平($\chi^2 = 4.884, P = 0.087$)。

鉴于Ⅳ型撕裂的数量相对较低,并且为了尽量减少随机变异性,报告Ⅳ型撕裂的患者与报告Ⅱ型撕裂的患者合并。这样,至少为Ⅱ型撕裂的患者中吸烟者的频率为34.8%,与Ⅰ型撕裂患者中23.2%的频率有显著差异($\chi^2 = 4.550, P = 0.033$)。以吸烟史阳性为结果变量、年龄和性别为协变量的 logistic 回归模型显示,在撕裂严重程度增加的患者中,吸烟者的频率增加,所有频率均显著高于Ⅰ型撕裂患者。将Ⅱ型和Ⅲ型撕裂患者合并、或Ⅱ型和Ⅲ型和Ⅳ型撕裂患者合并时,获得了相似的结果。当仅考虑131名吸烟者时,以年龄、性别和吸烟时间为协变量的 ANCOVA 模型显示,随着撕裂严重程度的增加,患者的平均每日吸烟次数也随之增加,尽管这些差异仅提示有显著性[$F(3.124) = 2.133, P = 0.099$]。每种肩袖撕裂的每日香烟数量和标准偏差如图 7-1 所示。当Ⅱ型和Ⅲ型撕裂患者合并[$F(2.125) = 3.222, P = 0.043$]或Ⅱ型和Ⅲ型和Ⅳ型撕裂患者合并[$F(1.126) = 4.317, P = 0.040$]时,这些差异有显著性结果。ANCOVA 模型还表明,根据年龄和性别进行调整后,Ⅰ型撕裂患者和至少Ⅱ型撕裂患者一生中吸烟的总数有显著差异[$F(1.127) = 4.694, P = 0.032$]。

吸烟时吸入的尼古丁被认为是一种主要的血管收缩剂[15]。血管已经减少的肌腱中的血管收缩可能对肩袖代谢和愈合产生不利影响。鉴于肌腱良好的血管供应是维持有效的肩袖代谢的一个重要因素,吸烟似乎会损害代谢,因为它对血管有负面影响。肩袖撕裂的边缘富含纤维细胞和营养不良的钙化;远离边缘,肌腱中的细胞数量减少,包含黏液样和脂肪变性[16]。吸烟在肌腱退化过

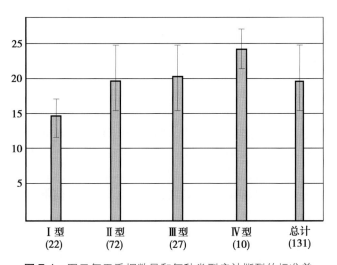

图 7-1　图示每天香烟数量和每种类型肩袖撕裂的标准差

程中具有重要的作用,这是可以理解的,因为它在已经形成低血管的区域导致缺氧。在我们的研究组中,吸烟者占三分之一。这个比率可能是最可靠的,因为它是从最广泛的研究队列中获得的。此外,这一比率高于 2010 年报告的 25%,这是意大利 45 ~ 64 岁一般人口数量中的全国流行率[17]。

我们的研究表明,相比于不吸烟者,吸烟者更容易发生较大的肩袖撕裂,而且随着平均每天吸烟次数的增加,撕裂的严重程度增加。似乎有一个剂量依赖关系表明,随着吸烟量的增加,肩袖撕裂的风险也随之增加。

吸烟与肩袖撕裂呈负相关性,这与其他研究一致,因为它证明了烟草与肩袖撕裂呈负相关。与其他将吸烟视为肩袖撕裂发生危险因素的科学报告相比,我们的研究组 408 名患者的范围更广。此外,与以往使用超声检查[11]、尸体解剖[12]和开放手术[10]的研究不同,在我们的研究中,肩袖撕裂的诊断是在关节镜下确定的。

通过将我们的结果与之前关于肩袖撕裂患者围手术期处理的数据相联系,我们可以假设,在吸烟者身上发生的肩袖撕裂在处理和修复方面更为严重和具有挑战性,而且,这些撕裂更容易再次撕裂。吸烟者比不吸烟者更容易撕裂。如 Sugaya 等人所强调的[18],大面积和巨大面积撕裂的肩袖的重复撕裂率仍然高于小面积撕裂的肩袖,大面积修复缺陷的肩袖显示出明显的功能低下的结果。同样,大的和巨大的肩袖撕裂比小的撕裂更容易导致术后肩关节无力[8]。

我们的研究有潜在的局限性。我们选择了 40 包/年的吸烟史,以及关节镜检查时的活跃吸烟史,以表明吸烟的严重程度可能会影响肩袖撕裂的大小。这些标准被用于另一项与肩袖撕裂和吸烟习惯相关的重要研究[10]。然而,这些标准是武断的,因为没有科学研究提供证据表明吸烟对骨骼和软组织代谢的影响。

核心信息

- 吸烟习惯与肩袖撕裂严重程度有关。特别是,每天吸烟的数量与撕裂程度的进展之间存在线性关系。

参考文献

1. Hankey GJ (1999) Smoking and risk of stroke. J Cardiovasc Risk 6:207–211
2. Jerosh J, Muller T, Castro WH (1991) The incidence of rotator cuff rupture. An anatomic study. Acta Orthop Belg 57:124–129
3. Cobb TK, Gabrielsen TA, Campbell DC, Wallrichs SL, Ilstrup DM (1994) Cigarette smoking and non-union after ankle arthrodesis. Foot Ankle Int 15:64–67
4. Daftari T, Whitesides T, Heller J, Goodrich AC, McCarey BE, Hutton WC (1994) Nicotine on the revascularisation of bone graft: an experimental study in rabbits. Spine 19:904–911
5. Carpenter CT, Dietz JW, Leung KY, Hanscom DA, Wagner TA (1996) Repair of a pseudoarthrosis of the lumbar spine: a functional outcome study. J Bone Joint Surg Am 78:712–720
6. Leino-Arjas P (1999) Smoking and musculoskeletal disorders in the metal industry: a prospective study. Occup Environ Med 55:828–833
7. Galatz LM, Silva MJ, Rothermich SY, Zaegel MA, Havlioglu N, Thomopoulos S (2006) Nicotine delays tendon to bone healing in a rat shoulder model. J Bone Joint Surg Am 88:2027–2034. doi:10.2106/JBJS.E.00899
8. Lafosse L, Brozska R, Toussaint B, Gobezie R (2007) The outcome and structural integrity of arthroscopic rotator cuff repair with use of the double-row suture anchor technique. J Bone Joint Surg Am 89:1533–1541. doi:10.2106/JBJS.F.00305
9. Blevins F, Djurasovic M, Flatow E, Vogel K (1997) Biology of the rotator cuff. Orthop Clin North Am 28:1–15
10. Mallon WJ, Misamore G, Snead DS, Denton P (2004) The impact of preoperative smoking habits on the results of rotator cuff repair. J Shoulder Elbow Surg 13:129–132. doi:10.1016/j.jse.2003.11.002
11. Baumgarten KM, Gerlach D, Galatz LM, Teefey SA, Middleton WD, Ditsios K et al (2010) Cigarette smoking increases the risk for rotator cuff tears. Clin Orthop 468:1534–1541. doi:10.1007/s11999-009-0781-2
12. Kane SM, Dave A, Haque A, Langston K. The incidence of rotator cuff disease in smoking. Orthopedics. 2006;29(4):363–6.
13. Snyder SJ (2002) Arthroscopic classification of rotator cuff lesions and surgical decision making. In: Shoulder arthroscopy, 2nd edn. JB Lippincott, Philadelphia, p 204
14. Armitage P, Berry G, Matthews JNS (2002) Statistical methods in medical research, 4th edn. Blackwell, Oxford
15. Mosley LH, Finseth F (1977) Cigarette smoking: impairment of digital blood flow and wound healing in the hand. Hand 9:97–101
16. Gumina S, Di Giorgio G, Bertino A, Della Rocca C, Sardella B, Postacchini F (2006) Inflammatory infiltrate of the edges of a torn rotator cuff. Int Orthop 30:371–374. doi:10.1007/s00264-006-0104-0
17. Istituto Superiore di Sanità. Il fumo in Italia. http://www.iss.it/binary/fumo/cont/fumo_2010_long.pdf
18. Sugaya H, Maeda K, Matsuki K, Moriishi J (2007) Repair integrity and functional outcome after arthroscopic double-row rotator cuff repair. A prospective outcome study. J Bone Joint Surg Am 89:953–960. doi:10.2106./JBJS.F.00512

第 8 章　动脉高血压

Stefano Gumina and Paolo Albino

不同国家的多中心研究已经发表了高血压患者患心脏病和中风的高风险的数据[1]；高血压对骨腱连接可能的退行性影响仍有待揭示。肩袖断裂的发生是多因素的。内在因素，如肩袖血管减少[2]，已被考虑在内。动脉高压是外周血管减少的一个原因；因此可以想象，动脉高压患者肩袖撕裂的发病率更高。

虽然高血压与肩袖撕裂的关系已经被强调，但是之前没有研究分析高血压是否也与肩袖撕裂的大小有关。我们进行了第一项研究[3]，其目的是显示动脉高压与肩袖撕裂大小之间的关系。

这些病例是在 2009 年 1 月至 2010 年 5 月期间接受关节镜手术修复肩袖撕裂的连续的 408 名患者，由这两位作者（S. G.，V. C.）实施治疗。对照组包括 201 名因不影响肩部的病理而接受骨科检查的患者。在本研究中，根据是否存在高血压，参与者被分为两组。向参与者提供说明研究目的的信息手册，并在参与前签署知情同意书。

目前的高血压患者在高血压诊断时根据 24 小时动态血压计评估被诊断为高血压，定义为收缩压（systolic blood pressure，SBP）>125 ~ 130mmHg，舒张压（diastolic blood pressure，DBP）>80mmHg，需要三次测量血压>140（SBP）/90（DBP）mmHg。此外，当诊断为肩袖撕裂时，他们正在接受抗高血压治疗（2003 年欧洲高血压学会指南）。表 8-1 总结了不同测量类型的高血压定义的六个血压阈值。此外，所有患者在手术时都重新进行了一套三项的血压测量，以确定他们是否有良好的动脉血压控制。所有参与者的排除标准为原发性肩关节炎或对侧肩关节炎、既往肩关节手术、肩关节炎和关节炎。408 名患者（228 名男性，180 名女性）的平均年龄为 59 岁（47 ~ 68 岁）。201 名对照组患者（92 名男性，109 名女性）的平均年龄为 62 岁（47 ~ 75 岁）。参考南加州骨科研究所[4]对完全性肩袖撕裂的分类用于术中肌腱撕裂的分类：

- 小的、完整的撕裂，如刺伤或撕裂（通常<2cm），撕裂只涉及一个肩袖肌腱，撕裂的末端不回缩。
- 大的、完全的撕裂，涉及整个肌腱，撕裂边缘的收缩很小，通常为 3~4cm。

表 8-1　不同测量方法定义高血压的界值

	收缩压/mmHg	舒张压/mmHg
在医院或诊所	140	90
24 小时	125 ~ 130	80
白天	130 ~ 135	85
晚上	120	70
在家	130 ~ 135	85

- 涉及两个肩袖肌腱的巨大的肩袖撕裂，通常伴随着剩余肌腱末端的收缩和瘢痕，通常是一个 L 形撕裂，通常是不可修复的。

术前评估包括体格检查、X 线成像（正位片，出口和腋窝轴位片）和磁共振成像。该队列接受了详细的病史评估，重点是高血压的存在。还记录了抗高血压药物的治疗。我们采用三个步骤来研究高血压与肩腱撕裂的关系：首先，我们应用 logistic 回归模型来研究高血压是否影响撕裂的风险。其次，我们应用多项 logistic 回归模型来探讨高血压与每种类型（小、大、巨大）撕裂的关系。最后，我们使用协方差分析法来确定高血压持续时间是否影响撕裂的严重程度。

我们比较了小、大、巨大撕裂患者的平均降压治疗持续时间。所有分析都根据年龄和性别进行了调整。

四个研究组的基线特征见表 8-2。大量撕裂的患者年龄比对照组稍大，也比小撕裂或大撕裂的患者更大；因此，在随后的统计分析中，年龄被作为协变量。在对照组和每个患者类别中，男女比例相似。经过年龄和性别调整后，高血压患者的撕裂发生风险是正常血压患者的两倍［比值比（OR）2.05，95% 置信区间（CI），1.41 ~ 2.98］。

尽管高血压并不影响小撕裂的发生率（OR 0.63；95%CI 0.33 ~ 1.19），但高血压患者发生大撕裂的可能性是正常血压者的两倍（OR 2.09；95%CI 1.39 ~ 3.16），发生巨大撕裂的可能性是正常血压者的四倍（OR 4.30；95%CI 2.44 ~ 7.58）。小、中、大撕裂患者的平均降压治疗时间从 13 个月显著增加到 38 个月至 75 个月［协方差分析 $F_{(2\,403)} = 16.357$，$P = 1.48 \times 10^{-7}$］。

表 8-2　患者及对照病例情况表

分类（例数）	平均年龄（标准差）	性别例数		高血压患者例数（百分比）	降压治疗平均月数（标准差）
		男	女		
对照组（201）	63.9（8.9）	99	102	66（32.8）	21（37）
小撕裂组（95）	56.5（8.4）	49	46	16（16.8）	13（33）
大撕裂组（215）	64.8（7.9）	106	109	109（50.7）	38（44）
巨大撕裂组（98）	70.4（4.0）	44	54	73（74.5）	75（54）

　　我们的观察显示,高血压患者的大的和巨大的肩袖撕裂的患病率明显较高。由于我们的结果不受年龄的影响,甚至结果也不会受到损伤的过去病史的影响,这可能是导致撕裂大小延长的原因,而且可以推断肩袖的广泛附着区域由于微血管的损伤而退化。从小到大再到巨大的撕裂患者,他们抗高血压治疗的平均持续时间显著增加。我们的研究仅基于术中宏观观察。

　　高血压是动脉壁疾病的结果;因此,肩袖附着的退行性改变在高血压发作之前或同时发生;因此,当患者开始抗高血压治疗时,肩袖附着处已经受损。如果这个假设是正确的,那么动脉壁疾病开始的时间比降压治疗开始的时间更重要。此外,动脉高压是一种微妙的疾病,因为它在开始时完全没有症状。可以想象,在高血压发作和药物治疗开始之间的时期,肌腱组织进入缺氧状态,这是造成附着处退化性改变的原因。

　　血管紧张素转换酶抑制剂（angiotensin-converting enzyme inhibitors,ACEI）、β 受体阻滞剂和血管紧张素 Ⅱ 受体拮抗剂在大血管上的作用比微循环的作用更大;因此,在使用这些药物的患者中,肌腱组织仍处于缺氧状态,导致肌腱退行性变和随后的广泛断裂。

核心信息

- 高血压患者更容易出现较大或巨大的肩袖撕裂。
- 抗高血压治疗的持续时间越长,即疾病持续时间越长,撕裂的严重程度越高。

参考文献

1. Wolf-Maier K, Cooper RS, Banegas JR, Giampaoli S, Hense HW, Joffres M (2003) Hypertension prevalence and blood pressure levels in 6 European countries. Jama 289(18):2363–9.
2. Katzer A, Wening JV, Becker-Mannich HU, Lorke DE, Jungbluth KH (1997) Rotator cuff rupture. Vascular supply and collagen fiber processes as pathogenetic factors. Unfallchirurgie 23:52–59
3. Gumina S, Arceri V, Carbone S, Albino P, Passaretti D, Campagna V, Fagnani C, Postacchini F (2013) The association between arterial hypertension and rotator cuff tear: the influence on rotator cuff tear sizes. Shoulder Elbow Surg 22(2):229–232. doi:10.1016/j.jse.2012.05.023
4. Snyder SJ (2002) Arthroscopic classification of rotator cuff lesions and surgical decision making. In: Shoulder arthroscopy, 2nd edn. JB Lippincott, Philadelphia, p 204

第9章 肥胖

Stefano Gumina, Vittorio Candela, and Daniele Passaretti

肥胖是许多社会的常见病,其发病率正在上升[1]。它被定义为体内脂肪过多,可能通过其与已知的动脉粥样硬化[2,3]、高胆固醇水平[2-4]和糖尿病及代谢综合征[5]相关联,导致外周血管功能不全。所有这些相关的病理学可能导致肩袖临界区的缺氧;随后释放许多引起氧化应激和细胞凋亡的活性氧物质,可能导致肌腱变性并使其破裂[6]。

脂肪很难测量;然而,体脂增加伴随着体脂总量的增加,所以相对身体质量指数通常被用来诊断肥胖[7,8]。

最常用和被认可的相对体重指数之一是 Quetelet 指数,更常见的却是身体质量指数(body mass index,BMI)[9]。BMI[体重(kg)除以身高平方(m²)]最初不是用来作为肥胖指数的,但现在在许多流行病学研究中被用作肥胖相关的发病率和死亡率的精确预测[7,8]。

一些作者认为,这个指数不足以预测体脂百分比(percentage of body fat,%BF),BF 是评估肥胖的最具预测性的指标[10]。

在男性和女性中,BMI 超过 30kg/m² 就被认为是肥胖[11]。肥胖的另一种定义是基于%BF。男性%BF ≥ 体重的 25%,女性%BF ≥ 体重的 30% 被认为是肥胖[12]。

据我们所知,只有 Wendelboe 等人[13]研究了肥胖与不同的肩关节状况[包括肩袖撕裂(rotator cuff tear,RCT)]之间的关系。然而,以前没有研究分析肥胖是否不仅与 RCT 有关,而且与撕裂的大小有关。最近,我们进行了一项研究[14],其目的是验证肥胖是否会增加 RCT 的风险和影响撕裂大小,这是通过 BMI 和%BF(通过 Plicometry 测得)测量的。

这些病例包括 381 例(180 名男性和 201 名女性;平均年龄±标准差(SD)为 65.5±8.52;年龄范围 43~78 岁)在 2011 年 1 月至 2013 年 5 月间接受关节镜下全层 RCT 修复的患者。对照组包括 275 名无肩关节症状的健康男女,均在我院门诊就诊。所有这些受试者均无肩关节疾病史,均接受肩袖肌肉的体格检查,以评估肩袖的完整性;如果其中一项检查呈阳性,则受试者被排除在对照组之外,因为他们可能有无症状的肩袖撕裂。最后,对照组由 220 名受试者组成(103 名男性和 117

名女性;平均年龄±SD = 65.16±7.24;年龄范围 42~77 岁),因为 55 名受试者的一项或多项测试结果为阳性;因此,他们被排除在外。为了研究的目的,参与者根据 BMI 值分为两组:BMI ≥ 25kg/m²(A 组)或 BMI<25kg/m²(B 组)。其中一位作者采取了人体测量的方法,而参与者则穿着轻便的衣服,没有穿鞋。使用校准秤(Seca Inc., Hamburg, Germany)测量体重,精确到 0.1kg。站立高度是在没有鞋的情况下测量的,精确到 0.5cm,使用与天平相连的高度杆。BMI 计算为体重(kg)除以身高平方(m²)。使用重型非弹性塑料纤维卷尺测量周长,精确至 0.5cm,同时受试者双脚平衡站立,双脚相互接触,双臂自由下垂。

通过 Siri 公式、Durnin 和 Womersley 方程,使用恒定压力为 10g/mm² 的校准 Harpenden plicometer 测定体脂百分比(%BF)估计值[11,15,16]。取肱二头肌、三头肌、肩胛下肌和髂上皮褶。

采用南加州骨科研究所(SCOI)对完全性肩袖撕裂的分类[17]作为术中肌腱撕裂的分类。为了限制分组数目,使样本更具代表性,我们认为属于 I 型的病变较小,属于 II 型和 III 型的病变较大,属于 IV 型的病变巨大。

采用 SPSS 第 18 版进行统计分析。$P \leq 0.05$ 的差异被认为具有统计学意义,所有结果均以 95% 置信区间(CI)表示。在使用 Kolmogorov-Smirnov 检验来验证变量的正态分布之后,我们应用了参数检验。

采用回归分析探讨 BMI 与 BF 的关系。根据 BMI 和%BF,采用双向方差分析评价两组间的差异。采用 Bonferroni-Holm 程序调整多个比较的显著水平。力量分析确定每组至少需要 209 名患者(G Power3 力量分析程序)。

共有 601 名受试者[平均年龄±标准差(SD)= 65.38±8 岁;年龄范围为 42~78 岁,319 名女性和 282 名男性]。根据身体质量指数,样本中,A 组占 66.5%(440 名),B 组占 33.5%(161 名)。基线特征如表 9-1 所示。

图 9-1 和表 9-2 显示了 BMI 和 BF% 之间的回归分析。

表 9-1　两组数据基线资料

	A 组（BMI≥25）（440 例）	B 组（BMI<25）（161 例）
年龄	64.90±7.70	66.70±8.78
性别	224 女,216 男	95 女,66 男
BMI±SD（范围）	30.52±4.66（25.03~66.17）	22.52±2.15（14.35~24.97）
%BF±SD（范围）	38.51±5.51（18.88~57.41）	34.70±5.61（19.55~48.59）

表 9-2　体脂率与身体质量指数的线性关系

标准系数 β	r^2	校准 r^2	预估标准误	P 值
0.338	0.114	0.113	5.140 54	<0.001

A 组中的 69%（303 名）和 B 组中的 48%（78 名）有肩袖撕裂（表 9-3）。两组 RCT 患者的 BMI 值均高于无 RCT 患者（A 组 $P=0.031$；B 组 $P=0.02$）。

卡方检验显示 BMI 值与 RTC 的存在显著关系（$X^2=21.17,P<0.001$）。尤其是，A 组的受试者数据有显著性[比值比（OR）=2.35；95%CI 1.63~3.40；$P<0.001$]。

此外，BMI 在 25.00~30.00kg/m^2 的男性（OR=2.10；95%CI 1.27~3.52；$P=0.003 6$）和女性（OR=1.94；95%CI 1.18~3.18；$P=0.008 2$），以及 BMI≥30.00kg/m^2 的男性（OR=2.49；95%CI 1.41~3.90；$P=0.003 7$）和女性（OR=2.31；95%CI 1.38~3.62；$P=0.007 1$）都取得了显著性差异（图 9-2 和表 9-4）。

RCT 患者和健康人的 BMI 值分别为 28.80±5.0 和 27.66±6.0。我们发现两组之间有显著性差异（$P=0.014$）。

表 9-5 显示了不同大小 RCT 患者的 BMI 和 BF 的平均值。大面积 RCT 患者的 BMI 和 BF 分别为 29.93±6.11 和 39.43±5.68；小裂口患者的 BMI 和 BF 分别为 27.85±4.39 和 37.63±5.53；两组间有显著性差异（$P=0.004$；$P=0.031$），这是根据 BMI 和 BF 所得的结果（表 9-6）。

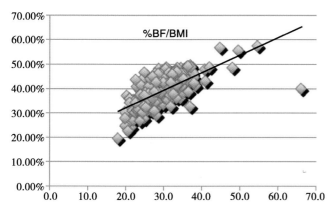

图 9-1　A、B 组 BMI 与 BF 的线性关系。BMI，身体质量指数，%BF，体脂百分比

表 9-3　两组的身体质量指数和体脂率

	A 组（BMI≥25）（440 例）		B 组（BMI<25）（161 例）	
	肩袖撕裂（303 例）	对照组（137 例）	肩袖撕裂（78 例）	对照组（83 例）
BMI±SD（范围）	31.18±4.71（25.16~48.55）	30.23±4.62（25.03~46.17）	22.23±1.54（18.02~24.97）	21.86±2.42（14.35~24.80）
%BF±SD（范围）	37.64±5.71（19.55~57.41）	36.70±5.63（18.88~48.67）	38.09±5.87（22.60~55.57）	37.68±6.19（24.65~56.73）

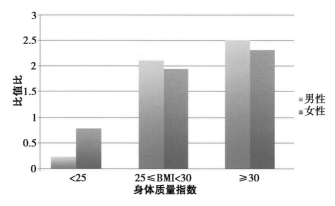

图 9-2　肩袖撕裂与不同性别身体质量指数的关系

表 9-4 根据男女身体质量指数评估肩袖撕裂风险

BMI	男性（283 例）				女性（318 例）			
	OR	95% CI		P 值	OR	95% CI		P 值
≤24.99	0.23	0.13	0.39	<0.000 1	0.78	0.45	1.36	0.398 4
25.0~30.00	2.1	1.27	3.52	0.003 6	1.94	1.18	3.18	0.008 2
≥30	2.49	1.41	3.90	0.003 7	2.31	1.38	3.62	0.007 1

95%CI，95%置信区间。

表 9-5 肩袖撕裂患者基线资料（根据肩袖撕裂大小）

肩袖撕裂	平均 BMI±SD	95%置信区间		平均%BF±SD	95%置信区间	
		上限	下限		上限	下限
小（112 例）	27.86±4.39	27.03	28.67	37.63±5.53	35.61	38.14
大（139 例）	28.50±4.20	27.80	29.21	38.29±4.86	36.33	39.80
巨大（130 例）	29.92±6.11	28.86	30.98	39.43±5.68	37.55	41.07

表 9-6 A 组患者中身体质量指数和体脂率的区别（根据肩袖撕裂大小）

	平均差值	置信区间		P 值
		上限	下限	
小 vs 大				
BMI	−0.65	−2.17	0.86	P=0.909
%BF	−0.66	−2.32	0.98	P=0.999
小 vs 巨大				
BMI	−2.07	−3.62	−0.52	P=0.004
%BF	−1.80	−3.48	−0.12	P=0.031
大 vs 巨大				
BMI	−1.42	−2.88	0.04	P=0.060
%BF	−1.13	−2.72	0.45	P=0.259

BMI，身体质量指数；%BF，体脂率

我们的数据显示肥胖是发生肩袖撕裂的重要危险因素。这些发现也出现在 Wendelboe 的系列文章[13]中，该系列文章由一组肩袖疾病患者和一组没有肩关节疾病的受试者组成。作者观察到肥胖和 RCT 之间的联系。这些结果可以解释肥胖在肩袖血管减少中可能起的作用。事实上，体脂与脂肪因子（瘦素、脂联素、纤溶酶原激活物抑制剂、肿瘤坏死因子α、血管紧张素原和白细胞介素6、8、10 和 18）的增加有关；这些分子能够诱导氧化应激、血栓形成、内皮功能障碍。因此，肥胖可诱导外周血管生成，加重肩袖临界区的缺氧[18]。

我们观察了不同撕裂大小患者的 BMI 和 BF 的差异。大撕裂患者的 BMI 和 BF 比小撕裂患者高。我们假设肥胖程度高的患者在肌腱附着区的微血管有更大的损伤，这可能证明退化的肌腱组织有更广泛的延伸。我们的结果不受年龄的影响，也不受病史的影响，但这可能是导致病变扩大的原因。

事实上，统计分析显示，根据年龄和性别，小撕裂和大撕裂患者之间没有显著差异。

核心信息

- 我们的研究表明，RCT 患者的肥胖指数（BMI 和%BF）高于非撕裂患者。因此，无论性别和年龄，它们不仅增加了肩袖撕裂的风险，而且也影响了撕裂的大小。

参考文献

1. Ravussin E, Swinburn BA (1992) Pathophysiology of obesity. Lancet 340:404

2. Hubert HB, Feinleib M, McNamara PM, Castelli WP (1983) Obesity as an independent risk factor for cardiovascular disease: a 26-year follow-up of participants in the Framingham Heart Study. Circulation 67:968–977

3. Wilson PW (1994) Established risk factors and coronary artery disease: the Framingham Study. Am J Hypertens 7(7 Pt 2):7S–12S

4. Kim KS, Owen WL, Williams D, Adams-Campbell LL (2000) A comparison between BMI and Conicity index on predicting coronary heart disease: the Framingham Heart Study. Ann Epidemiol 10:424–431

5. Harryman DT 2nd, Hettrich CM, Smith KL, Campbell B, Sidles JA, Matsen FA 3rd (2003) A prospective multipractice investigation of patients with full-thickness rotator cuff tears: the importance of comorbidities, practice, and other covariables on self-assessed shoulder function and health status. J Bone Joint Surg Am 85:690–696

6. Lohr JF, Uhthoff HK (1990) The microvascular pattern of the supraspinatus tendon. Clin Orthop Relat Res 254:35–38

7. Burton BT, Foster WR, Hirsch J, Van Italie TB (1985) Health implications of obesity: an NIH consensus development conference. Int J Obes 9:15

8. Must A, Spadano J, Coakley EH et al (1999) The disease burden associated with overweight and obesity. JAMA 282:1523

9. Keys A, Fidanza F, Karvonen MJ, Kimura N, Taylor HL (1972) Indices of relative weight and obesity. J Chron Dis 25:329

10. Frankenfield DC, Rowe WA, Cooney RN, Smith JS, Dolores BD (2001) Limits of body mass index to detect obesity and predict body composition. Nutrition 17:26–30

11. Durnin JV, Rahaman MM (1967) The assessment of the amount of fat in the human body from the measurement of skinfold thickness. Br J Nutr 21:681–688

12. Brozek J, Kihlberg JK, Taylor HL, Keys A (1963) Skinfold distributions in middle-aged American men: a contribution to norms of leanness-fatness. Ann NY Acad Sci 110:492

13. Wendelboe AM, Hegmann KT, Gren LH, Alder SC, White GL, Lyon JL (2004) Associations between body-mass index and surgery for rotator cuff tendinitis. JBJS (Am) 86:743–747

14. Gumina S, Candela V, Passaretti D, Latino G, Venditto T, Mariani L, Santilli V (2014) The association between body fat and rotator cuff tear: the influence on rotator cuff tear sizes. J Shoulder Elbow Surg 23(11):1669–1674. doi:10.1016/j.jse.2014.03.016, Epub 2014 Jun 4

15. Jackson AS, Pollock ML (1978) Generalized equations for predicting body density of men. Br J Nutr 40:497–504

16. Durnin JVGA, Wormersley J (1974) Body fat assessed from total body density and its estimation from skinfold thickness. Measurement on 381 men and women aged 16 to 72 years. Br J Nutr 32:77–92

17. Snyder SJ (2002) Arthroscopic classification of rotator cuff lesions and surgical decision making. In: Shoulder arthroscopy, 2nd edn. JB Lippincott, Philadelphia, p 204. ISBN 0781735017, 9780781735018

18. Dandona P, Aljada A, Chaudhuri A, Mohanty P, Garg R (2005) Metabolic syndrome: a comprehensive perspective based on interactions between obesity, diabetes, and inflammation. Circulation 111:1448–1454

第 10 章　高胆固醇血症

Stefano Gumina,Vittorio Candela,and Daniele Passaretti

众所周知,高水平的胆固醇、甘油三酯和低密度脂蛋白(low-density lipoprotein, LDL)可能导致血管壁损伤。肌腱组织附着于肱骨大粗隆通常会受到血液供应不足的影响,特别是手臂处于内收位置时[1],一些作者认为高胆固醇血症可能是组织退化的额外危险因素,从而导致肩袖撕裂。

美国国家胆固醇教育计划将高胆固醇血症定义为血液胆固醇浓度大于或等于 240mg/dL(6.2mmol/L),浓度在 200～239mg/dL(5.2～6.19mmol/L)被视为高临界值[2]。

在 20 岁及以上的美国人口中,高胆固醇血症的发生率约为 17%[3]。在意大利,35～75 岁的男性和女性中,高胆固醇血症分别占 21% 和 23%。当样本年龄在 65～74 岁时(数据来自国家流行病学中心),这一比例分别上升到 24% 和 39%。饮食、体育锻炼、吸烟习惯和遗传因素会影响血清胆固醇水平。

Klemp 等人[4]观察到 38% 的青少年高胆固醇血症患者有肌肉骨骼系统表现。随着年龄的增长,人体肌肉中胆固醇沉积的变化很小。老年人的脂肪组织和皮肤的变异较大,而致密结缔组织(即肌腱)的变异更大[5]。一些研究强调高胆固醇血症与人类肌腱损伤,特别是跟腱损伤的相关性。Kiortsis 等人[6]观察到肌腱厚度、高胆固醇血症和颈动脉内膜中层厚度之间的联系,提示跟腱增厚可能是动脉粥样硬化的潜在指标。但肩袖肌腱未见增厚。Benson 等人[7]比较了正常的和高胆固醇血症的动物,冈上肌腱的横截面积没有差异。在 Ozgurtas 等人的系列文章[8]中,肌腱断裂患者的血清胆固醇、甘油三酯和低密度脂蛋白水平高于对照组。相反,肌腱断裂患者血清高密度脂蛋白(high-density lipoprotein, HDL)水平异常低。同样,Mathiak 等人[9]观察到 83% 的肌腱断裂患者血清胆固醇水平较高。Beeharry 等人[10]观察到,家族性高胆固醇血症患者经常出现肌腱疼痛,即使肌腱在宏观上看起来是正常的。

导致肌腱性黄瘤病的机制已经被阐明。低密度脂蛋白在肌腱处累积并氧化。氧化低密度脂蛋白(oxidized-LDL,oxLDL)含有不同的氧化修饰磷脂、胆固醇、异前列腺素酶、氧化花生四烯酸残基、溶血磷脂和溶血磷脂酸[11]。oxLDL 对炎症细胞的作用是复杂的。特异性 C 型氧化磷脂迅速进入有核细胞,进入线粒体,并启动线粒体依赖的细胞凋亡途径[11]。

通过观察家族性大面积肌腱性黄原病变,已证实 HDL 介导的胆固醇渗出与胆固醇逆向转运和 LDL 氧化途径的遗传变异有关[12,13]。黄瘤病和动脉粥样硬化都有这些遗传异常,因此,它们可能是由相同的病理生理机制引起的。也有人假设,肌腱内的微观胆固醇沉积可能引起并维持了轻微的、持续性的炎症,尤其是在非家族性高胆固醇血症患者中。正如对肩袖和髌腱的研究[14]所显示的,内冲击会促进慢性肌腱退化和生物力学变化。从组织学上来看,胆固醇沉积在细胞外、组织细胞内以及其他泡沫细胞内,这些细胞内有大量的胞浆内脂质空泡、溶酶体和髓磷脂[15]。胆固醇的酯化部分导致退化肌腱活检阳性结果的升高[16]。

有人认为高胆固醇血症可能通过多种途径增加肌腱损伤。

1. 肌腱内黄瘤可能改变力学性质[17,18]。

2. 高胆固醇血症可能改变肌腱细胞外基质,导致易破裂或愈合能力下降。在一项实验研究中,Ronnema 等人[17]发现胚胎成纤维细胞对高胆固醇血症大鼠血清的反应不同于胆固醇水平正常的大鼠。与胆固醇水平正常的血清相比,高胆固醇血清不太可能刺激非胶原蛋白合成或参与葡萄糖胺和胞苷合成(通常存在于细胞外基质中)。

3. 与对照组相比,高胆固醇血症大鼠的基线弹性模量和强度结果降低。这表明高胆固醇血症对肌腱性能有不利影响[7,14]。

4. 高胆固醇血症引起大血管和微血管病变。肌腱供血受损会导致组织过早退化[19-21]。

我们只知道一项研究没有发现高胆固醇血症和肩袖撕裂之间的关系[22]。事实上,作者在一项病例对照研究中观察到,120 例(年龄范围 40～83 岁;平均年龄 64.8 岁)不同大小的肩袖撕裂患者接受了关节镜下肩袖修补术,其甘油三酯和胆固醇血清水平与 120 例因半月板撕裂接受关节镜半月板切除术(年龄范围 38～78 岁,平均年龄 63.9 岁)患者的水平相似。

我们记录了不同大小肩袖撕裂和粘连性关节炎患者的血清总胆固醇水平。结果与对照组比较。图 10-1 显示肩关节疾病患者的高胆固醇血症比例高于无肩关节疾病患者(Gumina S 在 2014 年未发布的数据)。此外,在肩袖撕裂的患者中,有大量撕裂的患者血清总胆固醇处于较高水平(图 10-2)。另一方面,在小撕裂患者中的值比较低。显然,这些数据没有很大的科学可靠性,因为它们

没有进行统计分析,而且,它们是从粘连性肩关节囊炎患者中推断出来的,众所周知,粘连性肩关节囊炎患者通常比肩袖撕裂患者年轻。然而,考虑到高胆固醇血症是肩关节粘连性肩关节囊炎和肩袖撕裂的危险因素,它们表明肩袖撕裂的可能性增加。这些数据表明,高水平的血清总胆固醇影响肩袖撕裂大小。最近,在一项动物模型研究中,Beason 等人[23]观察到高胆固醇血症也可能对大鼠肩袖愈合产生不利的生物力学影响。

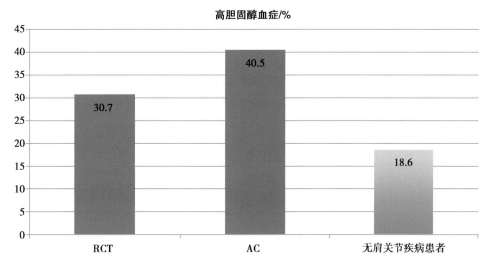

图 10-1 肩袖撕裂(RCT)/粘连性肩关节囊炎(AC)患者和无肩关节疾病患者中高胆固醇血症的百分比

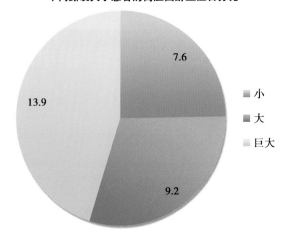

图 10-2 肩袖撕裂患者中高胆固醇血症的百分比,根据撕裂的大小而定

参考文献

1. Rathbun JB, Macnab I (1970) The microvascular pattern of the rotator cuff. J Bone Joint Surg Br 52:540–553
2. Grundy SM, Cleeman JI, Merz CN, Brewer HB Jr, Clark LT, Hunninghake DB, Pasternak RC, Smith SC Jr, Stone NJ (2004) Implications of recent clinical trials for the National Cholesterol Education Program Adult Treatment Panel III guidelines. Circulation 110:227–239
3. Schober SE, Carroll MD, Lacher DA, Hirsch R (2007) Division of health and nutrition examination surveys. High serum total cholesterol: an indicator for monitoring cholesterol lowering efforts: US adults, 2005–2006. NCHS Data Brief 2:1–8
4. Klemp P, Halland AM, Majoos FL, Steyn K (1993) Musculoskeletal manifestations in hyperlipidaemia: a controlled study. Ann Rheum Dis 52:44–48
5. Abboud JA, Kim JS (2010) The effect of hypercholesterolemia on rotator cuff disease. Clin Orthop Relat Res 468:1493–1497
6. Kiortsis DN, Argyropoulou MI, Xydis V, Tsouli SG, Elisaf MS (2006) Correlation of Achilles tendon thickness evaluated by ultrasonography with carotid intima-media thickness in patients with familial hypercholesterolemia. Atherosclerosis 186:228–229
7. Beason DP, Hsu JE, Marshall SM, McDaniel AL, Temel RE, Abboud JA, Soslowsky LJ (2013) Hypercholesterolemia increases supraspinatus tendon stiffness and elastic modulus across multiple species. J Shoulder Elbow Surg 22:681–686
8. Ozgurtas T, Yildiz C, Serdar M, Atesalp S, Kutluay T (2003) Is high concentration of serum lipids a risk factor for Achilles tendon rupture? Clin Chim Acta 331:25–28
9. Mathiak G, Wening JV, Mathiak M, Neville LF, Jungbluth K (1999) Serum cholesterol is elevated in patients with Achilles tendon ruptures. Arch Orthop Trauma Surg 119:280–284
10. Beeharry D, Coupe B, Benbow EW, Morgan J, Kwok S, Charlton-Menys V, France M, Durrington PN (2006) Familial hypercholesterolemia commonly presents with Achilles tenosynovitis. Ann Rheum Dis 65:312–315
11. Siess W (2006) Platelet interaction with bioactive lipids formed by mild oxidation of low-density lipoprotein. Pathophysiol Haemost Thromb 35:292–304
12. Matsuura F, Hirano K, Koseki M, Ohama T, Matsuyama A, Tsujii

K, Komuro R, Sakai N, Hiraoka H, Nakamura T, Yamashita S (2005) Familial massive tendon xanthomatosis with decreased high-density lipoprotein mediated cholesterol efflux. Metabolism 54:1095–1101

13. Oosterveer DM, Versmissen J, Yazdanpanah M, Defesche JC, Kastelein JJ, Sijbrands EJ (2010) The risk of tendon xanthomas in familial hypercholesterolemia is influenced by variation in genes of the reverse cholesterol transport pathway and the low density lipoprotein oxidation pathway. Eur Heath J 3:1007–1012

14. Beason DP, Abboud JA, Kuntz AF, Bassora R, Soslowsky LJ (2011) Cumulative effects of hypercholesterolemia on tendon biomechanics in a mouse model. J Orthop Res 29:380–383

15. Abate M, Schiavone C, Salini V, Andia I (2013) Occurrence of tendon pathologies in metabolic disorders. Rheumatology 52:599–608

16. Von Bahr S, Movin T, Papadogiannakis N, Pikuleva I, Ronnow P, Diczfalusy U, Bjorkhem I (2002) Mechanism of accumulation of cholesterol and cholestanol in tendons and the role of sterol 27-hydroxylase (CYP27A1). Arterioscler Thromb Vasc Biol 1:1129–1135

17. Ronnemaa T, Juva K, Kulonen E (1975) Effect of hyperlipidemic rat serum on the synthesis of collagen by chick embryo fibroblasts. Atherosclerosis 21:315–324

18. Tsouli SG, Kiortsis DN, Argyropoulou MI, Mikhailidis DP, Elisaf MS (2005) Pathogenesis, detection and treatment of Achilles tendon xanthomas. Eur J Clin Invest 35:236–244

19. Rothman RH, Parke WW (1965) The vascular anatomy of the rotator cuff. Clin Orthop Relat Res 41:176–186

20. Brewer BJ (1979) Aging of the rotator cuff. Am J Sports Med 7:102–110

21. Gumina S, Carbone S, Campagna V, Candela V, Sacchetti FM, Giannicola G (2013) The impact of aging on rotator cuff tear size. Musculoskeletal Surg 97(Suppl 1):69–72

22. Longo UG, Franceschi F, Forriol F, Maffulli N, Denaro V (2010) Triglycerides and total serum cholesterol in rotator cuff tears: do they matter? Br J Sports Med 44:948–951

23. Beason DP, Tucker JJ, Lee CS, Edelstein L, Abboud JA, Soslowsky LJ (2014) Rat rotator cuff tendon-to-bone healing properties are adversely affected by hypercholesterolemia. J Shoulder Elbow Surg 23:867–872

第 11 章　糖尿病

Stefano Gumina, Vittorio Candela, and Daniele Passaretti

糖尿病是一个世界性的重大公共卫生问题。它是一种与大量并发症相关的临床疾病,如肾病、视网膜病变、自主神经病变、心脏病、中风和肌肉骨骼疾病(僵硬手综合征、各种类型的肌腱炎、足底筋膜炎、腕管综合征和掌腱膜挛缩)[1-3]。Attar[3]认为18%的成人糖尿病患者会出现肌肉骨骼的表现,Cagliero 等人[4]认为这些疾病存在于近40%的病例中。1 型糖尿病患者的肌肉骨骼表现比2 型糖尿病患者更为常见,在调整糖尿病病程后,糖尿病的类型与手和肩的疾病并无关联[4]。

众所周知,糖尿病患者肩关节疼痛和僵硬的患病率较高,通常在这些情况下,他们的生活质量也较低。

在一项流行病学研究中,Czelusniak 等人[5]观察到63%和53%的 2 型糖尿病患者存在肩关节疼痛和功能障碍,27%的患者认为肩关节功能不良。此外,这些疾病主要影响到妇女和老年患者。Jenkins 等人[6]报道糖尿病患者的肩关节僵硬发生率为 10%~36%,未受此疾病影响的患者为 2%~5%。也有人认为在糖尿病患者中,那些社会经济水平较低的人可能更容易患上肩部疾病,因为他们可能对血糖控制较差[5]。Thomas 等人[7]观察到26%的糖尿病患者有肩痛,但只有 4.3%的糖尿病患者符合肩关节僵硬的标准。因此,有理由认为糖尿病患者中

有相当比例的肩痛患者可能有其他肩痛疾病。我们的一项研究(未发布的数据)(图 11-1 和图 11-2)由 180 例肩周炎患者参与,其中 40 例(22%)为糖尿病患者。糖尿病患者中,胰岛素依赖者 17 例(9.4%),口服降糖药者 23例(12.6%)。在 220 名未受肩关节疾病影响的对照组中,胰岛素依赖型和非胰岛素依赖型糖尿病患者的百分比分别为 1.8%(4/220)和 6.3%(14/220)。

肩关节僵硬和血糖控制之间的关系是有争议的。Laslett 等人[8]观察到糖化血红蛋白水平较高的糖尿病患者和既往接受眼科手术患者肩痛的发生率增加。这个结果没有得到其他人的证实[5,7,9]。

这种易患肩部疾病的原因尚不清楚。可能的病理机制包括胶原合成的改变和晚期糖基化终产物的过度积累[7]。据推测,肩痛或残疾与糖尿病之间的联系是结缔组织过度糖基化,特别是胶原蛋白[10]。1999 年,Monnier等人[11]观察到长期进行糖尿病强化治疗的患者皮肤胶原糖基化、糖化和交联水平较低。Salmela 等人[12]显示在这组患者中,晚期糖基化终末点(advanced glycosylation end-points, AGE)的累积速度也比常规治疗组慢。年龄与糖尿病微血管并发症之间有关联。在实验研究中观察到它们降低了血管弹性[2]。Siu 等人[13]注意到糖尿病患者

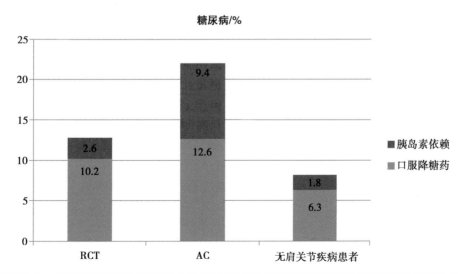

图 11-1　肩袖撕裂(RCT)/粘连性肩关节囊炎(AC)患者和健康受试者的糖尿病患者百分比

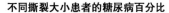

不同撕裂大小患者的糖尿病百分比

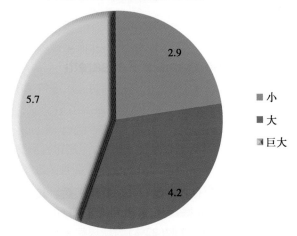

图11-2   肩袖撕裂患者中糖尿病的百分比,根据撕裂的大小而定

比非糖尿病患者在肩峰下滑液中存在更高的促炎症 IL-1β 水平。2002 年,Mentink 等人[14]进行了一项小鼠研究,观察到肌腱可能直接受到改变了的胶原交联的非酶糖基化过程的影响。胶原生物合成的特点是通过改变胶原和一些其他蛋白质所特有的多肽链的糖基化[15]。由于葡萄糖在游离氨基上的作用,胶原的改性具有溶解度改变、抗酶作用增强和交联变化的特点[15]。

2008 年,Longo 等人[16]在对 194 名患者进行的病例对照研究中,血糖水平显示为正常,但在正常范围内的较高水平,血糖水平升高可能是肩袖撕裂的危险因素。根据统计,在血糖正常范围,肩袖撕裂的患者空腹血糖水平明显高于对照组,对照组为因半月板撕裂而接受关节镜半月板切除术的患者,且病理学检查显示肩部组织没有异常。

Miranda 等人[17]观察到只有胰岛素治疗的糖尿病患者患慢性肩袖肌腱炎的风险增加。这些数据提示 1 型糖尿病是潜在的致病因素。然而,由于 2 型糖尿病比 1 型糖尿病更常见,因此,2 型糖尿病在研究中占主导地位,而不是那些没有特定糖尿病类型的患者。

1999 年,Duh 和 Aiello[18]提出,血管内皮生长因子(vascular endothelial growth factor,VEGF)是一种糖蛋白,在新生血管和增加血管通透性方面发挥重要作用,可引起内分泌变化,导致糖尿病的系统性新生血管,从而诱发微血管病变。Yanagisawa 等人[19]已经发现肩胛下囊中生长因子的表达诱导肩袖疾病患者的血管新生和滑膜增生,从而引起肩痛。2003 年,Handa 等人[20]对 67 例(14 例 2 型糖尿病和 53 例非糖尿病)肩袖疾病患者(36 例完全性肩袖撕裂,20 例部分性撕裂,11 例肩峰下滑囊炎)进行了检测,探讨 VEGF 是否也参与了糖尿病肩袖疾病患者肩关节挛缩的发生。两组患者术前主动向前活动度差异有统计学意义(糖尿病组为 104°,无糖尿病组为

125°)。所有患者术中均取肩峰下囊标本。分别用逆转录酶链反应和免疫组化方法检测 VEGF 的表达和定位。根据 CD34 免疫反应性评估血管数目。结果表明,VEGF 在糖尿病患者中的表达明显高于非糖尿病患者(37 例/53 例 = 70%),且 VEGF 在血管内皮细胞和滑膜衬里细胞中均有表达。在糖尿病患者中,VEGF 阳性血管的平均数量和血管面积也显著增加。使用肩关节挛缩 Keating 方法[21],作者观察到糖尿病患者(8 例/14 例 = 57%)的肩关节挛缩明显大于非糖尿病患者(9 例/53 例 = 14%)。此外,他们观察到挛缩也与 VEGF mRNA 表达显著相关。这些结果表明肩关节挛缩与糖尿病以及可溶性血管内皮生长因子亚型有关。

糖尿病和肩袖撕裂之间的相关性由我们的数据(未发表的数据)证实。事实上,在 381 名因肩袖后上撕裂接受关节镜手术的患者组成的系列中,49 名(12.8%)患有糖尿病。其中胰岛素依赖型糖尿病患者 10 例(2.6%),非胰岛素依赖型糖尿病患者 39 例(10.2%)。在由 220 名无肩关节疾病的受试者组成的对照组中,糖尿病患者的百分比为 8.1%(胰岛素依赖 = 1.8%;非胰岛素依赖 = 6.3%)。

图 11-1 和图 11-2 显示不同大小肩袖撕裂患者中糖尿病患者的百分比。数据表明,糖尿病患者的百分比随着肩袖撕裂大小的增加而增加,而且这种增加在胰岛素依赖型糖尿病患者中尤为明显。通常,后者有很长的高血糖史,血糖水平几乎不受控制,只对黑索金胰岛素有反应。

糖尿病是否会影响外科修复术后肩袖的愈合仍然是讨论的争论点。2003 年,Chen 等人[22]比较了 30 例糖尿病患者和对照组非糖尿病患者的肩袖修复结果。作者的结论是糖尿病患者可能比非糖尿病患者手术更能改善其肩关节功能。然而,外科医生应该知道,在糖尿病人群中,肩袖修复术后可能会出现更高的并发症,尤其是感染率。同样,Clement 等人[23]比较了 32 例糖尿病患者的肩袖修复结果和 32 例非糖尿病患者的结果,这些结果与年龄、性别、合并症和撕裂大小相匹配。他们观察到糖尿病患者在短期内手术修复后肩关节疼痛和功能有所改善,但低于非糖尿病患者。类似地,Fermont 等人[24]认为糖尿病是关节镜下肩袖修复术后康复的一个负性预后因素。Dhar 等人[25]指出无糖尿病的患者比糖尿病患者有更大的前倾、外展和外旋活动度。最后,Chung 等人[26]观察到糖尿病患者在关节镜下肩袖修复术后的失败率明显较高。Bedi 等人[27]研究了持续性高血糖对 48 只雄性大鼠单侧上肩袖脱离后立即行经骨解剖修复的肌腱-骨愈合的影响。在 24 只大鼠中,术前通过腹腔注射链脲佐菌素诱发糖尿病,并通过腹腔注射链脲佐菌素前后的葡萄糖耐量试验进行验证。作者观察到,与对照组大鼠相比,

糖尿病大鼠的血糖控制有明显的损害。糖尿病组术后2周平均糖化血红蛋白水平较高。与对照组相比,这些大鼠肌腱-骨界面处的糖基化沉积增加,纤维断裂明显增多,胶原组织减少。此外,与对照组相比,糖尿病大鼠的愈合组织显示出显著降低了耐负荷能力。

　　总之,糖尿病应该被认为是肩袖撕裂的危险因素;它有助于撕裂范围的扩大和影响肌腱的愈合。

参考文献

1. Kim RP (2002) The musculoskeletal complications of diabetes. Curr Diab Rep 2:49–52
2. Arkkila PE, Gautier JF (2003) Musculoskeletal disorders in diabetes mellitus: an update. Best Pract Res Clin Rheumatol 17:945–970
3. Attar SM (2012) Musculoskeletal manifestations in diabetic patients at a tertiary center. Libyan J Med p. 7
4. Cagliero E, Apruzzese W, Perlmutter GS, Nathan DM (2002) Musculoskeletal disorders of the hand and shoulder in patients with diabetes mellitus. Am J Med 112:487–490
5. Czelusniak P, Walczak TGR, Skare TL (2012) Shoulder pain and dysfunction in 150 type 2 diabetes mellitus patients. Arq Bras Endocrinol Metab 56:233–237
6. Jenkins EF, Wj T, Corcoran JP, Kirubanandan R, Beynon CR, Sayers AE, Woods DA (2012) The outcome of manipulation under general anesthesia for the management of frozen shoulder in patients with diabetes mellitus. J Shoulder Elbow Surg 21:1492–1498
7. Thomas SJ, McDougall C, Brown ID, Jaberoo MC, Stearns A, Ashraf R, Fisher M, Kelly IG (2007) Prevalence of symptoms and signs of shoulder problems in people with diabetes mellitus. J Shoulder Elbow Surg 16:748–751
8. Laslett LL, Burnet SP, Redmond CL, McNeil JD (2008) Predictors of shoulder pain and shoulder disability after one year in diabetic outpatients. Rheumatology 47:1633–1637
9. Yian EH, Contreras R, Sodl JF (2012) Effects of glycemic control on prevalence of diabetic frozen shoulder. J Bone Joint Surg Am 94:919–923
10. Paul RG, Aj B (1996) Glycation of collagen: the basis of its central role in the late complications of ageing and diabetes. Int J Biochem Cell Biol 28:1297–1310
11. Monnier VM, Bautista O, Kenny D, Sell DR, Fogarty J, Dahms W, Cleary PA, Lachin J, Genuth S (1999) Skin collagen glycation, glycoxidation and crosslinking are lower in subjects with long term intensive versus conventional therapy of type 1 diabetes: relevance of glycated collagen products versus HbA1c as markers of diabetic complications DCCT Skin Collagen ancillary Study Group. Diabetes Control and Complications Trial. Diabetes 48:870–880
12. Salmela PI, Oikarinen AI, Ukkola O, Karjalainen A, Linnaluoto M, Puukka R, Ryhänen L (1995) Improved metabolic control in patients with non insulin dependent diabetes mellitus is associated

with a slower accumulation of glycation products in collagen. Eur J Clin Invest 25:494–500
13. Siu KK, Zheng LB, Ko JY, Wang FS, Wang CJ, Wong T, Chou WY (2013) Increased interleukin 1β levels in the subacromial fluid in diabetic patients with rotator cuff lesion compared with nondiabetic patients. J Shoulder Elbow Surg 22:1547–1551
14. Mentink CJ, Hendrinks M, Levels AA, Wolffenbuttel BH (2002) Glucose-mediated cross-linking of collagen in rat tendon and skin. Clin Chim Acta 321:69–76
15. Rathi NA, Asokan RGC (1989) In vivo glycosylation of dermal and tendon type I collagen. Biochem Med Metab Biol 41:70–76
16. Longo UG, Franceschi F, Ruzzini L, Spiezia F, Maffulli N, Denaro V (2009) Higher fasting plasma glucose levels within the normoglycaemic range and rotator cuff tears. Br J Sports Med 43:284–287
17. Miranda H, Viikari-Juntura E, Heistaro S, Heliovaara M, Riihimaki H (2005) A population study on differences in the determinants of a specific shoulder disorder versus non specific shoulder pain without clinical findings. Am J Epidemiol 161:847–855
18. Duh E, Aiello LP (1999) Vascular endothelial growth factor and diabetes: the agonist versus antagonist paradox. Diabetes 48:1899–1906
19. Yanagisawa K, Hamada K, Gotoh M, Tokunaga T, Oshika Y, Tomisawa M, Lee YH, Handa A, Kijima H, Yamazaki H, Nakamura M, Uejama Y, Tamaoki N, Fukuda H (2001) Vascular endothelial growth factor (VEGF) expression in the subacromial bursa is increased in patients with impingement syndrome. J Orthop Res 19:448–455
20. Handa A, Gotoh M, Hamada K, Yanagisawa K, Yamazaki H, Nakamura M, Ueyama Y, Mochida J, Fukuda H (2003) Vascular endothelial growth factor 121 and 165 in the subacromial bursa are involved in shoulder joint contracture in type II diabetics with rotator cuff disease. J Orthop Res 21:1138–1144
21. Keating JE (1990) Frozen shoulder; a retrospective analysis of 56 patients. J Orthop Rheum 3:11–14
22. Chen AL, Shapiro JA, Ahn AK, Zuckerman JD, Cuomo F (2003) Rotator cuff repair in patients with type I diabetes mellitus. J Shoulder Elbow Surg 12:416–421
23. Clement ND, Hallett A, MacDonald D, Howie C, McBirnie J (2010) Does diabetes affect outcome after arthroscopic repair of the rotator cuff? J Bone Joint Surg Br 98:1112–1117
24. Fermont AJ, Wolterbeek N, Wessel RN, Baeyens JP, De Bie RA (2014) Prognostic factors for successful recovery after arthroscopic rotator cuff repair: a systematic literature review. J Orthop Sports Phys Ther 44:153–163
25. Dhar Y, Anakwenze OA, Steele B, Lozano S, Abboud JA (2013) Arthroscopic rotator cuff repair: impact of diabetes mellitus on patients outcomes. Phys Sports Med 41:22–29
26. Chung SW, Oh JH, Gong HS, Kim JY, Kim SH (2011) Factors affecting rotator cuff healing after arthroscopic repair: osteoporosis as one of the independent risk factors. Am J Sports Med 39:2099–2107
27. Bedi A, Fox AJ, Harris PE, Deng XH, Ying L, Warren RF, Rodeo SA (2010) Diabetes mellitus impairs tendon-bone healing after rotator cuff repair. J Shoulder Elbow Surg 19:978–988

第 12 章　遗传学的作用

Vittorio Candela and Stefano Gumina

遗传学已被作为一个因素进行研究,它涉及肩袖病理的发生、发展和临床表现。由于肩袖疾病是多因素的,不止单个基因直接参与病理过程。遗传易感性的表型表达通常表现在通过调节细胞凋亡和再生能力而运作的肌腱超微结构水平上[1]。

近年来,很少有研究报告基于从受影响个体、其兄弟姐妹和匹配对照组收集的临床信息来研究肩袖撕裂的遗传易感性。

Harvie 等人 2004 年[2]对肩袖全层撕裂患者进行了前瞻性横断面研究。他们评估了 213 名患者、150 名配偶和 129 名兄弟姐妹。受试者完成 36 项健康调查问卷简版(Short Form-36 Health Survey Questionnaire)、牛津肩关节评分(Oxford Shoulder Score)、常量评分(Score of Constant)和 Murley 评分,并进行双肩超声检查。研究表明,兄弟姐妹患肩袖撕裂的风险是对照组的两倍以上(P<0.001),有症状的风险是对照组的五倍(P<0.001)。这说明肩袖全层撕裂和相关症状的发生具有明显的遗传易感性。

Gwilym 等人 2009 年[3]研究了肩袖撕裂的进展,就其撕裂大小而言,首先会受到相同的基因因素的影响,这些基因因素使个体容易产生撕裂,因此调查了一组肩袖撕裂患者的兄弟姐妹和 5 年前研究的对照组。作者通过超声和牛津肩关节评分测定了肩袖撕裂伴或不伴相关症状的患病率。这一假设是成立的,一个已知患有肩袖疾病患者的兄弟姐妹的撕裂比一个没有肩袖病一级家族史

的对照受试者,在撕裂大小上更可能会发生进展。

他们发现 16.1% 的双胞胎组在撕裂大小方面有联系,而对照组只有 1.5%。肩袖撕裂与疼痛的关系似乎也受到遗传因素的影响。与对照组的 1.00 相比,患有疼痛性撕裂的双胞胎患者的撕裂相对疼痛风险为 1.44。这一发现进一步提供了越来越多的证据,即疼痛感知本身具有可遗传的成分,并有可能为研究疼痛遗传学提供肩部病理学模型。

COL5A1 和 TNC 基因的作用仍然存在争论,它们都位于与 ABO 基因接近的位置。COL5A1 和 TNC 基因的多态性已被证明与南非高加索人的跟腱损伤有关[4,5]。这些多态性的功能目前尚不清楚,这些多态性是否也与肩袖相关还有待进一步研究。

Motta 等人 2014 年[6]对 410 名患者、203 名诊断为肩袖疾病(rotator cuff disease,RCD)的患者和 207 名无肩袖病变的患者的 6 个参与修复和退行性过程的基因(DEFB1、DENND2C、ESRRB、FGF3、FGF10 和 FGFR1,表 12-1)中的 23 个单核苷酸多态性进行了调查。排除标准为 45 岁以下、60 岁以上、有外伤史、类风湿性关节炎、自身免疫综合征、妊娠和使用皮质类固醇的患者。从唾液样本中提取基因组 DNA。作者认为女性和白人是 RCD 发展的危险因素。观察到 ESRRB 中 CCTTCCAG、FGF3 中 CGACG、DEFB 中 CC、FGFR1 rs13317、FGF10 rs11750845 和 rs1011814 单倍体与 RCD 的显著相关。这些变异的识别可以阐明因果关系,并为治疗目标提供线索。

表 12-1　Motta 等人[6]的基因研究

基因	全称	作用
DEFB1	防御素 β-1	防御素可以通过 Toll 样受体 4 作用于许多免疫细胞,调节整个免疫反应
		在小鼠中发现防御素 β 参与肌肉退变的进展
DENND2C	含有蛋白 2C 的 DENN 结构域	促进 GDP 与 GTP 的转换,将无活性的 GDP 结合 Rab 蛋白转化为活性 GTP 结合形式
ESRRB	雌激素相关受体 β	撕裂的肩袖中存在高水平的缺氧诱导因子(HIF)
		ESRRB 已被确定为 HIF 在介导对缺氧环境自适应的重要辅助因子

续表

基因	全称	作用
FGF3	成纤维细胞生长因子 3	在血管生成和间充质细胞有丝分裂中起关键作用
		通过结合并激活 4 个受体酪氨酸激酶家族（FGF 受体 FGFR1～FGFR4）来介导细胞反应
		与胶原蛋白合成和周转有关
FGF10	成纤维细胞生长因子 10	在血管生成和间充质细胞有丝分裂中起关键作用
		通过结合并激活 4 个受体酪氨酸激酶家族（FGF 受体 FGFR1～FGFR4）来介导细胞反应
		与胶原蛋白合成和周转有关
FGFR1	成纤维细胞生长因子受体	成纤维细胞生长因子 3 和 10 对应的受体

参考文献

1. Longo UG, Berton A, Papapietro N, Maffulli N, Denaro V (2012) Epidemiology, genetics and biological factors of rotator cuff tears. Med Sport Sci 57:1–9
2. Harvie P, Ostlere SJ, Teh J, McNally EG, Clipsham K, Burston BJ, Pollard TC, Carr AJ (2004) Genetic influences in the aetiology of tears of the rotator cuff. Sibling risk of a full-thickness tear. J Bone Joint Surg Br 86:696–700
3. Gwilym SE, Watkins B, Cooper CD, Harvie P, Auplish S, Pollard TC, Rees JL, Carr AJ (2009) Genetic influences in the progression of tears of the rotator cuff. J Bone Joint Surg Br 91(7):915–7
4. Mokone GG, Gajjar M, September AV et al (2005) The Guanine-thymine dinucleotide repeat polymorphism within the tenascin-C gene is associated with Achilles tendon injuries. Am J Sports Med 33:1016–1021
5. Mokone GG, Schwellnus MP, Noakes TD et al (2006) The COL5A1 gene and Achilles tendon pathology. Scand J Med Sci Sports 16:19–26
6. Motta Gda R, Amaral MV, Rezende E, Pitta R, Vieira TC, Duarte ME, Vieira AR, Casado PL (2014) Evidence of genetic variations associated with rotator cuff disease. J Shoulder Elbow Surg 23(2):227–235. doi:10.1016/j.jse.2013.07.053

第 13 章　饮酒和肩袖撕裂之间的关联

Stefano Gumina，Daniele Passaretti，and Vittorio Candela

人类和动物的许多研究[1-7]已经证明，习惯性高剂量的乙醇摄入对毛细血管微循环和组织灌注的各种毒性作用具有正相关性，这取决于每天消耗的总剂量和习惯的持续时间。此外，这些负面影响在男性和女性中是不同的。事实上，相对于男性，相同的饮酒量会导致血液中乙醇含量的增加，对女性有更大的毒性作用[8]。

考虑到肩袖肌腱附着处的相对低灌注特征[9,10]，我们认为长期饮酒可能对肩袖灌注产生负面影响，因此与肩袖损伤直接相关。对于酒精摄入与肩袖撕裂（rotator cuff tear，RCT）的关系知之甚少。只有一项研究[11]评估了这种关系，作者发现饮酒与肩袖疾病无关。然而，这一结论的得出并没有精确地考虑参与者每天摄入的酒精量、他们有这种习惯的时间以及男女之间可能存在的差异。

因此，我们进行了一项病例对照研究，以验证长期摄入高剂量酒精是否是 RCT 发生和严重程度的危险因素[12]。这些病例包括 249 名患者，平均年龄 64 岁（54～78 岁）（139 名男性），他们在关节镜下接受全层肩袖撕裂治疗。经体格检查、平片和磁共振检查确诊肩袖撕裂。排除标准为既往的肩关节手术、风湿性关节病、患肩原发性骨关节炎、BMI>25、高血压、糖尿病或高胆固醇血症，且未接受正规的药物治疗。南加州骨科研究所对完全 RCT 的分类[13]用于术中肌腱撕裂的分类。为了限制分组数目，使样本更具代表性，我们认为属于 I 型的病变较小，属于 II 型和 III 型的病变较大，属于 IV 型的病变巨大。

对照组以 428 名无肩关节疾病史的连续受试者为研究对象，均在我院门诊就诊。所有对照组均进行了前肩袖肌腱（抬离试验、拿破仑试验、熊抱试验）和后肩上肩袖肌腱（满杯试验、拍打试验、外旋滞后征、外旋强度）的体格检查[14]和双肩超声检查。如果一项或多项检查呈阳性和/或超声检查显示无症状 RCT，则受试者被排除在对照组之外。检查后，对照组由 356 名受试者组成，平均年龄 66 岁（58～82 岁），其中男性 186 人，女性 170 人。采用标准化问卷调查方法，获取有关吸烟习惯（从不吸烟、现在吸烟或以前吸烟）、糖尿病（存在或不存在）和饮酒的信息。详细调查了酒类饮料的种类、用量和使用时间。分别分析啤酒消费量、葡萄酒消费量（葡萄酒+加强型葡萄酒）和白酒消费量（开胃酒+烈性酒）的数据，然后进行汇总，以估算每天的总酒精消费量。特定饮料的酒精摄入量（单位：g/d）是通过将饮酒频率乘以其各自的乙醇含量（1 瓶啤酒 = 330mL，1mL 啤酒 = 0.046g 乙醇；1 杯葡萄酒 = 125mL，1mL 葡萄酒 = 0.104g 乙醇；1 杯加强型葡萄酒 = 90mL，1mL 加强型葡萄酒 = 0.167g 乙醇；1 杯开胃酒 = 40mL，1mL 开胃酒 = 0.25g 乙醇；1 杯烈酒 = 30mL，1mL 烈酒 = 0.33g 乙醇）计算得出的。在作者所在国家，标准酒精单位（alcoholic unit，AU）含有 12g 酒精[15]。《健康营养指南》建议男性每日摄入不超过 2～3AU，女性每日摄入不超过 1～2AU。因此，我们把男人和女人分开考虑。不饮酒者定义为每天摄入乙醇少于 0.01g 的人。男性受试者被分为不饮酒者和饮酒者（连续两年每天饮酒超过 0.01g 的受试者）。男性饮酒者进一步被分为中度饮酒者（每天摄入少于 36g 的受试者）和过度饮酒者（每天摄入超过 36g 的受试者）。女性被分为不饮酒者和饮酒者两类（连续两年每天饮酒超过 0.01g 的受试者）。同样地，女性饮酒者被进一步分为中度饮酒者（每天摄入少于 24g 的受试者）和过度饮酒者（每天摄入超过 24g 的受试者）。

采用 G＊POWER3 软件（Heinrich-Heine-University，Dusseldorf，Germany）进行统计分析和样本量计算。根据 logistic 回归，我们确定至少需要 603 名患者，假设比值比（OR）为 1.1，双尾 α 值为 0.05（敏感度为 95%），β 值为 0.10（把握度为 90%）。在使用 Kolmogorov-Smirnov 检验后，我们使用参数检验来验证变量是正态分布的。采用未配对样本 t 检验，根据总酒精摄入量和葡萄酒、啤酒和白酒摄入量，评估对照组和对照组之间的差异。为了评估饮酒者和非饮酒者（男性和女性）患 RCT 的风险，根据 Altman 计算了比值比（OR）。非饮酒者被排除在外，仅评估饮酒者的潜在剂量-反应关系。大于 1.0 的 OR 意味着饮酒与肩袖撕裂的风险显著高于统计学上的相关。单因素方差分析用于评估接受随机对照试验的受试者之间酒精摄入量的差异。采用 Bonferroni-Holm 程序调整多个比较的显著水平。采用 logistic 回归分析，以年龄、性别、每日饮酒量、吸烟习惯和糖尿病为变量,确定 RCT 的危险因素。所有的统计检验都是双侧的,概率水平为 0.05,所有的结果都用 95% 置信区间(CI)表示。使用 SPSS 第 18 版进行计算。

病例组和对照组的年龄、性别分布和身体质量指数相似(表 13-1)。与对照组的男性和女性相比,患有 RCT 的男性和女性的总酒精消耗量、葡萄酒消耗量和酒精摄入史在统计学上显著高于男性和女性。此外,患有 RCT 的男性的啤酒消费量高于男性对照组(表 13-2)。我们观察到在男性(OR = 1.8,CI 1.1 ~ 3.0;P = 0.002)和女性(OR = 2.2,CI 1.3 ~ 3.7;P = 0.003)中,饮酒和 RCT 的存在之间存在关联(OR = 2.0,CI 1.4 ~ 2.9;P<0.001)。男性(OR = 1.4,CI 0.81 ~ 2.5;P = 0.2)与女性(OR = 1.8,CI 1.0 ~ 3.3;P = 0.04)相比,适度饮酒的风险没有统计学意义。两种性别的过度饮酒者都有显著的风险(男性:OR = 3.0,CI 1.5 ~ 6.0,P<0.001;女性:OR = 3.6,CI 1.7 ~ 7.8,P<0.001)。关于饮酒的持续时间,我们发现在男性中发生 RCT 的风险很小但很显著(OR = 1.04,CI 1.0 ~ 1.1;P<0.001),但在女性中则不然(OR = 0.97,CI 0.95 ~ 1.0;P = 0.02)(表 13-3)。我们发现巨大撕裂的患者比那些小撕裂(P = 0.01)和大撕裂(P = 0.03)的患者饮酒量高(表 13-4)。最后,logistic 回归分析显示,每日饮酒、吸烟和糖尿病均与肩袖撕裂的发生有关(分别为 P<0.001、P = 0.03 和 P<0.001)(表 13-5)。

表 13-1 病例组和对照组的基线资料

病例组人数	249	
撕裂程度		
小	94	
大	88	
巨大	67	
对照组人数	356	
性别(男,女)人数	325,280	P=0.08
平均年龄(范围)		
病例组	64(54~78)	P=0.2
对照组	66(58~82)	
BMI		
男	23(18~25)	P=0.2
女	23(19~24)	

BMI,身体质量指数。

表 13-2 根据性别分类的饮酒患者的总酒精摄入均值(范围),包括病例组和对照组

	女性	P值	男性	P值
饮酒年数				
病例组	31(14~45)	0.02	35(18~58)	0.04
对照组	26(15~40)		29(17~42)	
总酒精摄入[a]				
病例组	15(3~38)	0.04	29(3~40)	0.03
对照组	13(2~36)		25(3~39)	
从红酒摄入[a]				
病例组	9.9(1~22)	0.04	24(0~32)	<0.001
对照组	7.8(0~18)		20(0~28)	
从啤酒摄入[a]				
病例组	2.9(0~6)	0.5	6.2(0~12)	0.03
对照组	2.5(0~7)		4.4(0~9)	
从烈酒摄入[a]				
病例组	0.9(0~2)	0.6	0.8(0~2.1)	0.7
对照组	0.7(0~2.5)		0.8(0~2)	

[a] 单位:g/d。

表 13-3 病例组和对照组的饮酒持续时间

	对照组(例数)	病例组(例数)	比值比	95%置信区间
男性				
酒精摄入				
不饮酒者	65	32	1.0	
中度饮酒者	92	64	1.4	(0.81~2.5)
重度饮酒者	29	43	3.0	(1.5~6.0)
饮酒年数			1.04	(1.0~1.1)
女性				
酒精摄入				
不饮酒者	77	30	1.0	
中度饮酒者	73	52	1.8	(1.0~3.3)
重度饮酒者	20	28	3.6	(1.7~7.8)
饮酒年数			1.2	(0.95~1.0)

表 13-4 不同撕裂程度患者的酒精摄入均值(范围)

撕裂程度	均值(范围)/(g/d)			
	总酒精摄入	红酒摄入	啤酒摄入	烈酒摄入
小撕裂	24(3~40)	9.2(0~30)	2.4(0~8)	0.72(0~1.8)
大撕裂	23(3~38)	11(2~32)	2.6(1~12)	0.79(0~2.1)
巨大撕裂	30(4~40)	13(0~32)	3.8(0~12)	0.91(0.2~2.0)
P 值				
小 vs. 大	1.0	0.1	1.0	1.0
小 vs. 巨大	0.001	<0.001	0.06	0.3
大 vs. 巨大	0.03	0.05	0.05	0.06

表 13-5 年龄、性别、酒精摄入、吸烟、糖尿病因素的 logistic 回归分析

	病例组(249 例)	对照组(356 例)	比值比	95%置信区间	P 值
年龄(范围)	64(54~78)	66(58~82)	0.96	(0.94~0.98)	<0.001
男/女	139/110	186/170	1.2	(0.83~1.6)	0.9
酒精摄入(范围)/(g/d)	23(1~40)	19(2~94)	1.02	(1.01~1.04)	<0.001
吸烟者/非吸烟者	102/147	176/180	0.71	(0.51~0.98)	0.004
有/无糖尿病	93/156	122/234	3.2	(2.3~4.5)	<0.001

　　我们观察到患有 RCT 的男性和女性比相应的对照组有更长的饮酒史;此外,他们每天摄入的酒精量更高,无论是考虑总酒精摄入量还是仅考虑葡萄酒摄入量。关于啤酒,我们发现只有在患有 RCT 的男性和男性对照组之间存在显著差异。在烈性酒方面没有发现显著差异。我们将这些数据解释为我国葡萄酒消费量高于啤酒或烈酒的结果。因此,我们必须考虑到由于喝啤酒和烈酒的患者和健康受试者人数较少,以及这些饮料的消费量较低而造成的统计偏差。我们观察到过量饮酒是男女发生 RCT 的重要危险因素。适度饮酒没有风险。这些结果可以通过酒精对腱细胞增殖和胶原合成的抑制[16]来解释酒精对肌腱的直接毒性作用(当酒精消耗大于推荐剂量时)(男性<3AU,女性<2AU)。此外,饮酒习惯的持续时间是肩袖破裂的重要危险因素。我们还发现肩袖撕裂的大小随着饮酒量的增加而增加。酒精摄入量较高的患者,肌腱附着处的微血管损伤可能更大。此外,正如 logistic 回归分析所揭示的,我们发现,即使在调整吸烟习惯和糖尿病等其他已知的危险因素时,大量饮酒也是男女 RCT 发病的独立危险因素。我们的研究有一些局限性。首先,对照组没有进行 MRI 检查以排除无症状 RCT 的可能性,而只进行了体检和超声检查。我们相信,由于我们所做的检查和超声检查对 RCT 诊断具有很高的敏感性、准确性和特异性,因此我们的结果不会受到很大影响。其次,受试者认为他们每天摄入的酒精量比他们应该摄入的要多,他们报告的量可能偏少了。

结　论

我们的研究表明:

- 肩袖撕裂患者每日饮酒量高于健康对照组,饮酒习惯持续时间较长。
- 发现男性每日消费超过 3AU,女性每日消费超过 2AU 是发生 RCT 的重要风险因素。
- 过量饮酒,大于推荐摄入量,是肌腱损伤和撕裂严重程度的重要危险因素。

参考文献

1. Liu J, Tian Z, Gao B et al (2002) Dose-dependent activation of anti-apoptotic and proapoptotic pathways by ethanol treatment in human vascular endothelial cells: differential involvement of adenosine. J Biol Chem 277:20927–20933
2. Fuchs FD (2005) Vascular effects of alcoholic beverages: is it only alcohol that matters? Hypertension 45:851–852
3. Zilkens RR, Burke V, Hodgson JM, Barden A, Beilin LJ, Puddey IB (2005) Red wine and beer elevate blood pressure in normotensive men. Hypertension 45:874–879
4. Beilin LJ, Puddey IB (2006) Alcohol and hypertension: an update. Hypertension 47:1035–1038
5. Costanzo S, Di Castelnuovo A, Donati MB, Iacoviello L, De Gaetano G (2010) Alcohol consumption and mortality in patients with cardiovascular disease: a meta-analysis. J Am Coll Cardiol 55:1339–1347
6. Wakabayashi I (2011) Comparison of the relationships of alcohol intake with atherosclerotic risk factors in men with and without diabetes mellitus. Alcohol Alcohol 46:301–307
7. Shirpoor A, Salami S, Khadem-Ansari MH, Heshmatian B,

Ilkhanizadeh B (2012) Long-term ethanol consumption initiates atherosclerosis in rat aorta through inflammatory stress and endothelial dysfunction. Vascul Pharmacol 57:72–77

8. Kasper DL, Braunwald E, Fauci AS, Hauser SL, Longo DL, Jameson JL (2005) Harrison's principles of internal medicine, Part 1, 16th edn. McGraw Hill, New York, USA. pp 33–38

9. Rothman RH, Parke WW (1965) The vascular anatomy of the rotator cuff. Clin Orthop 41:176–186

10. Blevins F, Djurasovic M, Flatow E, Vogel K (1997) Biology of the rotator cuff. Orthop Clin North Am 28:1–15

11. Titchener AG, White JJ, Hinchliffe SR, Tambe AA, Hubbard RB, Clark DI (2014) Comorbidities in rotator cuff disease: a case–control study. J Shoulder Elbow Surg 23(9):1282–1288

12. Passaretti D, Candela V, Venditto T, Giannicola G, Gumina S (2015) Association between alcohol consumption and rotator cuff tear. Acta Orthop 26:1–4

13. Snyder SJ (2002) Arthroscopic classification of rotator cuff lesions and surgical decision making. In: Shoulder arthroscopy, 2nd edn. JB Lippincott, Philadelphia, p 204

14. Hegedus EJ, Goode A, Campbell S, Morin A, Tamaddoni M, Moorman CT 3rd, Cook C (2008) Physical examination tests of the shoulder: a systematic review with meta-analysis of individual tests. Br J Sports Med 42(2):80–92

15. Italian National Research Institute for Food and Nutrition (2003) Linee guida per una sana alimentazione italiana, vol 7, pp 48–56

16. Hapa O, Cakici H, Gideroglu K, Ozturan K, Kukner A, Bugdayci G (2009) The effect of ethanol intake on tendon healing: a histological and biomechanical study in a rat model. Arch Orthop Trauma Surg 129:1721–1726

第 14 章 肩峰下撞击

Stefano Gumina

自 20 世纪中叶以来,许多研究都在进行,目的是找出导致肩袖肌腱撕裂的因素。由于已知肩峰可能有不同的形状和不同的倾斜度,因此很容易将这些肩峰特征归因于肩峰下空间的病理性狭窄。事实上,在 1943—1969 年进行的研究[1-8]得出结论:肩袖肌腱撞击肩峰前下缘是肌腱损伤的决定性原因。尽管这种观点几乎是公认的,但建议的治疗方法并不一致;Armstrong[3]、Watson-Jones[4]、Hammond[5] 和 Diamonds[6,7] 建议在症状性肩袖撕裂的情况下进行肩峰全切除术;Smith-Petersen 等[1] 和 McLaughlin[2] 建议切除肩峰外侧缘,因为他们认为肩袖肌腱只会摩擦肩峰部位。

1972 年,Charles Neer[9,10] 对 100 个干肩胛骨样本进行了研究,观察到其中 11 个肩峰有突出的前边缘和异常的的喙肩韧带。作者认为,冈上肌腱和肱二头肌长头在凹槽中可在臂伸 60°以上时摩擦。这种反复撞击最初导致肩峰下囊的慢性炎症过程,然后是部分撕裂,最后是全层肩袖撕裂。

Neer 引入术语"撞击"(impingement,来自拉丁语"impingo",表示撞击)是为了表明慢性滑囊炎和部分和/或完全肩袖撕裂引起肩痛的肩峰下间隙病理性狭窄。未确定以严重程度增加为特征的疾病的三个阶段:第一阶段:年轻人的典型表现(<25 岁),以水肿和可逆性出血为特征;第二阶段:经常在 25~40 岁的受试者中发现,其中肩袖因骨折和肌腱炎而受损;第三阶段,在 40 岁以上的受试者中观察到,以肩峰突和肌腱损伤为特征。根据 Neer 的说法,骨赘是喙肩韧带肩峰插入导致的钙化性肌腱疾病的结果。作者建议仅在全层撕裂或慢性滑囊炎、肩袖部分撕裂伴活动范围明显受限的情况下,切除肩峰前下缘。

另一种治疗方法包括喙肩韧带部分、肩锁关节切除术和肱二头肌长头肌腱切开术[11-18]。

在过去的几年里,许多作者根据 Neer 的理论,将注意力转向了肩峰形态、骨赘的存在及其与完全肩袖撕裂的关系[19-35]。

Bigliani 等人[19,20,36]通过 X 线研究了尸体肩胛骨,并根据肩峰形态提出了分类。根据作者的说法,有可能检测出三种类型的肩峰,分别是扁平(Ⅰ型)、曲线(Ⅱ型)和钩状(Ⅲ型),患病率分别为 19%、42% 和 39%(见第 2 章)。他们认为钩状肩峰特征是存在"骨赘",和/或肩锁关节骨赘,这将减少肩峰下间隙,通过撞击机制导致肩袖撕裂。显而易见地,建议切除骨赘生物或通过切除肩峰前下缘来扩大肩峰下间隙。

Farley 等人[26]在一项 MRI 研究中,评估了 57 名无肩关节疾病史的患者的肩峰形态,并对 76 名肩袖症状性病变患者进行了同样的评估。作者在 Bigliani 分类的基础上增加了第四种肩峰分类,其特征是下表面凸出(Ⅳ型),并观察到肩袖撕裂的肩部常有Ⅲ型肩峰,喙肩韧带较厚,肩锁关节有骨赘,常突入肩峰下间隙。

Choo 和 Yoo[25]也支持该机制理论,这与大结节(临界区)肩袖附着处血管灌注不足引起的组织变性形成对照[20,21,33,37]。根据这个理论,由于骨赘的存在,肩峰下间隙的缩小是病变的结果,而不是病因。事实上,肩袖撕裂改变了肱骨头的稳定性,并有助于肱骨头的上升,同时还伴随着喙肩韧带张力的增加和随之出现的内生物。此外,肩峰的形态变化随着年龄的变化而变化[27,34,38],并不是遗传决定的。因此,如果存在任何易感的不利机械条件,Ⅰ型肩峰可变成Ⅱ型和Ⅲ型肩峰。

这个概念已经引起了对肩峰成形术作为外科肩袖修复的一个重要方式的真实有效性的严重怀疑[39-43]。

McCallister 等人[40]指出,用肩峰成形术完成手术肩袖修复是没有用的。同样,Garstman 等人 2004 年[41]对大的肩袖撕裂的患者进行了前瞻性随机研究,观察到接受肩峰成形术的患者与未接受肩峰成形术的患者之间的结果没有差异。

Milano 等人[42] 2005 年和 Shin 等人[43]在 2012 年也进行了同样的研究。在这两次研究当中,得到的结果与 Garstman 相似。

过度使用或遗传因素在决定肩峰下间隙宽度方面起着更大的作用吗?

40 多年前,Neer 认为肩锁关节前下角的骨赘可能是肩袖和喙肩弓之间机械磨损的主要原因[9]。随后,Bigli-

ani 等人[19]将肩峰形状分为三种类型,或多或少容易发生肩袖腱病。肩袖撕裂的高患病率也归因于肩锁关节的反斜角和肩峰外侧角的降低[44,45]。Oh 等人[46]将肩峰骨赘分为不同的形态,提示最常见的足跟型骨赘可能是肩袖全层撕裂的危险因素。

尽管这些里程碑式文献的出版已过去多年,我们仍然在争论肩峰下空间宽度(主要是肩峰形状的结果)是由可能的超负荷影响还是由基因决定的。Wang 和 Shapiro[38]是第一个假设的支持者,他们观察到随着年龄的增长,肩峰的形状从平坦发展到弯曲或钩形。类似地,2001 年,Shah 等人[34]对 18 个尸体肩(12 对来自 6 具尸体,另外 6 个未配对)进行了大体、放射学和组织学研究,观察了所有弯曲和钩状肩锁骨中胶原、纤维和骨的常见退化模式。因此,他们得出结论,肩峰的形状是通过喙肩韧带施加的牵引力获得的,并非先天性的。然而,这两个出版物的结果缺乏支持性的统计分析,也没有提供关于各种肩峰形状对肩峰下空间影响的信息。此外,作者没有提供受试者肢体优势或职业的信息。Mahakkanukrauh 和 Surin[47]支持同样的理论。他们对 346 具骨骼进行了解剖学研究,观察到肩峰骨赘的发生与年龄增长有显著相关性;此外,骨赘的发生频率没有性别差异。

即使在今天,肩峰下空间宽度是主要是由基因决定(并且仅部分受外部因素影响),还是随着时间的推移而根据肩部所承受的负荷而变化(无论基因倾向如何),仍不清楚。

为了澄清这个悬而未决的问题,我们比较了老年单卵(同卵)和双卵(异卵)双胞胎之间的肩峰下空间宽度[48],并使用 Twin 研究设计[49]来分离共享和独特环境的贡献。我们发现了 50 对同年龄段(50~75 岁)的双胞胎,因为大多数因肩袖撕裂接受手术治疗的患者都在这个范围内[50]。用磁共振成像(magnetic resonance imaging,MRI)评估优势肩的肩肱距和肩袖状态(结构和质量状态)。肩肱距在冠状斜投影中计算为肩峰下表面最尖点与肱骨近端最尖点之间的距离。我们记录了所有参与者的就业情况,记录了有关类型和期限的具体信息。职业分为三类:"重体力工人"(清洁工、工人、工艺工人、运输工人和设备操作员)、"行政辅助人员"(行政工人、技术人员和家庭主妇)和"专业人员"(专业人员和管理人员)。所有的数据都被提交给一个非常复杂的统计分析。

所有结果汇总在表 14-1~表 14-3 中。

表 14-1　队列的基线特征

	同卵双胞胎[a](30 例[b])	异卵双胞胎[a](28 例[c])	P 值
年龄	63.66±4.32(53~72)	63.78±1.96(60~66)	
女性	62.40±6.3(53~72)	63.77±2.03(60~66)	0.264
男性	64.30±2.86(61~71)	63.80±1.83(61~66)	0.978
肩肱距离(mm)	10.13±1.70	9.69±1.74	0.197

[a] 数值以平均值和标准差的形式给出,括号内为范围。
[b] 10 例女性 20 例男性。
[c] 18 例女性 10 例男性。

表 14-2　肩肱距离遗传分析总结

同卵双胞胎				异卵双胞胎				
	均方的 P 值				均方的 P 值			
平均差(mm)	组内	组间	类内相关系数	平均差(mm)	组内	组间	类内相关系数	遗传力
-0.13	<0.001	0.450	0.91	0.10	<0.001	0.849	0.50	0.82

表 14-3　不同职业的肩峰肱骨距离差异

职业	同卵双胞胎		异卵双胞胎	
	AHD(mm)	P 值	AHD(mm)	P 值
重体力劳动者	10.25±1.88	0.842(vs 行政人员)	9.55±1.89	1.00(vs 行政人员)
行政人员	9.88±2.30	1.00(vs 专业工人)	9.60±0.80	1.00(vs 专业工人)
专业工人	10.60±1.31	1.00(vs 重体力劳动者)	9.80±1.79	1.00(vs 重体力劳动者)

AHD,肩峰肱骨距离。

所得遗传力指数表明遗传因素是肩肱距变异的主要原因,共同的、独特的环境因素对变异性的影响较小。

遗传因素的作用也得到了三组工人的肩肱距比较结果的支持。不同类型劳动组之间无显著差异。在整个研究队列中以及在单卵和双卵受试者中都证实了这一点。这些数据似乎部分地与 Frost 和 Andersen[51] 的数据形成了对比,他们观察到肩部密集工作是撞击综合征的危险因素。类似地,van Rijn 等人[52] 注意到高度重复性工作与肩峰下撞击的发生有关,Roquelaure 等人[53] 观察到熟练的蓝领工人更容易发生肩峰下撞击,特别是在被迫反复外展手臂的情况下。最后,在纵向研究中,Svendsen 等人[54] 发现,有力的工作、手臂抬高的工作和重复的工作,都会使肩峰下撞击的手术风险增加一倍。

我们的研究表明影响肩峰下间隙宽度的解剖特征主要是遗传决定的。然而,如果肩峰下空间本来就很窄,外部因素会强烈地促使空间进一步缩小,使其过于紧凑。这可能是由于喙肩韧带的肩峰插入物骨化[9];肩关节后囊挛缩,导致肱骨头向上移位[55-57];或肩胛肌功能减退[58]。

陈旧性单侧上肢截肢患者的肩袖完整性

为了验证外源性因素在肩袖撕裂发生中的作用,我们对 25 例陈旧性单侧上肢截肢患者的双肩进行了 MRI 检查(图 14-1a、b)。

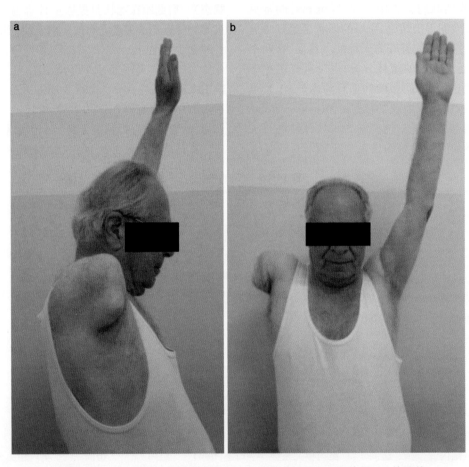

图 14-1 一名 72 岁男性右上肢截肢后肩关节前屈(a)和外展(b)的评估

根据 Sugaya 分类[59] 的肩袖肌腱状态(结构和定性条件)及根据 Fuchs 分类的肩袖肌肉倾向性[60]

所有受试者均获得斜冠状位、斜矢状位和轴向 T2 加权 MRI 图像。冠状斜肩影像与冈上肌腱平行。患者在仰卧位检查,手臂侧放,手掌朝上,手放在臀部下方,以保持肩部不动。在全层肩袖撕裂的受试者中,还测量了两肩的肩肱距(AHD)。在冠状面斜投影中计算 AHD 作为肩峰下表面最尖点与肱骨近端最尖点之间的距离。

结果汇总于表 14-4 和表 14-5,这是 Gumina S 在 2015 年根据 Sugaya 分类的。表 14-4 显示了研究组肩袖的健康状况。总的趋势是截肢侧和健康侧之间没有明显的再分割($P = 0.18$)。分别评估每个肩关节时,发现截肢侧 Sugaya II 型和健康侧 Sugaya I 型的显著患病率分别为($x^2 = 12.5, P = 0.02$)和($x^2 = 25.5, P < 0.001$)。仅考虑 19 名无肩袖撕裂的受试者,截肢侧和健康侧的 AHD 平均值

表 14-4 基于 Sugaya 分类的样本分布

	截肢侧	健康侧
Ⅰ 型	7（28%）	13（52%）
Ⅱ 型	10（40%）	7（28%）
Ⅲ 型	4（16%）	2（8%）
Ⅳ 型	1（4%）	1（4%）
Ⅴ 型	3（12%）	2（8%）
	$\chi^2=12.5, P=0.02$	$\chi^2=25.5, P<0.001$

表 14-5 基于 Fuchs 分类的样本分布

	截肢侧	健康侧	P 值
0 型	–	1（4%）	
Ⅰ 型	8（32%）	13（52%）	
Ⅱ 型	7（28%）	8（32%）	0.033
Ⅲ 型	5（20%）	1（4%）	
Ⅳ 型	5（20%）	2（8%）	
	$\chi^2=1.08, P=0.78$	$\chi^2=22.8\ P<0.001$	

分别为 0.81cm［标准差（SD）0.11］和 0.87cm（SD 0.13）；因此，存在显著性差异（$P=0.02$）。

表 14-5 显示了根据 Fuchs 分类的样本数量和比例。总体趋势显示截肢侧和健康侧的再分配不同（$P=0.033$），显示健康侧 Fuchs Ⅱ 型的显著患病率（$\chi^2=22.8$，$P<0.001$）。

根据基于 Sugaya 和 Fuchs 分类的样本频率分布，我们发现截肢侧（$\chi^2=10.15$，$P=0.001$）和健康侧（$\chi^2=8.40$，$P=0.004$）之间密切相关。

根据 Sugaya 分类的五种类型，我们没有发现截肢侧和健康侧的肩袖状态在再分配方面的显著差异。相反，在截肢侧发现 Sugaya Ⅱ 型（轻微退化的肩袖）和健康侧发现 Ⅰ 型（正常和健康的肩袖）的显著患病率。此外，健康侧只有 20% 的肩袖有部分或全层撕裂，而截肢者侧的比例上升到 32%。我们的结果表明，健康侧的肩袖随着年龄的增长而发生退化和断裂，这是生理上的表现。

此外，我们的数据表明，肩袖退化，从而肩袖撕裂，不受功能超载的影响。事实上，矛盾的是，截肢者的肩袖受到的压力小，但仅在 28% 的情况下是健康的，相比之下，非截肢侧 52% 是健康的。这不能归因于肩峰下间隙宽度的减小，截肢侧与健康侧相比，肩峰下间隙宽度减小，差异小于 1mm。营养摄入不足可能是截肢侧肩袖退化的主要原因。我们认为，这一假设可以通过以下三种可能的解释中的一种或多种得到支持：

1. 1970 年，Rathbun 和 McNab[61] 假设，当手臂保持在中立旋转和内收的静止位置时，上后肩袖的肌肉肌腱血管被"挤压"，这是大部分截肢肩部的位置。因此，根据这个假设，截肢一侧的肩袖几乎没有血管。

2. 迄今为止，还没有研究探讨肩关节运动时滑液可能流入肩袖。如果发生这种情况，截肢的活动性差肯定不会导致积液。

3. 根据五种 Fuchs 分类，我们发现截肢侧和健康侧的肌腹状态在再分配方面存在显著差异；在健康侧发现 Fuchs Ⅱ 型的显著患病率。截肢侧和健侧肌腹 Fuchs 度分别为 40% 和 12%。进行性肌肉萎缩是蛋白质合成减少和细胞水平蛋白质降解增加的结果。由于代谢活性降低，蛋白质合成减少；主要通过泛素-蛋白酶体途径进行的细胞蛋白质降解受到失用的刺激，失用激活泛素连接酶，从而催化小泛素肽与细胞蛋白质结合，并导致它们在蛋白酶体作用下降解[62,63]。由于进行性肌肉萎缩，骨骼肌毛细血管纤维比（C/F）降低[64,65]。这个比率反映了纤维周围毛细血管的数量。血管和肌肉中的间质胶原随着失用[66,67]的增加而进一步分离肌肉，因为它们减少了毛细血管的供应，并促进毛细血管的丧失，导致缺氧引起的肌肉萎缩[67]。微循环也会因特征性的间质纤维化而受损，并导致毛细血管丧失，进而引发进一步纤维化[66]。

基于这些微血管和结构的变化，肌肉的血管供应受损可能导致肌肉分支对肌腱本身的营养贡献减少[68]。

令人惊讶的是，截肢者一侧的部分肩袖肌肉保持了良好的性能。还需要其他的研究来确定哪些刺激物仍然可以作用于很少使用的肌肉。

结 论

我们对单侧陈旧性上肢截肢患者的数据表明，肩袖退化，进而导致肩袖撕裂，与肩部过度使用明显相关。事实上，这些病变多见于截肢侧，而截肢侧不可避免地较少参与日常活动。因此，在这类患者中，肩袖退变和破裂可能更多是由于营养摄入不足（内在因素）。

参考文献

1. Smith-Petersen MN, Aufranc OE, Larson CB (1943) Useful surgical procedures for rheumatoid arthritis involving joints of the upper extremity. Arch Surg 46:764–770

2. McLaughlin HL (1944) Lesions of the musculotendinous cuff of the shoulder. I. The exposure and treatment of tears with retraction. J Bone Joint Surg 26:31–51

3. Armstrong JR (1949) Excision of the acromion in treatment of the supraspinatus syndrome: report of ninety-five excisions. J Bone Joint Surg Br 31:436–442

4. Watson-Jones R (1960) Fractures and joint injuries. Williams & Wilkins, Baltimore, pp 449–451

5. Hammond G (1962) Complete acromionectomy in the treatment of chronic tendinitis of the shoulder. J Bone Joint Surg Am 44(3):494–504

6. Hammond G (1971) Complete acromionectomy in the treatment of chronic tendinitis of the shoulder. A follow-up of ninety operations of eighty-seven patients. J Bone Joint Surg Am 53:173–180

7. Diamond B (1964) The obstructing acromion. Charles C Thomas, Springfield, Ill

8. Moseley HF (1969) Shoulder lesions. E & S Livingstone, Edinburgh

9. Neer CS II (1972) Anterior acromioplasty for the chronic impingement syndrome in the shoulder. A preliminary report. J Bone Joint Surg Am 54:41–50

10. Neer CS II (1983) Impingement lesions. Clin Orthop Relat Res 173:70–77

11. Hawkins RJ, Kennedy JC (1980) Impingement syndrome in athletes. Am J Sports Med 8(3):151–158

12. Jackson DW (1976) Chronic rotator cuff impingement in the throwing athlete. Am J Sports Med 4(6):231–240

13. Kessel L, Watson M (1977) The painful arc syndrome. Clinical classifi cation as a guide to management. J Bone Joint Surg Br 59(2):166–172

14. Penny JN, Welsh RP (1981) Shoulder impingement syndromes in athletes and their surgical management. Am J Sports Med 9(1):11–15

15. Jens J (1964) The role of the subscapularis muscle in recurring dislocation of the shoulder (abstract). J Bone Joint Surg Br 34:780

16. Ha'eri GB, Orth MC, Wiley AM (1982) Shoulder impingement syndrome. Clin Orthop Relat Res 168:128–132

17. Neviaser TJ, Neviaser RJ, Neviaser JS (1982) The four-in-one arthroplasty for the painful arc syndrome. Clin Orthop Relat Res 163:107–112

18. Pujadas GM (1970) Coraco-acromial ligament syndrome. J Bone Joint Surg Am 52:1261–1262

19. Bigliani LU, Morrison D, April EW (1986) The morphology of the acromion and its relationship to rotator cuff tears. Orthop Trans 10:228

20. Morrison DS, Bigliani LU (1987) The clinical significance of variations in acromial morphology. Orthop Trans 11:234

21. Ozaki J, Fujimoto S, Nakagawa Y, Masuhara K, Tamai S (1988) Tears of the rotator cuff of the shoulder associated with pathological changes in the acromion. J Bone Joint Surg Am 70:1224–1230

22. Ogata S, Uhthoff HK (1990) Acromial enthesopathy and rotator cuff tear. Clin Orthop Relat Res 254:39–48

23. Epstein RE, Schweitzer ME, Frieman BG, Fenlin JM, Mitchell DG (1993) Hooked acromion: prevalence on MR images of painful shoulders. Radiology 187:479–481

24. Gagey N, Ravaud E, Lassau JP (1993) Anatomy of the acromial arch: correlation of anatomy and magnetic resonance imaging. Surg Radiol Anat 15:63–70

25. Chun JM, Yoo HW (1994) Incidence of acromial spur (abstract). J Shoulder Elbow Surg 3(Suppl):S20

26. Farley TE, Neumann CH, Steinbach LS, Petersen SA (1994) The coracoacromial arch: MR evaluation and correlation with rotator cuff pathology. Skeletal Radiol 23:641–645

27. Getz JD, Recht MP, Piraino DW, Schils JP, Latimer BM, Jellema LM, Obuchowski NA (1996) Acromial morphology: relation to sex, age, symmetry, and subacromial enthesophytes. Radiology 199:737–742

28. Nicholson GP, Goodman DA, Flatow EL, Bigliani LU (1996) The acromion: morphologic condition and age-related changes. A study of 420 scapulas. J Shoulder Elbow Surg 5:1–11

29. Bigliani LU, Levine WN (1997) Current concepts review—subacromial impingement syndrome. J Bone Joint Surg Am 79:1854–1868

30. Chambler AFW, Emery RJH (1997) Acromial morphology: the enigma of terminology. Knee Surg Sports Traumatol Arthrosc 5:268–272

31. Hirano M, Ide J, Takagi K (2002) Acromial shapes and extension of rotator cuff tears: magnetic resonance imaging evaluation. J Shoulder Elbow Surg 11:576–578

32. Nastis K, Tsikararas P, Totlis T, Gigis I, Skandalakis P, Appel HJ et al (2007) Correlation between the four types of acromion and the existence of enthesophytes: a study on 423 dried scapulas and review of the literature. Clin Anat 20:267–272

33. Toivonen DA, Tuite MJ, Orwin JF (1995) Acromial structure and tears of the rotator cuff. J Shoulder Elbow Surg 4:376–383

34. Shah NN, Bayliss NC, Malcolm A (2001) Shape of the acromion: congenital or acquired—a macroscopic, radiographic, and microscopic study of acromion. J Shoulder Elbow Surg 10:309–316

35. Worland RL, Lee D, Orozco CG, SozaRex F, Keenan J (2003) Correlation of age, acromial morphology, and rotator cuff tear pathology diagnosed by ultrasound in asymptomatic patients. J South Orthop Assoc 12:23–26

36. Bigliani LU, Ticker JB, Flatow EL, Soslowsky LJ, Mow VC (1991) The relationship of acromial architecture to rotator cuff disease. Clin Sports Med 10:823–838

37. Rothman RH, Parke WW (1965) The vascular anatomy of the rotator cuff. Clin Orthop Relat Res 41:176–186

38. Wang JC, Shapiro MS (1997) Changes in acromial morphology-with age. J Shoulder Elbow Surg 6:55–59

39. Goldberg BA, Lippitt SB, Matsen FA III (2001) Improvement in comfort and function after cuff repair without acromioplasty. Clin Orthop 390:142–150

40. McCallister WV, Parsons IM, Titelman RM et al (2005) Open rotator cuff repair without acromioplasty. J Bone Joint Surg Am 87(6):1278–1283

41. Gartsman GM, O'Connor DP (2004) Arthroscopic rotator cuff repair with and without arthroscopic subacromial decompression: prospective, randomized study of one-year outcomes. J Shoulder Elbow Surg 13:424–426

42. Milano G, Grasso A, Salvatore M, Zarelli D, Deriu L, Fabbriciani C (2007) Arthroscopic rotator cuff repair with and without subacromial decompression: a prospective randomized study. Arthroscopy 23:81–88

43. Shin SJ, Oh JH, Chung SW, Song MH (2012) The efficacy of acromioplasty in the arthroscopic repair of small- to medium-sized rotator cuff tears without acromial spur: prospective comparative study. Arthroscopy 28(5):628–635

44. Aoki M, Ishii S, Usui M (1986) The slope of the acromion and rotator cuff impingement. Orthop Trans 10:228

45. Banas MP, Miller RJ, Totterman S (1995) Relationship between the lateral acromion angle and rotator cuff disease. J Shoulder Elbow Surg 4:454–461

46. Oh JH, Kim JY, Lee HK, Choi JA (2010) Classification and clinical significance of acromial spur in rotator cuff tear: heel-type spur and rotator cuff tear. Clin Orthop Relat Res 468:1542–1550

47. Mahakkanukrauh P, Surin P (2003) Prevalence of osteophytes associated with the acromion and acromioclavicular joint. Clin Anat 16:506–510

48. Gumina S, Arceri V, Fagnani C, Venditto T, Catalano C, Candela V, Nisticò L (2015) Subacromial space width: does overuse or genetics play a greater role in determining It? An MRI study on elderly twins. J Bone Joint Surg Am 97(20):1647–1652. doi:10.2106/JBJS.O.00379

49. H Snieder, X Wang, AJ MacGregor - eLS, 2010.

50. Jain NB, Higgins LD, Losina E, Collins J, Blazar PE, Katz JN (2014) Epidemiology of musculoskeletal upper extremity ambulatory surgery in the United States. BMC Musculoskelet Disord 15:4

51. Frost P, Andersen JH (1999) Shoulder impingement syndrome in relation to shoulder intensive work. Occup Environ Med 56:494–498

52. van Rijn RM, Huisstede BM, Koes BW, Burdorf A (2010) Associations between work-related factors and specific disorders of the shoulder—a systematic review of the literature. Scand J Work Environ Health 36:189–201

53. Roquelaure Y, Bodin J, Ha C, Petit Le Manac'h A, Descatha A, Chastang JF, Leclerc A, Goldberg M, Imbernon E (2011) Personal, biomechanical, and psychosocial risk factors for rotator cuff syndrome in a working population. Scand J Work Environ Health 37:502–511

54. Svendsen SW, Dalbøge A, Andersen JH, Thomsen JF, Frost P (2013) Risk of surgery for subacromial impingement syndrome in

relation to neck-shoulder complaints and occupational biomechanical exposures: a longitudinal study. Scand J Work Environ Health 39:568–577

55. Harryman DT 2nd, Sidles JA, Clark JM, McQuade KJ, Gibb TD, Matsen FA 3rd (1990) Translation of the humeral head on the glenoid with passive glenohumeral motion. J Bone Joint Surg Am 72:1334–1343

56. Burkhart SS, Morgan CD, Kibler WB (2003) The disabled throwing shoulder: spectrum of pathology Part III: the SICK scapula, scapular dyskinesis, the kinetic chain, and rehabilitation. Arthroscopy 19:641–661

57. Grossman MG, Tibone JE, McGarry MH, Schneider DJ, Veneziani S, Lee TQ (2005) A cadaveric model of the throwing shoulder: a possible etiology of superior labrum anterior-to-posterior lesions. J Bone Joint Surg Am 87:824–831

58. Seitz AL, McClure PW, Finucane S, Boardman ND 3rd, Michener LA (2011) Mechanisms of rotator cuff tendinopathy: intrinsic, extrinsic, or both? Clin Biomech (Bristol, Avon) 26:1–12

59. Sugaya H, Maeda K, Matsuki K, Moriishi J (2007) Repair integrity and functional outcome after arthroscopic double-row rotator cuff repair. A prospective outcome study. J Bone Joint Surg Am 89:953–960

60. Fuchs B, Weishaupt D, Zanetti M, Hodler J, Gerber C (1999) Fatty degeneration of the muscles of the rotator cuff: assessment by computed tomography versus magnetic resonance imaging. J Shoulder Elbow Surg 8(6):599–605

61. Rathbun JB, Macnab I (1970) The microvascular pattern of the rotator cuff. J Bone Joint Surg Br 52:540–553

62. Glass DJ (2003) Signalling pathways that mediate skeletal muscle hypertrophy and atrophy. Nat Cell Biol 5:87

63. Kandarian SC, Jackman RW (2006) Intracellular signaling during skeletal muscle atrophy. Muscle Nerve 33:155

64. Tyml K, Mathieu-Costello O (2001) Structural and functional changes in the microvasculature of disused skeletal muscle. Front Biosci 6:d45–52

65. Carry MR, Ringel SP, Starcevich JM (1986) Distribution of capillaries in normal and diseased human skeletal muscle. Muscle Nerve 9:445–454

66. Jozsa L, Kannus P, Thoring J, Reffy A, Jarvinen M, Kvist M (1990) The effect of tenotomy and immobilization on intramuscular connective tissue. J Bone Joint Surg 72B:293–297

67. Borisov AB, Huang S, Carlson BM (2000) Remodeling of the vascular bed and progressive loss of capillaries in denervated skeletal muscle. Anat Rec 258:292–304

68. Papakonstantinou MK, Pan WR, le Roux CM, Richardson MD (2012) Arterial supply of the tendinous rotator cuff insertions: an anatomical study. ANZ J Surg 82:928–934

第 15 章　肩锁关节变性

Stefano Carbone and Stefano Gumina

1937 年 Meyer 首次提出了肩部撞击的概念。之后，Neer 扩展了 Meyer 的研究，描述了撞击的不同阶段。肩撞击综合征是由于冠状肩胛弓形成的结构导致肩胛下间隙解剖变窄，导致进行性滑囊炎、肌腱炎和肩袖撕裂。肩锁关节退行性变和疼痛可单独存在或与肩关节撞击同时存在。

肩峰下表面和肱骨头上表面之间的空间称为肩峰下空间。这个空间通常较窄，当手臂外展时会最大限度地缩小。任何进一步缩小这个空间的情况都可能导致撞击。撞击是导致肩袖撕裂的原因[1]。发生于肩锁关节前三分之一的下表面和肩袖之间，涉及喙肩韧带和肩锁关节。在撞击的病因中，大多数解剖学研究集中在喙肩弓的一个组成部分，即肩峰及其与肩袖撕裂的关系。很少有人提到肩锁关节对冈上肌出口的影响。

肩锁关节退行性病变是影响肩关节的常见病理[2,3]。它取决于患者的年龄，但与肩袖损伤相反，它开始于患者生命的第三个十年，表现为关节内盘的退变[2]。肩袖损伤与肩锁关节炎并存是一种常见现象。一些作者发现关节下方骨赘的存在与肩峰下撞击综合征或肩袖损伤症状的发生率之间存在相关性[4,5]。大多数进行性的、退行性的肩锁关节疾病仍然没有症状[6]。尽管有这些发现，一些作者认为肩关节下表面的亚临床骨赘可以机械地刺激肩袖肌腱，最终导致它们断裂[7,8,9,10]（图 15-1）。

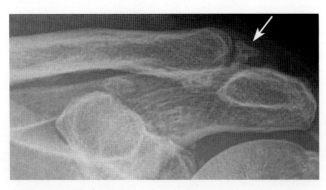

图 15-1　左肩 X 线平片。箭头显示肩锁关节退行性改变

解剖与生物力学

肩锁关节连接锁骨外侧和肩峰。通过胸锁关节，它提供了肩带和轴向骨架之间的连接。它是一个运动关节，关节盘和透明软骨随着年龄的增长逐渐被纤维软骨所取代[11]。尽管存在广泛的变异，关节空间约为 9mm×19mm 的成年人[12]。此外，关节倾角也有所变化，从平面到斜向到弯曲[13]。最常见的倾斜是上外侧到下内侧，锁骨关节面高于肩峰面[14]。感觉神经支配由腋、肩胛上和侧胸神经的分支提供。

纤维软骨盘含有与上关节囊相连的稳定纤维。最近，根据关节盘的存在与否，肩锁关节被分为三种主要类型[15]。在这项研究中，组织学观察显示，肩锁关节盘的上部由纤维组成，而下部由致密结缔组织组成。在 AC 看来是椭圆形关节的情况下，其有限的轴向旋转限制肩胛骨在手臂抬高后倾斜，这可能有助于肩撞击综合征。尽管椎间盘的功能仍然是一个讨论的问题，但众所周知，它与肩锁关节的退行性条件有关，因为这种结构在生命的第三、四十年经历了严重的退行性变化[3,11,14]。关节周围有一个薄的滑膜囊，由位于前、后、上、下的韧带加强。这些韧带是关节的稳定器；肩锁韧带是锁骨水平平移的主要约束，而喙锁韧带是垂直平移的主要约束[16]。肩锁关节的整体稳定性依赖于肩锁和喙锁韧带的合作，但是很难描述每个结构的具体贡献。尽管上肢有很大的自由度，但肩锁关节处几乎没有运动。正如 Cordman 所报道的，在外展或向前运动中，肩锁关节只有 5°~8°的运动范围，而锁骨和肩胛骨大约有 45°。研究表明，关节的稳定对肩关节的活动范围几乎没有影响，这可能有助于理解为什么关节病通常是无症状的[17]。另一方面，Rockwood Ⅲ 型肩锁关节脱位对关节稳定性的破坏显著改变了肩关节的运动[18]。

肩锁关节退行性改变

肩锁关节通常在生命的第三个十年内发生退行性改变。这是由于关节内椎间盘的变性和透明关节软骨的被纤维软骨替代[3,11,14,19]。为了对关节退行性改变进行分类,采用了基于关节间隙变窄、包膜扩张和肩峰下不规则性的磁共振分级。共有四个等级:1 级是指肩锁关节正常(无退行性改变);2 级是指关节间隙轻度狭窄和可能的包膜扩张;3 级是指包膜扩张、关节间隙狭窄、肩峰下脂肪/滑囊清除和边缘骨赘形成;4 级为严重退行性变伴关节不规则、关节间隙闭塞和大的下骨赘形成。尽管退行性变的发生率很高,但很少有患者在关节的影像学检查和临床检查之间有相关性(图 15-2)。

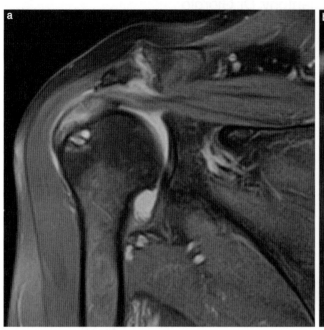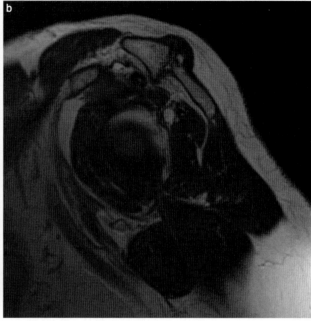

图 15-2 (a,b)57 岁男性患者的磁共振成像显示肩锁关节和上肩袖的退行性改变

结　论

在肩袖撕裂和肩峰下撞击的情况下,确定肩关节解剖结构的改变、撞击的区域,以及喙肩弓的侵犯方面是很重要的。肩袖疾病的治疗应包括肩锁关节的评估,因为肩锁关节的退行性变会影响撕裂的程度。肩袖修复肩峰下减压术中,肩锁关节骨赘的撞击必须积极清除。对于严重的肩锁关节退行性变,即使在肩锁关节无症状的情况下,也建议采用锁骨远端切除联合前肩锁成形术,以防止进一步的骨赘形成。

参考文献

1. Neer CS 2nd (1972) Anterior acromioplasty for the chronic impingement syndrome in the shoulder: a preliminary report. J Bone Joint Surg Am 54:41–50
2. DePalma AF (1983) Surgery of de shoulder, 3rd edn. JB Lippincott Co., Philadelphia, pp 211–241
3. Petersson CJ (1983) Degeneration of the acromioclavicular joint: a morphological study. Acta Orthop Scand 54:434–438
4. Neer C, Poppen N (1987) Supraspinatus outlet. Orthop Trans 11:234
5. Petersson C, Gentz C (1983) Ruptures of the supraspinatus tendon. The significance of distally pointing acromioclavicular osteophytes. Clin Orthop Relat Res 174:143–148
6. Shaffer BS (1999) Painful conditions of the acromioclavicular joint. J Am Acad Orthop Surg 7:176–188
7. Cuomo F, Kummer FJ, Zuckerman JD, Lyon T, Blair B, Olsen T (1998) The influence of acromioclavicular joint morphology on rotator cuff tears. J Shoulder Elbow Surg 7:555–759
8. Neer C (1983) Impingement lesions. Clin Orthop Relat Res 173:70–77
9. Kessel L, Watson M (1977) The painful arc syndrome. Clinical classification as a guide to management. J Bone Joint Surg Br 59:166–172
10. Kuster M, Hales P, Davis S (1998) The effects of arthroscopic acromioplasty on the acromioclavicular joint. J Shoulder Elbow Surg 7:140–143
11. Depalma AF (1963) Surgical anatomy of acromioclavicular and sternoclavicular joints. Surg Clin North Am 43:1541–1550
12. Bosworth BM (1949) Complete acromioclavicular dislocation. N Engl J Med 241:221–225
13. Colegate-Stone T, Allom R, Singh R, Elias DA, Standring S, Sinha J (2010) Classification of the morphology of the acromioclavicular joint using cadaveric and radiological analysis. J Bone Joint Surg Br 92:743–746
14. Petersson CJ, Redlund-Johnell I (1983) Radiographic joint space in normal acromioclavicular joints. Acta Orthop Scand 54:431–433
15. Emura K, Arakawa T, Miki A, Terashima T (2014) Anatomical observations of the human acromioclavicular joint. Clin Anat 27:1046–1052
16. Fukuda K, Craig EV, An KN, Cofield RH, Chao EY (1986) Biomechanical study of the ligamentous system of the acromioclavicular joint. J Bone Joint Surg Am 68:434–440
17. Stein BE, Wiater JM, Pfaff HC, Bigliani LU, Levine WN (2001) Detection of acromioclavicular joint pathology in asymptomatic shoulders with magnetic resonance imaging. J Shoulder Elbow Surg 10:204–208
18. Gumina S, Carbone S, Postacchini F (2009) Scapular dyskinesis and SICK scapula syndrome in patients with chronic type III acromioclavicular dislocation. Arthroscopy 25:40–45
19. Nicholson GP, Goodman DA, Flatow EL, Bigliani LU (1996) The acromion: morphologic condition and age-related changes. A study of 420 scapulas. J Shoulder Elbow Surg 5:1–11

第 16 章　胸椎后凸畸形

Stefano Gumina and Giantony Di Giorgio

尽管关于肩峰下撞击的论文数量巨大，但由于胸椎后凸而导致肩胛骨位置不正导致的肩峰下撞击尚未完全阐明。在一篇精辟的综述中，Bigliani 和 Levine[1] 列出了撞击综合征的主要外在原因；但是没有提到胸椎后凸。据我们所知，只有零星的研究认为胸椎后凸是肩峰下撞击的原因。Matsen 和 Craig[2] 观察到中胸椎后凸导致肩胛骨伸展减弱是肩胛骨下原发性外源性综合征的常见伴发因素，并指出肩胛骨由于胸后凸的病理性因素可能减少肩胛骨下空间。Celli 等人[3] 在胸廓后凸畸形患者中，发现大结节前屈过程中过早地通过肩峰下方（40°），因此，在 50 岁以上的患者中，后凸畸形可被认为是肩峰下撞击的原因。Grimsby 和 Gray[4] 指出，在头向前、肩圆、胸后凸增加的患者中，肩胛骨前后旋转，压迫肩峰突，改变了肩胛窝的方向。因此，当患者试图抬高手臂时，冈上肌腱可能会撞击肩峰前部。相反，Lewis 等人[5] 通过分别计算无症状受试者和肩峰下撞击综合征患者优势侧和疼痛侧固定点之间的角度，确定了头部和肩部的前位姿势。他们得出的结论是姿势和肩峰宽度之间不存在明显的关系。

Burkhart 等人[6] 经常观察到肩胛骨在显性投掷肩中的位置不正，并将其命名为病态综合征［肩胛骨（Scapular）位置不正、内侧下（Inferior）缘突出、喙突（Coracoid）痛和位置不正、肩胛运动障碍（dyskinesis）；SICK syndrome］。这种错位是由于肌肉激活障碍，在动态使用时产生肩胛骨运动改变。病态综合征患者因肩胛前伸导致肩锁关节前内成角而出现撞击样症状。华纳等人[7] 通过对无症状受试者和撞击综合征患者的莫尔地形图（Moiré topographic）分析标准技术的改进，分别观察到 14% 和 57% 的肩胛胸不对称。Rubin 和 Kibler[8] 报道，姿势功能障碍常与肩胛骨运动障碍有关，因此与肩胛骨的非同步性有关，并认为原发性肩峰下撞击是肩胛骨运动障碍的原因。

Ludewing 和 Cook[9] 观察到肩胛骨过度延长与肩峰前倾有关，肩峰下撞击综合征的发生与肩峰前倾有关。Lukasiewicz 等人[10] 发现，与无症状者相比，撞击综合征患者的后倾角约为 10°。

考虑到相关知识的缺乏和相互矛盾的结果，我们测量了[11] 47 例特发性或获得性背侧过凸患者的肩峰下间隙（根据 Cobb 法，测量结果大于 40°[12]）（图 16-1），并将结果与无肩痛、放射学检查的志愿者的结果进行了比较肩关节不稳或肩峰下撞击综合征的症状。

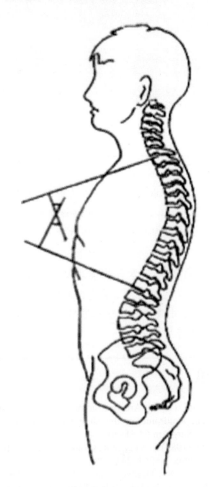

图 16-1　Cobb 法

肩峰下间隙是从致密的皮质骨开始测量的，在肱骨头正上方的一点标记肩锁骨的下侧面，并记录为该点与肱骨头关节皮质之间的最小距离，如彼得森和雷德隆德·约翰内尔所建议的[13]。据估计，放大约为 11%。所有脊柱后凸患者和 16 名志愿者也接受了右肩 CT 检查，以验证 X 线测量的可靠性。

我们的高后凸患者肩峰下间隙比对照组窄（表 16-1）。性别和年龄对这一结果没有影响。肩胛骨后倾较小可能是肩胛骨下间隙狭窄的原因。这一假设得到了 Kebaetse 和同事们的研究[14]的支持。作者观察到，相对于躯干直立的受试者，懒散姿势的受试者肩胛骨的后倾和向上旋转较少，肩峰的这种不规则定向可能形成骨赘，从而导致或促成具有重复性头顶活动的撞击病理学。我们的数据证实了彼得森的结论。平均 CT 测量值略低于 X

线片计算值。这可能是因为 CT 检查是在患者仰卧位的情况下进行的；因此，上肢不受重力影响。另一种可能的解释是，仰卧位的后凸度可能略有下降，从而减少前倾。影像学也证实男性肩峰下间隙较女性宽，且随年龄增长而减小。胸椎后凸大于 50° 的患者肩峰下间隙小于较轻后凸患者的测量值（图 16-2a~d）。提示肩峰下宽度与胸椎后凸的严重程度直接相关。由于骨质疏松性椎体骨折患者的后凸畸形可能会随着时间的推移而加重，可能出现新的椎体骨折，肩峰下减压只能暂时缓解肩痛。

表 16-1 健康志愿者和胸椎后凸畸形患者肩肱距离/mm

	女性						男性					
	无胸椎后凸畸形			有胸椎后凸畸形			无胸椎后凸畸形			有胸椎后凸畸形		
	例数	均值	标准差	例数	均值	标准差	例数	均值	标准差	例数	均值	标准差
X 线												
总计	104	8.99	1.60	43	7.13	2.40	71	9.52	1.80	4	8.25	3.59
60 岁以下	78	9.14	1.56	13	8.53	1.56	51	9.76	1.80	3	10.0	1.00
60 岁以上	26	8.53	1.92	30	6.53	2.5	20	8.90	1.77	1	5.10	—
CT												
总计	17	7.99	1.80	43	6.29	1.70	4	8.6	1.90	4	7.20	2.7

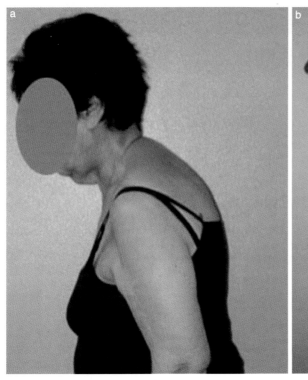
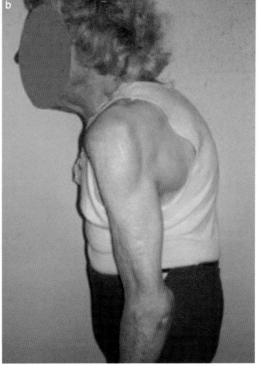

图 16-2 胸椎后凸畸形患者，Cobb 角分别小于（a）和大于（b）50°。两例严重（>50°）胸椎后凸畸形的 X 线平片（侧视）（c）和磁共振成像（d）

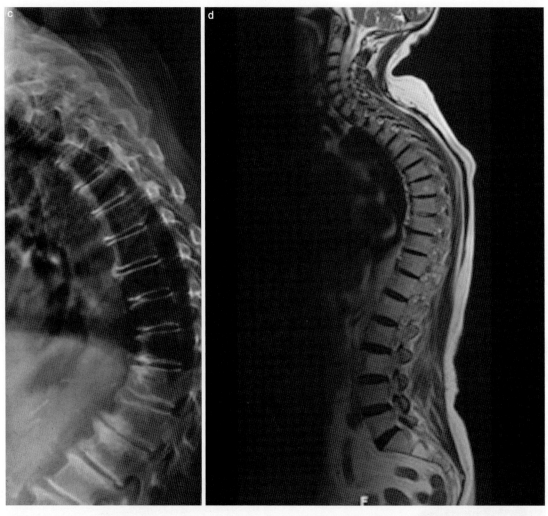

图 16-2(续)

参考文献

1. Bigliani LU, Levine WN (1997) Subacromial impingement syndrome: current concepts review. J Bone Joint Surg Am 79: 1854–1868
2. Matsen FA, Craig TA (1990) Subacromial impingement. In: Rockwood CA, Matsen FA (eds) The shoulder. WB Saunders. Philadelphia (PA) 19103-2899, p 627
3. Celli L, De Luise G, Marinelli M (1989) Physiopathology. In: Celli L (ed) The shoulder. Aulo Gaggi. Italy (IT), p 28
4. Grimsby O, Gray JC (1997) Interrelationship of the spine to the shoulder girdle. In: Donatelli RA (ed) Clinics in physical therapy: physical therapy of the shoulder, 3rd edn. Churchill Livingstone, New York, pp 95–129
5. Lewis JS, Green A, Wright C (2005) Subacromial impingement syndrome: the role of posture and muscle imbalance. J Shoulder Elbow Surg 14:385–392
6. Burkhart SS, Morgan CD, Kibler WB (2003) The disabled throwing shoulder: spectrum of pathology part III: the SICK scapula, scapular dyskinesis, the kinetic chain, and rehabilitation. Arthroscopy 19:641–661
7. Warner JJ, Micheli LJ, Arslanian LE, Kennedy J, Kennedy R (1992) Scapulothoracic motion in normal shoulders and shoulders with glenohumeral instability and impingement syndrome. A study using Moiré topographic analysis. Clin Orthop Relat Res 285:191–199
8. Rubin BD, Kibler WB (2002) Fundamental principles of shoulder rehabilitation: conservative to postoperative management. Arthroscopy 18:29–39
9. Ludewing PM, Cook TM (2000) Alterations in shoulder kinematics and associated muscle activity in people with symptoms of shoulder impingement. Phys Ther 80:276–291
10. Lukasiewicz A, McClure P, Michener L, Pratt N, Sennett B (1999) Comparison of three-dimensional scapular position and orientation between subjects with and without shoulder impingement syndrome. J Orthop Sports Phys Ther 29:574–586
11. Gumina S, Di Giorgio G, Postacchini F, Postacchini R (2008) Subacromial space in adult patients with thoracic hyperkyphosis and in healthy volunteers. Chir Organ Mov 91:93–96
12. Cobb JR (1948) Outline for the study of scoliosis. In: Instructional course lectures. The American Academy of Orthopaedic Surgeons, vol 5. JW Edwards Co., Ann Arbor
13. Petersson CJ, Redlund-Johnell I (1984) The subacromial space in normal shoulder radiographs. Acta Orthop Scand 55:57–58
14. Kebaetse M, McClure P, Pratt NA (1999) Thoracic position effect on shoulder range of motion, strength, and three-dimensional scapular kinematics. Arch Phys Med Rehabil 80:945–950

第 17 章 喙突下撞击

Stefano Gumina

人体内喙突下空间被几种软组织结构占据,如盂肱关节的关节囊、肩胛下肌腱和肩峰下囊。这些组织的厚度可能因人而异,但变异的实体很少,并且不影响喙突下间隙的宽度,除非有局部病理改变。这个空间的形状和大小取决于它的极限骨架结构[1,2]。因此,对这些结构的形态计量学研究可能为喙突下撞击综合征的病因提供信息[3]。

很少有患者有特发性撞击(图 17-1a、b),这似乎是由一个比正常情况下更侧向突出的长喙突引起的。Dines 等人[4]报告 7 例患者发生喙突撞击,均行喙突尖切除术。许多肩外科医生,包括 Cordman[5]都对这种特发性综合征的存在表示怀疑。根据我的经验,喙突下撞击在先天性肱骨头畸形的病例中很常见(图 17-2a、b)。

1999 年,我们对干肩胛骨的大量喙突进行了解剖学形态计量学研究,并对部分标本进行了 CT 形态计量学研究[6]。目的是确定喙突的解剖变异是否容易导致特发性撞击综合征。性别和肩胛骨侧面没有考虑在内,因为这些因素似乎没有影响喙突的解剖特征[7]。共有 204 个肩胛骨(76 个右肩胛骨和 128 个左肩胛骨)进入研究;大多数(82%)来自年龄在 30 到 60 岁之间的尸体。68 对肩胛骨形态一致。肩胛骨未见喙突变性改变。

我们发现喙突的长度或厚度、喙突距、喙突斜度和喙突尖在肩胛盂前缘以外的突出程度之间没有显著的相关性。此外,这些解剖特征与肩胛骨的长宽比显示的整个肩胛骨的尺寸之间没有相关性。由于在肩关节的 X 线片中,解剖特征是极其多变的,无法准确评估,因此,通过 X 线检查无法获得有关喙肱间隙尺寸的信息。

关节盂的前上缘和喙突的后外侧缘围成一个形状各异的拱形空间。我们发现,这个空间可能有三个配置:在 I 型中,这个空间有一个"圆形支架"配置,而在 II 型和 III 型中,它分别有一个"方形支架"和一个"鱼钩"形状。肩胛骨 I 型和 II 型分别占 45% 和 21%。肩胛骨下空间是 I 型肩胛骨的最短尺寸。此外,在 CT 上,这种配置的肩胛骨的喙盂角的平均值最低(由起源于前肩胛骨边缘并与喙关节尖端最突出部分相切的线,以及穿过前、后肩胛骨边缘的线形成)[7]和喙突重叠(喙突与关节盂窝平面重叠的距离)[7]。已经证明,这些参数的值与喙肱间隙的宽度有关,因为在小喙突角和小喙突重叠的情况下发现它很小[7]。因此,I 型配置意味着较短的喙肱距离。

在标准 CT 扫描上测量喙突间隙比测量喙突角度和喙突重叠要容易得多,可以识别出喙突间隙狭窄的受试者。然而,这些信息不足以诊断特发性喙突下撞击。事实上,在 4% 的 I 型肩胛骨中,其他解剖特征有可能导致喙肱间隙变窄,这比临床综合征的发生率更高。因此,可以想象,对于临床综合征的发展,体质异常(例如,小结节突出)或局部软组织或骨结构的病理状况(肩胛下肌腱的神经节或钙化,或肱骨头的上移位)发挥着重要的作用[3,8]。

我们的骨骼中没有观察到喙突柱的严重退行性改变,即使肩峰显示肱骨头的前突或假关节面。这表明喙突不参与肩峰下撞击,也不受肩峰下撞击的影响。此外,未观察到喙突下撞击患者的退行性改变[4]。总之,我们的研究表明,有可能发展为特发性喙突下撞击综合征的受试者是那些表现出 I 型改变,与喙突间隙严重狭窄相关的受试者一样。肩关节的标准 CT 扫描可以很容易地评价这个间隙的形态特征。

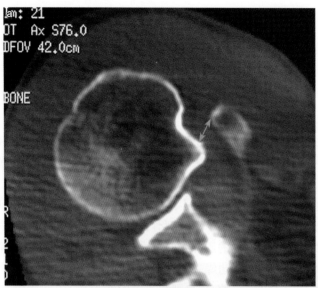

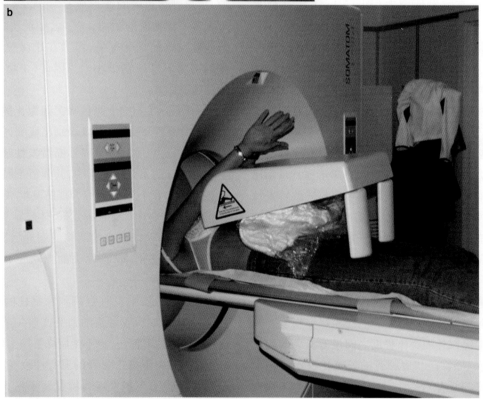

图 17-1 一位 52 岁女性,临床表现为喙突下撞击。CT 检查(a),用上肢进行外展、内收和内旋(b),显示喙尖与小结节之间的距离小于 7mm(被认为是最小耐受距离)

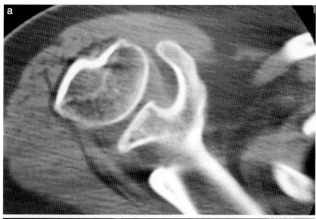

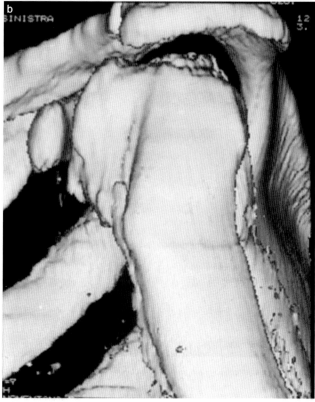

图 17-2 （a，b）男性先天性肱骨头畸形伴喙突下间隙病理性狭窄患者左肩的 CT 检查

参考文献

1. Goldthwait JE (1909) An anatomic and mechanical study of the shoulder-joint, explaining many of the cases of painful shoulder, many of the recurrent dislocations and many of the cases of brachial neuralgias or neuritis. Am J Orthop Surg 6:579–606
2. Meyer AW (1937) Chronic functional lesions of shoulder. Arch Surg 35:646–674
3. Gerber C, Terrier F, Ganz R (1985) The role of the coracoid process in the chronic impingement syndrome. J Bone Joint Surg [Br] 67:703–708
4. Dines DM, Warren RF, Inglis AE, Pavlov H (1990) The coracoid impingement syndrome. J Bone Joint Surg [Br] 72:314–316
5. Codman EA (1894) The shoulder: rupture of the supraspinatus and other lesions in or about the subacromial bursa. Krieger, Malabar
6. Gumina S, Postacchini F, Orsina L, Cinotti G (1999) The morphometry of the coracoid process – its aetiologic role in subcoracoid impingement syndrome. Int Orthop 23:198–201
7. Gerber C, Terrier F, Zehnder R, Ganz R (1987) The subcoracoid space. An anatomic study. Clin Orthop 215:132–138
8. Ko JY, Shih CH, Chen WJ, Yamamoto R (1994) Coracoid impingement caused by a ganglion from the subscapularis tendon. J Bone Joint Surg Am 76:1709–1711

第18章 其他原因:色素沉着绒毛结节性滑膜炎

Stefano Gumina and Stefano Carbone

色素沉着绒毛结节性滑膜炎(pigmented villonodular synovitis,PVNS)是一种反应性良性组织增生,涉及滑膜、腱鞘和囊。从文献中可以看出,这是一个罕见的情况,大约每100万人有1.8例[1];发病高峰是在30~50岁,男女发病一致[2]。

一般来说,PVNS是一种单关节疾病,在所有关节中,约80%的病例膝关节受到影响[3]。在文献回顾中,Mehieu等人[4]观察到,发表的肩部PVN病例不到30例,且影响肩关节的该疾病的患病率被认为低于2%。在过去的十年里,关于肩部PVNS的论文很少发表,而且几乎所有的论文都是病例报告[4-11],主要描述的是中老年患者[3,5,6,12,13]。只有两篇论文报道了1例发生在两名青春期男性身上的色素沉着绒毛结节性滑膜炎[10,14]。Cho等人[11]报告了1例肩胛下间隙局限性关节外PVNS,经诊断性关节盂肱关节镜下切开活检和肩胛下囊切除术后治疗满意。Sawmiller等人也报告了类似的病例[13]。除了与病例报告和肩关节置换治疗相关的文献外,Chiang等人报道了关节镜下滑膜切除术和部分肩袖修复术(4例)或清创术(1例)治疗伴有大量肩袖撕裂和骨关节炎的肩部PVN的唯一研究[3]。研究组由5名患者组成:男性3名,女性2名,年龄60~83岁,平均随访22个月,采用美国肩肘外科医师学会(American Shoulder and Elbow Surgeons,ASES)和南加州大学(University of Southern California,UCLA)肩部评分系统进行功能评估。

肩部PVNS的大体解剖病理学表现为整个关节囊(图18-1)和肩峰下空间的黄褐色色素沉着,通常与巨大的肩袖撕裂和伴有囊性糜烂的骨关节炎有关,通常在肱骨侧。

在关节不稳或肩袖修复手术中意外发现的PVNS病例很少[4,14-17]。在一些患者中,由于关节液分泌过多或关节内大量出血,PVNS导致肩部肿胀。在所有病例中,病理学都是导致严重肩痛和活动范围缩小的原因。如果PVNS与肩袖撕裂和/或盂肱骨关节炎相关,则这些症状更加明显。我们认为,PVNS可加重肩袖撕裂,或因其增殖而引起肩袖撕裂,继发于肩袖肌腱退行性变。这也有

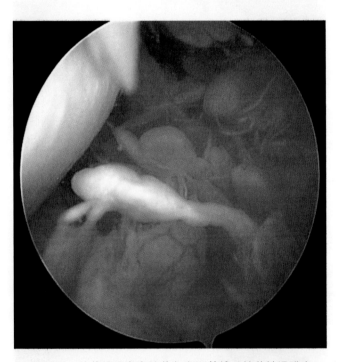

图18-1 关节镜观察肩关节色素沉着绒毛结节性滑膜炎

可能是由于释放细胞因子和肌腱撕裂效应。全滑膜切除术是PVN的标准治疗方法;但是,当累及肩部时,必须考虑肩袖和关节面状态,因为最终的临床结果受肌腱和软骨条件的影响。由于肩PVNS患者的肩袖撕裂几乎全部被归类为巨大撕裂,而且所有肩PVNS患者的关节面都有不同程度的退行性改变,因此推荐的与滑膜切除术相关的手术选择如下:关节镜下肩袖撕裂清创术[3,5],部分肩袖修复[3],肩半关节置换[6,7]和全肩关节置换[8]。

最近,我们检查了使用关节镜下清创和滑膜切除术治疗的最大样本量的肩关节PVNS、巨大无法修复的肩袖撕裂和关节盂肱骨关节炎患者[18]。我们的目的是评估肩关节PVNS患者的治疗结果,并将这些结果与那些年龄相近、有大量不可修复的肩袖撕裂并伴有出血性滑膜炎的患者进行比较,无论是否伴有肩关节病,均采用清创和滑膜切除术治疗。

从 2003 年到 2013 年,我们前瞻性地治疗了 9 名伴有肩部 PVNSd 的患者(6 名女性和 3 名男性,平均年龄 65.8 岁,年龄 63~70 岁;7 名右肩;所有病例均为右侧占优势)(第一组),纳入标准:年龄在 60 至 70 岁之间,存在巨大且不可修复的肩袖撕裂,伴有轻微的盂肱关节病(根据 Hamada 法评为 1 级或 2 级)[19],关节镜下组织学证实了以色素沉积、组织细胞浸润、多核巨细胞和增生性滑膜绒毛中的泡沫细胞为主要组织学特征的 PVNS 的诊断(图 18-2a、b)。

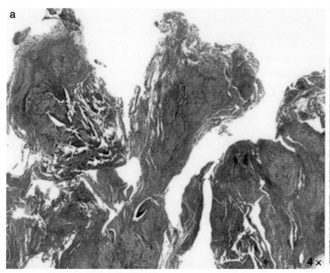
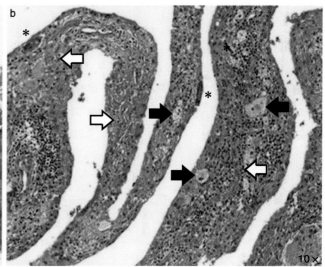

图 18-2　(a)增生的滑膜绒毛(×4)。(b)显示成纤维细胞增殖(白色箭头)、组织细胞泡沫细胞嵌入(黑色箭头)和多核巨细胞成分(星号)(×10)

年龄被认为是一个主要因素,因为我们打算将关节镜滑膜切除和清创术后的临床结果与对照组(第二组)中登记的具有相同年龄(平均年龄:66.7 岁)的患者(2003—2010 年同期招募的 12 名女性和 8 名男性)的临床结果进行比较;年龄 62~70 岁,曾因出血性滑膜炎(由关节镜组织学证实)引起的巨大且不可修复的肩袖撕裂而接受关节镜清创,无(12 例:6 例女性和 6 例男性)或轻微(8 例:6 例女性和 2 例男性)肩关节病(根据 Hamada 法评为 1 级或 2 级)。第二组中,无肩关节病的患者拒绝背阔肌移位,因为他们更愿意等待并验证关节镜治疗的临床结果。此外,由于年龄小和/或盂肱关节的质量被认为良好或几乎没有退化,该组患者不适用反式肩关节假体。

肩关节镜在沙滩椅位进行。使用通常的后、外侧、前外侧和中盂入口。行滑膜切除术、二头肌长头肌腱切除术、肩袖裂缘清创术、关节面退变术及盂唇规整术。我们没有进行肩峰成形术来防止喙肩韧带损伤和肩关节开放手术。受 PVNS 影响的患者没有接受任何关节内放射治疗的方法,因为在手术过程中还不知道诊断结果。手术后,肩关节在一个内部旋转吊带内固定 24~48 小时,以获得舒适感;然后,一旦吊带被移除,就允许被动和主动运动。

随访时,9 例 PVNS 患者均无病理复发迹象。表 18-1 [Constant 评分(Constant score,CS)]和表 18-2[主观肩关节评分(subjective shoulder value,SSV)]报告了两组患者的人口学数据以及术前和随访时与肩关节功能相关的人口学数据。表 18-3 列出了每例 PVN 患者的结果。

两组患者的平均年龄在统计学上没有显著差异。第一组患者术前肩关节功能较第二组降低(CS:12 vs. 35,SSV:7 vs. 30)。尽管在随访期内/期间,第一组患者的得分低于第二组(CS:40 vs. 54,SSV:50 vs. 60),但 9 例 PVNS 患者(+28 分和+43 分)的平均得分高于另一组(+14 分和+30 分)。在 PVNS 患者中,肩关节术后疼痛、日常生活活动、活动度和力量评分分别提高了 8.3、6.2、11.3 和 2.9 分;而在大面积撕裂和出血性滑膜炎患者中,评分分别提高了 4.4、5.2、8.1 和 1 分。在术前阶段,两组之间在 CS 和评分各项目上的差异始终具有统计学意义;在随访期间,仅在 CS 评分、日常生活活动和运动范围方面出现了显著差异。最后,第一组和第二组(有或无盂肱关节病)术前 CS 值的差异具有统计学意义,而在随访中,只有 PVNS 患者和无盂肱关节病的第二组患者的 CS 值存在统计学意义的差异。使用 SSV 的差异都是有统计学意义的。滑膜切除术后,在 PVNS 患者中,我们可以在短时间内进行背阔肌移位术(考虑到年龄相对较轻且没有绝对禁忌证:肩胛下肌和圆肌轻微撕裂神经损伤,肱骨头过度向上移位);但是,考虑到 PVNS 可能的发展和复发,我们宁愿随访观察,只做清创。

PVNS 患者术后预后比出血性滑膜炎患者差。这种差异不能归因于患者的年龄,因为两组患者的年龄相似。然而,如果我们将 PVNS 患者的最终功能结果与伴有出血性滑膜炎和肩关节病的肩袖撕裂患者的最终功能结果进行比较,我们注意到使用 Constant 评分没有出现统计上的显著差异。因此,可以推断,关节镜下滑膜切除术和清创术治疗 PVNS 是有效的,并且功能不良的结果可以归因于所有患者的关节盂关节病的第一组。

表 18-1 PVNS 患者(第一组)和巨大无法修复的肩袖撕裂合并出血性滑膜炎(有或无盂肱关节病)患者(第二组)的人口统计数据以及术前术后肩关节评分(Constant 评分)

	PVNS	P 值	出血性滑膜炎
入组	9	−	20
平均年龄(范围)	65.8(63~70)	0.8	68.8(62~70)
术前			
疼痛(范围)	0(0)	0.018	5.15(0~10)
ADL(范围)	1.33(0~2)	0.021	7.62(2~10)
ROM(范围)	9.11(6~12)	0.017	17.33(10~28)
力量(范围)	1.55(0~4)	0.048	4.84(0~8)
Constant 评分(范围)	12(6~16)	0.02	34.96(12~54)
术后			
疼痛(范围)	8.33(5~10)	0.8	10(5~10)
ADL(范围)	7.55(7~9)	0.046	12.84(6~16)
ROM(范围)	20.44(16~24)	0.049	25.39(16~30)
力量(范围)	4.44(2~6)	0.82	5.81(2~12)
Constant 评分(范围)	40.76(32~47)	0.045	54.04(35~73)
			伴有关节病
Constant 评分			
术前	12	0.037	29.8
术后	40.76	0.056	46
			不伴有关节病
Constant 评分			
术前	12	0.021	36.5
术后	40.76	0.046	52.69

表 18-2 PVNS 患者(第一组)和巨大的无法修复的肩袖撕裂合并出血性滑膜炎(有或无盂肱关节病)患者(第二组)的人口统计数据以及术前术后肩关节评分(主观肩关节评分)

	PVNS	P 值	出血性滑膜炎
入组	9	−	20
术前			
主观肩关节评分(范围)	7(0~15)	0.01	30(10~60)
术后			
主观肩关节评分(范围)	50(25~65)	0.049	60(30~80)
			伴有关节病
主观肩关节评分			
术前	10	0.039	25
术后	50	0.046	60
			不伴有关节病
主观肩关节评分			
术前	10	0.015	40
术后	50	0.04	65

表 18-3　每名 PVNS 患者的结果

	术前		术后		盂肱关节炎
	CS	SSV	CS	SSV	
患者 1	15	10	40	50	Ⅱ
患者 2	12	10	42	55	Ⅱ
患者 3	10	5	38	45	Ⅱ
患者 4	17	5	47	55	Ⅰ
患者 5	6	0	32	25	Ⅱ
患者 6	10	5	40	45	Ⅱ
患者 7	14	10	45	60	Ⅰ
患者 8	16	15	47	65	Ⅰ
患者 9	8	3	35	50	Ⅱ

CS，Constant 评分；SSV，主观肩关节评分

在最近的文献[2]中，发现肩部 PVNS 中侵蚀性骨损伤的发生率为 75%。在 Chiang 的系列文献[3]中，所有肩部 PVNS 患者都有软骨病变。在我们系列的 12 名患者中，包括 3 名因患有严重骨关节炎而不符合纳入标准的患者，他们都患有关节炎。软骨和骨性病变的原因尚不清楚。推测退行性改变可能是由于关节积液引起的关节内高压所致[17,20,21]。

另一个可能的原因是肩袖撕裂性关节病。然而，退行性改变的百分比高于未经治疗的巨大肩袖撕裂。因此，色素沉着的绒毛结节性滑膜炎可能释放成关节液因子，如细胞因子和生长因子，这些因子在肩关节炎的发展中起作用，导致肩袖撕裂。

这项研究的局限性导致了对 PVNS 患者是否曾有过肩袖撕裂或是伴随着增生性滑膜炎而发生撕裂缺乏了解。我们认为色素沉着的绒毛结节性滑膜炎可能在肩袖撕裂和肩关节面损伤中有直接作用。

结　论

关节镜下滑膜切除和清创治疗 PVNS 是一种有效的手术方法，然而，功能不良的结果可归因于盂肱关节病的存在。所有的 PVNS 患者都至少有轻微的肩关节骨性关节炎；这一比例不能简单地归因于巨大的不可修复的肩袖撕裂的自然病史；因此，必须考虑色素沉着的绒毛结节性滑膜炎的直接作用。

PVNS 可能在肩袖撕裂和肩关节面损伤中起直接作用。

参考文献

1. Myers BW, Masi AT (1980) Pigmented villonodular synovitis and tenosynovitis: a clinical epidemiologic study of 166 cases and literature review. Medicine (Baltimore) 59:223–238

2. Dorwart RH, Genant HK, Johnston WH, Morris JM (1984) Pigmented villonodular synovitis of synovial joints: clinical, pathologic, and radiologic features. AJR Am J Roentgenol 143:877–885

3. Chiang ER, Ma HL, Wang ST, Hung SC, Chen TH (2009) Arthroscopic treatment for pigmented villonodular synovitis of the shoulder associated with massive rotator cuff tear. Arthroscopy 25:716–721

4. Mahieu X, Chaouat G, Blin JL, Frank A, Hardy P (2001) Arthroscopic treatment of pigmented villonodular synovitis of the shoulder. Arthroscopy 17:81–87

5. Koh KH, Lim KS, Yoo JC (2010) Arthroscopic treatment of pigmented villonodular synovitis involving bilateral shoulders. Orthopedics 33:442

6. Petsatodis G, Karataglis D, Kapoutsis DB, Papadopoulos P, Christodoulou AG (2011) Hemiarthroplasty for pigmented villonodula synovitis of the shoulder: a report of two cases. J Orthop Surg 19:116–119

7. Park JH, Park JW, Shin JS, Lee JM, Lee JI (2012) Hemiarthroplasty in a patient with pigmented villonodular synovitis of the shoulder. Orthopedics 35:104–107

8. Toro FG, Paulos JA, Fuentes DL, Sancy KL (2002) Total shoulder arthroplasty in pigmented villonodular synovitis: a case report. J Shoulder Elbow Surg 11:188–190

9. Sipahioğlu S, Zehir S, Askar H, Ozkanli U (2011) Diffuse pigmented villonodular synovitis in the shoulder joint and the biceps tendon: a case report. Eklem Hastalik Cerrahisi 22:172–176

10. Schumacher HR (2010) A case of villonodular synovitis of the shoulder in an adolescent: imaging and pathologic diagnosis. Rev Bras Reumatol 50:478

11. Cho CH, Sohn SW, Song KS, Kang CH, Min BW, Bae KC, Lee SM (2008) Extra-articular pigmented villonodular synovitis of the subacromial space. Orthopedics 31:12

12. Ji JH, Shafi M, Park SE, Kim WY (2009) Subacromial bony erosion: a rare presentation of pigmented villonodular synovitis of the shoulder. Knee Surg Sports Traumatol Arthrosc 17:534–538

13. Sawmiller CJ, Turowski GA, Sterling AP, Dudrick SJ (1997) Extraarticular pigmented villonodular synovitis of the shoulder: a case report. Clin Orthop Relat Res 335:262–267

14. Muller LP, Bitzer M, Degreif J, Rommens PM (1999) Pigmented villonodular synovitis of the shoulder: review and case report. Knee Surg Sports Traumatol Arthrosc 7:249–256

15. Flandry F, Norwood LA (1989) Pigmented villonodular synovitis of the shoulder. Orthopedics 12:715–718

16. Mulier T, Victor J, Van Den Bergh J, Fabry G (1992) Diffuse pigmented villonodular synovitis of the shoulder. A case report and review of literature. Acta Orthop Belg 58:93–96

17. Cotten A, Flipo RM, Mestdagh H, Chastanet P (1995) Diffuse pig-

mented villonodular synovitis of the shoulder. Skeletal Radiol 24:311–313

18. Gumina S, Carbone S, Campagna V, Castagna A, Della Rocca C, Giannicola G (2013) Pigmented villonodular synovitis of the shoulder associated with massive rotator cuff tear treated by arthroscopic synovectomy and debridement. Musculoskelet Surg 97(Suppl 1):79–84

19. Hamada K, Yamanaka K, Uchiyama Y, Mikasa T, Mikasa M (2011) A radiographic classification of massive rotator cuff tear arthritis. Clin Orthop Relat Res 469:2452–2460

20. Pantazopoulos T, Stavrou Z, Stamos C, Kehayas G, Hartofilakidis-Garofalidis G (1975) Bone lesions in pigmented villonodular synovitis. Acta Orthop Scand 46:579–592

21. Cheng JC, Wolf EM, Chapman JE, Johnston JO (1997) Pigmented villonodular synovitis of the shoulder after anterior capsulolabral reconstruction. Arthroscopy 13:257–261

第三部分
临床评估与辅助检查

第 19 章 肩袖撕裂的分型

Stefano Gumina and Mario Borroni

根据肌腱损伤的形态、大小及涉及的肌腱数量对肩袖撕裂进行分类,有助于更好地理解肩袖撕裂的病因及造成撕裂继续扩大的生物力学因素。肩袖撕裂的分型,还可以指导外科医生收集数据,并与学术界其他医生分享和交流,比较各种治疗方法取得的临床疗效。

有丰富手术经验的外科医生是正确完成肩袖撕裂分型的必要条件。外科医生需要能轻松地转换关节镜入路,并非常熟练地理解不同视角下的关节镜图像。评估的步骤流程也应该科学有序,全面评估每个关节内结构的完整性,而不遗漏可能存在的部分损伤。比如肌腱的关节侧撕裂,在肩峰下间隙探查时不易被发现。

只有在对肩袖撕裂进行了准确的评估后,外科医生才能采用合适的治疗方法达到最佳的治疗效果。

肩袖部分撕裂

哈佛大学的 Ellman 教授[1]在 1990 年提出了肩袖部分撕裂的诊断标准和治疗方法,而 Codman 和 Akerson[2]首次对肩袖部分撕裂进行分型。Wasilewski 和 Frankl 在 1989 年的美国骨科医师学会(American Academy of Orthopaedic Surgeons)年会上提出了进一步的分型方法。

关节侧损伤(Articular Side Lesion)

Codman 和 Akerson[2]认为关节侧损伤表现为关节囊反折处的"边缘型撕裂"(图 19-1)。两位学者观察到,随着肌腱损伤的逐渐扩大,肌腱与关节软骨缘的距离也逐渐增加。这个发现与半个世纪之后的肩袖足印区损伤理念一致,决定着选择手术治疗还是保守治疗。他们还观察到裸骨皮质区和软骨下囊性区。后来,De Palma[4]以及 Lohr 和 Uhthoff[5]通过尸体研究确定了这种关节侧损伤的患病率及其与肌腱退变的关系。

滑囊侧损伤(Bursal Side Lesions)

20 世纪 90 年代初,当肩关节镜技术尚处于起步阶段时,Ellman[1]已经开始研究肩袖关节侧损伤和滑囊侧损伤的患病率,并发现滑囊侧损伤的患病率明显小于关节侧损伤。这个结果逐渐被随后的研究证实,是目前肩袖

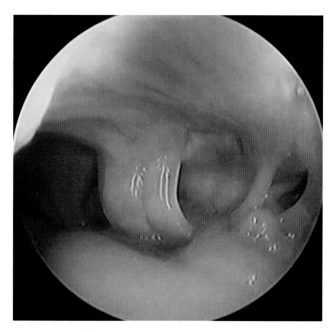

图 19-1 肩袖部分撕裂。肩关节镜后入路探查肩袖下表面,提示关节侧损伤

撕裂发病机制理论的发展基础。在这之前,肩袖与喙肩弓的撞击是肩袖撕裂发病机制研究的重点。而现在大家普遍认识到,肌腱退行性变是肩袖撕裂的主要原因,关节侧损伤是最为常见的肩袖部分撕裂类型。Codman 和 Akerson[2]认为冈上肌腱的弧形损伤可能归因于长期摩擦。Yamanaka 和 Fukuda[6]通过尸体研究发现,肩袖部分撕裂的患病率为 13%,而滑囊侧损伤仅占 2.4%。

Ellman[1]建议从关节镜后入路探查肩袖,以便能正确识别损伤类型,并可以彻底清理滑囊(图 19-2a、b)。Codman 认为冈上肌腱的"细带状"损伤是一种与关节面平行的分层撕裂。Ellman 教授认为去除肩峰前下角是这类损伤的唯一治疗方法。

腱内损伤(Intratendinous Tears)

腱内损伤一般通过磁共振或关节造影[7]发现,而在关节镜手术中,在盂肱关节内或肩峰下间隙均难以肉眼发现。Codman[2]最初提出这种损伤类型,源于他临床和病理解剖学研究。如果肩袖的关节侧或滑囊侧存在病损,

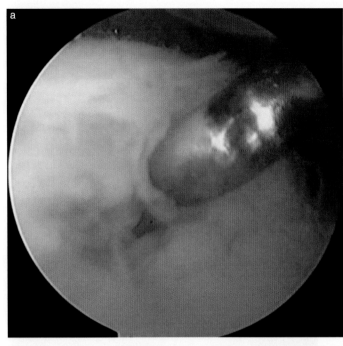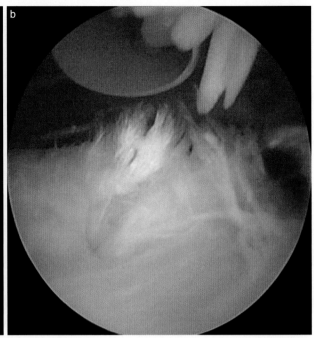

图 19-2　（a, b）肩袖部分撕裂。肩关节镜后入路探查肩峰下间隙，提示滑囊侧损伤

那这种损伤应考虑为涉及关节侧或滑囊侧的部分损伤，而不是腱内损伤。许多学者对如何在术中发现腱内损伤提出了建议。Gartsman 教授[7]建议将生理盐水或亚甲蓝注入怀疑有腱内损伤的部位。如果损伤存在，肌腱组织会肿胀并逐渐染色。

Wasilewski 和 Frankl[3]的分型方法将肩袖部分撕裂分为三种类型：（A 型）在关节侧可见损伤；（B 型）在关节侧和滑囊侧均可见损伤；（C 型）在滑囊侧可见损伤。然而，值得注意的是，在连续 50 例因怀疑肩袖撕裂和肩峰下撞击（临床和关节造影诊断）而接受关节镜手术的患者中，62% 为肩袖部分撕裂（A 型 22%，B 型 36%，C 型 4%），只有 38% 为肩袖全层撕裂。

Ellman 教授的分型方法[1]考虑到健康者肩袖肌腱的平均厚度约为 10~12mm，将肩袖部分撕裂分为三度：

Ⅰ度	深度<3mm
Ⅱ度	3mm<深度<6mm，或损伤深度<肌腱的一半
Ⅲ度	深度>6mm，或损伤深度>肌腱的一半

Gartsman[7]提出了改进的分型方法：

Ⅰ度	损伤深度<1/4 肌腱厚度
Ⅱ度	损伤深度<1/2 肌腱厚度
Ⅲ度	损伤深度>1/2 肌腱厚度

其中，Ⅰ度、Ⅱ度及Ⅲ度损伤的患病率分别是 45%、40% 和 15%。

Snyder[8]将肩袖部分撕裂分为两类：关节侧（A 型）和滑囊侧（B 型）。每个类型进一步细分为 5 种亚型（表 19-1）。

表 19-1　Snyder 肩袖部分撕裂分型

	关节侧损伤（A 型）和滑囊侧损伤（B 型）
0	肩袖肌腱正常及滑膜炎，伴或不伴滑囊炎
Ⅰ	轻微炎症，肌腱无损伤
Ⅱ	肌腱轻度退变，无瓣状（flap）损伤
Ⅲ	肌腱退变和撕裂，肌腱组织质量好
Ⅳ	肌腱退变和撕裂，广泛病变，或两个肌腱存在瓣状（flap）损伤

为了使用更简便，这五种亚型（0~Ⅳ）可分为两组：

- 轻度损伤组：包括 0、Ⅰ、Ⅱ亚型。Snyder 教授认为，除了简单的关节清理和/或肩峰成形术外，这些病变不需要特殊治疗。
- 复杂损伤组：包括Ⅲ、Ⅳ亚型。建议采用经肌腱修复技术或关节镜下肩袖撕裂修补术治疗。Snyder 将累及冈上肌腱的 A（Ⅲ）或 A（Ⅳ）型撕裂称为 PASTA 损伤（Partial Articular Supraspinatus Tendon Avulsion，PASTA；即冈上肌关节侧部分损伤，缩写为"意大利面"）。

2008 年，Habermayer 及其同事[9]提出了一种新的肩袖部分损伤分型方法。他们认为，Ellman[1]和 Synder[8]分型未能反映肩袖损伤深度在冠状面（图 19-3）和矢状面（图 19-4）上的信息，也难以与肩袖损伤的病因和病理形态对应上。

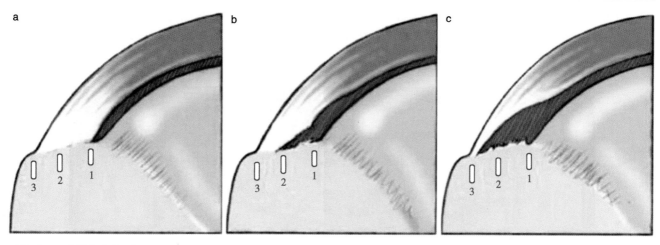

图 19-3 肩袖部分撕裂 Habermeyer 分型。在冠状面上,根据冈上肌腱关节侧损伤的延伸范围,分为:(a)1 型,关节软骨至皮质骨移行区的小撕裂。(b)2 型,撕裂延伸至足印区的中心。(c)3 型,撕裂延伸至肱骨大结节

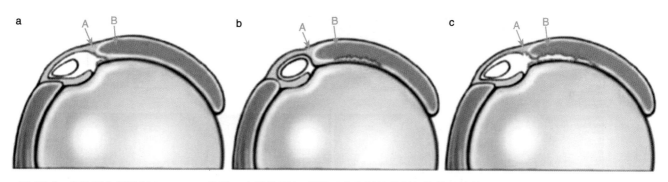

图 19-4 肩袖部分撕裂 Habermeyer 分型。在横截面上,根据冈上肌腱关节侧损伤的延伸范围,分为:(a)A 型,撕裂从喙肱韧带撕裂延续到冈上肌腱内侧缘。(b)B 型,孤立的新月区撕裂。(c)C 型,撕裂从 Pulley 结构的外侧缘,向冈上肌腱内侧缘延伸至新月区

Habermayer 分型,在冠状面上,病变分为:

1 型	关节软骨至皮质骨移行区的小撕裂
2 型	撕裂延伸至足印区的中心
3 型	撕裂延伸至肱骨大结节

Habermayer 分型,在矢状面上,病变分为:

A 型	撕裂从喙肱韧带撕裂延续到冈上肌腱内侧缘
B 型	孤立的新月区撕裂
C 型	撕裂从 Pulley 结构的外侧缘,向冈上肌腱内侧缘延伸至新月区

Habermayer 发现,43% 的肩袖部分撕裂属于 1C 型或 2C 型。另外,64% 的患者合并肱二头肌长头肌腱病变,57% 合并上盂唇磨损,42% 合并盂肱上韧带损伤,9% 合并盂肱中韧带部分撕裂。

肩袖全层撕裂

肩袖全层撕裂,指撕裂范围从关节侧延伸至滑囊侧,使得关节腔与肩峰下间隙直接相通,滑液可在这两个解剖间隙交换。到目前为止,根据肩袖撕裂的大小和位置,学术界提出了大量的分型方法。

Snyder 分型

在众多分型方法中,Snyder[8] 分型使用最广泛。Snyder 分型将肩袖全层撕裂用数字分为 1 型到 4 型(表 19-2)。字母"C"开头表示全层撕裂。数字越大,代表撕裂的范围和复杂程度增加。因此,该分型也可提供了肩袖撕裂是否可修复的信息。

表 19-2 Snyder 肩袖全层撕裂分型

肩袖全层(complete)撕裂	
C1	小撕裂,如刺破的裂口
C2	中撕裂(通常 <2cm),仅累及单一肌腱,肌腱末端无回缩
C3	大撕裂(通常 3~4cm),累及整个肌腱,肌腱末端有轻度回缩
C4	巨大撕裂,累及两个及以上多根肌腱,肌腱末端有回缩及瘢痕化,通常呈 L 形撕裂。C4 型通常归类为"不可修复的",表示难以通过常规方法直接修复。

C1 型（图 19-5a、b）的撕裂较小，通常<1cm。为了确定是否为全层撕裂，需要使用探沟去确定肩峰下间隙与盂肱关节之间是否相通。

C2 型（图 19-6a~c）的撕裂约 2~3cm。通常累及单一肌腱（冈上肌腱），撕裂呈新月形。撕裂的边缘回缩很小，易于修复。

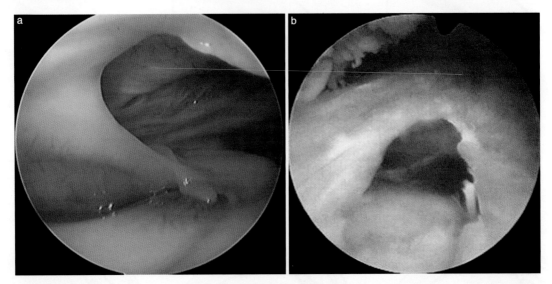

图 19-5　肩袖全层撕裂。Snyder 分型为 C1 型。肩关节镜后入路探查：(a) 盂肱关节内视图。(b) 肩峰下间隙视图

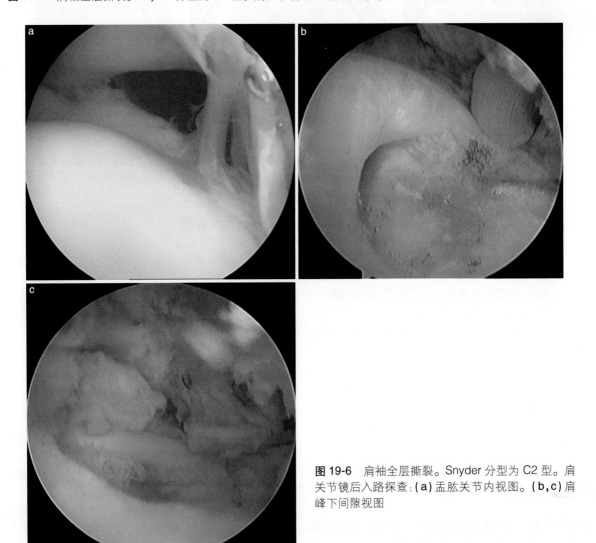

图 19-6　肩袖全层撕裂。Snyder 分型为 C2 型。肩关节镜后入路探查：(a) 盂肱关节内视图。(b, c) 肩峰下间隙视图

C3 型(图 19-7)撕裂涉及两个肌腱。撕裂可呈 L 形或 V 形纵向扩展。为将肌腱末端牵拉至正常解剖位置,推荐采用"边对边"缝合和关节囊松解术。

当病变涉及两根及以上肌腱,并伴有肌腱末端回缩、退变及肌肉脂肪变性时,归为 C4 型(图 19-8)。松解关节囊后,可部分修复。

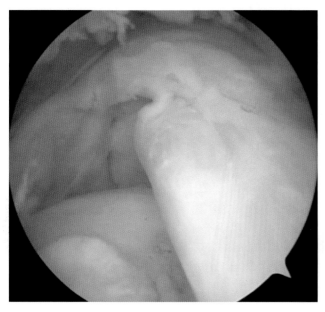

图 19-7 肩袖全层撕裂。Snyder 分型为 C3 型。肩关节镜后入路探查

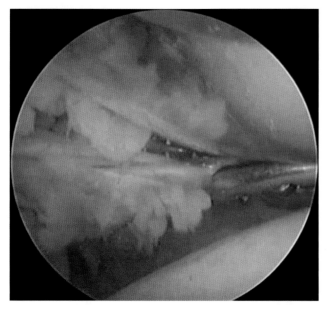

图 19-8 肩袖全层撕裂。Snyder 分型为 C4 型。肩关节镜后入路探查

基于形态的分型方法

Davidson 和 Burkhart 教授[10]认为现有的肩袖撕裂分类(表 19-3)方法仅描述了撕裂大小和涉及肌腱的数量,而未考虑撕裂的三维形态特点。这些三维形态特点可以通过术前磁共振或术中关节镜探查获得。形态分型方法将肩袖撕裂分为 4 类(表 19-4)。

表 19-3 基于肩袖撕裂大小和涉及肌腱数量的分型方法(单一维度)

作者	分类方法	缺陷
McLaughlin[11] DePalma[12]	横向的 垂直的 回缩的	难以辨别,未基于磁共振评估
DeOrio and Cofield[13]	撕裂最大径的长度	单一维度 可能高估了撕裂的可修复性
Harryman et al.[14]	涉及的肌腱数量	未区分撕裂类型 不能指导手术
Gerber et al.[15]	涉及的肌腱数量	未区分撕裂类型 不能指导手术

表 19-4 Davidson 和 Burkhart 的肩袖全层撕裂形态分型

分型	描述	术前评估(磁共振)	治疗	预后
I	新月形	短而宽的撕裂	足印区固定	优/良[16,17]
II	纵行(L 形或 U 形)	长而窄的撕裂	边对边缝合	优/良[16,17]
III	巨大撕裂伴回缩	长而宽的撕裂 >2cm×2cm	间隙滑移或部分修复	良/一般[17-19]
IV	肩袖肌腱病变	肌腱病变	关节置换	良/一般

I 型为短而宽的肩袖撕裂形态,通常称为"新月形撕裂"(图 19-9)。撕裂的前后宽度大于撕裂的内外宽度,且易被复位固定至肱骨结节足印区。Davidson 和 Burkhart 教授认为,在 MRI 的冠状面和矢状面上很容易区分 I 型撕裂。冠状面上撕裂的宽度等于或小于矢状面上撕裂的宽度,以及撕裂宽度小于 2cm,提示为新月形撕裂,易修复,术后效果好。

II 型为长而窄的纵行撕裂(U 形和 L 形)。撕裂的前后宽度小于撕裂的内外宽度,且易被前后向拉动而通过边对边缝合再复位固定在肱骨结节足印区。而实际上,如果将肌腱的末端完全复位至肱骨结节足印区,缝线的张力会很大,易造成修复失败。研究表明,边对边缝合的手术疗效较佳[16]。因而,在 MRI 上测量撕裂宽度(W)小于 2cm,撕裂长度(L)大于撕裂宽度(W)(图 19-10a,b),提示为 II 型撕裂,可使用上述方法修复,术后效果好。

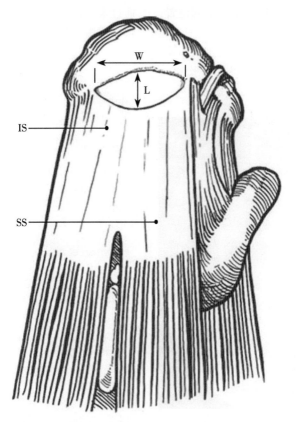

图 19-9 Ⅰ 型肩袖撕裂。新月形撕裂的特征是内外宽度
（L）小于前后宽度（W）。IS，冈下肌；SS，冈上肌

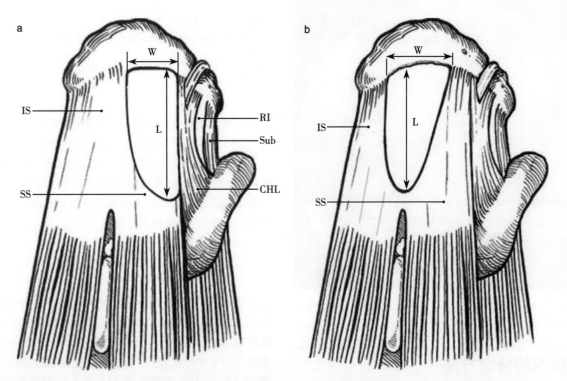

图 19-10 a,b（a）Ⅱ型肩袖撕裂，撕裂呈 L 形。撕裂长度（L）大于撕裂宽度（W）。（b）Ⅱ型肩袖撕裂，撕裂呈 U
形。撕裂长度（L）大于撕裂宽度（W）。IS 冈下肌、SS 冈上肌；RI，肩袖间隙；Sub,肩胛下肌；CHL,喙肱韧带

Ⅲ型为巨大肩袖撕裂,伴回缩。撕裂较大,从而难以将肌腱末端复位至肱骨结节足印区。撕裂较宽,难以行边对边缝合。作者建议行单个或双个间隙滑移(interval slide)或部分修复。在 MRI 上测量撕裂宽度(W)>2cm,撕裂长度(L)>2cm(图 19-11),提示肩袖修复不能完全恢复肩关节功能。

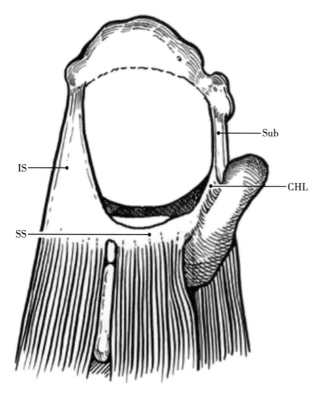

图 19-11　Ⅲ型肩袖撕裂,巨大撕裂伴肌腱回缩。IS,冈下肌;SS,冈上肌;Sub,肩胛下肌;CHL,喙肱韧带

Ⅳ型与盂肱关节骨关节病及肱骨头的上移(关节的上方静态稳定性受损)有关。肩峰下间隙变窄,使得肱骨与肩峰前下缘直接接触。这种撕裂不能通过关节镜或开放手术修复。肩部疼痛和关节功能受损是由盂肱关节的炎症和畸形造成的。因而,关节假体置换优于肌腱撕裂部分修复。

作者认为这一分型的缺陷在于:缺乏肩胛下肌腱、肱二头肌长头腱、肩锁关节、肩袖肌肉脂肪浸润退变等病变信息。

Kuhn 提出的分型方法[20]

与其他分型方法不同,这个分型是一些分型方法的外推和应用。它根据肌腱撕裂的大小[13]、形态[8]、构型[1]及累及肌腱的数量[14]将肩袖全层撕裂分为数个亚型。

撕裂大小:如果撕裂的最大宽度<1cm,为小撕裂;撕裂在 1~3cm 之间,为中撕裂;撕裂在 3~5cm 为大撕裂;

撕裂>5cm 为巨大撕裂。

撕裂形态:(a)横形;(b)三角形或新月形;(c)巨大的。

撕裂构型:(1)线性横形(冈上肌撕裂,无回缩);(2)新月形;(3)L 形(冈上肌与冈下肌之间撕裂);(4)反 L 形(累及肩袖间隙),(5)V 形;(6)巨大型(累及小圆肌或肩胛下肌)。

涉及的肌腱:ⅠB 型指仅涉及冈上肌腱的撕裂;Ⅱ型指涉及冈上肌和部分冈下肌;Ⅲ型指涉及冈上肌、冈下肌和肩胛下肌;Ⅳ型指巨大肩袖撕裂,伴盂肱关节病变。

总结:对肩袖肌腱撕裂进行系统化分类,有利于帮助医生更好地了解此类损伤的最佳治疗方法。几乎所有的文献都非常重视肩袖肌腱分类的科学性。在实际应用中,外科医生区分部分或全层撕裂或确定回缩程度的一致性是很高的(0.95,k=0.85;0.70,k=0.54),但当评估肩袖部分撕裂的程度时,一致性非常低(0.9,k=0.19)。

> **知识点**
>
> - 在磁共振的冠状面和矢状面(尤其是 T2 加权像)上可以评估肩袖撕裂的大小、形态及可修复程度。
> - 通过磁共振评估肩袖肌肉脂肪变性的程度和肱骨结节骨质质量对于肩袖修复成功至关重要。
> - 需要良好的磁共振成像质量。
> - 需要有在不同关节镜入路视野下评估肩袖撕裂类型的能力。
> - 仔细评估肩袖的关节侧撕裂,这是肩袖部分撕裂最常见的部位。
> - 如果临床评估和磁共振评估考虑为肩袖巨大撕裂(如 Snyder 4 型),则做好仅能实现肩袖部分修复的准备。

参考文献

1. Ellman H (1990) Diagnosis and treatment of incomplete rotator cuff tears. Clin Orthop 254:64–74
2. Codman EA, Akerson ID (1931) The pathology associated with rupture of the supraspinatus tendon. Ann Surg 93:348
3. Wasilewski SA, Frankl U (1991) Rotator cuff pathology. Clin Orthop 267:65–70
4. DePalma AF (1950) Surgery of the shoulder. JB Lippincott, Philadelphia, p 108
5. Lohr JF, Uthoff HK (1987) The pathogenesis of degenerative rotator cuff tears. Orthop Trans 11:237
6. Yamanaka K, Fukuda H. Pathological studies of the supraspinatus tendon with reference to incomplete thickness tears. Proc 3rd international conference on surgery of the shoulder. Fukuoka, Oct 28–30, 1986.
7. Gartsman GM (2003) Partial-thickness rotator cuff tears. In: Shoulder arthroscopy. Elsevier, Philadelphia, p 193
8. Snyder SJ (2002) Arthroscopic classification of rotator cuff lesions and surgical decision making. In: Shoulder arthroscopy. Lippincott

William & Wilkins, Philadelphia, pp 201–202

9. Habermeyer P, Krieter C, Tang KI, Lichtenberg S, Magosh P (2008) A new arthroscopic classification of articular-sided supraspinatus foot print lesions: a prospective comparison with Snyder's and Elmman's classification. J Shoulder Elbow Surg 17:909–913

10. Davidson J, Burkhart SS (2010) The geometric classification of rotator cuff tears: a system linking tear pattern to treatment and prognosis. Arthroscopy 26:417–424

11. McLaughlin H (1944) Lesions of the musculotendinous cuff of the shoulder. J Bone Joint Surg 26:31–51

12. DePalma AF (1973) Surgical approaches and procedures. In: Surgery of the shoulder. Lippincott, Philadelphia, pp 229–234

13. DeOrio JK, Cofield RH (1984) Results of a second attempt at surgical repair of a failed initial rotator cuff repair. J Bone Joint Surg Am 66:563–567

14. Harryman DT, Mack LA, Wang K, Jackins SE, Richardson ML, Matsen FA (1991) Repairs of the rotator cuff. Correlation of functional results with integrity of the cuff. J Bone Joint Surg Am 73:982–989

15. Gerber C, Fuchs B, Hodler J (2000) The results of repair of massive tears of the rotator cuff. J Bone Joint Surg Am 82:505–515

16. Burkhart SS, Danaceau SM, Pearce CE (2001) Arthroscopic rotator cuff repair: analysis of results by tear size and by repair technique-margin convergence versus direct tendon-to-bone repair. Arthroscopy 17:905–912

17. Davidson JF, Burkhart SS, Richardson DP, Campbell SE. Use of preoperative magnetic resonance imaging to predict rotator cuff tear pattern and method of repair. Arthroscopy 2005;21: 1428.e1–1428.e10. Available online at www.arthroscopyjournal. org

18. Burkhart SS, Athanasiou KA, Wirth MA (1996) Margin convergence: a method of reducing strain in massive rotator cuff tears. Arthroscopy 12:335–338

19. Lo IK, Burkhart SS (2004) Arthroscopic repair of massive, contracted, immobile rotator cuff tears using single and double interval slides: technique and preliminary results. Arthroscopy 20:22–33

20. Kuhn JE, Dunn WR, Ma B, Wright RW, Jones G, Spencer EE, Wolf B, Holloway B (2007) Inter-observer agreement in the classification of rotator cuff tears. Am J Sports Med 35:437–441

第 20 章　肩部疼痛的程度和分布特点

Stefano Gumina，Daniele Passaretti，and Vittorio Candela

肩袖可引起肩部疼痛、肌力下降、轻度或严重残疾、部分或完全不能工作，降低生活质量，一直是医学研究重点。有许多研究旨在了解肩袖撕裂的病因和自然病程，以及如何治疗。此外，还有大量研究聚焦在通过体格检查判断肩袖是否存在病变、病变累及前部肩袖还是后上部肩袖、区别小撕裂和巨大撕裂、疼痛来源于肩关节还是颈椎等。

Soifer[1]等人在免疫组化及显微镜下观察到肩峰下组织(肩峰下囊、肩袖肌腱、长头二头肌腱、肱骨横韧带)中富含游离的神经纤维。这些神经纤维释放的痛觉信息可能与多种肩峰下疾病引起的疼痛有关。疼痛刺激，无论是机械的还是化学的，都可被痛觉感觉器捕获。这些痛觉感受器位于初级感觉神经元的外周神经末梢(Aδ 型有髓和 C 型无髓神经纤维)，而初级感觉神经元的细胞体位于脊髓背根神经节和三叉神经节，并通过 5 条上行通路将痛觉刺激从脊髓传递到丘脑和大脑皮层。此外，边缘系统在疼痛的主观感受方面起着重要的作用。因而，疼痛应被视为一种多模式体验[2]。

目前，关于肩关节疼痛的研究依然很少。肩袖撕裂的患者可能表现为无疼痛，也可能表现为明显疼痛，疼痛经常在夜晚休息时加重，影响睡眠和肩关节功能[3-5]。

现代疼痛分布图是 1949 年 Palmer[6] 提出的。通过提供人体图示，并要求患者在这些图上对他们感到疼痛的区域进行标记。疼痛分布图在临床实践中的应用非常广泛。

据我们所知，只有一项研究[7]关注了肩关节疾病患者肩部疼痛的强度和疼痛分布特点。使用人体图示，要求患者在图示上标记不同类型的疼痛。Bayam 等学者[7]观察到肩袖撕裂的患者，剧烈的锐痛分布在肩关节前部，而其余部位的上臂和前臂的其他部位主要为钝痛。但遗憾的是，该研究只纳入了 22 名患者，且不清楚肩袖撕裂的大小。

在最近的一项研究中，我们纳入了 285 例肩袖后上部撕裂的患者，分析疼痛强度和疼痛分布特点，比较急性期和慢性期(症状持续超过 6 个月)的疼痛差异。

材料与方法

该研究包括 285 名后上部肩袖全层撕裂并接受关节镜修复的患者。在手术之前，所有患者均完成上肢疼痛分布图。

我们使用了 Keegan 和 Garrett 绘制的神经皮节分布图谱[8]（图 20-1）。这张图谱显示了手臂、颈部和肩关节的疼痛牵扯区域。

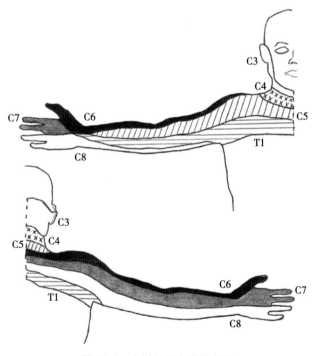

图 20-1　上肢神经皮节分布图

采用视觉模拟评分法(visual analogue scale，VAS)评估疼痛程度，评定范围从"无痛"到"可想象的最大、最严重的疼痛"[9]。受试者分为两组，病史小于 6 个月和病史大于 6 个月。

排除标准:有颈部疼痛,临床提示肩胛下肌撕裂,颈椎疾病,同侧上肢疾病(肘、腕、手相关疾病,上肢神经病变),创伤性肩袖撕裂,肱二头肌和/或盂唇损伤,糖尿病,二分肩峰,肩关节退行性关节炎,自身免疫性或风湿性疾病,既往有同侧肩关节手术史,有第三方医疗费用索赔需求。此外,接受过理疗和非甾体抗炎药治疗、病史大于12个月也被排除。

所有手术均由资深医生完成,采用沙滩椅位,全身麻醉及肌间沟神经阻滞,使用标准的关节镜水泵,采用标准的后入路、外侧入路、前外侧入路和关节盂中部入路进行关节镜检查。经评估后,将关节镜置于肩峰下间隙,清理肩峰下滑囊以获得干净的视野。采用南加州骨科研究所(SCOI)的肩袖撕裂分型方法[10]在镜下对肩袖撕裂进行分型(见第19章)。

为了限制组数并使样本更具代表性,我们将Ⅰ型肩袖撕裂归为小撕裂,Ⅱ型和Ⅲ型归为大撕裂,Ⅳ型归为巨大撕裂。

对于数据统计,我们使用了参数和非参数检验(Kolmogorov-Smirnov检验和Levene检验)。使用卡方检验来评估性别和患病侧别对肩袖撕裂的影响,评估肩袖撕裂大小与皮节分布的关系。在撕裂大小的亚组中,采用非配对t检验来比较性别、患病侧别和病程对疼痛程度的影响。采用Mann-Whitney检验比较肘部以上疼痛和肘部以下疼痛患者的肩痛VAS评分差异。采用单因素方差分析评估年龄和肩袖撕裂大小与疼痛程度的关系。使用G*Power 3软件估算样本量大小。

结果

男性患者共147名,平均年龄64.31岁(37~82岁),女性患者共138名,平均年龄66.39岁(40~80岁)($P=0.503$)。211例患者为右肩(74.03%),74例为左肩(25.96%)($P<0.001$)(表20-1)。

表20-1　患者的基本信息

平均年龄:65.32岁(37~82岁)
性别:男性147例(51.6%),女性138例(48.4%)
侧别:右侧211例(74%),左侧74例(26%)
撕裂大小:小撕裂87(30.5%),大撕裂100例(35.1%),巨大撕裂98例(34.4%)
病程:小于6个月123例(43.1%),大于6个月162例(56.9%)

该研究的主要结果为:

- 男性患者和女性患者的平均疼痛程度分别为5.1(0.67~10)和5.63(0~9.33),两组之间存在显著差异($P=0.024$)。肩袖大撕裂对疼痛强度的影响非常明显(表20-2)。
- 在同等撕裂程度的患者中,我们没有发现疼痛侧别的平均疼痛程度有显著差异($P=0.630$)。
- 65岁以上与65岁以下患者的疼痛程度差异无显著差异($P=0.307$)。
- 肩袖巨大撕裂患者的平均疼痛程度低于肩袖小撕裂和大撕裂的患者(表20-3)。
- 疼痛病史少于6个月和疼痛病史大于6个月的患者之间,疼痛程度无显著差异(表20-4)。
- 在285名患者中,只有38人提到疼痛涉及前臂。这些患者的疼痛程度相对更高。
- 86%患者(247例)提到疼痛位于肩关节前外侧区域,并涉及上臂的外侧,但未超过肘关节。

表20-2　比较不同性别患者的疼痛程度和肩袖撕裂大小

	性别	平均VAS评分	平均差异	95%置信区间下限	95%置信区间上限	*P*值
小撕裂	43女 44男	5.84(2~9.33) 5.13(0.67~8.67)	0.70	−0.08	1.49	0.78
大撕裂	51女 49男	6.05(1.33~9.33) 5.31(2~9.33)	0.73	0.05	1.40	0.034
巨大撕裂	44女 54男	5.30(0.67~10) 4.60(0~8.67)	0.69	−0.19	0.59	0.126

表20-3　比较不同肩袖撕裂大小患者的疼痛程度

	平均差异	95%置信区间下限	95%置信区间上限	*P*值
小撕裂vs大撕裂	−0.20	−0.899	0.486	1.0
小撕裂vs巨大撕裂	0.56	0.1285	1.264	0.045
大撕裂vs巨大撕裂	0.77	0.1029	1.447	0.018

表 20-4　比较不同病程患者的疼痛程度和肩袖撕裂大小

	疼痛	平均 VAS 评分[范围]	平均差异	95%置信区间下限	95%置信区间上限	P 值
小撕裂 <6 个月 vs>6 个月	<6 个月(36 例) >6 个月(51 例)	5.55[0.67~8.67] 5.43[2~9.33]	0.117	0.69	0.63	0.775
大撕裂 <6 个月 vs>6 个月	<6 个月(50 例) >6 个月(50 例)	5.81[1.33~9.33] 5.57[2.67~9.33]	0.240	−0.45	0.93	0.492
巨大撕裂 <6 个月 vs>6 个月	<6 个月(37 例) >6 个月(61 例)	4.99[1.33~9.33] 4.87[0~10]	0.116	−0.79	1.02	0.804

　　总体而言,C_5 和 C_6 皮节受累最多。当根据撕裂大小进行亚组分析时,亦得到这个结论(表 20-5 和图 20-2)。

　　当分析肩袖撕裂大小与疼痛分布范围时,我们发现肩袖巨大撕裂患者的疼痛范围更广。疼痛分布在 C_5、C_6、C_7、C_8 和 T1 皮节的患者数量,肩袖巨大撕裂患者多于肩袖小撕裂或大撕裂患者(表 20-5 和图 20-2)。

表 20-5　肩袖撕裂大小与疼痛皮节分布的关系

	C_3		C_4		C_5		C_6		C_7		C_8		T_1	
	卡方	P 值	卡方	P 值	卡方	P 值	卡方	P 值	卡方	P 值	卡方	P 值	卡方	P 值
小撕裂 vs 大撕裂	0.025	0.874	0.307	0.580	0.394	0.534	0.209	0.647	0.735	0.391	0.793	0.373	0.342	0.599
小撕裂 vs 巨大撕裂	0.072	0.789	0.410	0.522	7.843	**0.005**	3.171	0.075	5.317	**0.021**	8.923	**0.003**	9.750	**0.002**
大撕裂 vs 巨大撕裂	0.001	0.978	0.004	0.951	4.306	**0.038**	1.407	0.236	1.674	**0.000**	17.738	**0.000**	6.441	**0.011**

注:粗体数字表示 P 值有统计学意义。

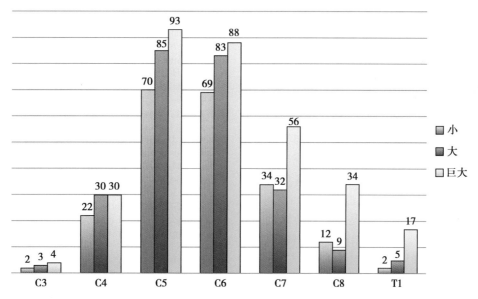

图 20-2　每个指定的神经皮节对应的不同肩袖撕裂大小的患者数

　　在所有的皮节分析中(C_3~T_1),肩袖小撕裂和大撕裂患者之间没有显著差异。

讨论

　　我们发现到女性患者的疼痛程度高于男性,而其他研究也有同样的发现。在 Kindler 学者[11] 的研究中,肩袖撕裂的女性患者疼痛症状更重,对压痛更敏感。这种区别可能与 C 型纤维传递痛觉有关,女性患者更易中枢敏感化。此外,这种区别也有可能是由于女性绝经后的特殊心理状况,或者与女性患者肩关节周围肌力相对较弱相关的隐匿性肩关节不稳定有关。

据我们所知,不存在身体某侧躯体的疼痛比另一侧更严重,也没有任何一种解剖病理基础能解释在对称的器官上产生不同程度的疼痛。我们的研究表明,肩袖撕裂可引起左右侧别相似的疼痛强度,大脑两个半球对左右两侧疼痛没有特殊的调节机制。

我们发现患者年龄对疼痛程度无显著影响。这种情况可以用两种不同的方式来解释:①肩袖撕裂决定了肩痛程度,与年龄无关;②年轻人和老年人对疼痛的感知程度不同,但这种感知不同的阈值是在 50 岁之前。

我们的研究表明,肩袖巨大撕裂患者的疼痛程度小于肩袖小撕裂和大撕裂的患者。这可能是肩袖巨大撕裂患者的周围滑囊组织相对较少[12]。除肩峰下结构之外,滑囊是富含神经末梢[1]最多的组织,因而肩袖巨大撕裂患者的疼痛可能减轻。另外,肩袖巨大撕裂患者肩袖退变比较重,神经末梢的感受器因"感受器适应化"[2]而减少。根据这一理论,如果作用于受体的化学或机械刺激持续时间长,受体的激活就会减少,意味着肩部疼痛感减轻。

众所周知,肩袖撕裂患者可能不会感觉疼痛,或随着时间的推移变得无痛。我们的研究表明,疼痛如果持续 1 年,会维持在一个恒定的疼痛程度。本研究与受体适应理论不矛盾,因为本研究未纳入无肩痛的肩袖撕裂患者,这些患者可能不会选择就医或行相关检查。

我们观察到,当疼痛可向下放射到肘部以远时,相对于只分布在肩部疼痛的患者,其疼痛程度更高。一种可能的解释是,疼痛程度高的患者无法准确区分疼痛的界限。也有可能是因为疼痛范围大的患者,上肢功能受损更严重,因而倾向于在情感上感知了更严重的疼痛程度。

大多数患者提到疼痛位于肩部的前外侧区域,向下牵扯至上臂的外侧,未超过肘部。在骨科领域,疼痛位置并不总是与病损位置对应。实际上,由皮肤深部结构引起的疼痛,如肩部疼痛,通常是弥散的,有时呈现出不同寻常的分布范围[13],因为肩关节位于近心端,其疼痛信号在脊髓后角与其他传入信号广泛交汇[14]。

我们的研究表明,C_5 和 C_6 皮节是肩痛最常累及的区域,与肩袖撕裂大小无关。这个结果很容易解释,因为肩胛上神经(支配冈上肌和冈下肌)起源于 $C_5 \sim C_6$ 神经根前支的上干和 C_4 神经的侧支。腋神经(支配小圆肌)来源于臂丛的后干。肩袖巨大撕裂的患者,疼痛范围更广,这可能与肩袖巨大撕裂涉及了更多肌腱以及支配肌腱的神经分支。

我们的研究发现,肩袖小撕裂和大撕裂患者的疼痛不仅部分在 $C_4 \sim C_6$ 神经皮节支配区,也分布在 C_7、C_8、T_1 皮节支配区。这一发现证实了肩痛不仅仅与肌腱撕裂有关,还与肩峰下结构的炎症、可能由肌腱撕裂引起的隐匿性肩关节不稳有关。

核心信息

- 肩袖撕裂的女性患者疼痛程度更高。而肩袖巨大撕裂以及疼痛范围局限的患者,疼痛程度较低。此外,如果疼痛持续超过 6 个月,疼痛程度一般可维持稳定。疼痛主要集中在 $C_5 \sim C_6$ 皮节区域,肩袖巨大撕裂患者的疼痛范围更广泛。只有七分之一的患者,疼痛延伸到肘部以远。当疼痛程度较高时,疼痛分布更广泛,并难以确定边界。

- 肩袖撕裂的疼痛主要位于肩关节的前外侧区域,并牵扯到上臂的外侧,但不超过肘关节。

参考文献

1. Soifer TB, Levy HJ, Soifer FM, Kleinbart F, Vigorita V, Bryk E (1996) Neurohistology of the subacromial space. Arthroscopy 12:182–186
2. Basbaum AI, Jessell TM (2000) The perception of pain. In: Kandel ER, Schwartz JH, Jessell TM (eds) Principles of neural science, vol 4. McGraw-Hill, New York, pp 472–491. ISBN 0-8385-7701-6
3. Tempelhof S, Rupp S, Seil R (1999) Age-related prevalence of rotator cuff tears in asymptomatic shoulders. J Shoulder Elbow Surg 8:296–299
4. Matsen FA, Fehringer EV, Lippitt SB, Wirth MA, Rockwood CA (2009) Rotator cuff. In: Lippitt SB, Rockwood CA, Matsen FA, Wirth MA (eds) The shoulder, 4th edn. Saunders Elsevier, Philadelphia. ISBN 9781437720822
5. Yamamoto A, Takagishi K, Kobayashi T, Shitara H, Osawa T (2011) Factors involved in the presence of symptoms associated with rotator cuff tears: a comparison of asymptomatic and symptomatic rotator cuff tears in the general population. J Shoulder Elbow Surg 20:1133–1137. doi:10.1016/j.jse.2011.01.011
6. Palmer H (1949) Pain charts; a description of a technique whereby functional pain may be distinguished from organic pain. N Z Med J 48:187–213
7. Bayam L, Ahmad MA, Naqui SZ, Chouhan A, Funk L (2011) Pain mapping for common shoulder disorders. Am J Orthop 40:353–358
8. Keegan JJ, Garrett FD (1948) The segmental distribution of the cutaneous nerves in the limbs of man. Anat Rec 102:409–437
9. Jensen MP, Karoly P (1992) Pain-specific beliefs, perceived symptom severity, and adjustment to chronic pain. Clin J Pain 8:123–130
10. Snyder SJ (2002) Arthroscopic classification of rotator cuff lesions and surgical decision making. In: Shoulder arthroscopy, 2nd edn. JB Lippincott, Philadelphia, p 204. ISBN 0781735017, 9780781735018
11. Kindler LL, Valencia C, Fillingim RB, George SZ (2011) Sex differences in experimental and clinical pain sensitivity for patients with shoulder pain. Eur J Pain 15:118–123. doi:10.1016/j.ejpain.2010.06.001
12. Gumina S, Natalizi S, Melaragni F, Leopizzi M, Carbone S, Postacchini F, Milani A, Della RC (2013) The possible role of the transcription factor nuclear factor-kB on evolution of rotator cuff tear and on mechanisms of cuff tendon healing. J Shoulder Elbow Surg 22:673–680. doi:10.1016/j.jse.2012.06.005
13. Apley AG, Solomon L (1993) Apley's system of orthopaedics and fractures, 7th edn. Butterworth-Heinemann, Oxford, England. ISBN 075060641X
14. Inman VT, Sanders JB (1944) Referred pain from skeletal structures. J Nerv Ment Dis 99:660–667

第 21 章　临床评估

Stefano Gumina，Vittorio Candela

在 20 世纪 90 年代早期，大约有 30 多个检查方法用于诊断肩袖撕裂[1]。PubMed 最新收录的 1 000 篇有关肩袖的文章中，3%的文章是关于肩袖撕裂的新诊断方法。实际上，在这些检查方法中，许多只保留了历史的重要性，因为它们被流传下来，被引用，并被解释，但可能从未被证实有效。验证检查方法有效的基本原理是比较在患病人群和健康人群中，使用这些方法得出阳性或阴性的次数[2]。

因此，体格检查方法应评估其敏感性、特异性、阳性预测价值和阴性预测价值。敏感度指在实际患病人群中采用该方法可确定患有该病的百分比；相反，在实际健康的人群中，被诊断为健康的人所占的百分比，即为特异度。阳性预测价值表示一个人被检测呈阳性且实际患有该病的概率；阴性预测价值表示一个人被检测呈阴性而实际健康的概率。表 21-1 显示了如何理解这些数据。

表 21-1　如何理解和使用敏感度、特异度、阳性预测价值和阴性预测价值

检查结果（T）	实际患病情况		
	阳性	阴性	合计
阳性	a	b	a+b
阴性	c	d	c+d
合计	a+c	b+d	

敏感度=a/a+c；
特异度=d/b+d；
阳性预测价值=a/a+b；
阴性预测价值=d/c+d。

最近的一项前瞻性研究[3]，纳入了 400 名受试者，包括未患有肩袖撕裂的人群，在 23 项体格检查项目中，只有那些提示冈上肌和肩胛下肌无力以及肩峰下撞击的检查才能预测肩袖撕裂。此外，如果三项检查呈阳性，或两项检查呈阳性，且患者年龄超过 60 岁，则发生肩袖撕裂的可能性很高（98%）。

最近，学者将从临床体格检查和仪器检查中得到的结果与关节镜检查进行了比较，以验证临床体格检查和仪器检查在诊断肩袖撕裂中的可靠性。结果显示，所有的临床检查都低估了撕裂的大小，而且没有临床检查方法能够准确评估肩袖部分撕裂的大小[4]。

在治疗肩关节疾病之前，有必要对其进行充分的了解。临床诊断可能来自患者的病史、临床体格检查和/或仪器检查提供的信息。这些数据可能会相互矛盾。当这种情况发生时，临床体格检查通过会受到质疑。这是因为仪器检查获得的信息，对于缺乏临床经验的人来说，是相对客观的证据。

病史

临床检查从病史开始。关于疼痛的信息可以从以下方面获得：疼痛的强度和疼痛出现的模式，疼痛部位，疼痛发作周期，是否有放射痛；加重因素，有无感觉异常，日常工作和运动的影响，药物或物理治疗的疗效。此外，疼痛在白天明显还是晚上明显，范围局限还是广泛，是否影响活动，有无感到咔哒声和/或关节噼啪声。通常患者被要求在视觉模拟量表上标记疼痛程度。此外，还将收集患者的生活方式（吸烟、饮酒等）和健康状况。检查者可能会基于对患者的最初印象来决定如何进行检查。患者的生理年龄、外貌、生活习惯，以及脱衣时的动作，都可以为诊断退行性疾病或关节不稳定给一些提示。

在我们的经验中，肩袖撕裂的患者画像通常表现为：60 岁以上的男性，通常为肥胖，患有影响外周循环的疾病，抽烟，既往从事手工劳动，肩部前外侧疼痛，疼痛在夜间明显，并持续数月，药物和物理治疗效果不佳。

视诊

视诊常可以指向可能的诊断。女性患者的隐私必须获得保护，这样她们在整个就诊过程中都能感到轻松自在。皮肤和骨性标志须仔细检查，任何皮肤瘢痕、

畸形和双侧不对称的原因都须重视。胸锁关节或肩锁关节突起可能是正常的解剖变异，外伤或关节退变也是原因之一。肩胛骨突起可能提示前锯肌、斜方肌或菱形肌麻痹。先天性或获得性脊柱后凸的患者通常有肩胛骨前倾受阻，可导致肩峰下间隙变窄。从事投掷活动的青少年运动员，可发现低位肩胛骨，提示为 SICK 综合征（肩胛骨位置不良，肩胛骨内缘突出，喙骨疼痛，肩胛骨运动障碍）。

　　通过视诊，检查者可评估肩部肌肉的外形和走形。萎缩可能源于失用，但当一个局限区域的肌肉萎缩时，它可能是特殊疾病的表现。三角肌萎缩可能与腋神经损伤有关，常发生在肩关节前脱位，或更复杂的臂丛损伤（图21-1）。冈上窝或冈下窝空虚，在老年患者中提示可能为肩袖撕裂，而在年轻患者中提示可能为肩胛上神经卡压（图21-2）。

　　肩袖巨大撕裂的老年患者可能出现肩锁关节假性囊肿，常被误认为是脂肪瘤。由于肩袖肌腱撕裂，肱骨头抬高，可导致肩锁关节下方关节囊破裂。盂肱关节的关节液进入肩锁关节，形成假性囊肿（图21-3）。

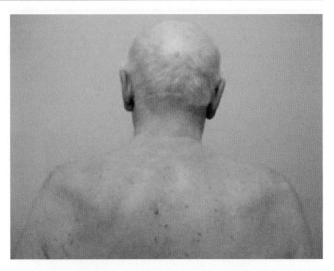

图21-2　双侧冈上窝和冈下窝空虚

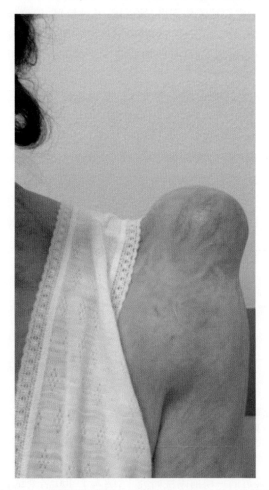

图21-3　肩袖巨大撕裂的老年女性患者，肩锁关节囊肿

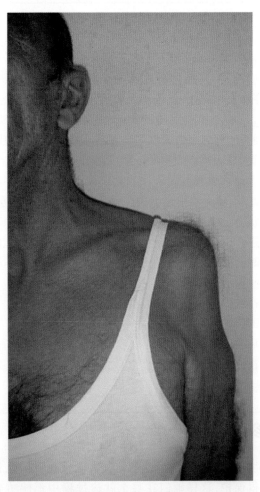

图21-1　左肩三角肌萎缩

　　相反，患有慢性滑膜炎的患者，无论是否伴有盂肱关节病变，肩关节前部可表现为明显肿胀。通常情况下，肩关节专科收治的患者，主要是重体力工作者，优势侧患病，老年男性，主诉肩膀前部突发疼痛，常伴有突然的拉扯感。数小时后，在疼痛区域可出现雪中，这与肱二头肌长头肌腱断裂有相关（扳腕征，亦称大力水手征）（图21-4a、b）。

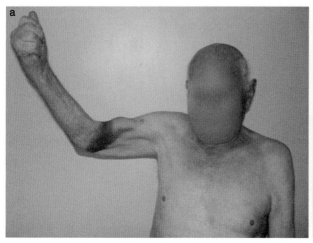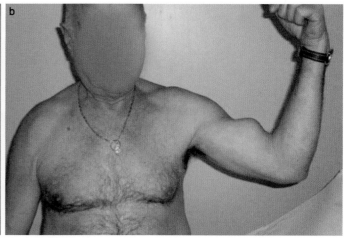

图 21-4 肱二头肌长头肌腱急性断裂：(a) 血肿。(b) 前臂畸形

从事健身或相关运动的年轻人，胸大肌的胸骨附着点容易出现损伤，血肿可扩散至胸部及上臂内侧。当血肿被吸收后，肌肉外形畸形显得更加明显（图 21-5）。

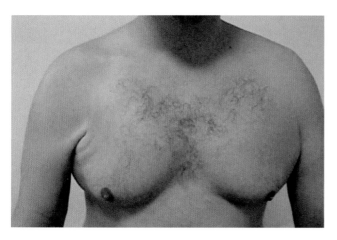

图 21-5 右侧胸大肌急性断裂

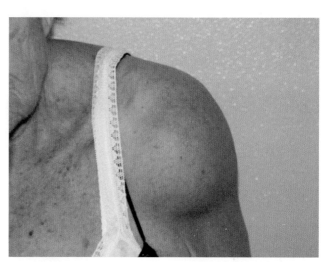

图 21-6 老年女性患者，左肩关节 Milwaukee 综合征

触诊

触诊从骨性标记开始：锁骨、肩锁关节、胸锁关节、肩峰的前外侧缘和后外侧角、喙骨和肩胛冈。检查者触诊并按压疼痛部位。肩袖撕裂的患者通常有肩锁关节病变和二头肌腱长头炎。因此，肩锁关节和结节间沟的压痛往往很明显。按压肩峰前外侧缘下方的肩峰下间隙，通常压痛明显。肩袖撕裂和关节滑膜炎（Milwaukee 综合征；绒毛结节性滑膜炎）可表现为皮温升高，关节肿胀及皮下波动感（图 21-6）。

触诊三角肌或肩胛骨周围的肌肉时，可出现压痕（肌腱或肌肉损伤）或肿胀（血肿、肿瘤）。检查者还会触诊颈椎旁肌肉，上至枕部，因为许多疾病被误诊为肩关节疾病，但实际是颈椎病变，疼痛反射到肩关节。

评估活动范围

我个人更倾向在进行普通的符号学检查之前评估双肩的主动活动范围。患者可以站着或坐着，而我个人更喜欢后者，因为患者坐着时，脊柱和骨盆的代偿性运动减少了。通常我会记录肩关节前屈、外展、内旋和外旋角度。在上肢位于体侧和肩关节外展 90° 时检查肩关节外旋角度（肘关节屈曲 90°），将上肢移至背部，记录拇指可到达的脊柱节段检查肩关节内旋角度。活动范围通过测角计测量，或背靠刻度墙进行测量。在查体开始时进行主动活动范围评估，目的是不受后续某些体格检查过程中可能出现/增加的疼痛影响。如果患者同意，我会用照片保存活动范围的极限角度，这些资料可能对未来的医疗纠纷有用（图 21-7）。

在所有的病例中，我也观察肩胛骨相对胸廓的主动活动范围。运动障碍在从最大角度回落时清晰可见。肩胛骨运动模式也可能由于创伤、粘连或肿瘤而改变。

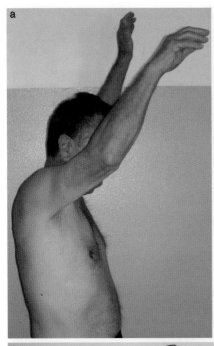
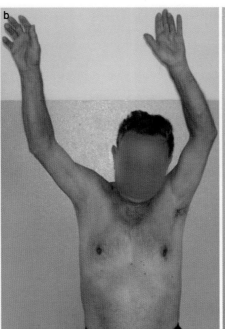
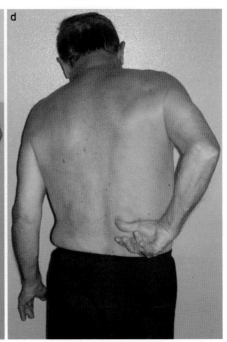
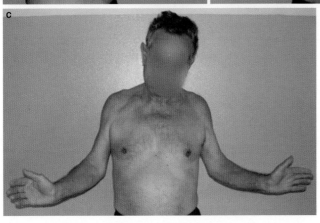

图 21-7　评估主动范围范围。(a)主动前屈。(b)主动外展。(c)主动外旋。(d)主动内旋

评估完之后开始评估被动活动范围,患者变为仰卧,这使检查者能够观察是否有关节僵硬,关节内或病理性弹响。

评估肌力

前屈

负责肩关节前屈的肌肉包括三角肌前束(腋神经,$C_5 \sim C_6$)、胸大肌锁骨支(胸外侧神经,$C_5 \sim C_6$),喙肱肌和肱二头肌(肌皮神经,$C_5 \sim C_7$)。在前屈90°时给予阻力进行评估。

外展

负责肩关节外展的肌肉包括三角肌外侧束(腋神经,$C_5 \sim C_6$)和冈上肌(肩胛上神经,C_5)。当肢体外展至90°,稍前倾约20°,上肢完全内旋时,施加阻力。

外旋

负责肩关节外旋的肌肉包括冈下肌(肩胛上神经,$C_5 \sim C_6$)和小圆肌(腋神经,$C_5 \sim C_6$)。三角肌后束(腋窝神经,$C_5 \sim C_6$)只少量参与。在上肢位于体侧和肩关节外展90°时(肘关节屈曲90°),施加阻力。

内旋

负责肩关节内旋的肌肉包括肩胛下肌(肩胛下神经上部,C_5;肩胛下神经,$C_5 \sim C_6$)和胸大肌(胸外侧神经,$C_5 \sim C_7$;胸大肌内侧头,$C_8 \sim T_1$)。在上肢位于中立位,屈肘,手臂位于体侧时,施加阻力。

任何肌力变化都必须量化并记录。我们使用的肌肉力量分类如表 21-2 所示。

表 21-2　肌力分级

肌力分级	肌力程度
0 级	无收缩
1 级	轻度收缩,肢体不能活动,不能抗重力
2 级	肢体可轻度活动,不能抗重力
3 级	在抗重力下,可轻度活动
4 级	在抗外力下,可活动,大致正常肌力
5 级	抗外力下正常活动

撞击综合征

肩峰下撞击

软组织,如肌腱、关节囊和韧带,可以被周围的骨骺或骨性隆突摩擦或压迫,由此产生的症状称为撞击综合征,其中肩峰撞击征最常见。由于肩峰下间隙变窄,肩关节在 60°~120° 前屈活动时,肩袖上表面与肩峰的前下缘接触、撞击。

无肩袖撕裂的肩峰下撞击症患者,年龄通常在 40 岁以上。年轻的患者常常有后关节囊挛缩或较轻的关节不稳定。从事体力劳动(木匠、油漆工、泥瓦匠、建筑工等)的男性更易患病。疼痛局限于肩关节前部,位于肩峰前缘下方,并放射至上臂的前侧和外侧。上肢外展时出现疼痛或疼痛加重是特征表现,尤其是在 60°~120° 前屈时

(疼痛弧)。夜间痛不常见,但如果撞击导致肩袖上表面退变时,则更为常见。肩关节的活动范围通常是正常的,但在前屈时有疼痛(疼痛弧)。但当合并有冻结肩或肩袖撕裂时,即使是肩袖部分撕裂,活动范围也会受影响。

文献中描述了三种检查:Neer 试验、Neer 征和 Hawkin 征。

Neer 试验中需要在肩峰下间隙注射约 10mL 2% 的利多卡因。一般情况下,在关节镜后入口(肩峰后外侧角下方 1.5cm,内侧 1.5cm)位置注射局麻药。针尖朝上并指向肩峰的前外侧缘。注射局麻药 3 小时后,要求患者做一些通常会引起疼痛的动作。如果疼痛减轻至少 80%,检查呈阳性。然而,阳性结果仅提示肩峰下间隙的结构受损,但这不一定是由撞击引起的。

就我个人而言,我从来没有做过这个检查。因为在肩峰下滑囊炎、肩锁骨关节病和肩袖撕裂的情况下,无肩峰下撞击,该实验也可能显示阳性。此外,有一些患者——虽然极少——可能会对麻醉药物产生过敏反应。因而我不会尝试对患者无用又要承担风险的检查。

当检查者被动前屈患者肩关节,在前屈 60°~120° 时,肩关节前部或三角肌疼痛,提示 Neer 征阳性[5]。如果检查者同时施加肩峰前缘向下的压力,疼痛更明显,该检查的敏感性更高[6](图 21-8a)。

Hawkin 征[7]指关节前屈至 90°,肘关节屈曲,同时予肩关节内旋和内收。在这个位置,如果肩峰与肱骨之间的距离较窄,肩袖的上部和肩峰之间会发生撞击引起疼痛(图 21-8b)。

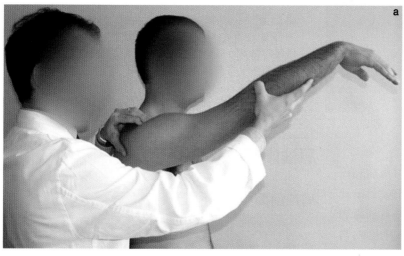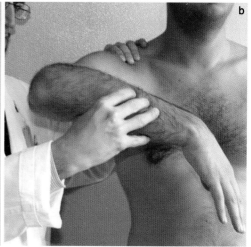

图 21-8　肩峰下撞击检查。(a)Neer 征,在前屈 60°~120° 时,肩关节前部或三角肌疼痛,提示为阳性,当检查者同时施加肩峰前缘向下的压力,疼痛更明显。(b)Hawkin 征,肩关节前屈至 90°,肘关节屈曲,同时予肩关节内旋和内收时,引发肩峰下或三角肌区域疼痛

一项前瞻性研究结果显示,Neer 征和 Hawkins 征对肩峰下滑囊炎的诊断敏感度分别为 75% 和 92%,而对肩袖撕裂的敏感度分别为 85% 和 88%[8]。

喙突下撞击

肩胛下肌在肱骨小结节和喙骨尖之间受压的情况很

少见（喙骨下撞击），一般合并有解剖异常（喙突过长或斜度过大，喙突-肩胛盂间距过窄）、后天获得性因素（肩胛下肌钙化性肌腱炎）或医源性因素（Latarjet 术后）[9,10]。通常患者在肩关节前屈和内旋（开车、在黑板上写字）时感到疼痛。有三种检查用于评估喙突下撞击（图 21-9）：

被动前屈-内旋试验：在这个位置，喙突尖和肱骨小结的间距变小，引起疼痛或疼痛加重（图 21-9）。

局麻封闭试验：敏感性最高，将 5mL 2% 利多卡因注入喙突尖外侧。注射后，肩关节前屈内旋时疼痛减轻，提示阳性。麻醉效果持续 3~24 小时（图 21-9b）。

前屈-内收活动范围：患者用患侧手触摸不到对侧肩胛骨的肩胛冈，而健侧手很容易做到（图 21-9c）。

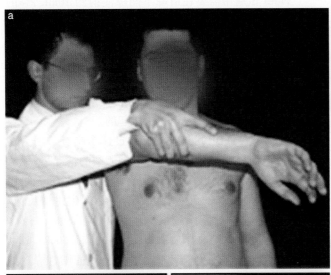
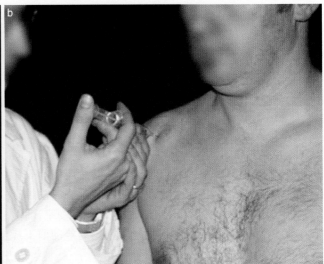
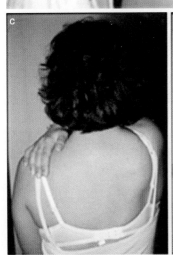
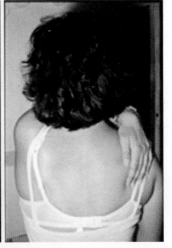

图 21-9　喙突下撞击。（a）被动前屈和内旋上肢诱发或加重肩关节前部疼痛。（b）喙突尖外侧注射局麻药后，可缓解疼痛提示该检查阳性。（c）喙突下撞击的患者，患侧手不能触及健侧肩胛冈，而健侧手可以完成该动作

内撞击

Gerber 和 Sebesta[11] 研究了 16 例因肩关节前屈和内旋引起的肩关节慢性疼痛的患者，在进行关节镜动态评估后，研究者发现二头肌长头、上盂肱韧带、喙肱韧带和上盂唇之间存在内撞击。当上肢前屈超过 90° 时出现，当前屈角度较差时，撞击可能涉及肩胛下肌、上盂唇和肩胛盂骨缘。

后上撞击

在参与投掷活动的患者中，肩关节外展和最大角度外旋时引起的疼痛可考虑为冈上肌腱深部与后上盂关节线之间撞击[12]。

肩袖撕裂

肩袖前部（肩胛下肌）

在所有用来评估肩胛下肌的检查中，**抬离试验**（lift-off test）是最常用的。患者将手移至腰背部（L_2~L_5）。当肩关节明显疼痛或关节僵硬时（粘连性囊炎），这步无法完成。然后，患者被要求主动将手离开后背。如果不能完成，则认为检查为阳性[13]。通常我更喜欢使用内旋迟滞试验[14]。检查者抓住患者的手，将其移至腰背部（L_2~L_5），使其与躯干分离。如果患者可以将手维持这个位置不变（图 21-10a），结果为阴性。如果手不能维持这个位置，手落回腰背部，结果为阳性（图 21-10b）。**内旋迟滞**

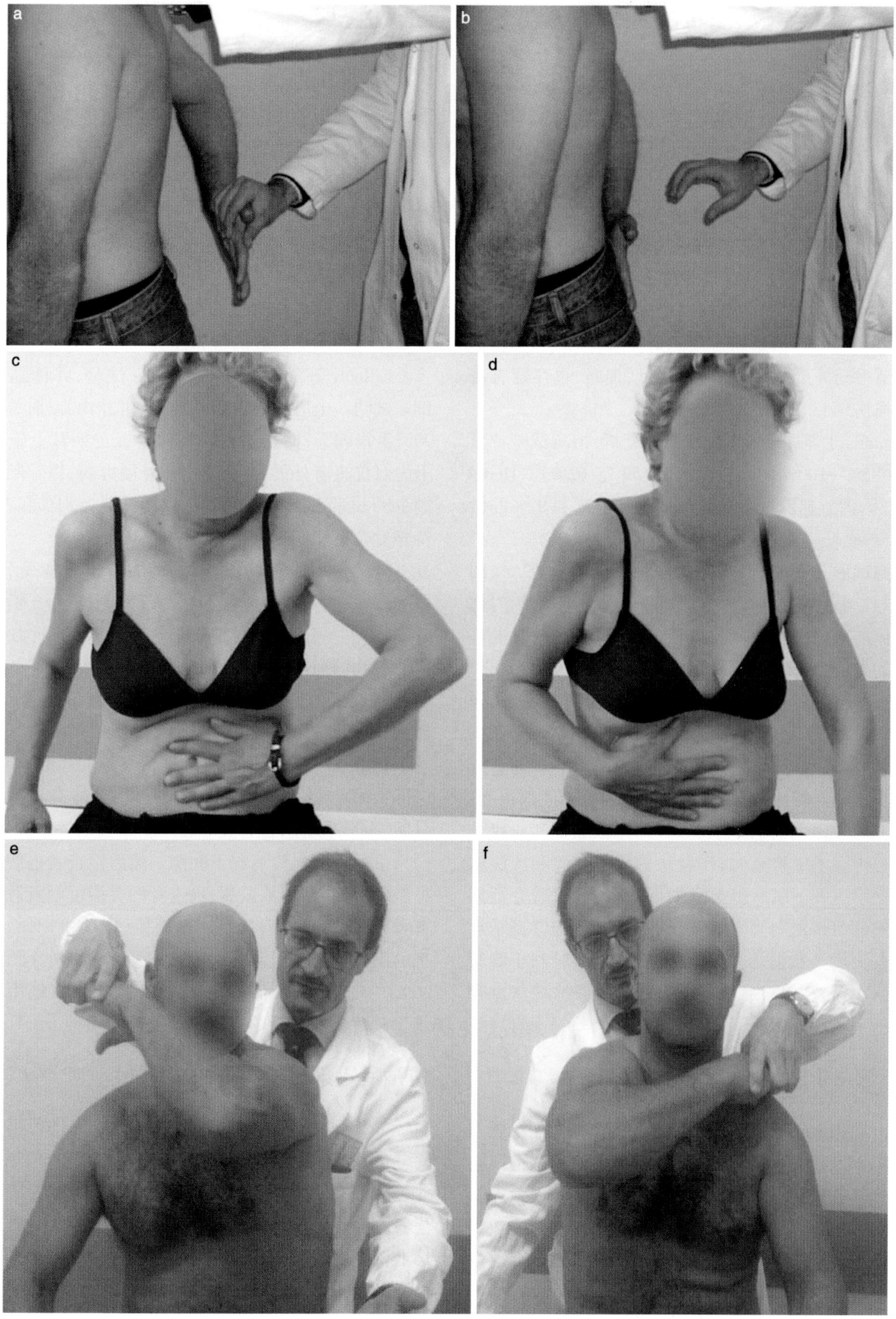

图 21-10　肩胛下肌查体方法。检查者抓住患者的手,将其移至腰背部(L₂~L₅),使其与躯干分离。如果患者可以将手维持这个位置不变(a),结果为阴性。如果手不能维持这个位置,手落回腰背部,结果为阳性(b)。(c)拿破仑征,嘱患者上肢内旋压腹。(d)患者不能保持手腕与前臂呈一直线,腕关节屈曲 30°~60°甚至 90°时提示阳性。(e,f)将患侧手掌放在对侧肩膀上,手指伸展,肘部位于身体前面。检查者抓住患者的手,通过在前臂上施加垂直的外旋力,试图将患者手掌离开其肩膀,患者与检查者对抗。当患者不能维持手掌在肩膀上时,检查结果为阳性

试验比抬离试验更敏感,可评估肩胛下肌部分撕裂[15]。

1996 年,Gerber et al.[16]描述了一个用于评估肩关节内旋受限的检查。这个检查被称为压腹试验(belly press test)。让患者将上肢置于体侧,肩关节内旋,肘关节屈曲90°,用手掌按压腹部,同时保持肩关节内旋。检查者试图将手从患者腹部移开,评估所需外力。当与对侧对比时,所需外力明显减弱,或者肩关节代偿性前屈,提示为阳性。拿破仑征(类似著名历史人物的姿势)是压腹试验的变体。Barth 等[17]认为当患者不能保持手腕与前臂呈一直线,而腕关节屈曲 30°~60°甚至 90°时提示阳性(图 21-10c、d)。评估是通过双侧肩关节比较来完成的。当肩关节被动外旋角度较健侧明显增加时,也怀疑有肩胛下肌损伤[18]。

Beaudreuil 等进行了系统性回顾分析,抬离试验特异度较高(85%~100%),敏感度较低(59%~62%)。Hertel等[15]认为,内旋迟滞试验具有 96%的特异度和 97%的敏感度。

熊抱试验(bear-hug test)是我最认可的检查[17](图21-10e、f)。将患侧手掌放在对侧肩膀上,手指伸展,肘部位于身体前面。检查者抓住患者的手,通过在前臂上施加垂直的外旋力,试图将患者手掌离开其肩膀,患者与检查者对抗。当患者不能维持手掌在肩膀上时,检查结果为阳性。Barth 等[17]认为熊抱试验敏感度不高(60%),但它比抬离试验(18%)、压腹试验(40%)和拿破仑征(25%)更敏感。相比之下,这四种检查的特异度都很高:熊抱试验(92%),抬离试验(100%),拿破仑征和压腹试验(98%)。在术中检查时,作者认为熊抱试验和压腹试验阳性提示肩胛下肌肌腱至少损伤 30%,而拿破仑征阳性提示超过 50%的肩胛下肌损伤,抬离试验阳性提示至少 75%的肩胛下肌损伤。综上所述,熊抱试验利于观察肩胛下肌小撕裂,但只有执行所有四项检查才能帮助预测撕裂的大小。

肩袖上部(冈上肌)

Jobe 和 Moynes[20]提出,患肢在肩胛骨平面外展至90°、前倾 20°、最大限度内旋时,可以单独检查冈上肌功能(**Jobe 试验**或**空杯试验**)。根据 Jobe 和 Bradley[21]描述,当出现外展力弱时,结果为阳性,提示冈上肌撕裂或肩峰下撞击(图 21-11a)。但这个结果的解读是有争议的[15-22]。肌电图显示无论上肢是内旋还是 45°外旋(满杯试验,图 21-11b),冈上肌的激活是一样的。但上肢外旋是做这个检查,诱发的疼痛较轻[22]。Itoi 等[23]发现力弱是该检查唯一的指标,因为与疼痛相比,它不会降低该检查的特异性。另外,他们还发现,空杯试验和满杯试验

的准确性一致。由于满杯试验能减少诱发疼痛,因而优于 Jobe 试验。我们的研究发现,Jobe 试验具有较高的敏感性和较低的特异性。这意味着,如果对一组包括健康受试者和患者的人群进行检查,能够识别出所有的患者,但部分健康者的检查也为阳性。

Itoi 等[23]认为 Jobe 试验的敏感度为 77%,特异度、阳性预测值和阴性预测值、准确度分别为 68%、44%、90%和 70%。满杯试验相应的结果为 77%、74%、49%、91%和 75%。

临床磁共振研究[24]表明,如果排除肩袖部分撕裂,Jobe 试验和满杯试验的特异性会更高。

Gillooly 等[25]使用了改良 Jobe 试验,并称之为外侧Jobe 试验。上肢在冠状面外展至 90°并内旋,肘关节屈曲90°,手指朝下,拇指朝内。当检查者在手臂上施加向下阻力对抗患者外展力,如果出现外展力弱,提示阳性。外侧 Jobe 试验和 Jobe 试验的敏感度分别为 81%和 58%,而特异度几乎相同,分别为 89%和 88%。

当冈上肌腱损伤时,外展的力量也可能受到损害。检查者站在患者身后,一只手置于肩胛骨上方阻止肩胛骨旋转,另一只手评估患肢外旋 45°~90°的肌力(图 21-11c)。我们尚未发表的研究提示,该检查的敏感度、特异度、阳性预测值和阴性预测值分别为 74%、91%、75%和 88%。

Wolf 和 Agrawal[26]描述了一种用三角肌触诊法(**Rent 试验**)来检查肩袖撕裂的方法。检查者站在患者身后,一只手将患者肘关节屈曲至 90°,肩关节前屈,用另一只手的食指触诊肩峰下间隙。然后检查者内旋和外旋患肢,如果存在肩袖撕裂,检查者的食指可触及肱骨大结节和空虚感,提示肩袖足印区撕裂(图 21-11d、e)。该检查的阳性预测值敏感度为 95%,特异度和阴性预测值为96%。但这些结果值得怀疑,这个检查仅可能用于三角肌比较薄弱的患者。

肩袖后上部(冈上肌和冈下肌)

如果怀疑有后上部肩袖损伤,最好先进行不会诱发疼痛的检查,以免影响查体的准确性。其中,使用最多的是**外旋迟滞试验和落臂试验**[15]。患者坐位,检查者站在患者身后。外旋迟滞试验(冈上肌和冈下肌),检查者将患肢维持在轻度外展、前屈 20°和最大外旋(最大外旋将导致释放手臂后的生理回弹)。检查者应确保患者未旋转躯干。然后,患者被要求维持这个姿势。当外旋角度减少大于 10°时为阳性(图 21-12a、b)。当被动外旋角度减少(冻结肩)或增加(肩胛下肌撕裂)时,对该检查的结果解读会有困难,可能出现假阴性和假阳性结果。

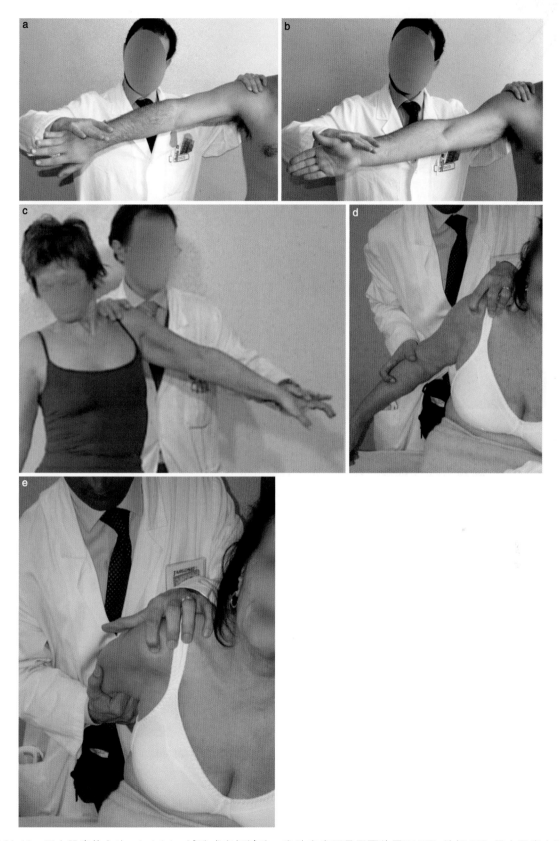

图 21-11　冈上肌查体方法。(a) Jobe 试验或空杯试验。患肢在肩胛骨平面外展至 90°、前倾 20°、最大限度内旋。当出现外展力弱时,结果为阳性,提示冈上肌撕裂或肩峰下撞击。但疼痛易引起假阳性。(b) 与 Jobe 试验同样的姿势,但上肢外旋,也可以评估外展肌力,但诱发的疼痛较轻。(c) 外展 45° 抗阻。检查者站在患者身后,一只手置于肩胛骨上方阻止肩胛骨旋转,另一只手评估患肢外旋 45°~90° 的肌力。(d,e) Rent 试验。检查者站在患者身后,一只手将患者肘关节屈曲至 90°,肩关节前屈,用另一只手的食指触诊肩峰下间隙。然后检查者内旋(e)和外旋(d)患肢,如果存在肩袖撕裂,检查者的食指可触及肱骨大结节和空虚感,提示肩袖足印区撕裂

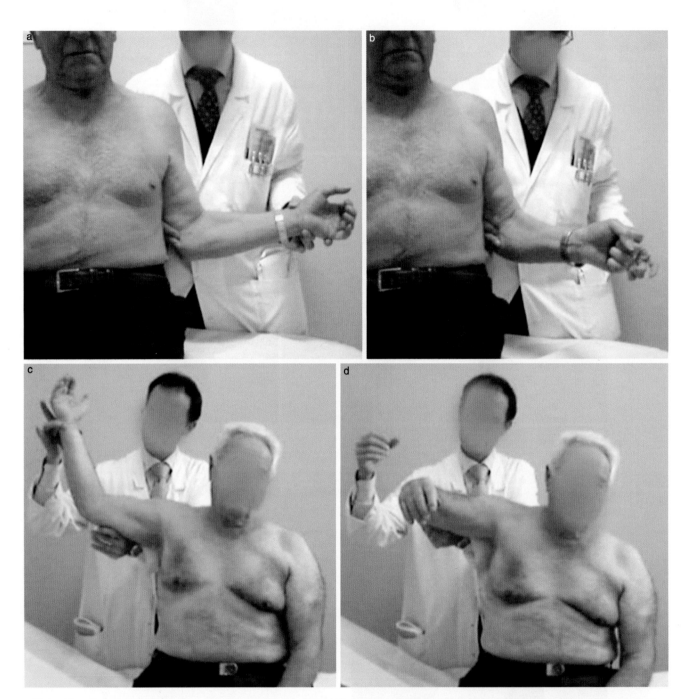

图 21-12　后上部肩袖查体方法。(a)外旋迟滞试验。检查者将患肢维持在轻度外展和最大外旋角度。确保患者未旋转躯干。(b)患者如不能维持这个姿势,外旋角度减少大于 10°时为阳性。(c)患肢维持在外展 90°和最大外旋角度,肘关节屈曲 90°。患者被要求维持这个姿势。(d)当外旋角度减少及外旋角度较少 10°时,检查为阳性。(e)外旋抗阻试验。(f,g)Patte 检查。该检查方法对于肩峰下撞击和肩袖小撕裂的诊断价值不高。抵抗试验呈阳性,高度提示肩峰下间隙病变。当呈阴性时,很有可能不存在大或巨大的后上部肩袖撕裂

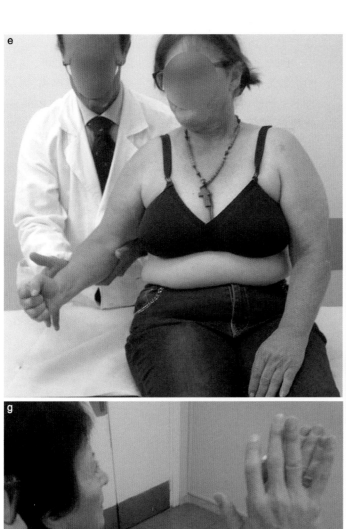

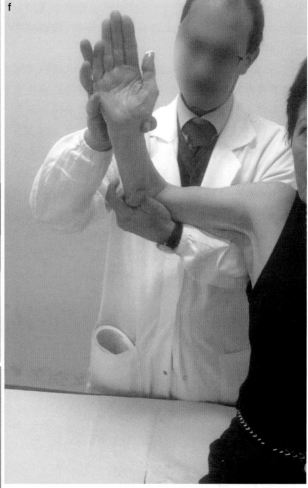

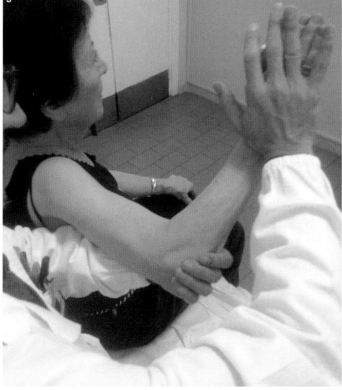

图 21-12(续)

落臂试验(冈下肌):患者坐位,检查者站在患者身后。检查者将患肢维持在外展90°和最大外旋角度,肘关节屈曲90°。检查者一手握住肘部,另一只手握住患者的手腕,确保患者未旋转躯干。然后,患者被要求维持这个姿势。当外旋角度减少或患肢变为内旋时,检查结果为阳性(图21-12c、d)。

Castoldi等[27]使用外旋迟滞试验对401例肩关节疾病患者进行评估,发现对冈上肌全层撕裂的敏感度和特异度分别为56%和98%。相反,当病变累及冈下肌和小圆肌时,敏感度显著增加至98%。此外,作者观察到撕裂严重程度和迟滞角度之间有很强的相关性。外旋角度减少7°提示仅冈上肌损伤,减少26°提示撕裂延伸到小圆肌。Hertel等[15]认为落臂试验的敏感度、特异度、阳性预测值、阴性预测值以及准确度分别为21%、100%、100%、32%和43%。这些数据与我们只包含冈下肌全层撕裂患者的研究结果大致相同:34%、100%、100%、30%和46%。

通常,**外旋肌力的评估**是在落臂试验后进行的。患者坐位,检查者站在患者身后。患肢置于体侧,屈肘90°,检查者一只手握住患者肘部,另一只手握住患者腕部,评估患者外旋肌力(图21-12e),肌力分为0~5级。Walch等[28]从外旋45°开始评估外旋肌力。

Patte检查指将患肢置于外展90°,前倾20°,屈肘90°,最大角度内旋[29-31]。但这个姿势会诱发疼痛,影响接下来的检查(图21-12f、g)。外旋抗阻试验和Patte试验的敏感度分别为76%和79%,特异度分别为57%和67%[30,31]。

Gum-Turn试验(抵抗试验)[32]是我们设计的检查方法。患者站立位,患肢外展90°,前屈20~30°并外旋(与满杯试验一样)。患者被要求用食指沿白纸上的圆圈画20个圈,每画一圈改变画圈方向(圆直径20cm)。画10圈后,患者可以休息1分钟。白纸上的圆圈用颜色标记,以减少视觉影响。患者因为疼痛或无法维持这个姿势(缺乏力量)而无法完成这个检查,被认为是阳性关于该检查的研究结果见表21-3所示。

表21-3　Gum-Turn试验(抵抗试验)

	敏感度/%	特异度/%	阳性预测值/%	阴性预测值/%	准确度/%
肩峰下撞击	37	98	94	64	69
肩袖撕裂	65	98	98	66	79
冈上肌撕裂	55	98	97	68	76
冈上肌+冈下肌撕裂	91	98	95	96	96

后部肩袖(小圆肌)

在一项回顾性研究中,Walch等[28]发现一个查体方法可用来评估分娩麻痹患者[33]的小圆肌损伤(使用CT评估,Goutallier肌肉萎缩评级为3~4型[34]),敏感度为100%,特异度为93%。吹号征指让患者将患侧手靠近嘴巴,如果不能完成这个动作,或者需要外展患肢来辅助,提示该检查为阳性(图21-13a、b)。该作者认为吹号征阳性,提示肌腱损伤不可修复。此外,如果吹号征和外旋迟滞试验均为阳性,因肌腱修复疗效不佳,医生应慎重选择手术治疗。

肩锁关节囊肿

肩锁关节囊肿是位于在增生的和退行性肩锁关节上方的、椭圆形良性肿块。Craig[35]在1984年首次对其进行描述,并发现与巨大肩袖撕裂及肩锁关节退行性变的共存关系。1986年,该作者提出了两种囊肿形成的假说[36]:①肩锁关节骨赘造成撞击综合征,逐渐损伤肩袖。关节内由滑囊产生的大量滑液,通过撕裂的肩袖肌腱和肩锁关节囊,进入肩锁关节腔,形成囊肿;②由于肩袖撕裂,肱骨头向上移位,损伤肩锁关节下关节囊,造成盂肱关节与肩锁关节相通。盂肱关节内积液会引起肩锁关节上关节囊肿胀。目前,第二种假设更受推崇。

2010年,Hiller等[37]将这些假性囊肿归类为Ⅱ型囊肿,与因外伤、感染、代谢性疾病或重复过度使用而导致的肩锁关节退行性改变的Ⅰ型囊肿进行区分。随着年龄增长,肩锁关节退行性改变会刺激滑膜增生,从而产生过量的关节液,最终导致囊肿形成。在这种情况下,一般而言,肩袖肌腱是完整的(图21-14)。临床上,肩锁关节囊肿患者常伴有肩袖外旋肌萎缩,外旋力下降,肩关节活动范围常受累。磁共振显示间歇泉效应[35]。1984年至今,英文文献报道了54例肩锁关节囊肿病例[35-39]。

这属于肩袖全层撕裂的一种不常见临床表现,合并肩锁关节退行性变,治疗方法包括:观察等待,囊肿切除和/或肩袖损伤修复,外侧锁骨切除和/或同种异体骨补片、半关节置换术和反式肩关节置换术[36-47]。抽液及类固醇注射治疗也是一种广泛使用的治疗方法[36-47]。

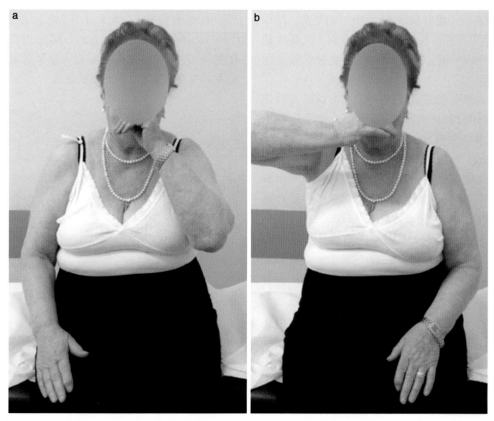

图 21-13 吹号征。（a）让患者将患侧手靠近嘴巴。（b）如果不能完成这个动作，或者需要外展患肢来辅助，提示该检查为阳性

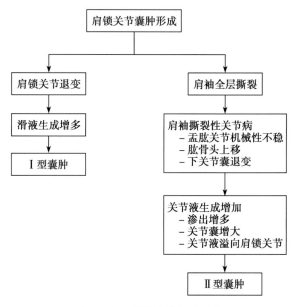

图 21-14 肩锁关节囊肿形成

1986 年，Craig[36] 描述了一位 86 岁肩锁关节囊肿患者的治疗经历。数次穿刺抽吸，囊肿均在数周后再次复发，即使手术切除也失败了，术后数周再次复发。注射皮质类固醇并没有取得成功。

Postacchini 等人在 1993 年报告了 3 例患者[45]，其中有 1 例患者（75 岁）行两次囊肿穿刺抽吸，囊肿均复发。在手术切除囊肿和远端锁骨后，最终得到治愈。

Groh 等人在 2003 年报道了 4 例用半肩关节置换术治疗肩锁关节囊肿的病例，这 4 例患者先前均在穿刺抽吸积液治疗后复发。

Tshering Vogel 等人[46] 的病例汇报，报道了由 9 名肩锁关节囊肿的患者（7 女 2 男；平均年龄 67 岁；年龄范围 57~86 岁），其中 2 例患者进行囊肿抽吸治疗，在抽吸液体中发现了磷酸钙结晶，之后都因复发而接受了手术。

Mullet et al.[47] 在 2007 年报道了一例 75 岁的男性患者，侧卧位下行肩锁关节镜手术清理关节囊肿。术中确诊了冈上肌和冈下肌肌腱的大撕裂，予行传统的肩峰下减压术和肩锁关节切除成形术。当打开上方的肩锁韧带时，可见深棕色胶质样液体流出。在冲洗干净之后，对囊肿进行彻底的清创术。术后随访 6 个月，肩部无症状，无囊肿复发的表现。该病例提示，关节镜治疗巨大肩锁关节囊肿的优点在于可以评估肩关节内相关的病变，相对微创，可以早期功能训练。

2009 年，Nowak 等人[44] 报道了一例 77 岁右利手女性患者，在两次抽吸治疗复发后进行肩袖撕裂修复术。同年，Murena 等人[43] 报道了一例 81 岁男性患者，在进行了 4 次超声引导下穿刺抽吸及注射糖皮质激素仍复发之

后,行锁骨远端切除术。Hiller 等人在 2010 报道了 4 例患者[37],有 2 例进行了囊肿抽吸术,其中一例复发。2012年,一名 84 岁男性患者在长达一年的观察和 3 次囊肿抽吸术后,Skedros 和 Knight[41] 予行肩锁关节囊肿切除及同种异体骨植骨术。

数据显示,如果可能的话,最好的治疗方法是囊肿切除联合锁骨远端切除和肩袖修复术。Shaarani 等人[40]指出,对于肩袖撕裂性关节病,除囊肿切除外,还可采用反式肩置换术。但是,对于肩锁关节Ⅱ型囊肿,患者的肩痛通常不严重,身体健康状况通常不耐受复杂手术[美国麻醉医师协会(ASA)分级 3 级或 4 级],继续观察是最合适的治疗方案。在极少数情况下,囊肿可以增长很大,大至影响皮肤功能,引发严重的并发症。对于这些特定的病例,囊肿抽吸似乎是唯一可能的治疗方法。但不清楚多长时间会复发,以及复发后的囊肿大小与治疗前是否有区别。

我们推测,如果较长时间后才复发,且囊肿小于治疗前,对于不能手术的患者,囊肿抽吸术将被认为是一种有效的姑息治疗方法。我们回顾性分析了 4 例 ASA 3 级或4 级的Ⅱ型肩锁关节囊肿患者(3 女 1 男,平均年龄 83岁,年龄范围 78~87 岁)接受囊肿抽吸和糖皮质激素注射治疗的中短期疗效。这是唯一可避免皮肤相关并发症[48]的治疗方式。所有患者都表现为一个椭圆形、无活动度、无内隔的囊肿(宽度大于 7cm,高度大于 6cm),位于肩锁关节上方,且囊肿体积迅速增大(2 个月内)。囊肿均较结实,被毛细血管覆盖,几乎不疼痛(图 21-15)。所有患者均行磁共振检查排除肿瘤,均无淋巴系统疾病。在所有病例中,磁共振均提示渗出效应。视诊及磁共振检查均提示肩袖外旋肌萎缩,肩关节主动活动受限(前屈平均 110°,外展平均 80°,外旋平均 -5°,内旋平均可至 L_5水平)。患者仅接受囊肿抽吸(仅使用一个后入路通道,不增加感染和漏窦风险)和糖皮质激素注射(甲泼尼龙40mg)(图 21-16)。抽吸物送检。抽吸后,所有病例均行加压包扎。分别于抽吸当天、14 天、30 天及 1 年后进行临床评估,评估 Constant 评分和 VAS 疼痛评分。一般可抽取 80~150mL 的关节液,在显微镜下检查发现,关节液是无定形的,没有发现晶体或典型细胞结构。在首次随访时,所有患者均有囊肿复发(平均大小:宽度 2cm,高度3cm)。所有患者均主诉囊肿表面的皮肤张力较低,疼痛强度略有下降。4 例患者在抽吸治疗 1 个月后,囊肿恢复到与抽吸前的大小(图 21-17)。囊肿的性质与治疗前一致。肩关节活动范围、疼痛平均程度、Constant 评分与抽吸治疗前相似(表 21-4 和表 21-5)。无患者出现感染或窦道,无体温升高,无淋巴系统病变。

所有患者均对治疗结果感到失望,不愿意再接受重复的治疗。只有 1 例患者在囊肿抽吸术后 3 个月,在承

担与健康水平相关的手术风险下,进行了手术(囊肿切除和锁骨远端切除)。术后 1 年,该患者囊肿未复发,但Constant 评分也未增加。其他三名患者在术后 1 年仍存在囊肿,表面有毛细血管覆盖。这些患者均未出现皮肤相关并发症(瘘道或局部皮肤缺血)。

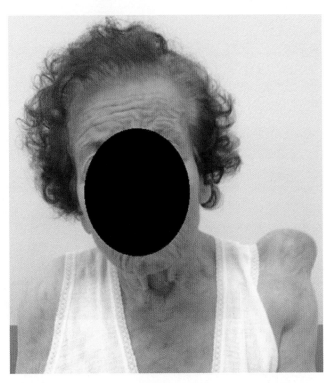

图 21-15 85 岁右利手女性患者,左肩部可见显著增大的肩锁关节囊肿

表 21-4 随访期的 Constant 评分

Constant 评分						
病例	性别	年龄	T0	T1	T2	T3
1 号	女	78	35	36	36	35
2 号	男	82	37	37	36	34
3 号	女	85	33	34	33	35
4 号	女	87	38	40	38	35

T0,抽吸当天;T1,抽吸后 14 天;T2,抽吸后 30 天;T3,抽吸后 1 年。

表 21-5 随访期的疼痛强度评分

VAS 评分						
病例	性别	年龄	T0	T1	T2	T3
1 号	女	78	7	6	6	7.5
2 号	男	82	6	5	5	6.5
3 号	女	85	5	7	7	7
4 号	女	87	5	3	5	6

T0,抽吸当天;T1,抽吸后 14 天;T2,抽吸后 30 天;T3,抽吸后 1 年。

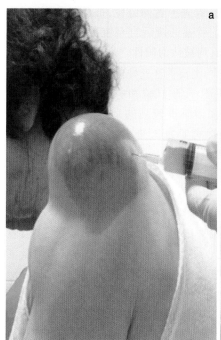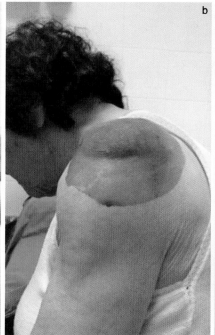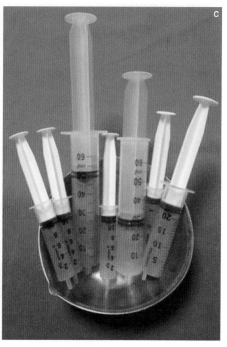

图 21-16 （a）从后入路抽吸肩锁关节囊肿。（b）抽吸完之后的表现。（c）共抽出 150mL 黄色液体

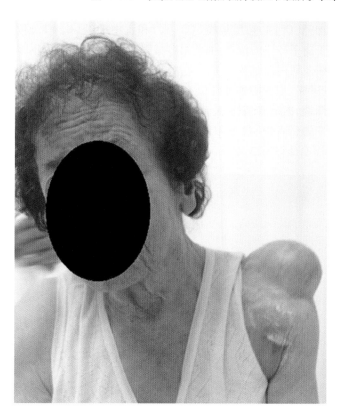

图 21-17 30 天后肩锁关节囊肿复发

核心信息

- 肩锁关节囊肿的最佳治疗方法是囊肿切除联合锁骨远端切除及肩袖修复术。对于肩袖撕裂性关节病，除囊肿切除外，还可采用反式肩置换术。
- 我们的资料显示，ASA 3 级和 4 级的肩锁关节囊肿患者，在囊肿抽吸治疗术后 2~3 周复发，且囊肿迅速恢复至抽吸前的大小。皮肤张力仅短期下降，疼痛缓解较短暂。因而，我们认为囊肿抽吸是无效的。然而，抽吸后囊肿表面皮肤张力下降，是否可避免或推迟皮肤相关并发症，仍值得讨论。

鉴别诊断

神经根型颈椎病

肩部疼痛的原因通常很难解释，疼痛可能源自肩关节（退化性疾病、关节不稳定、肌腱炎等），也可能是来自远处器官和组织的牵涉痛（详见第 22 章），尤其是来自颈椎和神经根[49-51]。当肩部疾病与颈椎疾病同时存在时，临床评估也更加困难[52,53]，这种情况在老年患者中很常见。一般来说，颈椎疾病诱发的疼痛，在头部向患侧屈伸活动时加重，因为这种姿势增加对神经根的压迫[53,54]。有 3 种体格检查方法用于评估是否存在颈椎病变：压颈试验[53,55-59]，肩外展试验[57,58,60]，上肢张力试验[61]。

压颈试验：检查者站在患者身后，患者坐位，头部向患侧清晰，检查者对头部施加向下的压力。如果上肢的疼痛复现或加重，则为阳性（图 21-18）。

肩外展试验：如果患者将患侧手掌放在头顶时，疼痛增加，则肩外展测试为阳性（图 21-19）。

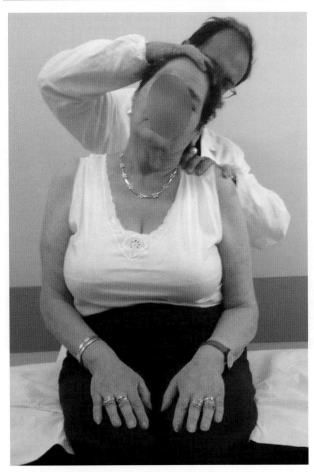

图 21-18   压颈试验。检查者站在患者身后,患者坐位,头部向患侧清晰,检查者对头部施加向下的压力。如果上肢的疼痛复现或加重,则为阳性

上肢张力试验:首先患者仰卧位,被动外展、前屈及内旋上肢。然后,前臂逐渐旋后直至腕部伸直。只要疼痛在某个阶段增加,均被认为阳性[61]。

Ghasemi 等人[62]比较了这三种体格检查方法的临床价值。根据作者所述,压颈试验和肩外展试验具有较高的特异度(85%),而敏感度较高的是上肢张力试验(急性病变为60%,慢性病变为35%)。肩外展试验的阳性预测值和阴性预测值最高。根据他们的数据,作者建议使用上肢张力试验进行筛查,另外两项检查用于确诊。

神经根性颈椎病的疼痛常到达肘部以远。而前臂的放射痛很少见于肩袖撕裂患者(详见第20章)。

此外,与肩袖撕裂相比,患者可能会有沿整个上肢直至手指的感觉异常;$C_5 \sim C_8$ 神经根支配区的肌肉力量下降;肱二头肌、肱三头肌、桡骨腱反射改变(减少或消失);特殊皮节区的感觉减退或麻木;以及上臂挤压试验阳性[63](图 21-20)。这个检查是我们设计的,检查者对上臂的中 1/3 位置(肱二头肌和肱三头肌的区域)进行加压挤压能够诱发疼痛,被认为是阳性。对该检查的解剖学解释是,上臂的中 1/3 区域,由肌皮神经($C_5 \sim C_7$),桡神经($C_5 \sim T_1$),尺神经($C_7 \sim T_1$)和正中神经($C_5 \sim T_1$)位于皮下较浅的位置,因此很容易因局部压迫皮肤、皮下组织及肌肉而诱发疼痛。在我们入组的患者中,295/305(96%)患者的颈神经根 $C_5 \sim T_1$ 受压,而在对照组、肩袖撕裂、冻结肩、肩锁关节病变、钙化型肌腱炎、盂肱关节病变的患者中,检测阳性率分别为 4%、4%、2%、0%、2%、8%(表 21-6)。

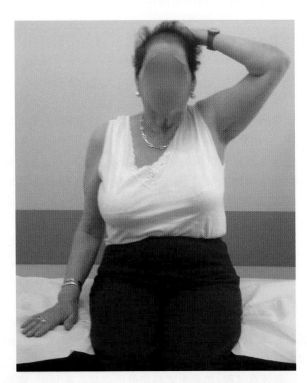

图 21-19   肩外展试验。如果患者将患侧手掌放在头顶时,疼痛增加,则为阳性

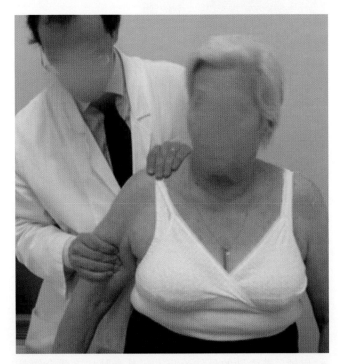

图 21-20   上臂挤压试验。检查者对上臂的中 1/3 位置(肱二头肌和肱三头肌的区域)进行加压挤压能够诱发疼痛

表 21-6　比较上臂挤压试验阳性在神经根型颈椎病、肩部疾病和无症状对照组人群中的诊断价值

上臂挤压试验	结果（95%置信区间）					
	对照组	肩袖撕裂组	冻结肩组	肩锁关节病变组	钙化性肌腱炎组	盂肱关节病变
敏感度	0.96 (0.85~0.99)					
特异度	0.96 (0.87~0.99)	0.96 (0.86~0.98)	0.98 (0.88~1)	1 (0.95~1)	0.98 (0.88~0.99)	0.91 (0.8~0.95)
阳性预测值	0.95 (0.87~0.97)	0.89 (0.83~0.92)	0.98 (0.88~1)	1 (0.96~1)	0.99 (0.89~1)	0.98 (0.87~0.99)
阴性预测值	0.99 (0.9~1)	0.98 (0.89~0.99)	0.93 (0.84~0.96)	0.9 (0.96~1)	0.84 (0.8~0.91)	0.81 (0.75~0.99)
阴性结果的似然比	24 (6.07~99)	24 (6.07~99)	– (7.08――)	– (24――)	48 (7.38~96)	10.6 (4.8~19.2)
阳性结果的似然比	0.04 (0.01~0.17)	0.04 (0.01~0.17)	0.04 (0.01~0.17)	0.04 (0.04――)	0.04 (0.04~0.044)	0.44 (0.2~0.8)

肩锁关节病变

以我的经验，详细的病史收集足以帮助诊断肩锁关节病变。当问疼痛部位时，患者通常将食指放在肩锁关节处，而肩袖撕裂的患者则用手掌覆盖整个三角肌的前外侧。在许多情况下，肩锁关节病变是完全无症状的。临床工作中，经常听到患者主诉在运动后会感到疼痛。

对肩锁关节直接加压会诱发或加重疼痛。另外，**研磨试验**也会诱发疼痛[64]。检查者一只手用两个手指固定肩峰，另一只手使锁骨在前后方向上轻微地移动（图 21-21）。O'Brien 试验，或称主动压缩试验[65]是另一种常用的用于诊断肩锁关节病变或肩锁关节滑膜炎的检查方法。患者上肢外展至 90°，内收至 10°~15°，上肢最大限度内旋（拇指向下），检查者对上肢施加向下的压力，患者给予抵抗。然后让患者最大限度外旋上肢，再重复这个动作，手臂完全旋起。如果在上肢内旋时可诱发或加重疼痛，而在上肢外旋时可疼痛消失或缓解，提示为阳性结果。该检查的作者认为 O'Brien 试验的敏感度为 100%，特异度为 96%，阳性预测值为 89%，阴性预测值为 100%[65]。

对侧内收应力试验，指上肢前屈至 90°，在水平面上最大限度内收。如果诱发肩锁关节附近疼痛，提示为阳性结果[66]。Bell-van Riet 试验（BvR）[67]是该检查方法的一个改良版本，肩关节前屈 90°，肘关节位于伸直位，上肢最大限度内旋，检查者对上肢施加向下的压力，患者给予抵抗。

Jacob 和 Sallay 描述了**抗阻屈伸试验**[68]。患者肩关节及肘关节均屈曲 90°，上肢内旋。患者被要求在抗阻力下伸展上肢。当肩锁关节出现疼痛时，认为使阳性结果。

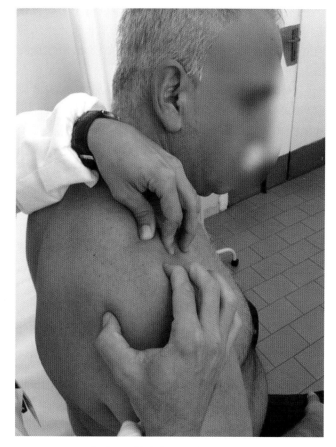

图 21-21　研磨试验。检查者用两个手指固定肩峰，另一只手使锁骨在前后方向上轻微地移动

另外，在**肩锁关节注射糖皮质激素和局麻药**，可以减轻或减轻疼痛。但这个检查很难实施，尤其是如果检查者经验较少，肩锁关节存在解剖变异及肥胖患者。一项回顾性研究[68]表明，激素和局麻药局部注射治疗可改善

93%患者的症状,但疗效仅持续 20 天,且为改变肩锁关节病变的自然进展。

Chronopoulos 等[69]比较了对侧内收应力试验、抗阻屈伸试验和 O'Brien 试验的诊断价值。对侧内收应力试验的敏感度最高(77%),而 O'Brien 试验的敏感度最低(41%),但特异度最高(95%)。这三种检查方法的阴性预测值均较高(94%),但阳性预测值较低(30%)。O'Brien 试验是最准确的(92%),而对侧内收应力试验是最不准确的(79%)。另外,van Riet 和 Bell 的研究[67]提出 Bell-van Riet 试验(BvR)的敏感度最高(98%)。

肱二头肌长头肌腱病变

病史和体格检查足以诊断肱二头肌长头肌腱断裂。肘关节屈曲,出现肱二头肌长头畸形(大力水手征),当抗阻屈曲时更明显。而肌腱炎或肱二头肌止点部分损伤(SLAP 损伤)的诊断较为困难,且常常是一些复杂疾病的伴随结果,许多检查方法都是阳性的,难以明确是否损伤。O'Brien 检查[65],之前已经提到可以用于明确肩锁关节病变,对于诊断 SLAP 损伤(肱二头肌长头止点从前向后撕裂)的敏感度为 100%,特异度为 98%,阳性预测值为 94%,阴性预测值为 100%。

Yergason 试验[70]:患者的上肢津贴躯体,肘关节屈曲 90°,前臂内旋。检查者给予患肢旋后、外旋的外力。如果诱发肱二头肌结节间沟疼痛,或因上肢力量突然下降导致肱二头肌长头肌腱脱位,则被认为是阳性。

Speed 试验[71]:肩关节前屈 90°,肘关节伸直,前臂旋后。检查者给予患侧肩关节后伸的外力,如诱发肱二头肌结节间沟疼痛,提示为阳性。

压腹试验[72]:患者被要求将患肢的手掌置于腹部并加压,肩部轻度内旋。如果患者不能保持上肢外展和腕关节伸直,提示为阳性(肩胛下肌病变,可能伴有二头肌长头肌腱不稳)。

上切试验[73]:患肢中立位,屈肘 90°,前臂旋后,握拳。检查者站在患者身后,抓住患者拳头,给予伸肘的外力,患者做出类似于拳击赛中面对直勾拳的防御动作。如果诱发上臂前部疼痛,提示为阳性(图 21-22)。

熊抱试验[17]和 **O'Brien 试验**[65],之前已阐述用于评估肩袖前部撕裂和肩锁关节病变的鉴别诊断。当肱二头肌长头肌腱出现炎症或外伤时,也会表现为阳性。

前滑试验:患者站立,将患侧的手放在患侧腹部(拇指朝后),以进行前滑试验[74]。检查者一只手放在患者的肩膀上,另一只手放在患者的肘部上,给予患者一个从肘关节到肩关节的轴向压力。如果诱发疼痛或有关节咔哒声,提示为阳性。

Kibler 等[73]比较了肱二头肌长头肌腱体格检查方法的诊断价值,熊抱试验及前滑试验最为敏感,而压腹试验

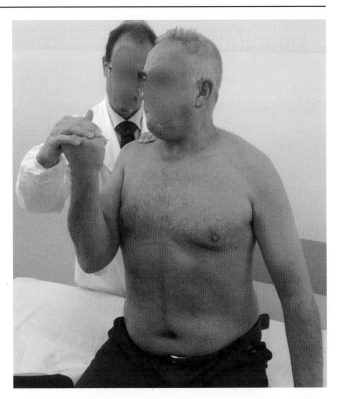

图 21-22　上切试验。检查者站在患者身后,抓住患者拳头,给予伸肘的外力,患者做出类似于拳击赛中面对直勾拳的防御动作。如果诱发上臂前部疼痛,提示为阳性

和 Speed 试验的特异性最好。上切试验具有最高的准确性。该作者还发现上切试验和 Speed 试验联合应用的阳性率超过其他查体方法组合。

盂肱关节不稳定

盂肱关节不稳(外伤所致,或先天解剖异常)是青少年及青年人群常见的疾病。老年人的盂肱关节不稳往往合并肩袖撕裂[75]。究竟盂肱关节不稳是肩袖撕裂的结果,还是肩袖撕裂是因为盂肱关节不稳导致病理性肱骨头上移的结果,仍是存在争议的问题。盂肱关节不稳的老年人,既不能正常地控制肩关节活动,也不发生肩关节脱位。

以我的经验,在老年患者中,几种查体方法足以对盂肱关节稳定做出判断:抽屉试验、再复位试验和被动外展外旋的恐惧试验[76]。关节松弛度的检查往往是不必要的,因为随着年龄增长,这种关节周围组织的特性会逐渐消失。

前抽屉实验[77]:患者坐位,检查者位于患者身后,一只手(观察右肩时用左手)固定患者肩胛骨以稳定肩峰,另一只手向前和向后移动肱骨头。当存在严重的前向不稳时,肱骨头可能已经向前脱位,过度的后向移位程度是慢性脱位的复位。这种情况下,前抽屉试验表现为后向移位程度过大,结果可能容易被误导。

前向不稳的再复位试验[78]:患者仰卧位,肘关节屈

曲 90°,肩关节被动外展外旋时诱发恐惧和/或疼痛。如果检查者对肩部施加向后的压力,将肱骨头向后移动,恐惧和疼痛均消失。当检查者撤走向后的压力时,恐惧和/或疼痛会再次出现。患者坐位进行检查时,症状更明显。

对于盂肱关节多向不稳,凹陷征(sulcus sign)为阳性。当上肢被向下纵向牵拉及外旋时,在肩峰和肱骨头之间出现一个凹陷,明显大于健侧。

综上所述,对于肩袖撕裂的临床诊断,只有少数有针对性的查体方法是有效的,尤其是当患者年龄较大时。首先要评估肩关节的活动范围,随后进行诱发疼痛较轻的检查方法。询问病史要详细。患者提供的主诉,往往能提供线索帮助检查者选择更精准的查体方法。此外,检查者愿意认真倾听患者的主诉,也会增加患者对检查者的信任。

参考文献

1. Iannotti JP (ed) (1991) Rotator cuff disorders. Evaluation and treatment. American Academy of Orthopaedic Surgeon, Rosemont
2. Szabo RM (1998) Current concept review: principles of epidemiology for the orthopaedic surgeon. J Bone Joint Surg 80-A:111–120
3. Murrel GA, Walton JR (2001) Diagnosis of rotator cuff tears. Lancet 357:769–770
4. Bryant L, Shnier R, Bryan C, Murrel GA (2002) A comparison of clinical estimation, ultrasonography, magnetic resonance imaging, and arthroscopy in determining the size of rotator cuff tears. J Shoulder Elbow Surg 11:219–224
5. Neer CS 2nd (1983) Impingement lesions. Clin Orthop Relat Res 173:70–77
6. Postacchini F (1989) Coracoacromial attrition syndrome. Anatomy, clinical aspects and surgical treatment. Ital J Orthop Traumatol 15:15–24
7. Hawkins RJ, Kennedy JC (1980) Impingement syndrome in athletes. Am J Sports Med 8:151–158
8. Mac Donald PB, Clark P, Sutherland K (2000) An analysis of the diagnostic accuracy of the Hawkins and Neer subacromial impingement signs. J Shoulder Elbow Surg 9:299–301
9. Gerber C, Terrier F, Ganz R (1985) The role of the coracoid process in the chronic impingement syndrome. J Bone Joint Surg 67-B:703–708
10. Gumina S, Postacchini F, Orsina L, Cinotti G (1999) The morphometry of the coracoid process-its aetiologic role in subcoracoid impingement syndrome. Int Orthop 23:198–201
11. Gerber C, Sebesta A (2000) Impingement of the deep surface of the subscapularis tendon and the reflection pulley on the anterosuperior glenoid rim: a preliminary report. J Shoulder Elbow Surg 9:483–490
12. Walch G, Liotard JP, Boileau P, Noel E (1991) Le conflit glénoidien postéro-supérieur: un autre conflit de l'épaule. Rev Chir Orthop 77:571–574
13. Gerber C, Krushell RJ (1991) Isolated rupture of the tendon of the subscapularis muscle. J Bone Joint Surg 73-B:389–394
14. Tifford CD, Plancher KD (1997) Nonsurgical treatment of rotator cuff tears. In: Norris T (ed) Orthopaedic knowledge update; shoulder and elbow. American Academy of Orthopaedic Surgeons, Rosemont, p 135
15. Hertel R, Ballmer FT, Lombert SM, Gerber C (1996) Lag signs in the diagnosis of rotator cuff rupture. J Shoulder Elbow Surg 5:307–313
16. Gerber c, Hersche O, Farron A (1996) Isolated rupture of the subscapularis tendon. J Bone Joint Surg 78-Am:1015–1023
17. Barth JRH, Burkhart SS, De Beer JF (2006) The bear-hug test: a new and sensitive test for diagnosing a subscapularis tear. Arthroscopy 22:1076–1084
18. Warner JJ, Higgins L, Parsons IM, Dawdy P (2001) Diagnosis and treatment of anterosuperior rotator cuff tears. J Shoulder Elbow Surg 10:37–46
19. Beaudreuil J, Nizard R, Thomas T, Peyre M, Liotard JP, Boileau P, Marc T, Dromard C, Steyer E, Bardin T, Orcel P, Walch G (2009) Contribution of clinical tests to the diagnosis of rotator cuff disease: a systematic literature review. Joint Bone Spine 76:15–19
20. Jobe FW, Moynes DR (1982) Delineation of diagnostic criteria and a rehabilitation programm for rotator cuff injuries. Am J Sports Med 10:336–339
21. Jobe FW, Bradley JP (1983) Painful athletic injuries of the shoulder. Clin Orthop 173:117–124
22. Kelly BT, Kadrmas WR, Speer KP (1996) Empty can versus full can exercise for rotator cuff rehabilitation: an electromyographic investigation. Am J Sports Med 24:581–588
23. Itoi E, Kido T, Sano A, Urayama M, Sato K (1999) Which is more useful, the "full can test" or the "empty can test", in detecting the torn supraspinatus tendon? Am J Sports Med 27:65–68
24. Kim E, Jeong HJ, Lee KW, Song JS (2006) Interpreting positive signs of the supraspinatus test in screening for torn rotator cuff. Acta Med Okayama 60:223–228
25. Gillooly JJ, Chidambaram R, Mok D (2010) The lateral Jobe test: a more reliable method of diagnosing rotator cuff tears. Int J Shoulder Surg 4:41–43
26. Wolf EM, Agrawal V (2002) Transdeltoid palpation (the rent test) in the diagnosis of rotator cuff tears. J Shoulder Elbow Surg 10:470–473
27. Castoldi F, Blonna D, Hertel R (2009) External rotation lag sign revisited: accuracy for diagnosis of full thickness supraspinatus tear. J Shoulder Elbow Surg 18:529–534
28. Walch G, Boulahia A, Calderone S, Robinson AH (1998) The dropping and hornblower's' signs in evaluation of rotator-cuff tears. J Bone Joint Surg 80-B:624–628
29. Patte D, Goutallier D, Monpierre H, Debeyre J (1988) Etude des lésionsétendues. Rev Chir Orthop 74:314–318
30. Walch G (1993) L'examen programme de l'épaule douloureuse chronique. In: Journée Lyonnaise de l'épaule. Clinique de chirurgie orthopédique et traumatologique, Lyon, pp 169–189
31. Litaker D, Pioro M, El Bilbeisi H, Brems J (2000) Returning to the bedside: using the history and physical examination to identify rotator cuff tears. J Am Geriatr Soc 48:1633–1637
32. Gumina S, Bertino A, Di Giorgio G, Postacchini F (2008) A new test of resistance in the diagnosis of postero-superior rotator cuff tears. Chir Organi Mov 91:85–86
33. Arthuis M (1972) Obstetrical paralysis of the brachial plexus I. Diagnosis: clinical study of the initial period. Rev Chir Orthop Reparatrice Appar Mot 58 Suppl I:124–136
34. Goutallier D, Postel JM, Bernageau J, Lavau L, Voisin MC (1994) Fatty muscle degeneration in cuff ruptures. Clin Orthop 304:78–83
35. Craig EV (1984) The geyser sign and torn rotator cuff: clinical significance and pathomechanics. Clin Orthop Relat Res 191:213–215
36. Craig EV (1986) The acromioclavicular joint cyst. An unusual presentation of a rotator cuff tear. Clin Orthop Relat Res 202:189–192
37. Hiller AD, Miller JD, Zeller JL (2010) Acromioclavicular joint cyst formation. Clin Anat 23(2):145–152. doi:10.1002/ca.20918
38. Cho CH (2014) Complicated acromioclavicular joint cyst with massive rotator cuff tear. Am J Orthop (Belle Mead NJ) 43(2):70–73
39. McCreesh KM, Riley SJ, Crotty JM (2014) Acromio-clavicular joint cyst associated with a complete rotator cuff tear – a case report. Man Ther 19(5):490–493. doi:10.1016/j.math.2013.11.004. Epub 2013 Nov 23
40. Shaarani SR, Mullett H (2014) Reverse total shoulder replacement

with minimal ACJ excision arthroplasty for management of massive ACJ cyst – a case report. Open Orthop J 8:298–301. doi:10.21 74/1874325001408010298, eCollection 2014

41. Skedros JG, Knight AN (2012) Massive acromioclavicular ganglionic cyst treated with excision and allograft patch of acromioclavicular region. J Shoulder Elbow Surg 21:e1–e5. doi:10.1016/j. jse.2011.07.033

42. Groh GI, Badwey TM, Rockwood CA Jr (1993) Treatment of cysts of the acromioclavicular joint with shoulder hemiarthroplasty. J Bone Joint Surg Am 75:1790–1794

43. Murena L, D'angelo F, Falvo DA, Vulcano E (2009) Surgical treatment of an aseptic fistulized acromioclavicular joint cyst: a case report and review of the literature. Cases J 2:8388. doi:10.4076/1757-1626-2-8388

44. Nowak DD, Covey AS, Grant RT, Bigliani LU (2009) Massive acromioclavicular joint cyst. J Shoulder Elbow Surg 18:e12–e14. doi:10.1016/j.jse.2008.11.009

45. Postacchini F, Perugia D, Gumina S (1993) Acromioclavicular joint cyst associated with rotator cuff tear. A report of three cases. Clin Orthop Relat Res 294:111–113

46. Tshering Vogel DW, Steinbach LS, Hertel R, Bernhard J, Stauffer E, Anderson SE (2005) Acromioclavicular joint cyst: nine cases of a pseudotumor of the shoulder. Skeletal Radiol 34(5):260–265. Epub 2005 Feb 19

47. Mullet H, Benson R, Levy O (2007) Arthroscopic treatment of a massive acromioclavicular joint cyst. Arthroscopy 23:446.e1–446.e4

48. Gumina S, Candela V, Passaretti D (2015) Acromioclavicular joint cyst in ASA 3–4 patients. Whether and how quickly it recurs after aspiration and steroid injection. Acta Orthop Bel (in press)

49. Borenstein DG, Wiesel SW, Boden SD (1996) Neck pain: medical diagnosis and comprehensive management. Saunders, Philadelphia

50. Katz JS, Saperstein DS, Wolfe G, Nations SP, Alkhersam H, Amato AA, Barohon RJ (2001) Cervicobrachial involvement in diabetic radiculoplexopathy. Muscle Nerve 24:794–798

51. McFarland EG (2006) Examination of the shoulder. Thieme, New York

52. Gorski JM, Schwartz LH (2003) Shoulder impingement presenting as neck pain. J Bone Joint Surg 85:635–638

53. Mamula CJ, Erhard RE, Piva SR (2005) Cervical radiculopathy or Parsonage-Turner syndrome: differential diagnosis of a patient with neck and upper extremity symptoms. J Orthop Sports Phys Ther 35:659–664

54. Rubinstein SM, Pool JJ, van Tulder MW, Riphagen II, de Vet HC (2007) A systematic review of the diagnostic accuracy of provocative tests of the neck for diagnosing cervical radiculopathy. Eur Spine J 16:307–319

55. Yung E, Asavasopon S, Godges J (2010) Screening for head, neck, and shoulder pathology in patients with upper extremity signs and symptoms. J Hand Ther 23:173–186

56. Tong HC, Haig AJ, Yamakawa K (2002) The spurling test and cervical radiculopathy. Spine 27:156–159

57. Carette S, Fehlings MG (2005) Cervical radiculopathy. N Engl J Med 353:392–399

58. Abbed KM, Coumans JV (2007) Cervical radiculopathy: pathophysiology, presentation, and clinical evaluation. Neurosurgery 60:S28–S34

59. Viikari-Juntura E, Porras M, Laasonen E (1989) Validity of clinical tests in the diagnosis of root compression in cervical disc disease. Spine 14:253–257

60. Davidson RI, Dunn EJ, Metzmaker JN (1981) The shoulder abduction test in the diagnosis of radicular pain in cervical extradural compressive monoradiculopathies. Spine 6:441–446

61. Wainner RS, Fritz JM, Irrgang JJ, Boninger ML, Delitto A, Allison S (2003) Reliability and diagnostic accuracy of the clinical examination and patient self-report measures for cervical radiculopathy. Spine 28:52–62

62. Ghasemi M, Golabchi K, Mousavi SA, Asadi B, Rezvani M, Shaygannejad V, Salari M (2013) The value of provocative test in diagnosis of cervical radiculopathy. J Res Med Sci 18:S35–S38

63. Gumina S, Carbone S, Albino P, Gurzì M, Postacchini F (2013) Arm squeeze test: a new clinical test to distinguish neck from shoulder pain. Eur Spine J 22:1558–1563

64. Spaccapeli D. La valutazione clinica. In: Verduci, editor. La Spalla. Patologia, tecnica chirurgica, riabilitazione. Verduci, Rome; 2003. p 30

65. O'Brien SJ, Pagnani MJ, Fearly S, McGlynn SR, Wilson JB (1998) The active compression test: a new and effective test for diagnosing labral tears and acromioclavicular joint abnormality. Am J Sports Med 26:610–613

66. McLaughlin HL (1951) On the frozen shoulder. Bull Hosp Joint Dis 12:383–390

67. van Riet RP, Bell SN (2011) Clinical evaluation of acromioclavicular joint pathology: sensitivity o a new test. J Shoulder Elbow Surg 20:73–76

68. Jacob AK, Sallay PI (1997) Therapeutic efficacy of corticosteroid injections in the acromioclavicular joint. Biomed Sci Instrum 34:380–385

69. Chronopoulos E, Kim TK, Park HB, Ashenbrenner D, McFarland E (2004) Diagnostic value of physical tests for isolated chronic acromioclavicular lesions. Am J Sports Med 32:655–661

70. Yergason RM (1931) Supination sign. J Bone Joint Surg 13:160

71. Bennet WF (1998) Specificity of the Speed's test: arthroscopic technique for evaluating the biceps tendon at the level of the bicipital groove. Arthroscopy 14:789–796

72. Tokish JM, Decker MJ, Ellis HB, Torry MR, Hawkins RJ (2003) The belly press test for the physical examination of the subscapularis muscle: electromyographic validation and comparison to the lift-off test. J Shoulder Elbow Surg 12:427–430

73. Kibler WB, Sciascia AD, Hester P, Dome D, Jacobs C (2009) Clinical utility of traditional and new tests in the diagnosis of biceps tendon injuries and superior labrum anterior and posterior lesions in the shoulder. Am J Sports Med 37:1840–1847

74. Kibler WB (2001) Specificity and sensitivity of the anterior slide test in throwing athletes with superior glenoid labral tears. Arthroscopy 17:160–164

75. Gumina S, Postacchini F (1997) Anterior dislocation of the shoulder in elderly patients. J Bone Joint Surg 79:540–543

76. Warren RF, Craig EV, Altchek DW (1999) The unstable shoulder. Lippincott Raven, Philadelphia

77. Gerber C, Ganz R (1984) Clinical assessment of instability of the shoulder. With special reference to anterior and posterior drawer test. J Bone Joint Surg 66-Br:551–556

78. Speer KP, Hannafin JA, Altchek DW, Warren RF (1994) A evolution of the shoulder relocation test. Am J Sports Med 22:177–183

第 22 章　鉴别诊断

Alessandro Rocco, Fabrizio Fattorini, and Stefano Gumina

许多受肩痛困扰的患者会在骨科门诊就诊明确有无肩袖病变。实际上,这些患者中的大多数患有其他可能引起肩痛的肌肉骨骼疾病(表 22-1,图 22-1~图 22-3),但在某些临床情况下,非骨科疾病也可能引起肩痛。骨科医生应始终牢记可引起肩痛的非骨科疾病,以便在进行鉴别诊断时不遗忘重要的全身性疾病。本章的目的是集中讨论由肺部、胃肠道或心血管疾病引起肩痛的疾病,这些疾病均可累及肩关节(表 22-2,图 22-4)。我们按照临床表现、实验室检查及影像学检查的诊断流程对每一个鉴别诊断进行说明。

表 22-1　肩部牵涉痛的骨科相关疾病

可引起肩部牵涉痛的骨科疾病
神经根型颈椎病
颈椎间盘突出症(图 22-1)
颈椎管狭窄症
颈椎先天性畸形
颈肋(图 22-2)
颈椎血管畸形
海绵状血管瘤(图 22-3)

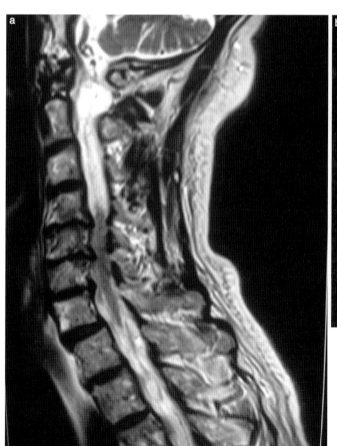
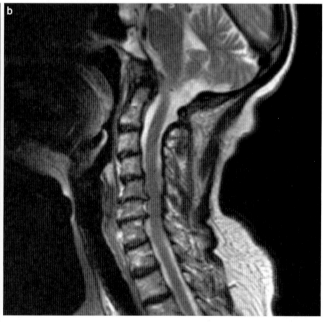

图 22-1　(a,b)颈椎 MRI 矢状位提示颈椎多个节段椎间盘突出和骨赘形成

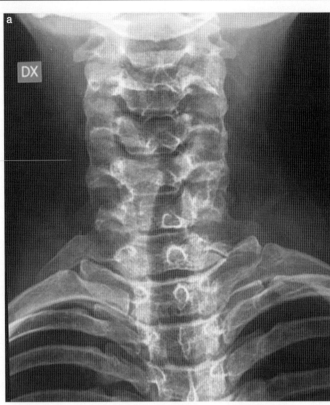
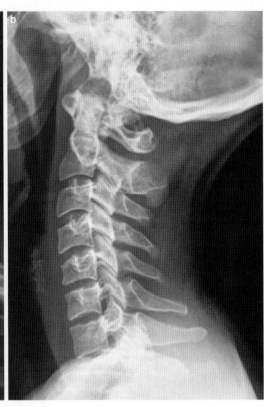

图 22-2 颈椎前后正位及侧位 X 片显示第 7 颈椎颈肋

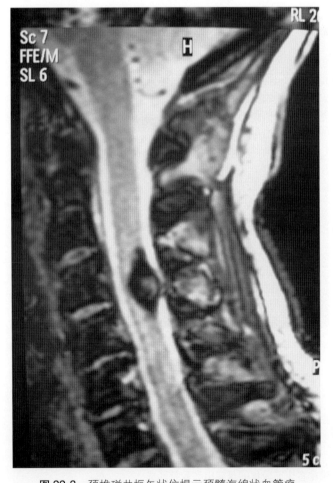

图 22-3 颈椎磁共振矢状位提示颈髓海绵状血管瘤

表 22-2 引起肩部牵涉痛的骨科外因素

内脏疾病
刺激膈的因素:
胆管疾病
腹膜或胸膜积血或积气
脾损伤
肾上腺转移
心血管系统疾病
心绞痛/心肌梗死,或二者均有
心包炎
主动脉夹层
肺栓塞
肺部疾病
肺尖肿瘤(Pancoast 综合征)

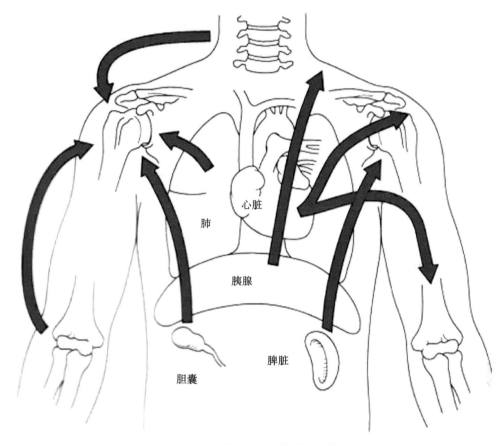

图 22-4　肩部牵涉痛的始发部位

肩部疼痛的内脏牵涉痛

牵涉痛是指感知疼痛的部位并不是疼痛刺激实际发生的部位。胆结石、肝癌和/或肝脓肿、腹膜疾病、某些医源性情况（腹腔镜、肝活检、射频肝消融）、脾损伤和肾上腺恶性肿瘤转移是引起肩部牵涉痛的常见病因。肝感染性疾病或肿瘤性疾病以及胆道绞痛常伴有颈、肩、肩胛骨、锁骨和上臂痛[1]。

在所有这些疾病中，疼痛均与膈神经支配区有关[2]，有数篇关于此方面的研究。

膈肌与炎症器官接触，或者炎症通过肝血管穿过膈肌时均会刺激膈肌。刺激信号会通过膈神经传递到臂丛，甚至颈丛、锁骨下神经等其他神经会受影响，引起锁骨周围、颈部甚至上肢疼痛[3]。在这个过程中，膈神经的分支穿过膈肌，进入腹主动脉旁的神经节；另一些分支，分布至肩关节周围肌肉。这就解释了这样一个现象，即肝脏疾病或炎症刺激很容易合并肩关节疼痛[4]。

右肩部疼痛可能来源于胆道系统疾病，一般还伴随有上腹部和右侧季肋区疼痛，无上腹部烧灼感，与内脏受累的严重程度可能无关[5,6]。胆绞痛特异性实验室指标改变时，血清总胆红素、碱性磷酸酶、γ 谷胱转肽酶及谷丙转氨酶、谷草转氨酶升高。超声检查是诊断胆囊和胆道结石的金标准。当存在症状与呼吸运动相关、临床症状进行性恶化（体重减轻和发热）时，右肩疼痛可能是肝癌或肝脓肿[7]的信号。

此外，腹腔镜手术（尤其是胆囊切除术）术后常出现右肩胛骨疼痛，并伴有恶心、呕吐、腹痛。原因可能是腹腔内残留气腹，但疼痛机制尚不清楚[8]。可能的解释是，腹腔内二氧化碳转化为碳酸刺激膈肌，刺激信号扩散至肩部和颈部[9]。

疼痛是肝活检最常见的并发症。可发生在活检部位和右侧肩部。因此，疼痛的严重程度或恶化可能是出血或包膜下血肿[10]的信号。肝癌接受经皮射频消融术治疗后，膈肌可能出现水肿或增厚，诱发肩部牵涉痛[11]。当左季肋部疼痛放射至同侧肩（Kehr 征）[12]时，应警惕脾破裂出血。同样，自发性脾破裂出血也可能出现这种症状[13,14]。

对于所有上述腹部内脏疾病（肝出血、遗留气腹或脾破裂），辅助检查（腹部超声和 CT）和实验室检查通常可以提供诊断信息，以帮助尽早确诊转至专科医生处理[15]。

肩部疼痛的心血管系统病因

心前区疼痛放射至肩部疼痛是经典的牵涉痛[16]。多种病理生理机制被提出用于解释这一现象,但尚未达成共识。心脏脏层感觉纤维的神经元位于 $T_1 \sim T_5$ 胸背神经节内,沿交感链分布。中枢神经系统获得心脏脏层感觉纤维传递的信号,来自于胸髓 $T_1 \sim T_5$ 节段。而来自胸壁和上肢的神经纤维也进入胸髓 $T_1 \sim T_5$ 节段,与心脏脏层感觉纤维的神经元突触接触。因此,中枢神经系统不能清楚地识别刺激来自躯体还是内脏,心脏区域疼痛信号表现为胸骨下区域、左上臂和/或下颌部位疼痛。

最常见的心源性肩痛病因是心肌缺血[17,18]、心包炎、主动脉夹层和肺栓塞,其中最重要的是心肌缺血。当心肌缺血发生时,疼痛通常发生在前胸中部和胸骨下区域,也可发生在上腹部和下颚或牙齿之间的任一个区域。疼痛通常放射至颈部、肩胛间区或左肩/上臂(有时双侧,特别是上臂的尺侧)。患者常描述为压榨性、沉重的、紧缩的疼痛感和灼烧感。患者的疼痛强度各不相同,有些是无症状(老年患者或糖尿病患者),有些表现为疲劳、呼吸困难或晕厥。如果是稳定型心绞痛,疼痛通常出现在情绪紧张或劳累之后,持续短暂(少于 20 分钟,通常是 5~10 分钟),休息或服用硝酸甘油后迅速缓解,而与上肢活动、体位和呼吸无关。

由不稳定心绞痛和/或心肌梗死引起的急性冠状动脉综合征(acute coronary syndrome,ACS),休息时疼痛加重,持续 20 分钟以上(间歇性或持续性),硝酸甘油不能缓解。它通常伴有自主神经系统症状/体征(出汗和恶心、呕吐)或濒死感。患者一般存在多种心肌缺血的危险因素,如糖尿病、肾功能不全、冠状动脉病、周围血管疾病),并通过心电图(electrocardiogram,ECG)、超声心动图和特殊的实验室检测(T 肌钙蛋白)确诊,所有这些病例均需要请心内科专科医生诊治。

心包炎患者,吸气和特殊的体位(仰卧位或左侧卧位)通常会加重胸痛。临床表现包括发热、白细胞增多、肺通气量增加、心室电风暴(ventricular electrical storm,VES)和心肌酶升高,心电图显示特异改变。

主动脉夹层患者,疼痛剧烈,呈刺痛感,并随夹层范围移动。夹层位于胸骨后、主动脉近心端时,疼痛可位于背部肩胛间区或远心端。

肺栓塞的胸痛可能是由于周围动脉分支闭塞引起的胸膜刺激或胸骨后心绞痛样疼痛。临床表现包括呼吸困难、低氧血症性呼吸过速、咳嗽、咯血和深静脉血栓形成。

肩部疼痛的肺部病因

由于病理组织扩张到肺尖(上沟肿瘤),Pancoast 综合征有许多炎症和肿瘤性临床症状(图 22-5a、b)。经典的临床症状是沿 $C_8 \sim T_2$ 皮节分布的疼痛、手内在肌无力和萎缩,以及霍纳综合征(Horner's syndrome;上睑下垂、瞳孔缩小和无汗症)(图 22-6)。

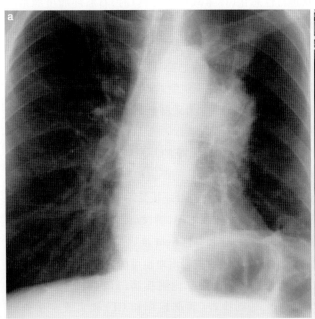
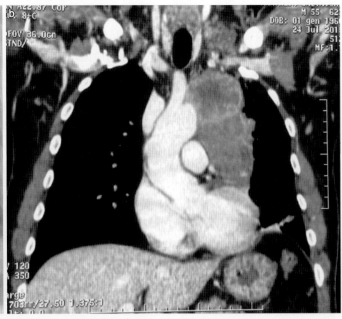

图 22-5 胸部正位 X 线片(a)和 CT(b)显示左侧 Pancoast 肿瘤

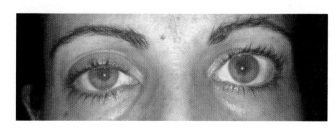

图 22-6　46 岁女性，右侧霍纳综合征

这些肿瘤大多是非小细胞肺癌（non-small-cell lung carcinomas，NSCLC），腺癌略多于鳞状细胞癌。Pancoast 肿瘤比较罕见，占非小细胞肺癌不超过 5%。值得注意的是，其他临床疾病也可以导致 Pancoast 综合征，包括曲霉病、结核病和淋巴瘤。在一些患者中，Pancoast 综合征的诊断依靠肩部剧烈疼痛、吸烟史、体重减轻以及臂丛神经下干电生理异常。虽然霍纳综合征被认为是 Pancoast 综合征的一个重要体征，但应注意，在已发表文献报道中，霍纳综合征的发病率变化很大，从 4% 到 64% 不等。相反，肩痛、臂痛或臂丛神经痛是更常见的主诉，发生率约 19%～65%。因此，许多患者在风湿免疫科和骨科就诊，表现出了一系列症状，诊断延迟多达 7.5 个月。当无明确外伤、疼痛和肌肉萎缩进行性加重、保守治疗无效时，应警惕。肩痛部分是由壁层胸膜刺激引起的，臂丛神经痛代表 Pancoast 肿瘤进展，而臂丛神经不是原发灶。磁共振仍然是诊断肺尖部肿瘤的首选影像学方法。肌电图在 Pancoast 综合征中的诊断意义尚需进一步研究，肌电图结果与临床症状相结合，往往能提供臂丛神经下干损伤的明确证据。

本章并非详尽无遗，作者试图提醒骨科医生，一些患者就诊时可能选择了错误的临床科室。当临床表现未完全掌握时，每一个可能引起肩痛的病因均需引起骨科医生重视。

参考文献

1. Saunders NJ (1986) Shoulder-tip pain in chemical peritonitis. Lancet 2(8504):454
2. Embleton D (1870) On the shoulder-tip pain and other sympathetic pains in disease of the liver. Br Med J 2(514):480–482
3. Embleton D (1870) On the shoulder-tip pain and other sympathetic pains in disease of the liver. Br Med J 2(515):524–525
4. Watson T. Lectures on the practice of physic, 4th edn, vol 1. 1857, Lect. xxxix
5. Festi D, Sottili S, Colecchia A, Attili A, Mazzella G, Roda E, Romano F, The MICOL Research Group (1999) Clinical manifestations of gallstone disease: evidence from the multicenter Italian study on cholelithiasis (MICOL). Hepatology 30(4):839–846
6. Festi D, Dormi A, Capodicasa S, Staniscia T, Attili AF, Loria P, Pazzi P, Mazzella G, Sama C, Roda E, Colecchia A (2008) Incidence of gallstone disease in Italy: results from a multicenter, population-based Italian study (the MICOL project). World J Gastroenterol 14(34):5282–5289
7. Moghadam FM, Bahremand GH, Vejdani A (2008) Letters to the editor. Shoulder pain as the first sign of a hepatic fibrolamellar carcinoma in a young man. J Gastrointestin Liver Dis 17(2):233–239
8. Kandil TS, Hefnawy EE (2010) Shoulder pain following laparoscopic cholecystectomy: factors affecting the incidence and severity. J Laparoendosc Adv Surg Tech 20(8):677–682
9. Nyerges A (1994) Pain mechanisms in laparoscopic surgery. Semin Laparosc Surg 1:215–218
10. Pokorny CS, Waterland M (2002) Short-stay, out-of-hospital, radiologically guided liver biopsy. Med J Aust 176:67–69
11. Kang TW, Rhim H, Kim EY, Kim YS, Choi D, Lee WJ, Lim HK (2009) Percutaneous radiofrequency ablation for the hepatocellular carcinoma abutting the diaphragm: assessment of safety and therapeutic efficacy. Korean J Radiol 10(1):34–42
12. Lowenfels A (1966) Kehr's sign a neglected aid in rupture of the spleen. N Engl J Med 274(18):1019
13. Lunning MA, Stetler-Stevenson M, Silberstein PT, Zenger V, Marti GE (2002) Spontaneous (pathological) splenic rupture in a blastic variant of mantle cell lymphoma: a case report and literature review. Clin Lymphoma 3(2):117–120
14. Neudorfer H, Hesse H, Simma W (1989) Spontaneous rupture of the spleen in infectious mononucleosis. Dtsch Med Wochenschr 114(51–52):2006–2007
15. Lammert F, Miquel JF (2008) Gallstone disease: from genes to evidence-based therapy. J Hepatol 48:124–135
16. Arendt-Nielsen L, Svensson P (2001) Referred muscle pain: basic and clinical findings. Clin J Pain 17(1):11–19
17. Fox K, Garcia MA, Ardissino D, Buszman P, Camici PG, Crea F, Daly C, De Backer G, Hjemdahl P, Lopez-Sendon J, Marco J, Morais J, Pepper J, Sechtem U, Simoons M, Thygesen K, Priori SG, Blanc JJ, Budaj A, Camm J, Dean V, Deckers J, Dickstein K, Lekakis J, McGregor K, Metra M, Morais J, Osterspey A, Tamargo J, Zamorano JL (2006) Guidelines on the management of stable angina pectoris: executive summary: the task force on the management of stable angina pectoris of the European Society of Cardiology. Eur Heart J 27:1341–1381
18. Van de Werf F, Bax J, Betriu A, Blomstrom-Lundqvist C, Crea F, Falk V, Filippatos G, Fox K, Huber K, Kastrati A, Rosengren A, Steg PG, Tubaro M, Verheugt F, Weidinger F, Weis M (2008) Management of acute myocardial infarction in patients presenting with persistent ST-segment elevation: the Task Force on the Management of ST-Segment Elevation Acute Myocardial Infarction of the European Society of Cardiology. Eur Heart J 29:2909–2945

第 23 章　辅助检查:X 线和磁共振

Silvana Giannini, Elie Parfait Assako Ondo, and Giuseppe Sabino

临床评估中,放射学检查评估肩袖撕裂至关重要。而在各种放射学检查中,X 线和磁共振成像(magnetic resonance imaging,MRI)对于诊断肩袖病变[1]尤为重要。

X 线对肩袖进行间接的评估。位于骨骼之间的软组织可透射线,使我们清晰看到骨骼的特征,评估肌腱活动的空间。

X 线评估肩峰的形态和特征:倾斜率,与肩胛骨和肱骨头的关系,骨关节退变的程度[2,3](图 23-1)。肩峰与肱骨头之间的间隙缩小以及肩锁关节与肱骨头之间的间隙缩小会导致软组织撞击,造成机械损伤,这是肌腱撕裂的主要原因。X 线还允许我们评估软组织的特征,比如钙化,评估骨骼的特征,比如肩峰的外形、肱骨大结节硬化、肱骨头的位置(冈上肌无力使得肱骨头上移)、肱骨头囊性变,以及肩锁关节骨关节炎[4]。骨骼的形态和特征评估可通过不同投影方法进行评估。

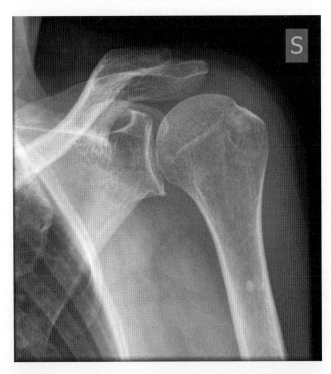

图 23-1　左肩关节标准正位 X 线片。盂肱关节斜位片,上肢位于中立位(零角度投影)。请注意肩峰的正常位置。肱骨大结节硬化

有多种不同的投影方法可以帮助评估肩关节的骨骼特征,但最有价值和实用性的检查方法主要有 4 个:三个正位和一个出口位。

在正位投影中,患者的体位和上肢的位置是非常重要的。完全的正位投影,或称零角度投影,患者上肢位于体侧[5],这是获得真实的前后投影的关键。投影标准:入射光线必须距离喙突约 2cm,头尾倾斜角度为 20°~30°(取决于患者的骨骼特点),由盂肱关节间距确定。然后患者旋转 45°,肩胛骨放在放射线圈上(图 23-1)。X 线片必须包括肱骨近端 1/3、盂肱关节、喙骨、锁骨和肩锁关节。在这个位置上,患者无需变动体位,我们还拍摄上肢内旋(图 23-2a)和外旋(图 23-2b),仅外展或内收活动上肢。这样的投影能更好地反映肱骨大小结节、肩胛盂和肩峰的形态,并能评估肱骨头表面可能存在的钙化。第四个用于评估肩袖病变的投影方法是出口位,它能够更好地显示肩袖肌腱的活动空间和肩峰的形态特征[6]。

出口位 X 片还可以更好地评估肩锁盂肱关节的特征(图 23-2c)。我们让患者以直立的姿势站在桌子旁,躯体前倾,患肢以 45°角靠在桌子上,光束向脚侧倾斜 15°~20°。光束中心通过肩峰下的冈上肌腱区域。患者的上肢放在身体侧,保持中立位。

这样,我们在 X 线片上,肩部骨骼构成一个 Y 形状,顶部由肩锁关节构成,喙突位于其内侧(图 23-3)。这些区域的放射学评估很重要,特别是肱骨结节、肩峰表面和肩袖肌腱活动的区域高度,通常为 12~14mm[7]。而肩关节撞击的原因往往与骨骼和关节的形态改变有关。X 线检查虽然不能明确肩袖撕裂的大小,也不提供肩袖退变程度的信息,但它对于评估肩袖活动区域的特征非常重要,如骨硬化、异位骨化、骨形态改变以及骨关节退变。在国外文献中,老年患者肩袖全层撕裂的患病率与骨关节退变程度显著相关。而轻度的骨关节改变,与肩袖部分撕裂有关。在这些能够帮助评估肩袖肌腱部分或全层撕裂的骨关节特征中,有三个骨性结构很重要,分别是:肩峰、肱骨头及结节、肩锁关节。

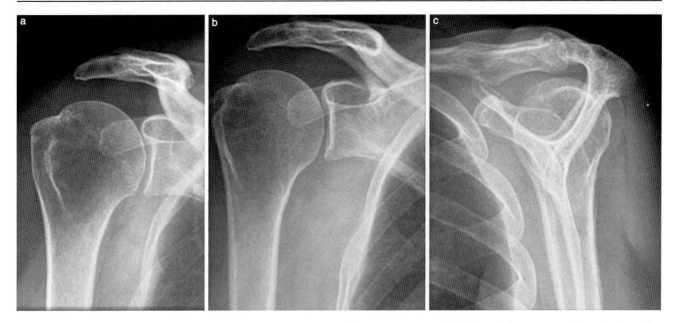

图23-2　右肩关节X线片。(a)上肢内旋,X线光束与肩胛盂关节面平行。(b)上肢外旋的正位线。(c)出口位X线。提示喙突、盂肱关节与肱骨头表面的间距减少

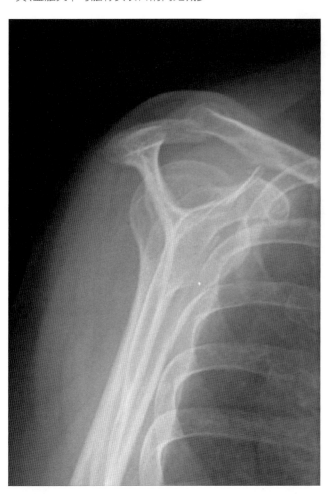

图23-3　出口位X线片。右肩关节出口位X线显示肩峰形态和Y形

肩峰的形态、斜度、肩峰的下表面非常重要。国际公认,Bigliani 分类是肩峰形态学评价的基础[7,8]。Ⅰ型,肩

峰下表面平坦;Ⅱ型,肩峰下表面呈曲面,与肱骨头关节面曲面平行(最常见的类型[3]);Ⅲ型,肩峰下表面呈钩形,被认为会增加肩峰撞击。根据肩峰相对于肩胛盂的倾斜度,许多作者提出了不同的测量方法。根据他们的研究,可用于预测肩袖部分或全层撕裂[6,9]。

在这些方法中,参考最新文献,我们选择了肩峰指数(acromial index,AI)和临界角[10-12],在正位 X 线上评估。另一些作者建议在 MRI 冠状面或 CT 重建的冠状面进行评估[13,14]。研究证实,与其他两种放射技术相比,MRI 和 CT 的评估准确性相同。肩峰指数用于评估肩峰外侧延伸的程度,与肩峰撞击和肩袖撕裂相关。

Nyffeler 等作者认为,如果肩峰指数>0.7,则提示肩袖撕裂。肩峰指数越高,肩袖撕裂越大(图 23-4)。从关节盂做一条平行线,经过肩峰外侧缘再做一条平行线,两条平行线之间的距离即为肩峰外侧缘与关节盂的距离,是肩峰指数的绝对值,记为 GA。

从肱骨大结节外侧缘做一条与肩胛盂关节面的平行线,关节盂与肱骨大结节外侧缘的距离记为 GH。GA/GH 即为肩峰指数 AI。AI>0.7,提示肩袖撕裂风险较高(图 23-4 和图 23-5)。

我们更倾向使用另一个指标,可以判断是否有肩袖撕裂。这个指标也是在标准的正位上测量出来的,我们称之为临界角(critical shoulder angle,CSA)。肩峰外延和肩胛盂倾斜角度可预测肩袖撕裂。沿关节盂关节面画一条直线,从关节盂下缘到肩峰的外侧缘画一条直线,两条线的夹角即为 CSA。CSA>35°(图 23-7),提示肩袖撕裂的风险较高(图 23-6),而 CSA<30°,常见于盂肱关节骨关节炎的患者,肩峰指数也相应较大。Bouaicha 等人比较 CT 和 X 线测量 CSA 的区别,证实 CT 检查测量值与 X 线测量值

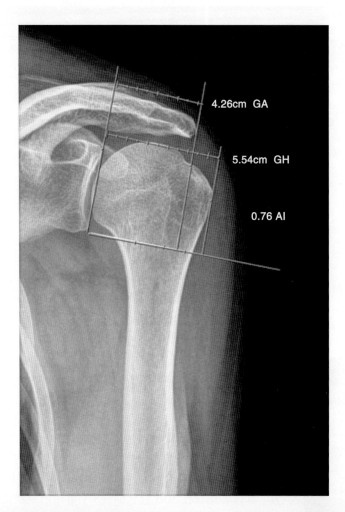

4.26cm GA

5.54cm GH

0.76 AI

图 23-4 左肩关节标准正位。关节盂至肩峰外侧缘的距离除以关节盂至肱骨大结节的距离,即为肩峰指数。肩峰指数>0.7提示肩袖撕裂

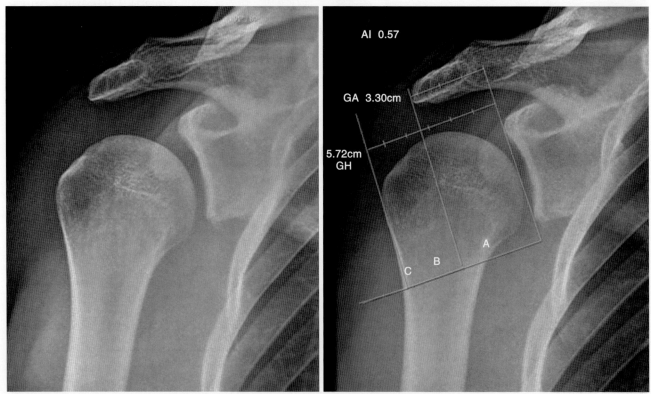

图 23-5 左肩关节标准正位。肩峰指数<0.7提示无肩袖撕裂

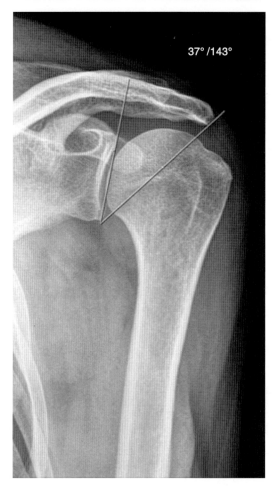

图 23-6　左肩关节标准正位。CSA 用于预测肩袖退行性病变。从关节盂下缘到肩峰的外侧缘画一条直线,两条线的夹角即为 CSA。CSA>30°~35°,提示肩袖退行性病变

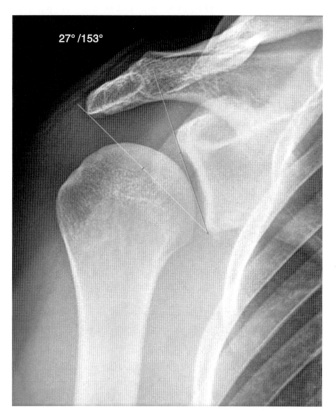

图 23-7　右肩关节标准正位。一位年轻运动员,右肩部疼痛,CSA<30°

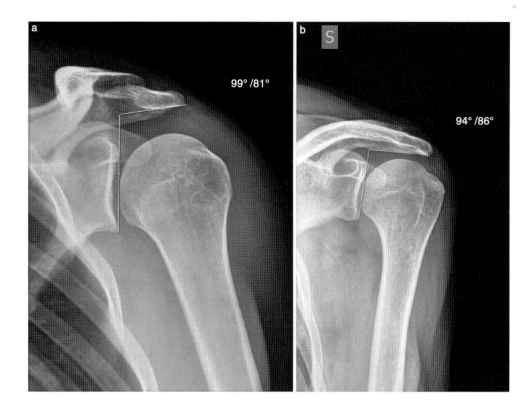

图 23-8　(a、b)左肩关节标准正位 X 线,肩峰侧倾角(LTA)。沿关节盂关节面画一条直线,沿肩峰下表面画一直线,两条线的夹角即为 LTA

呈强相关性[12]。第三个指标是肩峰侧倾角(lateral tilt of the acromion, LTA)或肩峰外侧角(lateral acromial angle, LAA)。Banas 等人认为肩峰外侧缘有三角肌的附着,越向外侧延伸,肱骨头越向头侧移位,进而减少肩峰下间隙,增加肩关节外展运动时的撞击风险。

该作者同时也推荐在 MRI 斜冠状位上测量 LTA。同大多数作者一样,我们也倾向在正位[14]上测量 LTA。沿关节盂关节面画一条直线,沿肩峰下表面画一直线,两条线的夹角即为 LTA。LTA<75°,提示肩袖撕裂的风险较高(图 23-8a、b),肩峰指数也相应较大。

LAA° 70°,肩峰外侧向外延伸,CSA>30°~35°,肩峰指数较高,肩峰位置更靠外,预示肩峰撞击和肩袖撕裂的风险较高。

磁共振成像

磁共振成像(MRI)是一种处理原子核质子在磁场中自旋呈现磁矩的技术,由物理学家 Felix Bloch 和 Edward Purcell 在 1946 年发明,并因此获得了 1952 年的诺贝尔奖。Paul Lauterbur 和 Peter Mansfield 为开发这项技术进行了研究,他们也获得了 2003 年的诺贝尔奖。磁共振的应用领域有医学、化学、岩石物理学等。在医疗领域,它主要用于诊断。密度信号是由被测元素的原子核发出的。MRI 的多参数效应允许描述组织的特征,而多平面效应允许在不同平面上直接显示解剖结构。肩关节及上肢外伤的 MRI 主要应用于软组织、关节及骨内损伤的评估。引起肩痛的原因有很多,其中大多数起源于肩袖病变或不稳定[15-17]。

MRI 在肩关节病变中最常见的应用指征是对可疑的肩袖撕裂或者肩关节撞击进行检查[18-23]。肩袖提供了 33%~50% 的肩关节外展所需的肌肉力量,80%~90% 的肩关节外旋所需的肌肉力量[24,25]。Zlatkin[20] 将肩袖撕裂的病因分为外源性(撞击、撞击伴关节不稳、喙突下撞击)和原发性肩袖退变,后者存在局部缺血的因素。喙肩弓的骨质异常或解剖变异,喙肩弓下方的韧带和软组织均是撞击的相关因素。外伤亦可以造成肩袖撕裂。

大部分肩袖撕裂开始于冈上肌的前部,冈上肌止于肱骨大结节的部位,靠近肱二头肌长头肌腱[26]。而在较大或巨大肩袖撕裂中,撕裂会涉及肩袖的其他重要结构,且肌腱撕裂的大小随着年龄增长而增大[27]。肩袖撕裂分为部分撕裂和全层撕裂。二者的区别是,肩袖部分撕裂的肩峰下滑囊与盂肱关节无联系。肩袖撕裂主要累及冈上肌,在肩袖部分撕裂中,冈上肌撕裂占 89% 以上,而在肩袖全层撕裂中,冈上肌撕裂占 47%[28]。许多研究表明,快速自旋回波序列(fast spin-echo sequences, FSE)[或涡轮自旋回波(turbo spin-echo, TSE)]与常规的自旋回波序列的价值一样。Sonin 等人证明,在评估肩袖完整性时,T2 加权与 T2 加权 TSE 序列之间存在 100% 的相关

性,并且 TSE 序列的信噪比也有所增加。研究发现,诊断肩袖全层撕裂的敏感度高于 89%,特异度为 94%,准确度为 92%[28]。

与传统的 IF 序列[29]相比,TSE 序列通过薄层扫描,以获得更少的运动伪影和更小的获取时间。脂肪抑制或饱和信号(fat suppression or saturation signal, FAT-SAT)序列增加了软组织的对比度,因为它消除了发生在脂肪水界面化学变化的伪影,并减少了呼吸伪影。Singson 等人[32]发现,在诊断肩袖全层撕裂时,使用 FSE T2 加权序列在有和没有脂肪抑制信号的情况下都有最佳的结果,而使用脂肪抑制序列可以更好地显示肩袖部分撕裂。一些作者提出了一种短时 Tau 反转恢复序列(short Tau inversion recovery, STIR),更均匀的脂肪移植信号和改进信噪比,同源反转时间从 110ms 减少到 150ms[30,31]。Kijowski 等人[33]认为 STIR 和 FAT-SAT FSE T2 加权序列在判断肩袖撕裂完整性时,价值相等。

研究肩袖部分撕裂,需要评估肩袖及周围组织的损伤程度。MRI 应评估肌腱撕裂的范围、肌腱损伤的程度、肌腱的边界、肌肉萎缩和骨骼改变(肩峰的分型、肩峰骨赘是否存在、肩锁关节退变)。

肩袖部分撕裂

根据肌腱撕裂的程度,MRI[15]将肩袖部分撕裂分为:Ⅰ度(深度<3mm),Ⅱ度(深度在 3~6mm),和Ⅲ度(深度>6mm)。肩袖的厚度一般为 12mm。根据肌腱撕裂的部位,可将肩袖部分撕裂分为:①浅表性撕裂(占 28%),只损伤肩袖的滑囊层(图 23-9)。②腱内撕裂(占 50%)(图 23-10),与关节腔和肩峰下滑囊无接触(图 23-11)。③撕裂部位与关节腔接触(图 23-12)。④撕裂部位与关节腔和肩峰下滑囊均有接触(占 39%)。

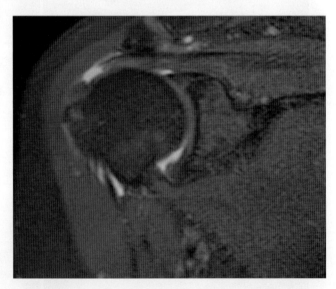

图 23-9 冠状位 STIR 序列 MRI 显示冈上肌滑囊侧部分撕裂

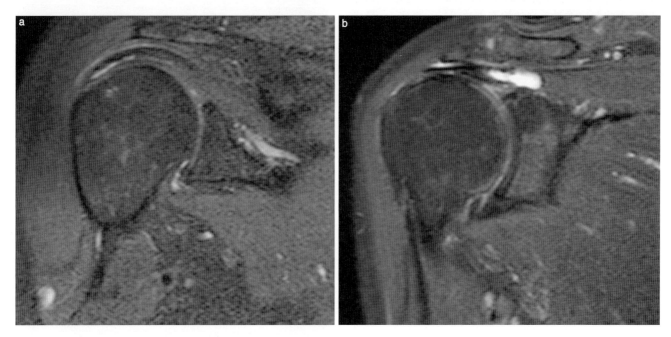

图 23-10　冈上肌腱内撕裂。（a）冠状位 STIR 序列。（b）假性囊肿，位于肌腱结合部，继发于冈上肌腱内撕裂

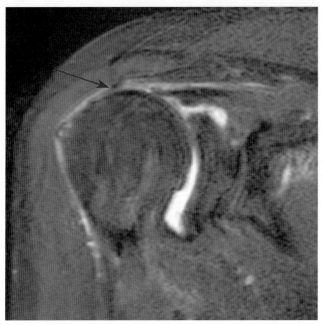

图 23-11　冠状位 STIR 序列 MRI 表现。红色箭头处可见冈上肌肌腱全层撕裂伴回缩，假性骨关节炎形成

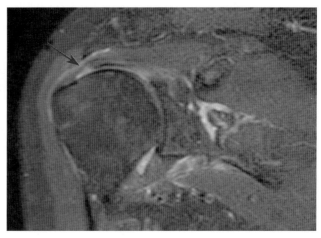

图 23-12　MRI 冠状位 STIR 序列显示冈上肌下表面撕裂（Ellman Ⅱ型）（红色箭头）

传统的 MRI 检查在评估肩袖部分撕裂时的敏感性和准确性较低[32-34]，而超声（ultrasound）和传统 MRI 在鉴定肩袖部分撕裂[35]时具有几乎相同的作用。肩关节 MRI 检查包含多个平面 T1 加权序列，可以更好地显示解剖结构。有或无脂肪抑制的 T2 加权序列可以更好地区分对比实性组织和液体组织。质子密度（protonic density）加权序列显示软组织信号强度介于 T1 和 T2 加权之间。相反，梯度回波（gradient-echo）加权序列似乎对软

骨[36]非常有用。

尽管有多种序列用于 MRI 检查，但肌腱病变的诊断仍然复杂，尤其是当关节液较少、撕裂部位有肉芽组织或瘢痕时[37,38]。延伸到关节表面的撕裂在质子密度序列中表现为焦性中间信号强度区，在 T2 加权序列中显示信号强度增加。带有信号抑制的 TSE 序列使得损伤更明显。然而，如果在肌腱撕裂部位仅有少量的关节积液或有肉芽组织形成或瘢痕，诊断就比较困难。

如果怀疑可能有肌腱部分撕裂，撕裂可能延伸到关节面，磁共振成像是首选的检查方法[39-41]。事实上，最近的研究已经展示了在肩关节外展外旋时使用 MRI 检查的优越性。这个体位可以更好识别肩袖的关节部分，更好的识别肩袖部分撕裂以及对其分级，而在某些情况下，标准的 MRI 检查不能发现这些肩袖部分撕裂[42]。如果肩峰下滑囊没有液体，肩袖上表面部分撕裂的诊断也很困难。T2 加权压脂相也可呈现同样的撕裂特征（图 23-12）[42]。腱内撕裂在质子密度序列和 T2 序列上表现为线性高信号，可见病灶内部分高信号线性区域，与关节腔和滑囊无任何联系。

Rafii 等人[43]报道常规 MRI 检查诊断肩袖部分撕裂的敏感度为 84%～89%，特异度为 85%。Reinus 等人[44]研究显示，MRI 诊断肩袖部分撕裂的敏感度仅 19%～57%，同时也表明，在诊断肩袖部分撕裂或肌腱病时，观察者之间的差异很大[38,45-48]。

MRI 对肩袖部分撕裂的识别效果差的原因尚不清楚，它不能区分信号增强区域是由于肌腱炎还是肩袖部分撕裂[49]。Rafii 等人指出，有一半的肩袖部分撕裂，T2 加权序列上无高信号表现。作者指出，肩袖上表面的撕裂往往比较表浅，可以判定为肩袖部分肌腱变性或撕裂，而肩袖腱内撕裂可以表现为肌腱退变，或被结缔组织浸润、取代，表现为中等信号强度[50]。文献中关于 MRI 诊断肩袖部分撕裂的不同结论，可以部分归结于不同研究中使用的判定标准不同。肩袖部分撕裂的水平方向高信号有助于确定损伤程度和制定手术方案。

肩袖全层撕裂

在肩袖全层撕裂中，肩峰下三角肌滑囊和盂肱关节腔是相通的[52,53]。肩袖全层撕裂占肩袖损伤的 10%。根据肩袖撕裂的位置，可分为：（a）肌腱断端游离，与肱二头肌长头肌腱仍有联系；（b）腱内撕裂，和（c）巨大撕裂。此外，根据肩袖撕裂的大小或程度[53]，全层撕裂还有许多中分类方法：①小撕裂或 I 度撕裂（<2cm）（图 23-13）；②大撕裂或 II 度撕裂（2～4cm）（图 23-14、图 23-15）；③巨大撕裂或 III 度撕裂（>5cm）（图 23-16）；④IV 度撕裂，伴继发性关节退变（图 23-17）。

在 T2 压脂相的冠状面和矢状面上可以测量全层撕裂的大小。除了肌腱撕裂的大小外，肌腱是否回缩也很重要。在斜冠状面上可以评估冈上肌腱的回缩程度。根据肌腱回缩程度，肩袖全层撕裂可分为：I 度，撕裂的肌腱仍位于撕裂的位置；II 度，肌腱会缩至肱骨头；III 度，肌腱回缩至肩胛盂（图 23-18a～c）[54]。常规 MRI 检查能够诊断绝大多数肩袖全层撕裂。T1 和 T2 加权相的轴位，以及 TSE 加权的抑脂相和 T2 加权的斜冠状面可以帮助识别和分类肩袖撕裂。通常，对于中等撕裂或大的全层撕裂，不需要外展外旋位 MRI 检查。

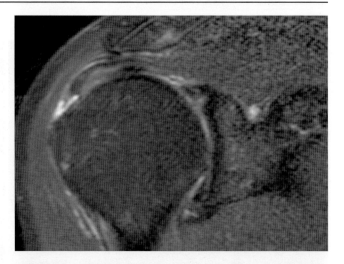

图 23-13　MRI 冠状位 STIR 序列显示 I 度冈上肌全层撕裂

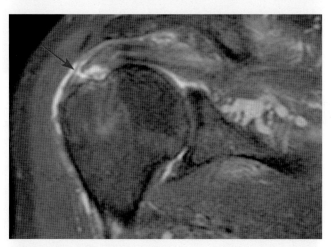

图 23-14　MRI 冠状位 STIR 序列显示 II 度冈上肌全层撕裂伴滑膜浸润（红色箭头）

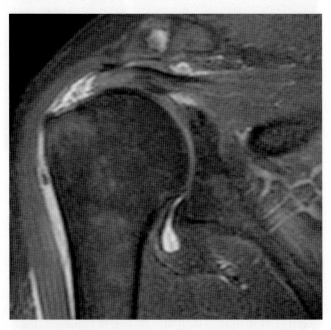

图 23-15　MRI 冠状位 STIR 序列显示 III 度冈上肌全层撕裂伴关节侧和滑囊侧滑膜浸润；肌腱增粗，呈高信号，提示退行性肌腱病

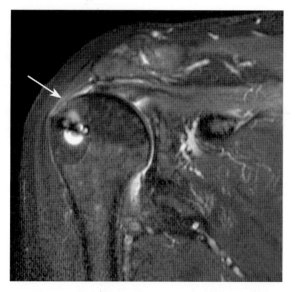

图 23-16　MRI 提示肩袖修复术后,冈上肌全层撕裂伴回缩

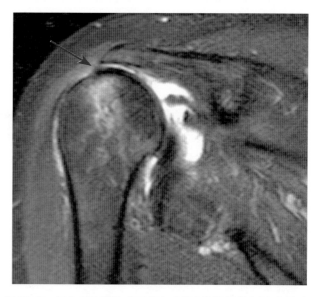

图 23-17　巨大肩袖撕裂,伴肱骨与肩峰之间的关节炎(红色箭头)

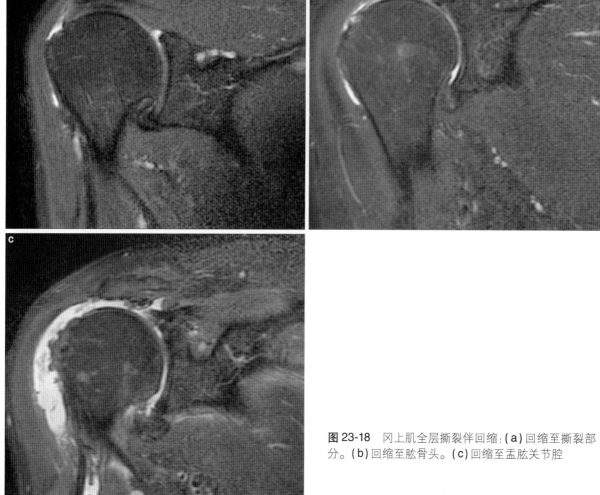

图 23-18　冈上肌全层撕裂伴回缩:(a)回缩至撕裂部分。(b)回缩至肱骨头。(c)回缩至盂肱关节腔

高分辨率的 MRI 足以帮助我们评估撕裂的范围和大小,但对于小的全层撕裂,我们采用 MRI 造影来帮助诊断。常规 MRI 图像中最重要证据是肌腱中存在富含水的高信号[55-57]。肌腱缩回也很重要,常见于巨大肩袖撕裂。Farley 等人[48]已经证明,正常的肌腱结合部位不应该超过肱

骨头钟表盘上 12 点方向后 15°。然而,我们必须记住,这也可能是解剖学上的变化,手臂的位置可以改变肌腱结合部位的位置。有时,在慢性撕裂中,撕裂会愈合而导致肌腱变薄,在 T2 加权相上呈现低信号。在这种情况下,肌腱结合部位的收缩是一个非常重要的 MRI 证据。

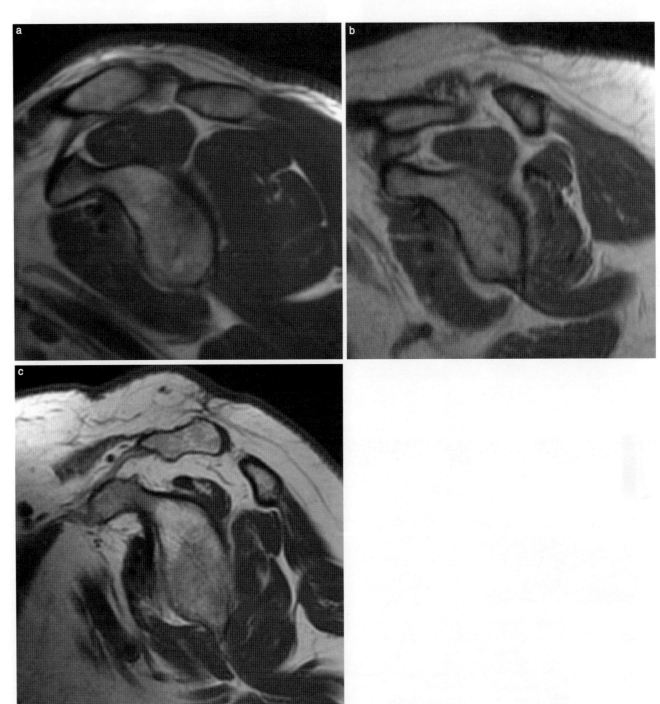

图 23-19　根据 Fuchs 等人[57]的研究,在 MRI 斜矢状面上,冈上肌 T1 加权相显示肌肉内有脂肪浸润。(a)Ⅰ级:部分脂肪纹理。(b)Ⅱ级:肌萎缩小于 50%。Ⅲ级:肌萎缩等于 50%。(c)Ⅳ级:肌萎缩大于 50%

常规 MRI 也显示了肩袖撕裂的间接征象。肱骨外旋位时的前后正位 X 片显示肩峰肱骨间隙小于 7mm，提示肩袖撕裂[50-52]。肩峰下滑囊中，脂肪信号消失，而滑液信号增加，见于 92%~94% 的全层肩袖撕裂患者[53,54]。尽管 MRI 显示滑囊中液体信号的敏感度很高（93%），肌腱连续性中断仍是肩袖全层撕裂更特异的指标（96%）[55-57]。在肩痛的患者中，肩峰下滑囊中有液体积聚，原因可能是继发于撞击（43%），关节盂唇损伤并肩关节不稳定（29%）、滑囊炎（19%）和肌腱炎（14%）[55]。肌萎缩常发生于肩袖全层撕裂，常累及冈上肌。肌萎缩是慢性肩袖撕裂的特征。同肌腱回缩一样，对骨科医生来说是非常重要的。肌肉萎缩的程度可以通过 MRI 来评估。Thomazeau[56] 和 Fuchs[57] 等人在 MRI 斜矢状面上进行分析，根据冈上肌肌肉在冈上窝的占有率，将肌肉萎缩分为 3 度和 5 度。在斜矢状面上，肩胛骨因肩胛骨体部和喙突基底部组合在一起呈现为 Y 形。Thomazeau 等人[56] 的报道为：I 度表示无萎缩，II 度表示中度萎缩，III 度表示严重萎缩（图 23-19a~c）。此外，在同一研究中，他们证明肌肉萎缩程度似乎与冠状面[55] 上的肌腱撕裂大小和肌腱回缩正相关。作者还观察到，冈上肌萎缩程度是预测手术后再撕裂最重要的解剖学因素。

Zanetti 等人描述了一种利用切线的定性评估方法[44,58]。如果从肩胛骨上缘到喙突上缘的切线没有经过冈上肌，则为阳性（图 23-20）。在肩袖全层撕裂中，肩锁关节与肌腱滑囊之间也有联系。肩胛盂肱关节之间以及滑囊与肩锁骨关节[59] 之间存在联系。MRI 是判断肩胛下肌损伤以及肩胛下肌与肱二头肌长头肌腱连接关系的一种很好的诊断方法（图 23-21a~b），对于识别低程度的肩胛下肌损伤（图 23-22）和肩胛下肌损伤伴肱二头肌长头肌腱内侧脱位（图 23-22a~c）具有较高的敏感性。MRI 诊断冈下肌腱撕裂也有同样的准确性（图 23-23a~b）。

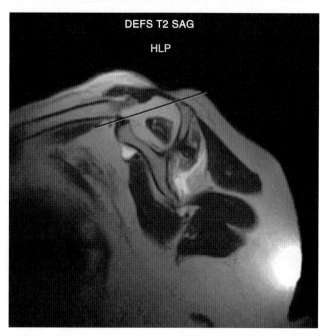

图 23-20 在矢状面上画一切线连接喙突和肩胛冈；冈上肌位于切线下方，提示肌肉萎缩

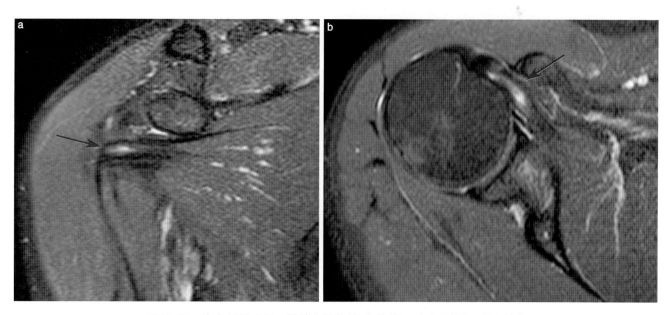

图 23-21 右肩 MRI 肩胛下肌腱内损伤（红色箭头）。（a）冠状位。（b）轴位

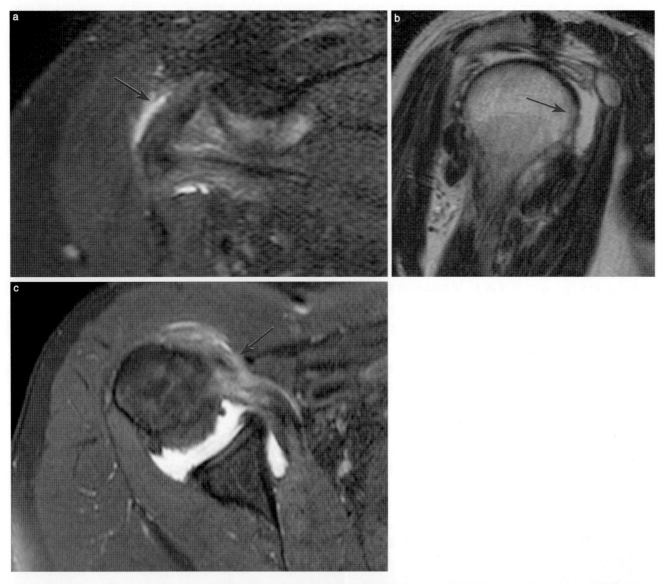

图 23-22　MRI 显示肩胛下肌全层撕裂,伴肱二头肌长头肌腱移位(红色箭头)。(a)冠状位。(b)矢状位。(c)轴位

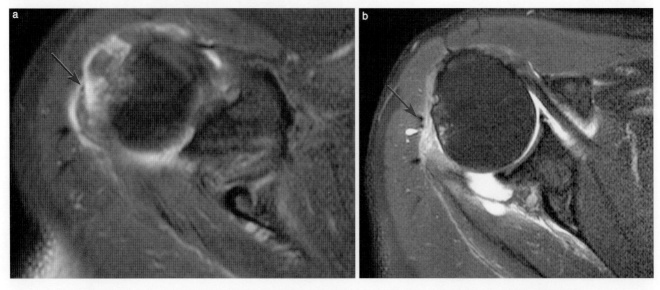

图 23-23　MRI 显示冈下肌全层撕裂伴回缩(红色箭头)。(a)肌腱足印区撕裂。(b)肌腱腱腹回缩

既往文献中,许多研究评估了常规 MRI 在肩袖撕裂中的准确性。作者比较了脉冲序列、手术和关节镜证据、常规 MRI 检查和 MRI 关节造影术[49-53]的准确性。MRI 对肩袖全层撕裂的敏感度为 80%,特异度为 94%,准确度为 89%。当同时包括完全和部分肩袖撕裂时,敏感度下降到 69%,特异度保持在 94%,但准确度下降到 84%[52]。Tuite 等[26]评估了 T2 加权 SE 序列和 T2 加权 GRE 序列对肩袖全层撕裂的敏感度为 91%,特异度为 95%,而对肩袖部分撕裂的敏感度 75%~87%。T2 加权的压脂序列提高了肩袖全层撕裂和肩袖部分撕裂[55]的准确性。

因此,为了准确识别肩袖撕裂,选择特殊序列是至关重要的。特别是,压脂序列提高了诊断准确性,并有助于区分滑囊周围脂肪[59]。

参考文献

1. Stoller DW (2006) Magnetic resonance imaging in orthopaedics and sports medicine, 2nd edn. Lippincott-Raven, New York, pp 673–686, The shoulder

2. Moor BK, Wieser K, Slankamenac K, Gerber C, Bouaicha S (2014) Relationship of individual scapular anatomy and degenerative rotator cuff tears. J Shoulder Elbow Surg 23(4):536–541

3. Balke M, Schmidt C, Dedy N et al (2013) Correlation of acromial morphology with impingement syndrome and rotator cuff tears. Acta Orthop 84(2):178–183

4. Moor BK, Bouaicha S, Rothenfluh DA et al (2013) Is there an association between the individual anatomy of the scapula and the development of rotator cuff tears or osteoarthritis of the glenohumeral joint?: a radiological study of the critical shoulder angle. Bone Joint J 95-B(7):935–941

5. Castagna A, Borroni M, Garofalo R (2015) La rottura della cuffia dei rotatori. Giornale Italiano di Ortopedia e Traumatologia 41:6–14

6. Oh JH, Kim JY, Lee HK et al (2010) Classification and clinical significance of acromial spur in rotator cuff tear: heel-type spur and rotator cuff tear. Clin Orthop Relat Res 468(6):1542–1550

7. Bigliani LU, Morrison DS, April EW (1986) The morphology of the acromion and its relationship to rotator cuff tears. Orthop Trans 10:228

8. Hughes RE, Bryant CR, Hall JM, Wening J, Huston LJ, Kuhn JE et al (2003) Glenoid inclination is associated with full-thickness rotator cufftears. Clin Orthop Relat Res 407:86–91

9. Nyffeler RW, Werner CM, Sukthankar A, Schmid MR, Gerber C (2006) Association of a large lateral extension of the acromion with rotator cuff tears. J Bone Joint Surg Am 88(4):800–805

10. Banas MP, Miller RJ, Totterman S (1995) Relationship between the lateral acromion angle and rotator cuff disease. J Shoulder Elbow Surg 4(6):454–461

11. Spiegl UJ, Horan MP, Smith SW et al (2015) The critical shoulder angle is associated with rotator cuff tears and shoulder osteoarthritis and is better assessed with radiographs over MRI. Knee Surg Sports Traumatol Arthrosc [Epub ahead of print]

12. Bouaicha S, Ehrmann C, Slankamenac K et al (2014) Comparison of the critical shoulder angle in radiographs and computed tomography. Skeletal Radiol 43(8):1053–1056

13. Daggett M, Werner B, Collin P et al (2015) Correlation between glenoid inclination and critical shoulder angle: a radiographic and computed tomography study. J Shoulder Elbow Surg 24(12):1948–1953

14. Hanciau FA, Mendes da Silva MA, Silveira Martins F et al (2012) Association clinical-radiographic of the acromion index and the lateral acromion angle. Rev Bras Ortop 47(6):730–735

15. De la Puente R, Buotin RD, Theodorou DJ et al (1999) Post traumatic and stress induced osteolysis of the distale clavicle: MR imaging findings in 17 patients. Skeletal Radiol 28:202–208

16. Depalma AF (1983) Surgery of the shoulder. J.B. Lippincott, Philadelphia

17. Lie S, Mast WA (1982) Subacromial bursography: techniques and clinical application. Radiology 144:626–630

18. Berquist TH (1992) Imaging of ortopedic trauma, 2nd edn. Raven, New York

19. Zlatin MB, Iannoti JP, Roberts MC et al (1989) Rotator cuff-disease. Diagnostic performance of MR imaging. Radiology 172:223–229

20. Zlatin MB (2003) MRI of the shoulder. Lippincott Williams & Wilkins, Philadelphia

21. Brossman J, Preidler DW, Pedowitz RA et al (1996) Shoulder impingement syndrome: influence of shoulder position on rotator cuff impingement-an anatomic study. AJR Am J Roentgenol 167:1511–1515

22. Buirski G (1990) Magnetic resonance imaging in acute and chronic rotator cuff tears. Skeletal Radiol 19:109–111

23. Evancho AM, Stiles RG, Fajman WA et al (1988) MR imaging diagnosis of rotator cuff tears. AJR Am J Roentgenol 151:751–754

24. Gusmer PB, Potter HG, Schatz JA et al (1996) Labral injuries: accuracy of detection with unenhanced MR imaging of the shoulder. Radiology 200:519–524

25. Wiener SN, Sietz WH (1993) Sonography of the shoulder in patients with tears of the rotator cuff: accuracy and value in selecting surgical options. AJR Am J Roentgenol 160:103–107

26. Tuite MJ, Yandow DR, DeSmet AA et al (1994) Diagnosis of partial and complete rotator cuff tears using combined gradient echo and spin-echo imaging. Skeletal Radiol 23:541–546

27. Beall DP, Williamson EE, Ly JQ et al (2003) Association of biceps tendon tears with rotator cuff abnormalities: degree of correlation with tears of the anterior and superior portions of the rotator cuff. AJR Am J Roentgenol 180:633–639

28. Carrino J, Mc Cauley T, Katz L et al (1997) Rotator cuff evaluation with fast spin-echo versus conventional spin-echo MR imaging. Radiology 202:533–539

29. Yamaguchi K, Ditsios K, Middleton WD et al (2006) The demographic and morphological features of rotator cuff disease-a comparison of asymptomatic and symptomatic shoulders. J Bone Joint Surg Am 88:1699–1704

30. Singson R, Hoang T, Dan S, Friedman M (1996) MR evaluation of rotator cuff pathology using T2-weighted fast spin-echo techniques with and without fat suppression. AJR Am J Roentgenol 166:1061–1065

31. Sonin A, Peduto A, Fitzgerald S et al (1996) MR imaging of the rotator cuff mechanism: comparison of spin-echo and turbo-spin-echo sequences. AJR Am J Roentgenol 167:333–338

32. Mirowitz S (1991) Normal rotator cuff: MR imaging with conventional and fat-suppression techniques. Radiology 180:735–740

33. Kijowski R, Farber J, Medina J et al (2005) Comparison of fat-suppressed T2-weighted fast spin-echo sequence and modified STIR sequence in the evaluation of the rotator cuff tendon. AJR Am J Roentgenol 185:371–378

34. Ellman H, Kay SP, Wirth M (1993) Arthroscopic treatment of full thickness rotator cuff tears: 2 to 7 year follow-up study. Arthoscopy 9:195–200

35. Ozaki J, Fujiuroto S, Nakagawa Y et al (1988) Tears of the rotator cuff shoulder associated with pathologic changes in the acromion. J Bone Joint Surg Am 70A:1224–1230

36. Roy J-S, Braen C, Lblond J et al (2015) Diagnostic accuracy of ultrasonography, MRI and MR arthrography in the characterisation of rotator cuff disorders: a systematic review and meta-analysis. Br J Sports Med 49(20):1316–1328

37. Bencardino JT, Garcia AI, Palmer WE (2003) Magnetic resonance imaging of the shoulder: rotator cuff. Top Magn Reson Imaging 14(1):51–68

38. Lee S, Lee J (2002) Horizontal component of partial-thickness tears of rotator cuff: imaging characteristics and comparison of ABER view with oblique coronal view at MR arthrography-initial results. Radiology 224:470–476

39. Meister K, Thesing J, Montgomery WJ et al (2004) MR arthrography of partial thickness tears of the undersurface of the rotator cuff: an arthroscopic correlation. Skeletal Radiol 33:136–141

40. Guntern DJ, Pfirrmann CWA, Schmid MR et al (2003) Articular cartilagin lesions of the glenohumeral joint: diagnostic effectiveness of MR arthrography and prevalence in patients with subacromial impingement syndrome. Radiology 226:165–170

41. Bigliani LU, Levine WN (1997) Subacromial impingement syndrome. J Bone Joint Surg Am 79(12):1854–1868

42. Schreinemachers SA, Willems WJ, Bipat S et al (2009) Detection of partial-thickness supraspinatus tendon tears: is a single direct MR arthofraphy series in ABER position as accurate as conventionale MR arthrography? Skeletal Radiol 38:967–975

43. Rafii M, Firooznia H, Sherman O et al (1990) Rotator cuff lesions: signal patterns at MR imaging. Radiology 177:817–823

44. Reinus W, Shady K, MirowitzS TW (1995) MR diagnosis of rotator cuff tears of the shoulder: value using T2-weighted fat-saturated images. AJR Am J Roentgenol 164:1451–1455

45. Morag Y, Jacobson JA, Miller B et al (2006) MR imaging of rotator cuff injury: what the clinical needs to know. Radiographics 26:1045–1065

46. Patte D (1990) Classification of the rotator cuff lesions. Clin Orthop Relat Res 254:81–86

47. Cooper A, Ali A (2013) Rotator cuff tears. Surgery 31:168–171

48. Farley TE, Schweistzer ME, Karasick D et al (1995) Adhesive capsulitis of the shoulder: MR diagnosis. AJR Am J Roentgenol 164:1457–1459

49. Zlatin MB, Dlinka MK, Kressel HY (1989) Magnetic resonance imaging of the shoulder. Magn Reson Q 5(1):3–22

50. Zlatin MB, Dalinda MK (1989) The glenohumeral joint. Top Magn Reson Imaging 1(3):1–13

51. Zlatin MB, Falchook FS (1994) Magnetic resonance pathology of the rotator cuff. Top Magn Reson Imaging 6:94–120

52. Zlatin MB (2002) MRI of the post-operative shoulder. Skeletal Radiol 31:63–80

53. Parsa M, Tuite M, Norris M et al (1997) MR imaging of rotator cuff tendon tears: comparison of T2*-weighted gradient-echo and conventional dual-echo sequences. AJR Am J Roentgenol 168:1519–1524

54. Freygant M, Dziurzynska-Bialek E, Samojedny A et al (2014) Magnetic resonance imaging of rotator cuff tears in shoulder impingement syndrome. Pol J Radiol 79:391–397

55. Burk LD, Karassick D, Kurtz AB et al (1989) Rotator cuff tears: prospective comparison of MR imaging with arthrography, sonography and surgery. AJR Am J Roentgenol 153:87–92

56. Thomazeau H, Boukobza E, Morcet N, Chaperon J, Langlais F (1997) Prediction of rotator cuff repair results by magnetic resonance imaging. Clin Orthop Relat Res 344:275–283

57. Fuchs B, Weishaupt D, Zanetti M, Hodler J, Gerber C (1999) Fatty degeneration of the muscles of the rotator cuff: assessment by computed tomography versus magnetic resonance imaging. J Shoulder Elbow Surg 8(6):599–605

58. Zanetti M, Gerber C, Hodler J (1998) Quantitative assessment of the muscles of the rotator cuff with magnetic resonance imaging. Invest Radiol 33(3):163–170

59. Patten RM (1994) Tears of the anterior portion of the rotator cuff the subscapularis tendon: MR imaging finding. AJR Am J Roentgenol 162:351–354

第24章 CT和CT关节造影

Arnaldo Conchiglia and Lorenzo Maria Gregori

通过计算机体层成像（computed tomography，CT）和CT关节造影（arthrography，CTA）对肩袖撕裂的诊断具有重要意义。近年来，磁共振成像的普及减少了CT的使用，然而，CT扫描仍是评估肩袖撕裂的可靠方法。尽管CT扫描软组织的分辨率较低，这正是MRI的优势，但它的自身特点使其成为术前计划的一个非常有用的工具。

与磁共振成像（magnetic resonance imaging，MRI）相比，CT评估骨骼更可靠。此外，它能够清晰地区分肌肉和脂肪组织，从而能够定量评估肌肉退变（损伤）。由于MRI扫描的禁忌证，有时使用CT扫描是必要的。今天，越来越多的金属或电子设备的使用使这项技术在肩袖撕裂的评估中越来越重要。

CT作为检查金标准的适应证如下：①幽闭恐惧症患者。幽闭恐惧症患者对CT的耐受性较好，因为CT的检查速度非常快，几秒钟就能获得图像，而且CT的机架更大，更开放。②磁共振禁忌证患者（起搏器或其他与磁共振成像不兼容的金属装置）。③关节内或关节周围金属植入（螺钉或锚钉）患者的术后评价。目前，尽管正在开发能够减少铁磁伪影的成像序列，但磁共振成像仍然高度受金属存在的影响。无论如何，目前CT扫描的术后评估要简单得多。④患者过度活动。CT评估更快，特别是多层CT扫描系统，可以在不到1秒的时间内检查肩部。这使得这种方法在疼痛或其他可能导致患者过度活动的病理情况下非常有用。⑤肥胖患者。由于很难在MRI扫描仪中正确定位肥胖患者的肩部，以及由此导致的成像质量较低，因此MRI对部分肥胖患者肩部的研究是无效的。因此，使用CT更为可取，因为CT机架较大，其结果对患者的大小和位置的依赖性较小。

肩关节CT和关节CT的次要适应证是：①评估关节内钙化结构。与MRI相比，CT可以更好地区分可能的关节内或腱性碎片或沉积物的密度。肌腱钙化经常会引起剧烈的肩部疼痛，尽管它不是CT扫描的适应证，但作为一种超声或影像学的病理状况，通过断层密度测量可以比通过MRI扫描更好地评估。②关节不稳定和骨不协调。

技术

患者在CT扫描台上以仰卧位检查，检查的肢体可以是中立位，也可以是轻微的外旋，并用带子固定。用一些条带固定手臂是必要的。激光束集中在下巴下方的区域，因此扫描图像一直到肱骨的一半。该扫描仪采用轴位扫描装置，包括肩锁关节到肩胛骨的下角。CT冠状面和矢状面扫描中，骨骼为高密度，脂肪、空气、关节层为低密度。肌肉组织、软骨和纤维软骨是等密度的，不同组织之间没有明显的界限。使用多探测器CT扫描仪允许获取亚毫米层与各向同性体素图像，从而允许多平面重格式与高分辨率。通过这种方法，我们可以获得无伪影的矢状面和冠状面重建。

在对流程进行说明并随后由患者签署知情同意书后，从患者准备开始。皮肤消毒后，用20~22G针进行皮肤穿刺。手术在X线检查室或超声引导下进行。当触觉反馈或超声图像提示针处于关节内时（图24-1），我们根

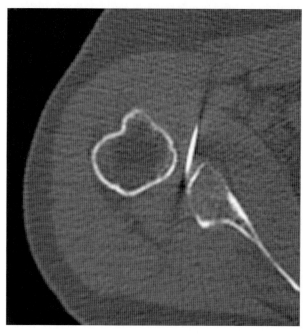

图24-1 CT冠状位显示22G针头穿刺进入关节腔，注入2~3mL造影剂和10~20mL无菌空气

据双重造影技术注入由 2~3mL 可溶性造影剂和 10~20mL 消毒空气组成的溶液。造影剂从针尖迅速地流出并在关节内扩散。当由于压力增加,造影剂注入遇到阻力时,或者当超声图像显示针尖位于关节内时,可以停止注射。

在整个注射过程中不需 X 线监测,也可以在观察到针的位置后停止。不推荐在肩部注射过多的造影剂,因为它可能会引起外溢,尤其是在肩胛下隐窝处。在手臂处于中立位置或轻微内旋转的情况下获取图像,然后在冠状面、矢状面和斜矢状面重建图像。近年来,有观点提出增加肩关节外展外旋位置(外展 90° 和最大限度外旋),类似于关节 MRI 检查。患者将手掌置于头部下,使肩部向外转动,这个体位使得肩袖下表面和盂唇的后上部接触。

CT 和 CT 关节造影评估肩袖撕裂(图 24-2a、b)

尽管使用薄层扫描和在三个层面上进行三维重建可以很好地评估肩袖肌腱,通过 CT 关节造影对肩袖肌腱的评估是二线检查方法。关节 CT 诊断肩袖撕裂具有良好的敏感性。发现造影剂进入肌腱内但并无全层撕裂的表现,提示存在肩袖的关节侧撕裂。此外,肩袖腱内撕裂当与关节腔相同时,也可以通过关节 CT 关节造影显示。而不与关节腔相通的撕裂,以及肩袖滑囊侧撕裂,不能通过 CT 关节造影发现。肩峰下注射造影剂,帮助诊断肩袖滑囊侧撕裂的价值有限。

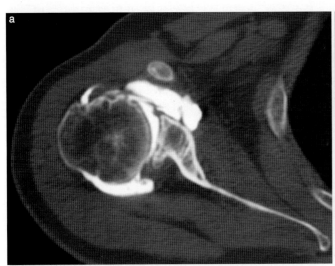 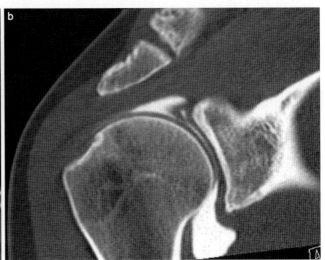

图 24-2 关节内 CT 造影显示肱骨头和肩胛盂及软组织。(a)轴位和(b)冠状位。关节腔扩张,使得关节囊韧带及反折处可以显影。前关节囊的反折处有多种不同的方式,1 型为反折靠近盂唇,2 型和 3 型为反折位于肩胛盂颈部内侧或更内侧。可准确评估盂唇、喙肩弓、喙突形态、肱二头肌长头肌腱及肩袖撕裂

CT 关节造影的敏感性和特异性与 MRI 相似,尤其是往关节内注射造影剂时。CT 关节造影诊断冈上肌撕裂的敏感度为 99%,特异度为 100%。而诊断冈下肌撕裂分别为 97.44% 和 99.52%。诊断肩胛下肌撕裂分别为 64.71% 和 98.17%。诊断肱二头肌长头肌腱损伤,敏感度为 45.76%,特异度为 99.57%[1]。CT 同 MRI 一样具有相似的诊断能力,但因 CT 的分辨率较低,CT 区分软组织的能力弱于 MRI,因而 MRI 是诊断肩袖撕裂的金标准。

基于上述的局限性,CT 的作用总结如下:

1. 可以用来评估肩袖撕裂的位置,特别是 CTA。肩袖撕裂的部位决定了后续治疗方案。CT 可以有效地区分肩袖足印区损伤和其他关键部位损伤。虽然诊断价值不如 MRI,CT 可以发现肩袖部分撕裂,特别是关节侧撕裂,在造影剂的存在时能清晰地显示出来(图 24-3)。

2. 而腱内撕裂和滑囊侧撕裂因造影剂的低分辨率或者区分不同组织的能力较差,CT 的诊断价值较低。腱内撕裂因不与关节腔连通,难以被 CT 检查识别。对于这些病例,MRI 检查更准确。

3. 无论是否使用关节内造影剂,肩袖全层撕裂通常都能很好地检出。有造影剂时,撕裂显示更清晰。因肩袖全层撕裂,肩峰下间隙与关节腔相通,造影剂可进入肩峰下间隙[1,2](图 24-4)。

4. 而对于肱二头肌长头肌腱病变,CT 与 MRI[3] 一样可靠。

5. CT 关节造影有助于识别肌腱撕裂在冠状位的扩展。无伪影的冠状面重建使得可准确评估冠状位的撕裂,或可能的肌腱回缩。这些信息对于正确选择手术治疗方案是至关重要的。

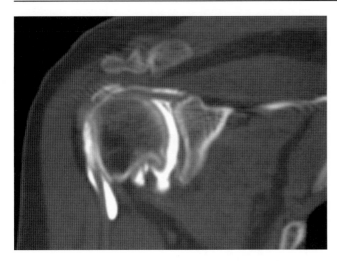

图 24-3　冠状位 CT 关节造影,该患者合并肩关节股关节炎,肩袖肌腱部分撕裂。白色线性造影剂信号提示肌腱纤维断裂,但无回缩,腱内撕裂与关节腔相通。而肩袖滑囊侧撕裂无法通过关节内 CT 造影检查识别

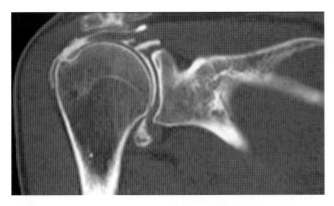

图 24-4　冠状位 CT 关节内造影显示,肩袖全层撕裂,肩峰下间隙内有大量造影剂

与 MRI 评估的情况一样,可以根据撕裂在冠状位的延伸程度进行分类。Habermayer 分类法:1 型:撕裂局限在软骨-骨移行区的小撕裂;2 型:撕裂延伸至足印区中心;3 型:撕裂延伸至肱骨大结节。

可以谨慎地采用 MRI 和关节镜下采用的分类方法,通过 CT 进行分类。比如 Cofield 分类法:小撕裂小于 1cm,中撕裂为 1~3cm,大撕裂为 3~5cm,巨大撕裂为超过 5cm。

在矢状位上,我们可以识别出三种冈上肌腱撕裂类型。根据撕裂所累及的肌腱部位(前、后或整个肌腱),分为冈上肌的前部、后部或完全撕裂。对于冈下肌或肩胛

下肌,撕裂或局限于上三分之一,或撕裂范围更大,称为完全撕裂。当肱二头肌长头断裂时,通过 CT 可以评估四种不同的撕裂类型:肌腱完整,肌腱增粗,肌腱部分撕裂,肌腱完全撕裂。另外,还可以通过评估与肱骨小结节的相对位置,评估稳定性。

脂肪变性和肌肉萎缩的评估

肩袖撕裂的术前评估需要同时考虑肌腱和肌肉的病变情况。病变严重的肌腱在肩袖缝合术后有较高的再撕裂风险。有多种方法用于评估量化这种再撕裂风险,其中 Goutallier 分级是最常用的[4],这是基于 CT 对肩袖组织脂肪变性程度的评价。这一评分起初使用 CT 进行评估,但它已被广泛讨论并部分修改,以便用于 MRI 检查。

CT 根据不同组织的密度进行区分。与肌肉或肌腱相比,脂肪组织的密度要低得多。Goutallier 分级的 1 级,肌肉中有很少的脂肪信号,组织能够耐受手术治疗,可以进行手术。在较高的分级中,脂肪变性破坏肌肉的结构,伴随着中度到重度的力学改变。文献报道,脂肪变性在很大程度上影响手术治疗的成功率。评估脂肪变性程度可以在单个肌肉的肌腹上进行,或者更准确些,可以在肩袖的每个肌肉中进行。根据最新的研究证据,肩袖各个肌肉的平均得分与术后肩袖再撕裂更有相关性。脂肪变性不仅与肩袖撕裂的程度有关,还与其他因素,比如患者的年龄和合并的内科疾病有关。

通过 CT 检查,可以用 1~4 级的判断脂肪变性的程度,0 级代表正常,4 级表示脂肪变性程度最高(图 24-5a~d)。0 级:正常肌肉,无脂肪;1 级:有脂肪条纹;2 级:肌肉多于脂肪;3 级肌肉和脂肪相当;4 级:脂肪多于肌肉。

CT 扫描还可以评估肌肉萎缩。Thomazeau 评估法[5]是在 MRI 矢状位上评估肌肉萎缩程度。这种评估方法也可以用到 CT 上。在斜矢状面上,即使 CT 区分不同组织的分辨能力不足,仍可以分辨肌肉和脂肪组织(图 24-6a~e)。

对于 MRI 检查存在绝对或相对禁忌证的患者,CT 和 CT 关节造影都是很好的替代检查方法。因 CT 的多个层面特性,它可以获得高空间分辨率和各向同性体积,这为重建高质量的三维图像提供了可能。

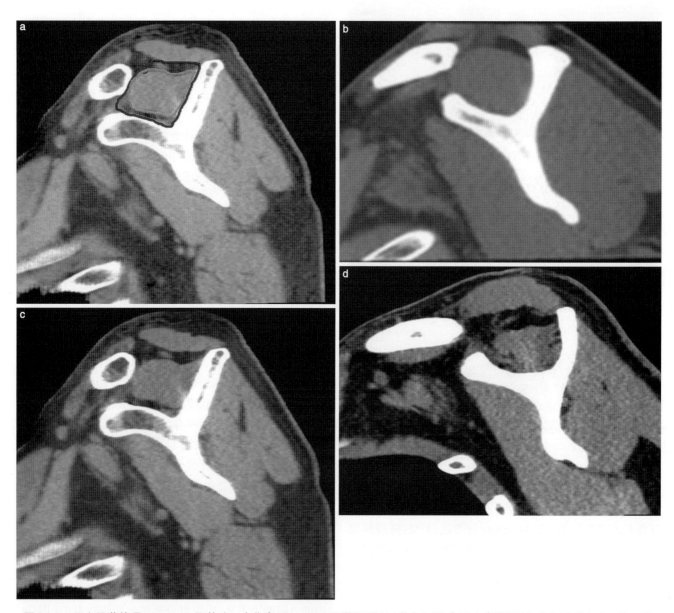

图 24-5 冈上肌萎缩 Thomazeau 评估法。占位率(R)=冈上肌面积(S1)(蓝色)/整个冈上窝面积(红色)(S2)(a)。第一阶段:正常或轻微萎缩,占位率为 1.00~0.60(b)。第二阶段:中度萎缩,占位率为 0.60~0.40(c)。第三阶段:重度萎缩,占位率小于 0.40(d)

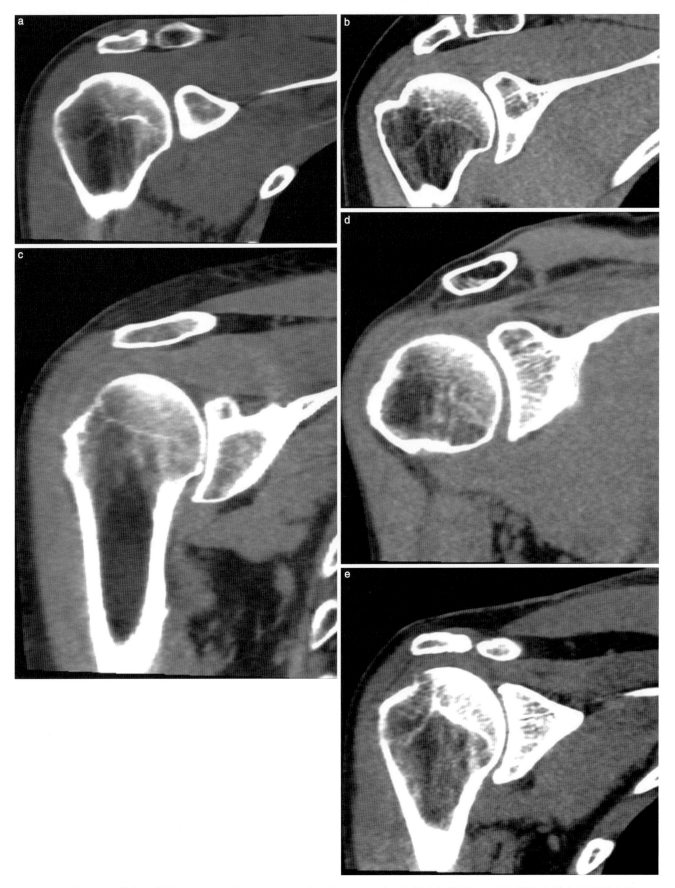

图 24-6 肩袖肌肉的脂肪变性 Goutallier 分级。0 级：正常肌肉（a）。1 级：有脂肪条纹（b）。2 级：脂肪变性少于 50%（c）。3 级：脂肪变性约 50%（d）。4 级：脂肪变性超过 50%（e）

参考文献

1. Charousset L, Bellaïche L, Duranthon LD, Grimberg J (2005) Accuracy of CT arthrography in the assessment of tears of the rotator cuff. J Bone Joint Surg Br 87-B:824–828
2. Lecouvet FE, Simoni P, Koutaïssoff S, Vande Berg BC, Malghem J, Dubuc JE (2008) Multidetector spiral CT arthrography of the shoulder. Clinical applications and limits, with MR arthrography and arthroscopic correlations. Eur J Radiol 68:120–136
3. Rhee RB, Chan KK, Lieu JG, Kim BS, Steinbach LS (2012) MR and CT arthrography of the shoulder. Semin Musculoskelet Radiol 16:3–14
4. Goutallier D, Postel JM, Bernageau J, Lavau L, Voisin MC (1994) Fatty muscle degeneration I cuff ruptures: pre and postoperative evaluation by CT scan. Clin Orthop Relat Res 304:78–83
5. Thomazeau H, Boukobza E, Morcet N, Chaperon J, Langlais F (1997) Prediction of rotator cuff repair results by magnetic resonance imaging. Clin Orthop Relat Res 344:275–283

第 25 章　辅助检查:超声

Luca di Sante,Federica Alviti,and Valter Santilli

超声(ultrasonography)检查已成为评价肩袖的一种有效的影像学方法,已经制定了诊断肩袖撕裂的超声标准[1-4]。超声的优势包括易获得性、低成本,以及患者对其偏好优于磁共振成像(magnetic resonance imaging,MRI)[5]。近年来,由于技术的发展,超声开始在肌腱的研究中发挥关键作用,而且可能比 MRI 更加精确[5,6]。然而,超声非常依赖检查者,而检查者的技能培训是保证所获得可靠和有价值的诊断信息的必要条件。超声检查并不昂贵,因此可以比较患侧和健侧,并进行关节动态检查,在某些情况下可以提供肌腱摩擦和全层撕裂的信息。肩袖部分撕裂(18.5%)比肩袖全层撕裂(11.7%)更常见,且疼痛更剧烈[7]。冈上肌在镜下可根据 Snyder 分级分为 A 型(关节侧撕裂)、B型(滑囊侧撕裂)或 C 型(全层或完全撕裂)[8]。一个完整的常规肩部检查包括评估肩袖和周围组织[9]。

除肩袖撕裂意外的其他病变也可以通过超声检查发现,包括二头肌腱不稳、盂肱关节和肩锁关节炎、关节病变和滑膜炎(炎症性疾病、退行性疾病、感染)、神经卡压综合征及占位性病变。

肩关节超声: 正常的解剖结构和超声技术

多频线状探头(9~12MHz)可以检查肩部的深部和浅部结构。多普勒技术,如功率多普勒和彩色多普勒,允许识别主动注入药物。检查包括纵向和横断面扫描,可以进行双侧对比和动态评估。骨性标记物是放置超声探头的基础,常用的包括结节间沟、锁骨外侧端、肩峰和喙突。我们对肩关节的检查通常从肱二头肌开始。

肱二头肌长头肌腱

肱二头肌长头肌腱(long head biceps tendon,LHBT)的评估中,患者坐位,上肢处于中立位,肘关节屈曲90°,手掌相上置于大腿上。推荐的肩关节超声检查的起点是将探头轴向放置在肩关节的前部。首先检查的时关节外肌腱,检查结节间沟内的肱二头肌长头肌腱(图 25-1a、b)。横断面可见结节间沟内椭圆形高回声结构,被鞘内少量滑液包围(厚度小于 2mm)。将探头旋转90°,可在纵轴上看到 LHBT,表现为狭长的、条纹状的组织信号。向远端移动探头应能看到肌腱-肌肉结合部(图 25-1c、d)。在二头肌腱半脱位和脱位的情况下,建议内外旋肩关节动态评估。另一动态评估应让患者抗阻屈伸肘关节。

将探头从结节间沟向上和内侧移动,使患者的手臂向外旋转,可以评估 LHBT 近端关节内部分。它通过肩胛

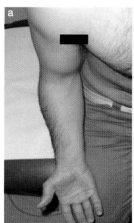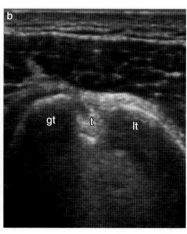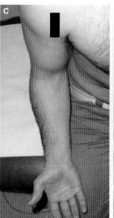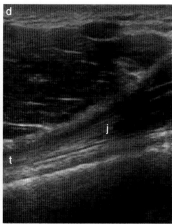

图 25-1　探头轴向横过结节间沟上方。上臂内收和手掌朝上(a)。结节间沟(b)。图示二头肌腱(t)位于肱骨大结节(gt)和小结节(lt)之间。探头纵向放置,上臂内收和手掌朝上(c)。内外选肱骨,动态检查二头肌腱是否脱位。肱二头肌腱长头肌腱(d)、肱二头肌(t)及肌腱结合部(j)

下肌和冈上肌之间肩袖间隙进入关节内。LHBT 应该在肩胛下肌腱的内侧和冈上肌腱的外侧。

肩胛下肌

行 LHBT 检查后,将探头保持轴向放置于肩关节前部,同时向内侧移动探头,直到看到喙突图像。纵向扫描可见肩胛下肌腱。它呈曲面状,有一个均匀的纤维结构,位于三角肌深处,肱骨头的浅部(图 25-2a、b)。为了动态评估肌肉和肌腱的完整性,保持肩关节内收,被动内旋和外旋上肢。在横断面扫描中,肩胛下肌腱的多羽状结构产生一系列低回声裂隙(图 25-3a、b)。

将探头的内侧缘置于喙突上,将探头的外侧缘向上并向外侧朝向肩峰,可以评估喙肩韧带和肩峰下三角肌滑囊。在这个位置上,还要评估肩胛下隐窝和喙突下滑囊是否有积液。肩关节外旋和内旋也可用于评估前内侧撞击(测量内旋位时喙突和肱骨小结节之间的距离)。

冈上肌

首先将探头放在冠状面上,探头的内侧缘放在肩峰的外侧缘。冈上肌腱位于肩锁弓和肱骨头之间,使其部分被肩峰遮挡。这只使得在标准中立位只能检查冈上肌的远端(图 25-4a、b)。将上肢完全内旋,并后伸,屈肘,掌心置于同侧髂翼,可更清楚地检查冈上肌。应在长轴和短轴上检查冈上肌。长轴扫描可见冈上肌腱为曲面状高回声结构,位于低回声的关节软骨和高回声的肱骨皮质之上,止于肱骨大结节。它位于富含低回

声液体的肩峰下滑囊和三角肌层下方(图 25-5a、b)。在短轴扫描中,冈上肌腱呈曲面形,由均匀纹理的中等水平回声组成。动态评估包括被动外展和内收患者的手臂(图 25-6a、b)。

冈下肌和小圆肌

通过将探头定位于肩关节盂,采用后入路对冈下肌和小圆肌腱进行检查。将患者的前臂交叉放在胸前和手掌上。患者的前臂放在胸前,手掌放在对面的肩膀上。然后将探头放置在盂肱关节后部。肩胛冈作为矢状面上区分冈上窝(探头上移)和冈下窝(探头下移)的标志。冈下肌腱比小圆肌腱更大、更粗。在长轴扫描中,两者都有细纤维样表现。冈下肌腱呈喙状形态,小圆肌腱呈小三角形结构。在短轴扫描中,它们被显示为中等回声度的凹凸状层。动态评估包括被动的内外旋转和肩关节内收。

在冈下肌腱水平从后方对盂肱关节进行横向扫描时,还应评估后盂唇复合体,并检查关节后隐窝有无积液。在偏瘦的受试者中,后盂唇结构清晰可见。探头在横切面向内侧移动至盂唇,可观察冈盂切迹。通常有必要增加视图的深度,以免遗漏某些区域。起源于此区域的盂唇旁囊肿需要检查。纤维软骨盂唇在超声上显示为一个三角形的、均匀的高回声结构,覆盖在肩胛盂的骨边缘。前盂唇最适合用低频的曲面探头(低至 5MHz),用前入路或腋窝轴向入路检查,患肢内收位,或者患者仰卧同时上肢外展 90°,肘关节屈曲(图 25-7a、b)。

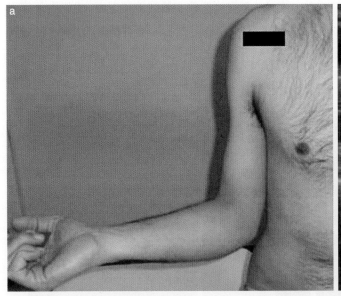
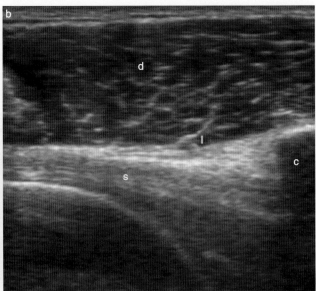

图 25-2　探头沿肩胛下肌纵轴放置(肩前部横行放置)。内外旋肩关节动态检查(a)。(b)可见喙突(c)、肩胛下肌腱(s)、喙肱韧带(l)、三角肌(d)

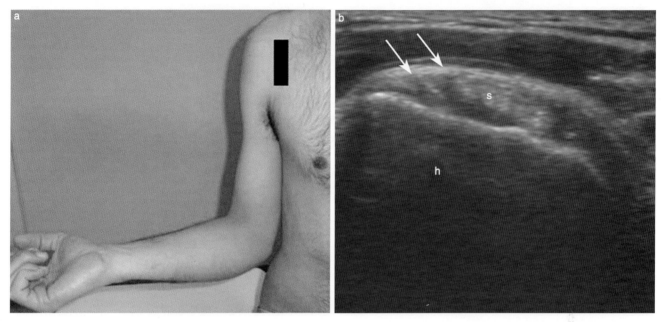

图 25-3　在肌腱交界处短轴扫描肩胛下肌。在肌腱束之间的低回声信号(箭头)是正常的,不应被误认为肌腱移位或撕裂。
(a)肩胛下肌短轴扫描技术。(b)肩胛下肌超声检查图像,可见肱骨头(h)、肩胛下肌腱(s)、肌腱束间的肌肉组织(箭头)

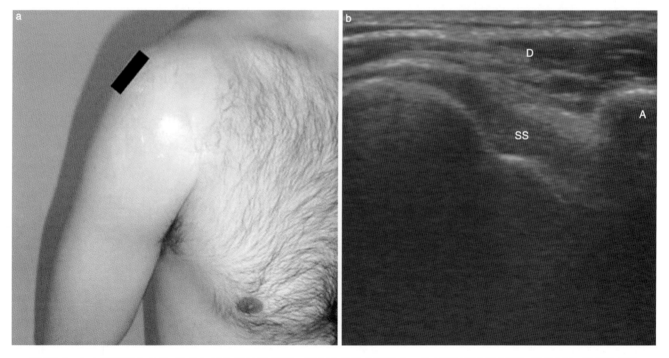

图 25-4　(a)肩关节中立位,探头与冈上肌长轴平行。冈上肌长轴扫描技术。(b)可见冈上肌(SS)、肩峰(A)、三角肌(D)

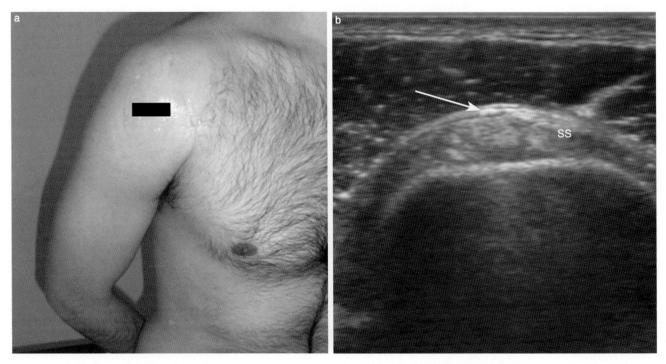

图 25-5 探头沿冈上肌横轴放置,肩关节后伸并内旋,以获得清晰的图像(a)。(b)冈上肌横轴扫描显示肩袖索(SS)。低回声的三角肌滑囊(箭头)位于肩袖和三角肌之间

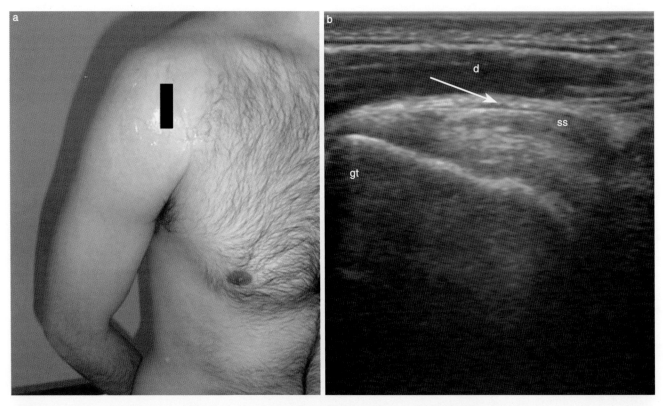

图 25-6 (a)冈上肌的动态评估有助于进一步评估撞击和肩袖撕裂。在检查冈上肌时,外展和内收肩关节。冈上肌扫描技术。(b)冈上肌超声图像。可见三角肌(d)、冈上肌(ss)、肱骨大结节(gt)、肩峰下滑囊(箭头)

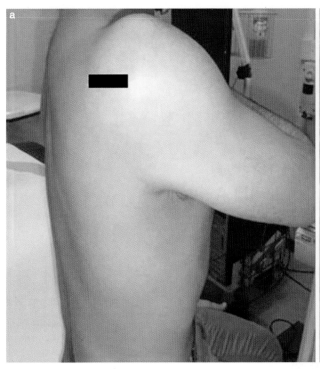
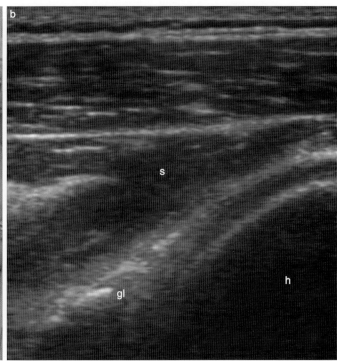

图 25-7 检查冈下肌和小圆肌的最佳超声检查方法,这个姿势时肌腱被牵拉。患者的上肢位于身体前方,并内收和屈曲,将手放在健侧肩膀上。探头水平放在背部偏外侧,位于肩胛冈下方,轻度向前下倾斜,以便更好地观察这些肌腱(a)。(b)冈下肌(s)的长轴扫描。高回声的后盂唇(gl)位于肱骨头(h)和冈盂切记旁边

冈上肌全层撕裂和部分撕裂

冈上肌全层撕裂

磁共振和超声都具有较好的诊断准确性,这两种检查方法都可用于肩袖全层撕裂的检查。MRI 和超声在检测肩袖撕裂方面的诊断性能是相当的。然而,MRI 和超声对于检测撕裂在适中厚度的肩袖撕裂敏感性都较差,超声的敏感性可能远低于 MRI[10]。肩袖全层撕裂分为

两种类型:①小到中的肩袖撕裂和②大和巨大的肩袖撕裂。肩袖全层撕裂的第一个征象是从关节侧到滑囊侧的肩袖肌腱缺损。肌腱断端之间的空间被低回声或等回声的液体占据。如果诊断不明确,可以用健侧做对比。大或巨大的肩袖撕裂在肩峰下间隙会出现肌腱的回缩和正常肩袖肌腱信号消失(图 25-8)。肌腱缺失是超声检查唯一一个判断肩袖全层撕裂的指标。复杂的肩袖撕裂可能出现:肌腱炎,正常肌腱伴或不伴三角肌滑囊和盂肱关节积液(图 25-9)。

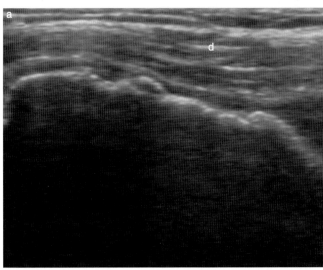
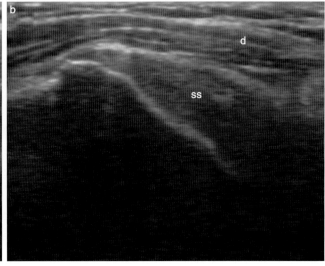

图 25-8 冈上肌全层撕裂。(a)冈上肌纵向扫描未显示冈上肌腱,三角肌(d)陷入空缺部分。(b)冈上肌腱的正常超声图像。可见冈上肌腱(ss)、三角肌(d)

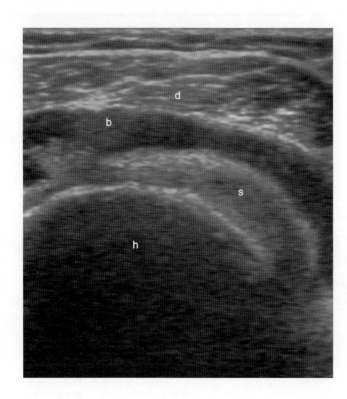

图 25-9　冈上肌长轴扫面显示三角肌(d)下的三角肌滑囊(b)积液。肱骨头上方滑膜增生。可见肱骨头(h)、冈上肌肌腱(s)

冈上肌部分撕裂

超声检查判断冈上肌部分撕裂的准确率为 87%,而 MRI 检查的准确率为 90%[11]。两个及以上层面在关节侧或滑囊侧出现局灶性低回声或无回声时,就可以诊断为肩袖部分撕裂。肩袖部分撕裂或出现在关节侧,或出现在滑囊侧。滑囊侧肩袖部分撕裂表现为肩袖滑囊侧平坦,正常的肌腱曲面消失。关节侧肩袖部分撕裂表现为肩袖靠近关节的表面低回声或混合的高低回声(图 25-10)。肩袖腱内部分撕裂不常见,撕裂未延伸至关节侧,也未延伸至滑囊侧。使用光标软件功能可以直接在图像上测量厘米级别的撕裂大小。

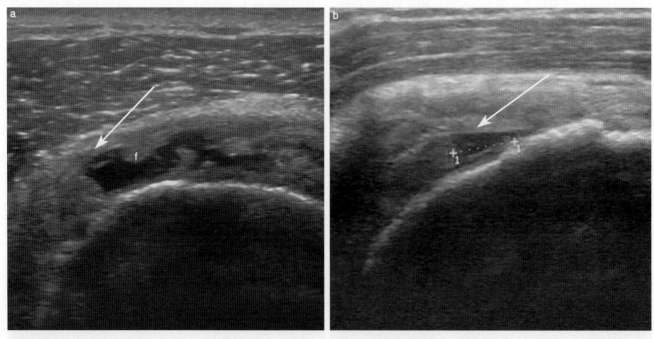

图 25-10　冈上肌下表面部分撕裂。超声轴向扫描(a)和长轴扫描(b)。肌腱的深层纤维被拔出并缩回(箭头),形成"陷阱"。肌腱内部显示有液体(f)

肩胛下肌和冈下肌肌腱撕裂

　　单独的冈下肌和肩胛下肌撕裂很少见。这些肌腱的撕裂通常是由于冈上肌撕裂的延伸而发生的。肩胛下肌腱撕裂在肩袖撕裂中的发生率为 2.1% ~ 10.5%。这两根肌腱单独撕裂是罕见的，通常发生上肢外旋位摔倒时，冈上肌腱的撕裂穿过肩袖间隙（肱二头肌腱长头肌腱、喙肱韧带、上盂肱韧带、横韧带汇合处）[12]。肩胛下肌腱撕裂的主要症状之一是肩部疼痛，通常比大多数肩袖撕裂患者报告的疼痛更靠近肩关节前部（图 25-11）。

　　冈下肌撕裂不需要必须出现肌肉脂肪变性。但当肌腱撕裂时，脂肪浸润的进展更快、更严重。冈下肌是下压肱骨头的主要力量，脂肪变性导致肱骨头上移，造成肩峰下撞击，肩关节外旋力弱[13]。因此，冈下肌对静态和动态维持肱骨头中心化起着至关重要的作用。冈下肌肌腱足印区在这些病例中仍保持完整，因此无冈下肌全层撕裂的诊断。急性期包括肌腱严重的炎症反应和回缩。几个月后，液体信号被脂肪浸润替代（图 25-12）。冈上肌和冈下肌轻度脂肪浸润提示有较好的恢复效果，而脂肪萎缩则提示不良的预后。脂肪浸润会增加回声信号。通过将冈上肌和冈下肌与邻近的三角肌或斜方肌的回声强度比较，可以很好地鉴别出这一点。如果冈上肌或冈下肌

的回声比三角肌或斜方肌的回声更强，提示有脂肪浸润。虽然脂肪浸润的生物学原因尚不清楚，但已有研究表明，因脂肪浸润导致的肌腱力量下降并不能被肌腱修复手术改善[14,15]。

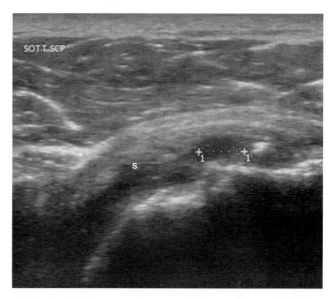

图 25-11　肩胛下肌长轴扫描。患者必须使上臂内收，同时保持肘关节屈曲 90°。部分撕裂的征象是肌腱关节侧的局灶性无回声或低回声缺损；可见肌腱纤维（s）

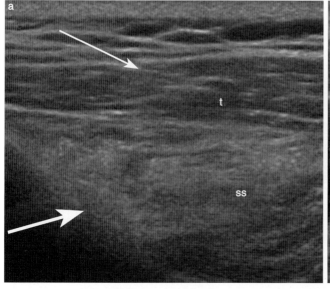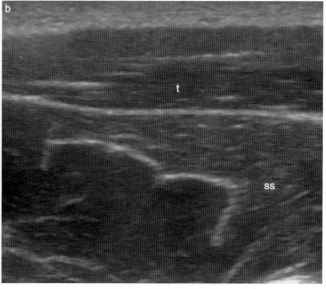

图 25-12　（a）肩袖撕裂的超声图像。冈下肌轴位扫描显示严重的脂肪浸润。冈下肌（粗箭头）失去了正常的内部结构，与上方的三角肌（细箭头）相比呈弥漫性回声。（b）健侧肩关节。可见冈下肌（ss）、斜方肌（t）

超声的局限性

　　超声检查的局限性与硬件有关。超声机器必须是新的、高质量的，而且必须配备高频探头。医生必须深刻理解这种检查是复杂的，它需要多年的经验和特殊的超声

技术，以及对于肩部解剖及其病理的良好知识[16,17]。肥胖是一个相当大的障碍，因为超声信号会被脂肪组织吸收。肥胖进一步增加了探针与被检查解剖结构之间的距离，从而使探针的频率降低，分辨率降低。此外，肩关节活动能力下降，无论其原因（疼痛、关节囊挛缩、关节病），如果肩关节后伸和内旋受到限制，超声检查肩袖会

很困难。各向异性不太可能是导致肌腱低回声异常的原因,因为只有与超声垂直的肌腱节段被检测是否异常。肩峰这样的骨性结构使得检查肌腱缩回非常困难,因为骨性结构会反射所有的超声信号。

超声引导下注射

盂肱关节注射主要有四个原因:①骨关节炎和粘连性滑囊炎(冻结肩),②类风湿性关节炎,③急性肩峰下囊炎,④肱二头肌长头肌腱炎。

虽然通过前入路或后入路都可以进入盂肱关节,但我们首选后入路。该技术用于注入皮质类固醇治疗冻结肩,或在 CT 或 MRI 肩关节造影术中注入造影剂。

后入路

轴位上检查冈下肌的肌肉-肌腱结合部,在肩胛冈下方,将后肩胛盂缘和盂肱关节线置于视野中间,穿刺针在横轴面上从外侧刺入,朝向内侧。针尖的靶目标是肱骨头后部和后盂唇之间(图 25-13a、b)。注意不要刺穿盂唇或关节软骨。确定针尖的正确位置后,药物可以很容易

地进入关节。如果注射有阻力,轻轻旋转注射器或抽出针 1~2mm,同时继续注射少量药物,通常可以解决问题。一根 25G 的针用于局部麻醉,只需单次穿刺即可到达该关节。在某些情况下,可能需要使用更长的 22G 针(图25-14)。超声引导下后入路行肩关节腔注射的耐受性很好,这种方法也完全避免了前入路意外穿刺或注射至腋下重要神经血管的风险。

前入路

患者仰卧位,上肢外旋,或患者坐位,手臂置于中立位(图 25-13c、d)。肩关节前部检查确定喙肱骨头前内部及肩胛下肌。冠状突为一个高回声结构,宽 1cm,位于肱骨头内侧。关节软骨为低回声线性回声,位于高回声的肱骨头软骨下骨表面。当肱骨头的前内部和喙突位置确定后,可以将一根 21G(0.8mm×40mm)的针以 45°的倾角插入肩关节。当针与肱骨头关节软骨接触时,针倾斜以将针的尖端定位在关节腔内。通过超声可以确定针的关节内位置和肩关节的完全扩张。有必要仔细检查肱二头肌长头、肩胛盂软骨和血管结构。注意定位针的尖端。建议将针的斜面靠近肱骨头。

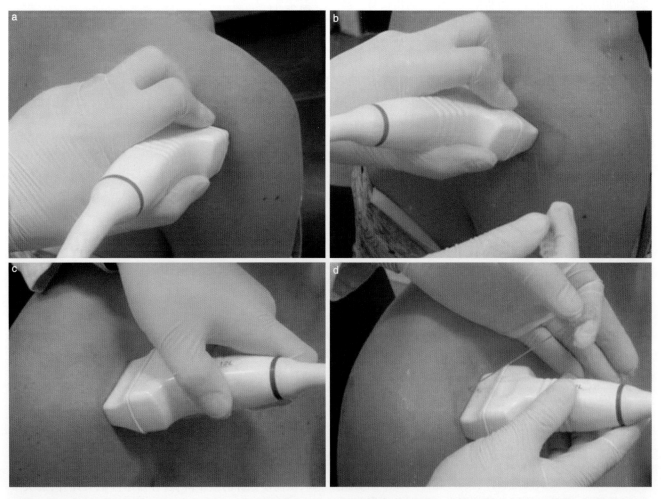

图 25-13 盂肱关节注射的前后入路。(a)超声检查盂肱关节后方(b)及穿刺针入路。超声引导下从前入路针入关节,针尖位于喙突与肱骨头之间(c,d)

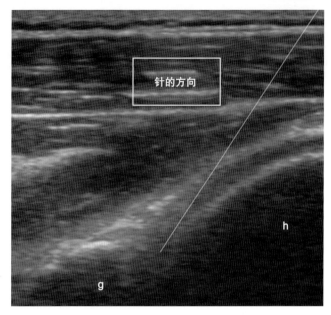

图 25-14 盂肱关节注射的后入路,位于肱骨头(h)和肩胛盂(g)之间

肩峰下滑囊注射

超声引导肩峰下滑囊注射采用徒手技术。患者仰卧在检查台上,或直立面对医生坐着,保持上肢处于中间位置,手掌向上。一旦定位了肩峰下滑囊,一个 21～23G 50mm 的穿刺针与探头平行,从肩膀的前部刺入。超声引导下,穿刺针到达肩峰下滑囊。针是先进的实时美国控制,直到针尖进入黏液囊(图 25-15)。为了优化针尖尖端的可视化,针尖斜面朝向探头。

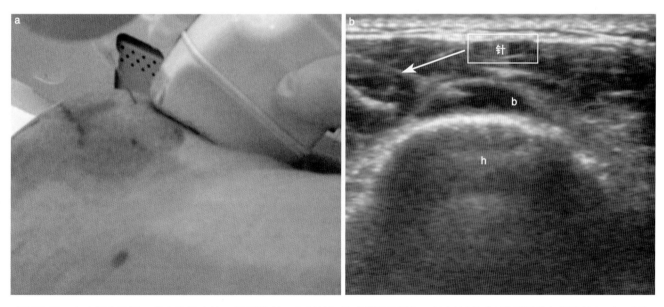

图 25-15 (a)超声引导下前入路行肩峰下滑囊注射。穿刺针与传感器平行插入。(b)针(箭头)被引导进入滑囊(b)。h,肱骨

参考文献

1. Weiner SN, Seitz WH (1993) Sonography of the shoulder in patients with tears of the rotator cuff: accuracy and value for selecting surgical options. AJR Am J Roentgenol 160:103–107

2. Prickett WD, Teefey SA, Galatz LM, Calfee RP, Middleton WD, Yamaguchi K (2003) Accuracy of ultrasound imaging of the rotator cuff in shoulders that are painful postoperatively. J Bone Joint Surg Am 85:1084–1089

3. Teefey SA, Hasan SA, Middleton WD, Patel M, Wright RW, Yamaguchi K (2000) Ultrasonography of the rotator cuff: a comparison of ultrasonographic and arthroscopic findings in one hundred consecutive cases. J Bone Joint Surg Am 82:498–504

4. Teefey SA, Rubin DA, Middleton WD, Hildebolt CF, Leibold RA, Yamaguchi K (2004) Detection and quantification of rotator cuff tears: comparison of ultrasonographic, magnetic resonance imaging, and arthroscopic findings in seventy-one consecutive cases. J Bone Joint Surg Am 86:708–716

5. Middleton WD, Payne WT, Teefey SA, Hildebolt CF, Rubin DA, Yamaguchi K (2004) Sonography and MRI of the shoulder: comparison of patient satisfaction. AJR Am J Roentgenol 183:1449–1452

6. Smith TO, Back T, Toms AP, Hing CB (2011) Diagnostic accuracy of ultrasound for rotator cuff tears in adults: a systematic review and meta-analysis. Clin Radiol 66(11):1036–1048. doi:10.1016/j.crad.2011.05.007, Epub 2011 Jul 6

7. Jacobson JA et al (2004) Full-thickness and partial-thickness supraspinatus tendon tears: value of US signs in diagnosis. Radiology 230(1):234–242

8. de Jesus JO, Parker L, Frangos AJ et al (2009) Accuracy of MRI, MR arthrography, and ultrasound in the diagnosis of rotator cuff tears: a metaanalysis. AJR Am J Roentgenol 92:1701–1707

9. Snyder SJ, Pachelli AF, Del Pizzo W, Friedman MJ, Ferkel RD, Pattee G (1991) Partial thickness rotator cuff tears: results of arthroscopic treatment. Arthroscopy 7(1):1–7

10. Jamadar DA, Jacobson JA, Caoili EM et al (2008) Musculoskeletal sonography technique: focused versus comprehensive evaluation. AJR Am J Roentgenol 190:5–9

11. Lenza M, Buchbinder R et al (2013) Magnetic resonance imaging, magnetic resonance arthrography and ultrasonography for assessing rotator cuff tears in people with shoulder pain for whom surgery is being considered. Cochrane Database Syst Rev (9):CD009020

12. Chang CY, Wang SF, Chiou HJ, Ma HL, Sun YC, Wu HD (2002) Comparison of shoulder ultrasound and MR imaging in diagnosing full-thickness rotator cuff tears. Clin Imaging 26(1):50–54

13. Deutsch A, Altchek DW, Veltri DM, Potter HG, Warren RF (1997) Traumatic tears of the subscapularis tendon. Clinical diagnosis, magnetic resonance imaging findings, and operative treatment. Am J Sports Med 25(1):13–22

14. Inman VT, Saunders JB, Abbott LC (1994) Observations on the function of the shoulder joint. J Bone Joint Surg Am 26:1–30

15. Gladstone J, Bishop J, Lo I, Flatow E (2007) Fatty infiltration and atrophy of the rotator cuff do not improve after rotator cuff repair and correlate with poor functional outcome. Am J Sports Med 35:719–728

16. Van Holsbeeck MT, Introcaso JH (2001) Interventional musculoskeletal ultrasound, 2nd edn. Mosby, Inc., St. Louis

17. Alavekios DA, Dionysian E, Sodl J, Contreras R, Cho Y, Yian EH (2013) Longitudinal analysis of effects of operator experience on accuracy for ultrasound detection of supraspinatus tears. J Shoulder Elbow Surg 22(3):375–380. doi:10.1016/j.jse.2012.09.017, Epub 2013 Jan 10

第四部分
肩袖撕裂的治疗

第 26 章　自然史

Daniele Passaretti, Vittorio Candela, and Stefano Gumina

在国际文献报道中,大多数研究者更多地关注肩袖撕裂的手术治疗,而非药物治疗或物理治疗。然而,骨科医生应该明白保守治疗在各种治疗选择中的重要性,因为随着时间的推移,许多撕裂伤将可能不表现症状。此外,许多肩袖撕裂患者已 70 多岁,且常同时患有为外科手术禁忌证的各种慢性疾病,因此,除了危及生命的情况外,多不行外科治疗。

由于缺乏关于撕裂自然史的信息,导致检查者难以应答一些具体的问题,如损伤、疼痛及运动可能的演变过程,或损伤自行愈合的可能性等。此外,检查者应该了解发生不可逆的组织学变化的时间,这些变化可能对是决定立刻采取治疗,还是选择更复杂的外科手术造成影响。

在本章中,我们总结了近年来关于肩袖撕裂自然史的研究,同时也加入了作者的临床日常经验。

无症状全层肩袖撕裂

许多肩袖撕裂无症状,因为它们不影响由外旋肌群肌腱和内旋肌群肌腱运动所决定的生物力学平衡[1];又或者因其伴有炎性滑囊组织不良或缺失[2];或者因为它们与肱二头肌长头肌腱的肌腱炎/过劳性(慢性)肌腱病无关[3]。

随着时间的推移,其中一些病变可能会出现症状。Yamaguchi 等[4]对一组患者进行了平均 5.5 年的随访,他们均表现为一侧肩袖撕裂有症状,而另一侧肩袖撕裂无症状。Yamaguchi 等观察到,平均 2.8 年后,51% 的无症状肩袖撕裂患者表现出症状(表 26-1)。

此外,新发症状性病变患者中,50% 表现出撕裂范围增大,而在无症状病变患者中,仅有 20% 表现出疾病进展。该项病例研究中,没有一例患者表现出损伤自行愈合。在 Moosmayer 等人的研究中[3],对 50 例无症状肩袖撕裂患者进行了 3 年的超声和磁共振成像(magnetic resonance imaging,MRI)的临床随访,其中 18 例(36%)出现

表 26-1　全层肩袖撕裂患者常见问题

全层肩袖撕裂	有多少肩袖撕裂患者从无症状变为有症状?	大约 50% 患者在五年后出现症状
	有多少肩袖撕裂患者从有症状变为无症状?	60%~70% 的患者在 2.5~7 年后变为无症状 然而,仅有半数患者可获得较高的功能评分
	在肩袖撕裂患者中,有多少人撕裂范围扩大?	很可能在 3 年后: 50% 有症状者范围扩大 20% 无症状者范围扩大
	有多少撕裂可自愈或至少好转?	有争议的数据: 0~37% 本文作者认为:0
	什么样的损伤最可能进展?	有症状的、损伤较宽者、以及老年患者的撕裂伤(65 岁以上)
	撕裂进展是匀速的吗?	最初进展较缓慢(在刚开始 2 年内),而后加快,特别是在老年患者中
	疼痛是不良预后的危险因素吗?	是的;疼痛预示着撕裂进展 有症状性撕裂要比无症状性撕裂的平均撕裂范围更大

症状。Mall 等人[5]最近比较了 34 例随时间推移出现症状的患者与 35 例持续无症状的患者。作者指出,症状平均出现在初始评估 2 年后,通常发生在撕裂范围增大的情况下($P<0.01$)。事实上,与持续无症状组相比(4%),撕裂范围增大在出现症状的患者组中更常见(23%)。此外,作者认为,撕裂范围越大,肩袖撕裂在短时间内表现出症状的可能性就越高。

因此,对这些数据的分析使我们得出以下两个观察结论:①肩袖损伤很少或没有自我修复能力;②撕裂范围的扩大通常使肩袖损伤表现出症状。

在对 588 例双侧肩袖撕裂患者进行的超声研究中，Yamaguchi 等[6]观察到无症状病变发生撕裂扩大者较有症状者要少 30%。因此，当无症状患者出现症状时，外科医生应始终注意有无病变扩大。

撕裂扩大可能导致疼痛发作，因为：①其改变了正常的盂肱关节运动学[1]；②其导致肱骨头逐渐向上移位[7,8]；③与健康的肌肉-肌腱单位激活相比，其引起损伤中涉及的肌肉-肌腱单位的更大激活（过度代偿）[9]。

症状性全层肩袖撕裂

关注肩部疾病治疗的外科医生们也注意到，许多症状性全层肩袖撕裂的患者称，随着时间的推移，肩部疼痛逐渐缓解乃至消失。

Goldberg 等人[10]借由简明肩关节功能测试（simple shoulder test,SST）评估得出，通过保守治疗，46 例症状性肩袖撕裂患者的主观症状缓解。这样的评估每 6 个月进行一次，持续 2.5 年。该项研究中，59%的患者的症状在整个随访期间持续改善。Bokor 等[11]在发病平均 7.6 年后重新评价了 53 例症状性撕裂的患者，在这些患者中，74%无疼痛或仅有轻度不适，但仅有 56%的患者拥有满意的 UCLA 评分。Hawkins 和 Dunlop[12]也观察到了类似的结果。他们的病例研究入组了 33 例患者，其中 58%的患者在平均 3.8 年后诉疼痛缓解和活动度提高。

Maman 等人[13]评估了 33 位症状性撕裂的患者，他们观察到，在中位随访时间 2 年时，有 52%的病例发生了撕裂扩大，且主要发生在病程 18 个月之后（50%），而罕有在此之前发生（19%）。显然，撕裂加重也与患者年龄、相关损伤肌腱的肌肉脂肪变性程度有关。Safran 等人[14]随访了 51 例有症状的患者（平均随访时间 29 个月）。同样地，在这项研究中，49%的患者撕裂范围扩大，43%的患者撕裂无明显改变，8%的患者撕裂较前减轻。另一方面，24%患者的健侧肩部诊断出肩袖损伤。Mall 等人[5]报告称，在有症状性撕裂的患者中，撕裂范围较前扩大的可能性较无症状性撕裂患者（5%）的可能性增加（18%）。这些研究数据显示：①约半数的症状性肩袖撕裂患者的撕裂范围逐渐进展；②撕裂范围扩大发生在发病平均 2 年后。

与 Maman 等人[13]和 Safran 等人[14]的研究相反，Fucentese 等人[15]观察到，平均随访 3.5 年后，24 例有症状、撕裂小于 1.6cm、经保守治疗的患者（平均年龄 54 岁）中，仅有 25%发生了损伤的进展。此外，在这些损伤加重的患者中，并无证据表明损伤加重影响了撕裂的可修复性。

因此，这些数据提示，年轻、有症状、撕裂小的患者病变进展的风险较低，可在发病初期进行保守治疗。

Zingg 等[16]对 19 例大面积撕裂、平均年龄 64 岁、症状较轻、诉功能障碍的患者进行了临床检查。在距第一次检查四年后，尽管其关节退行性变加剧，患者仍维持在较好的功能水平。

无症状和症状性部分肩袖撕裂

Mall 等人[5]研究了症状性及无症状部分肩袖撕裂的患者。研究者们随访了 30 例无症状部分肩袖撕裂患者（平均随访时间 2 年），其中 20 例始终无症状，而其余患者出现疼痛。超声检查发现，没有部分撕裂进展为全层撕裂，但有 40%的损伤恶化，出现症状。对全层肩袖撕裂而言，疼痛多与撕裂范围的扩大有关。

Maman 等[13]在发病两年后对通过 MRI 诊断为症状性部分撕裂患者进行重新评估。研究表明，仅有 10%的患者发生损伤范围增大（>5mm）；该数据显著低于其关于全层肩袖撕裂的相关研究（50%）。肩袖部分撕裂的滑囊侧与关节侧相比，其损伤进展并无差异。

这些数据表明，部分肩袖撕裂在发病前两年进展的可能性较低。因此，对这类患者来说，在发病早期的最佳治疗手段应为保守性的。然而，因为这种损伤可能长期不表现出症状以致难以发现，在专业检查前，不应草率地认为其无短期内进展为全层撕裂的可能。

自愈

一些作者[17-19]在动物模型中研究了肩袖肌腱自发愈合的可能性。这些研究提供了有关修复组织的组织学信息，但研究结果可能因实验动物的肩部受到负荷而发生改变，因其肌腱组织可能与人类一样，发生不同程度的个体退化，这在很大程度上受到年龄、遗传、代谢障碍、外周微循环障碍和解剖变异的影响。因此，为降低结果受个体因素影响的可能性，实验动物应取同一窝产的进行研究。

Hirose 等人[17]取了 4 只家兔进行了研究，3 周后未发现约 12mm 的冈上肌撕裂自发愈合。在另外 16 只家兔中，将其冈上肌撕裂 5mm，1、2、3 和 4 周时的肉眼和组织学检查（每 4 只兔子一组，分 4 组进行）显示修复组织的比例逐渐增加。

Carpenter 等人[18]在一项小鼠研究中，将双肩冈上肌肌腱撕裂了 2mm^2。而后，冷冻左肩病变附近的肌腱组织,使其修复能力降低。在 3 周、6 周和 12 周时分别处死 12 只小鼠。在末次随访时,78%的小鼠仍存在肌腱缺损;此外,修复组织的机械强度特性低于健康组织。

在另一项对小鼠的研究中,Gimbel 等人[19]研究了冈上肌肌腱损伤 12 周后的修复组织。在所有样本中,仅观察到瘢痕组织。

人体临床研究的结果与之相悖。Yamaguchi 等人[4]观察到有症状或无症状病变的患者平均 5 年后均无病变体积缩小。

Weber[20]对 55 例肩袖部分撕裂的患者进行了关节镜或开放清创联合肩峰成形术。在 2~7 年后进行的第二次关节镜评价中,均未观察到肌腱愈合。在 Kartus 等人进行的一项研究中[21],在平均随访 101 个月时,接受关节镜下肩峰成形术治疗肩袖部分撕裂的患者均未出现自愈。

同样,Massound 等人[22]对 114 例小范围完全撕裂患者进行了肩峰成形术和关节镜清创。随访时(2~5 年),25 例因疼痛而再次手术的患者均未出现自愈或撕裂范围缩小。

在 14 个月后,40 例关节侧出现症状性部分撕裂的患者由 Yamanaka 和 Matsumoto[23]通过关节造影重新评估,其中,4 例(10%)愈合,另有 4 例(10%)撕裂范围缩小。

在 Safran 等人的系列研究中[14],入组患者病变均大于 5mm,其中 8%在平均随访 29 个月后通过超声重新评估,显示病变较前缩小。而 Fucentese 等人[15]通过 MRI 对 24 例行保守治疗的肩袖轻微撕裂患者进行评估,2 年后,24 例患者中,9 例(37.5%)出现撕裂范围缩小。

Gumina 等人[2]对存在于肩袖撕裂边缘的促炎性细胞因子转录因子(NF-κB)的作用进行了研究。作者发现,NF-κB 的浓度随着病灶大小的增加而增加。NFκB 公认的作用之一是对抗自然凋亡[24-27],它的激活有可能是由组织本身诱导的,以限制退行性改变,而退行性改变又是诱发肌腱断裂的主要因素。然而,由于在大范围撕裂中高浓度的活化因子浓聚,可以预见 NF-κB 并不足以应对肌腱退化的自然进程。此外,耗竭细胞(成纤维细胞/纤维细胞)也导致胶原代谢异常,进而导致组织变性[28]。最后,滑囊组织无法很好覆盖大范围撕裂损伤,从而使得始于滑囊组织的对组织修复的生化刺激(NF-κB)难以进行。

综上,这些数据表明,代表其组织学特点的肌腱撕裂邻近组织的退行性变过程是不可逆的。因此,发生肌腱自愈(产生新的肌腱组织)的可能性极低;相反,病变逐渐扩大的可能性更高。

脂肪浸润和肌肉萎缩

一个或多个肩袖肌腱撕裂后,肌腱本身和对应肌腹逐渐收缩。这种回缩将导致羽状角角度相对于肌肉纵轴的改变。Gerber 等人[29]认为,这种变化会让脂肪组织浸润肌肉。Goutallier 等人[30]首次通过分析轴向 CT 扫描结果量化肩袖撕裂患者肌肉退行性变程度。作者认为,这种退行性变主要发生在大面积撕裂患者及病程较长者(不早于伤后 6 个月)。

从那时起,脂肪浸润的程度被认为是影响肌腱愈合和最终结局的重要不良预后因素。事实上,伴有重度脂肪浸润的肌腱明显收缩与肌肉活动和肌腱修复的低可能性相关[31-33]。Fuchs[34]、Jost[35]和 Liem 等人[36]已经独立验证了脂肪浸润在手术修复后不会消退,而是在其演变过程中持续存在。尽管为了估计愈合的可能性和获得良好的结果,对肌肉浸润给予了重视,文献中仍很少有关于以下方面的研究:易发生脂肪浸润的因素,脂肪浸润进展的速度,以及脂肪浸润和萎缩之间的相关性。通过分别分析 CT 和 MRI,Melis 等[37]观察到,冈上肌在症状出现后平均 3~5 年出现中度(Goutallier 2 期)或重度(Goutallier 3~4 期)脂肪浸润。作者还采用 Zanetti 等[38]提出的"切线征"间接测定冈上肌萎缩程度。该方法应用于肩胛冈外侧矢状面的 CT 或 MRI。健康的肌肉应该越过喙突上缘到肩胛冈上缘这条线(这条线被称为"反冲线")。肌肉不越过这条切线时则为"切线征"阳性。作者称,出现症状平均 4.5 年后切线征转为阳性。基于获得的结果,Melis 等人[37]建议对冈上肌撕裂患者在出现中度脂肪浸润或"切线征"阳性之前进行手术。

同一作者[39]也扩展了对冈下肌脂肪浸润自然史的研究。该肌是肱骨头向下稳定的主要肌肉(见第 3 章),因此,其失效将导致撞击综合征和屈曲和外旋力量丧失[40]。此外,Goutallier 3 期或 4 期也与屈曲和外旋力量的显著丧失相关联,并与坠落试验阳性[41](如撕裂累及冈上肌和冈下肌)和"吹号征"阳性[42](如果病变也累及小圆肌)有关。该研究表明,更宽和更陈旧的肩袖撕裂以及老年患者的肩袖撕裂最常发生肌肉脂肪浸润。根据作者的说法,症状出现后平均 2 年半将进展为 Goutallier 2 期。此外,不直接累及冈下肌的病变也可发生冈下肌脂肪浸润。

Maman 等人[13]注意到,全层肩袖撕裂发生 2 年后,仅四分之一的患者发生脂肪浸润,这些患者的撕裂进展更快。根据作者所述,部分肩袖撕裂中不存在脂肪浸润(表 26-2)。

表 26-2　部分肩袖撕裂患者的常见问题

部分肩袖撕裂	有多少肩袖撕裂患者从无症状变为有症状?	大约 30% 患者在 2 年后出现症状
	在部分撕裂患者中,有多少撕裂范围增大?	可能在 2~3 年后: 10%~40% 有症状者范围扩大 0 无症状者范围扩大
	有多少撕裂可自愈或至少好转?	有争议的数据: 0~37% 本文作者认为:0
	什么样的损伤最可能进展?	有症状者,及老年患者的撕裂伤(65 岁以上)
	疼痛是不良预后因素吗?	是的,疼痛提示撕裂进展
	撕裂进展是匀速的吗?	最初进展较缓慢(在刚开始 2 年内),而后加快,特别是在老年患者中
	疼痛是不良预后的危险因素吗?	是的;疼痛预示着撕裂进展 有症状性撕裂要比无症状性撕裂的平均撕裂范围更大

　　Fucentese 等人[15]对冈上肌全层小范围撕裂患者进行了超过 3 年的随访,随访结束时观察到脂肪浸润均较前加重,但均未超过 Goutallier 2 期。

　　Zingg 等人[16]表明 19 例低功能需求和肩袖大范围撕裂的患者在平均随访 4.5 年后,受累肌肉至少增加一个 Goutallier 分期。

参考文献

1. Burkhart SS (1992) Flouroscopic comparison of kinematic patterns in massive rotator cuff tears. A suspension bridge model. Clin Orthop 284:144–152
2. Gumina S, Natalizi S, Melaragni F, Leopizzi M, Carbone S, Postacchini F, Milani A, Della Rocca C (2013) The possible role of the transcription factor nuclear factor-kB on evolution of rotator cuff tear and on mechanisms of cuff tendon healing. J Shoulder Elbow Surg 22:673–680
3. Moosmayer S, Tariq R, Stiris M, Smith HJ (2013) The natural history of asymptomatic rotator cuff tears: a three-year follow-up of fifty cases. J Bone Joint Surg Am 95:1249–1255
4. Yamaguchi K, Tetro AM, Blam O, Evanoff BA, Teefey SA, Middleton WD (2001) Natural history of asymptomatic rotator cuff tears: a longitudinal analysis of asymptomatic tears detected sonographically. J Shoulder Elbow Surg 10:199–203
5. Mall NA, Kim HM, Keener JD, Steger-May K, Teefey SA, Middleton WD, Stobbs G, Yamaguchi K (2010) Symptomatic progression of asymptomatic rotator cuff tears: a prospective study of clinical and sonographic variables. J Bone Joint Surg Am 92:2623–2633
6. Yamaguchi K, Ditsios K, Middleton WD, Hildebolt CF, Galatz LM,

Teefey SA (2006) The demographic and morphological features of rotator cuff disease. A comparison of asymptomatic and symptomatic shoulders. J Bone Joint Surg Am 88:1699–1704
7. Yamaguchi K, Sher JS, Andersen WK et al (2000) Glenohumeral motion in patients with rotator cuff tears: a comparison of asymptomatic and symptomatic shoulders. J Shoulder Elbow Surg 9:6–11
8. Keener JD, Wei AS, Kim M et al (2009) Proximal humeral migration in shoulders with symptomatic and asymptomatic rotator cuff tears. J Bone Joint Surg Am 91:1405–1413
9. Kelly BT, Williams RJ, Cordasco FA et al (2005) Differential patterns of muscle activation in patients with symptomatic and asymptomatic rotator cuff tears. J Shoulder Elbow Surg 14:165–171
10. Goldberg BA, Nowinski RJ, Matsen FA 3rd (2001) Outcome of nonoperative management of full-thickness rotator cuff tears. Clin Orthop 382:99–107
11. Bokor DJ, Hawkins RJ, Huckell GH et al (1993) Results of nonoperative management of full-thickness tears of the rotator cuff. Clin Orthop 294:103–110
12. Hawkins RH, Dunlop R (1995) Nonoperative treatment of rotator cuff tears. Clin Orthop 321:178–188
13. Maman E, Harris C, White L, Tomlinson G, Shashsnk M, Boyton E (2009) Outcome of nonoperative treatment of symptomatic rotator cuff tears monitored by magnetic resonance imaging. J Bone Joint Surg Am 91:1898–1906
14. Safran O, Schroeder J, Bloom R et al (2011) Natural history of nonoperatively treated symptomatic rotator cuff tears in patients 60 years old or younger. Am J Sports Med 39:710–714
15. Fucentese SF, von Roll AL, Pfirrmann CW et al (2012) Evolution of nonoperatively treated symptomatic isolated full-thickness supraspinatus tears. J Bone Joint Surg Am 94:801–808
16. Zingg PO, Jost B, Sukthankar A, Buhler M, Pfirrmann CWA, Gerber C (2007) Clinical and structural outcomes of nonoperative management of massive rotator cuff tears. J Bone Joint Surg Am 89:1928–1934
17. Hirose K, Kondo S, Choi H et al (2004) Spontaneous healing process of a supraspinatus tendon tear in rabbits. Arch Orthop Trauma Surg 124:374–377
18. Carpenter JE, Thomopoulos S, Flanagan CL et al (1998) Rotator cuff defect healing: a biomechanical and histologic analysis in an animal model. J Shoulder Elbow Surg 7:599–605
19. Gimbel JA, Mehta S, Van Kleunen JP et al (2004) The tension required at repair to reappose the supraspinatus tendon to bone rapidly increases after injury. Clin Orthop 426:258–265
20. Weber C (1999) Arthroscopic debridement and acromioplasty versus mini-open repair in the treatment of significant partial thickness rotator cuff tears. Arthroscopy 15:126–131
21. Kartus J, Kartus C, Rostgard-Christensen L, Sernet N, Read J, Perkp M (2006) Long-terms clinical and ultra- sound evaluation after arthroscopic acromioplasty in patients with partial rotator cuff tears. Arthroscopy 22:44–49
22. Massoud SN, Levy O, Copeland SA (2002) Subacromial decompression. Treatment for small and medium-sized tears of the rotator cuff. J Bone Joint Surg Br 84:955–960
23. Yamanaka K, Matsumoto T (1994) The joint side tear of the rotator cuff. A follow-up study by arthrography. Clin Orthop 304:68–73
24. Beg AA, Balimore D (1996) An essential role for NF-kappaB in preventing TNF- alpha- induced cell death. Science 274:782–784
25. Liu ZG, Hsu H, Goeddel DV, Karin M (1996) Dissection of TNF receptor 1 effector functions: JNK activation is not linked to apoptosis while NF-kappaB activation prevent cell death. Cell 88:565–576
26. Van Antwerp DJ, Martin SJ, Kafri T, Green DR, Verna IM (1996) Suppression of TNF-alpha-induced apoptosis by NF-kappaB. Science 274:787–789
27. Wang CY, Mayo MW, Baldwin AS (1996) TNF and cancer therapy-induced apoptosis: potentiation of NF-kappaB. Science 274:784–787
28. Riley GP, Harral RL, Constant CR, Chard MD, Cawston TE,

Hazleman BL (1994) Tendon degeneration and chronic shoulder pain: changes in the collagen composition of the human rotator cuff tendons in rotator cuff tendinitis. Ann Rheum Dis 53:359–366

29. Gerber C, Meyer D, Frey E, von Rechenberg B, Hoppler H, Frigg R, Jost B, Zumstein M (2009) Revision of structural muscle changes caused by chronic rotator cuff tears using continuous musculotendinous traction: an experimental study in sheep. J Shoulder Elbow Surg 18:163–171

30. Goutallier D, Bernageau J, Patte D (1990) Assessment of the trophicity of the muscles of the ruptured rotator cuff by CT scan. In: Post M, Morrey BF, Hawkins RJ (eds) Surgery of the shoulder. Mosby, St. Louis, pp 11–13

31. Gerber C, Fuchs B, Hodler J (2000) The results of repair of massive tears of rotator cuff. J Bone Joint Surg Am 82:505–515

32. Gladstone JN, Bishop JY, Lo IKY, Flatow EL (2007) Fatty infiltration and atrophy of the rotator cuff do not improve after rotator cuff repair and correlate with poor functional outcome. Am J Sports Med 35:719–728

33. Goutallier D, Postel JM, Lavau L, Voisin MC (1994) Fatty muscle degeneration in cuff ruptures. Pre and postoperative evaluation by CT scan. Clin Orthop 304:78–83

34. Fuchs B, Gilbart M, Hodler J, Gerber C (2006) Clinical and structural results of open repair of an isolated one-tendon tear of the rotator cuff. J Bone Joint Surg Am 88:309–316

35. Jost B, Zumstein M, Pfirrmann C, Gerber C (2006) Long-term outcome after structural failure of rotator cuff repair. J Bone Joint Surg Am 88:472–479

36. Liem D, Lichtenberg S, Magosh P, Habermayer P (2007) Magnetic resonance imaging of arthroscopic supraspinatus tendon repair. J Bone Joint Surg Am 89:1770–1776

37. Melis B, De Franco MJ, Chuinard C, Walch G (2010) Natural history of fatty infiltration and atrophy of the supraspinatus muscle in rotator cuff tears. Clin Orthop 468:1498–1505

38. Zanetti M, Gerber C, Hodler J (1998) Quantitative assessment of the muscles of rotator cuff with magnetic resonance imaging. Invest Radiol 33:163–170

39. Melis B, Wall B, Walch G (2010) Natural history of infraspinatus fatty infiltration in rotator cuff tears. J Shoulder Elbow Surg 19:757–763

40. Comtet JJ, Auffray Y (1970) Physiology of the elevator muscles of the shoulder. Rev Chir Orthop 56:105–117

41. Neer CS (1990) Anatomy of shoulder reconstruction. In: Neer CS (ed) Shoulder reconstruction. WB. Saunders Company, Philadelphia, pp 1–39

42. Walch G, Boulahia A, Calderone S, Robinson A (1998) The "dropping" and "hornblower's" signs in evaluation of rotator cuff tears. J Bone Joint Surg Br 80:624–628

第 27 章　转录因子 NF-κB 在肩袖撕裂演变及肌腱愈合机制中的可能作用

Stefano Gumina

核因子 κB（nuclear factor kappa beta，NF-κB）是一种转录因子，在免疫系统中发挥重要作用[1-3]。其调节诱导一氧化氮合酶、细胞因子、环氧化酶 2（COX-2）、生长因子和效应酶的表达[1-3]。它还在包括中枢神经系统在内的许多组织的发育和活动中发挥作用[4]。此外，NF-κB 的病理性失调与炎症性疾病、自身免疫性疾病以及癌症有关[1]。

NF-κB 家族由 5 个相关转录因子［p50、p52、RelA（p65）、c-Rel 和 RelB］组成。这些亚基的 N 末端均有 300 个氨基酸组成的 DNA 结合区/二聚化区，通过该结构域，它们可以形成同源二聚体和异源二聚体，从而与基因启动子和增强子区域中的 9~10 个碱基对 DNA 位点结合，调节基因表达[3]。

促炎配体（包括细胞因子、抗原和细菌产物）刺激细胞后激活 NF-κB[5]。此外，在慢性炎症过程中，组织灌注减少和能量需求增加导致缺氧。细胞因子通过激活经典（IκB 激酶复合体）NF-κB 通路促进炎症反应；同时，缺氧通过降低羟化酶活性促进炎症反应，而羟化酶可解除对 NF-κB 信号转导的抑制作用[6-8]。

Tang 等人[9]已经证实，碱性成纤维细胞生长因子（basic fibroblast growth factor，bFGF）可显著促进 NF-κB 基因的表达，因此，NF-κB 可能在手部屈肌肌腱的体内愈合过程中发挥至关重要的作用。

在白来航鸡长趾的横断和修复的趾深屈肌腱样本中已经证实存在 NF-κB 的活化[11]，且在用 bFGF 体外刺激肌腱细胞培养过程中也有相同发现[9]。因此，我们近日论证了[10]在肩袖撕裂的边缘是否同样存在 NF-κB 的活化。研究证实 NF-κB 是抗凋亡基因表达的调节因子[8]，并在刺激新生血管生成中发挥作用[12,13]，我们基于此发现假设 NF-κB 可能参与肩袖撕裂的演变和肩袖肌腱愈合的可能机制。

因此，我们连续招募了 63 例非创伤性肩袖撕裂患者（35 名男性、28 名女性）入组本研究。手术时的平均年龄为 64 岁（范围为 52~74 岁）。所有患者均行关节镜下治疗。采用南加州骨科研究所（SCOI）的肩袖全层撕裂分类方法，根据 SCOI 分类将术中所见的肌腱撕裂分为小撕裂、大撕裂或巨大撕裂[14]。显然，术前 2 个月服用抗炎药物的患者不列入研究范围。其他排除标准包括 V 形或 L 形病变、盂肱关节炎、糖尿病、风湿性疾病、既往手术史。

术前肩部疼痛的平均时间为 8 个月（范围:2~12 个月）。

在关节镜手术治疗过程中，从撕裂的前缘和后缘以及肩峰下滑囊的内侧采集样本。此外，在 29 例病例中采集了同一患者的未损伤肩胛下肌肌腱样本用作对照。

取出的组织立即固定在 10% 中性福尔马林缓冲液中，后进行石蜡包埋。连续切片（3μm）后，用苏木精和伊红染色进行形态学评价，用 NF-κB p65 抗体进行免疫组化分析（图 27-1）。

评价新生血管生成按不存在或存在（多灶性或弥漫性）区分。

NF-κB p65 免疫染色是细胞质（非活化蛋白）或细胞核伴或不伴有细胞质染色（活化蛋白）。在内皮细胞、肌腱成纤维细胞和滑膜细胞中均观察到特异性免疫反应。

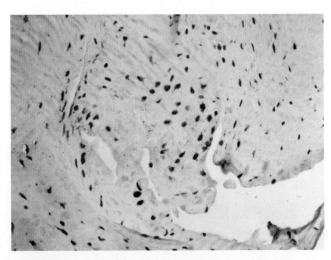

图 27-1　用 NF-κB p65 抗体进行免疫组织化学分析。巨大肩袖撕裂的前缘。活化的肌腱细胞（×20）

免疫染色的半定量评估表示为:0 分(无活化蛋白);1 分(细胞核伴或不伴细胞质染色)。若样本无法按上述评估则不纳入结果,因此造成了一些病例失访。

我们还进行了免疫染色的定量评估,并将结果表示为:不可评估、不存在、单灶性、多灶性、广泛存在。然而,我们决定不对这些结果进行分析,因为样本量不足以进行如此详细的分析,且 p65 的表达可能在同一切片中变化,使得 p65 的定量分析难以进行。因为没有其他的研究来确定 NF-κB 是否存在于肩袖撕裂边缘,我们认为,更应当将我们的研究集中在 NF-κB 的定位,而不是定量分析上,如进行 PCR 等。

之后对数据进行统计分析。

我们的研究结果总结在图 27-2 和图 27-3。这些图表分别显示了每种类型的肩袖撕裂(小、大和巨大)和所研究的不同组织(撕裂边缘、滑囊或健康肌腱)中 p65 和血管生成反应的阳性率和阴性率。

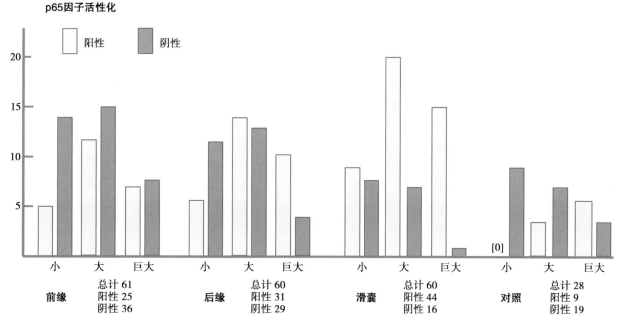

图 27-2　p65 阳性反应率和阴性反应率

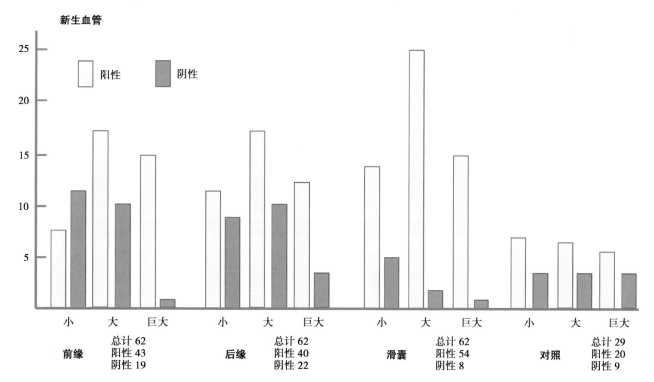

图 27-3　血管生成的阳性反应率和阴性反应率

图 27-4 展示了对 p65 因子反应的阳性百分比。说明活化 p65 的表达随撕裂范围的增加而增加。在肩袖撕裂的前缘和后缘以及肩峰下滑囊中均观察到这种趋势。此外，在肩袖小范围撕裂患者的肩胛下肌肌腱中未见活化的 p65 因子，但存在于大范围及巨大范围肩袖撕裂患者的肌腱中，且呈进行性增加趋势。

类似地，我们观察到新生血管生成随着肩袖撕裂范围大小的增加而增多，这种现象在肩袖撕裂的前缘和后缘以及滑囊中均可见到（图 27-5 和图 27-6a、b）。与激活的 p65 因子不同，在肩胛下肌肌腱中，新生血管生成于不同范围的肩袖撕裂中均有发现。

虽然结果指出，随着肩袖撕裂严重程度的增加，对 p65 活化因子的阳性反应百分比也增加，但当分别考虑撕裂前缘（$\chi^2=2.77, P=0.250$）和撕裂后缘（$\chi^2=5.24, P=0.073$）时，小撕裂、大撕裂和巨大撕裂之间在统计学上无显著差异。然而，当我们整体分析两个边缘，而不区分前缘和后缘时，差异是显著的（$\chi^2=7.66, P=0.02$）。

对于滑囊和健康组织，卡方检验的结果可能无法适用，因为单元格的理论频数太小，即使活化 p65 在小、大和巨大肩袖撕裂中的阳性率差异显著（滑囊：$\chi^2=7.03$, $P=0.03$；健康组织：$\chi^2=9.2, P=0.01$）。

观察三种类型的肩袖撕裂中的血管生成现象，在撕裂前缘差异有统计学意义（$\chi^2=6.17, P=0.046$），但在撕裂后缘则无统计学意义（$\chi^2=2.39, P=0.3$）。同样地，当我们整体分析两个边缘获得的结果，而不区分前缘和后缘时，差异具有统计学意义（$\chi^2=8.03, P=0.02$）。

对于滑囊和健康组织，用卡方检验研究三种类型的肩袖撕裂中血管生成差异可能不适用，原因与上述解释相同；但是，在这种情况下，检验差异不显著（滑囊：$\chi^2=4.4, P=0.11$；健康组织：$\chi^2=0.03, P=0.98$）。

Spearman 检验表明，尽管肩袖撕裂的范围不同，p65 和新生血管生成之间始终相关联。不管是当整体考虑所有受检组织产生的结果时（$\rho=0.299, P=0.000\,1$），抑或是当仅考虑撕裂前缘和撕裂后缘（$\rho=0.236, P=0.009$）或滑囊（$\rho=0.429, P=0.000\,6$）时，均可见二者的关联性。

我们的研究得出了两个主要结果：①肌腱撕裂边缘活化的 p65 因子（组成 NF-κB 的 5 个转录因子之一）的存在随着肩袖撕裂范围的增加而增加；②不管肩袖撕裂的范围大小，活化 p65 与新生血管的生成相关。

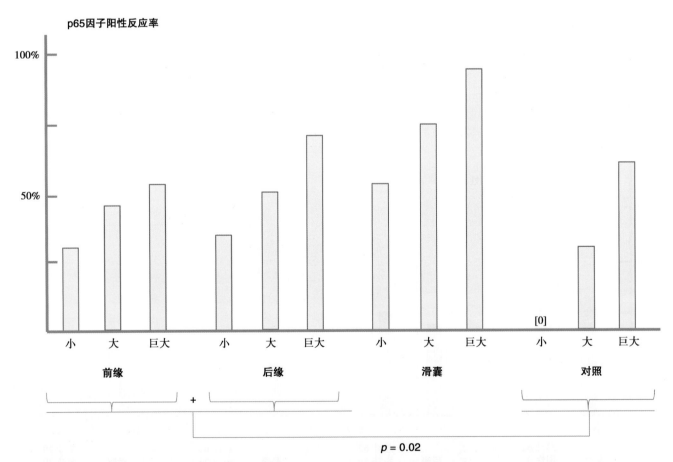

图 27-4　p65 因子阳性反应的百分比。与对照组相比，撕裂前缘百分比与撕裂后缘百分比的差异具有统计学意义（$\chi^2=7.66, P=0.02$）

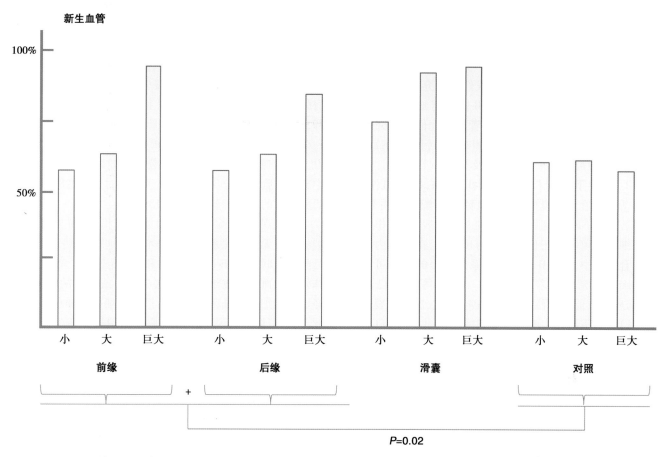

图 27-5　血管生成阳性反应百分比。与对照组相比,撕裂前缘和撕裂后缘的差异具有统计学意义($\chi^2 =8.03,P=0.02$)

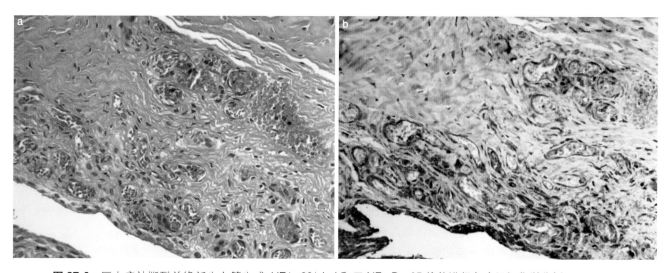

图 27-6　巨大肩袖撕裂前缘新生血管生成;HE(×20)(a)和用 NF-κB p65 抗体进行免疫组织化学分析(×20)(b)

有三种假说可以解释第一个结果:

1. 组织细胞凋亡诱导的 NF-κB 活化。一些研究强有力地支持了 NF-κB 在细胞凋亡中的保护作用[15-18]。细胞凋亡,即程序性细胞死亡,是一种生理过程,有助于控制细胞群[19]。过度凋亡可见于关节退行性改变[20]及类风湿性关节炎[21]。这种现象归因于组织缺血[22,23]、缺

氧[24]、自由基生成[25,26]和营养失衡[27]。然而,导致细胞凋亡开始的机制可能是多种因素的联合作用[28]。因此,我们的假设是,NF-κB 可能减少,特别是在巨大肩袖撕裂中,肌腱退行性变使其他肌腱细胞免于死亡。事实上,Rylei 等人[5]曾表示,细胞活性丧失和细胞外基质合成减少是肌腱退行性变的原因。同样,Yuan 等人[28]认为功能

性成纤维细胞/纤维细胞数量减少可能导致胶原代谢受损，最终导致肩袖退行性变。作者还观察到上方肩袖撕裂中的凋亡细胞百分比（34%）显著高于对照组（13%）。他们还补充说明凋亡细胞的比例与肩袖撕裂的范围大小没有相关性。这一推论似乎与我们的研究相悖，因为我们观察到肌腱断裂边缘的 NF-κB 随着肩袖撕裂范围大小的增加而增加。但是，同一作者认为他们的研究结果也可能没有意义，因为患者数量相对较少（仅 25 例）。此外，肩袖撕裂范围也未在其中涉及。

2. **肩峰下滑囊（subacromial bursa，SB）的作用。** Tang 等人[9]在体外模型中研究肌腱细胞增殖，证明 bFGF 可显著促进 NF-κB 通路上一系列基因的表达，其作用与体外细胞增殖率成正比。他们得出结论，在滑膜内肌腱的愈合过程中，NF-κB 通路上一系列基因的激活可能在启动细胞增殖中起着关键作用。Sakai 等人[29]已经证明，与肩关节前方不稳定患者（33%）相比，肩袖撕裂患者（86%）肩峰下滑囊中成纤维细胞的细胞质中的 bFGF 表达更多。Sakai 等人[29]和 Voloshin 等人[30]观察到，肩袖撕裂患者 SB 中 IL-1 和 TNF-α 的染色分级明显较肩关节不稳患者更显著。因此，细胞因子和生长因子（通常存在于发炎的 SB 中）在 NF-κB 活化中的主导作用似乎得到了研究结果的证实。不幸的是，我们的研究数据并不支持这一假设。事实上，小范围肩袖撕裂（通常被肥厚的滑囊完全覆盖）的肌腱组织中应该有更广泛的 NF-κB 激活，而 SB 极少表现在巨大肩袖撕裂中，NF-κB 也少有激活。换句话说，我们的数据结论与之相反。

3. **缺氧引起 NF-κB 激活。** 当需要分子氧生成以维持生理功能的 ATP 水平超过血管所供给的量时，就会发生细胞缺氧[7]。许多研究证明缺氧引起 NF-κB 的活化[6-8,12]。Kannus 和 Jozsa[31]评估了 891 例患者上下肢自发性断裂肌腱活检所获得的样本。他们观察到，由于血管壁的内膜和中膜增厚，导致动脉和小动脉的管腔狭窄或闭塞。Longo 等人[32]使用半定量方法评估肌腱病变，分别在 0% 健康肌腱（对照）和 60% 冈上肌撕裂中观察到明显异常的血管增生。这些观察结果支持了退行性变的肌腱处于缺氧状态，并因此活化 NF-κB 的假说。然而，肌腱退行性变是否随着肩袖撕裂范围的增加而增加还没有得到很好的阐释。因此，需要进一步的研究来确定缺氧是否是导致 NF-κB 活化的主要因素。

此外，还需要进一步的研究来验证 NF-κB 的激活是否持续存在。事实上，在陈旧性和可能大范围的肩袖撕裂中，活化的细胞数量增加（累积效应）。许多残存的肩袖细胞（成纤维细胞或成纤维细胞样细胞）以及新生的内皮细胞和滑膜细胞可能在一段时间内保持活化状态，以调节细胞因子和生长因子的表达。同样地，细胞是否为了激活炎症和新生血管生成而自我激活仍有待阐明，

因为大范围肩袖撕裂通常几乎不被滑囊覆盖，因此断裂的肌腱无法接受修复性生化刺激。

下一步讨论的方向是为什么后上肩袖撕裂患者的肩胛下肌肌腱对活化的 p65 反应呈阳性，以及为什么 p65 反应在大范围和巨大肩袖撕裂患者的肌腱中逐渐增加。肩胛下肌肌腱的反应方式与冈上肌肌腱相同可能可以解释，因为两条肌腱在其进入肱骨结节处或其附近融合成一个结构[33,34]。Yuan 等人的研究[28]似乎证实了这一假设。他们观察到，后上肩袖撕裂患者健康肩胛下肌肌腱中凋亡细胞的百分比（21%）显著高于对照组健康肩胛下肌肌腱中的凋亡细胞百分比（13%）。

我们观察到 p65 和新生血管形成相关，而与肩袖撕裂的范围无明显关系。目前仍不清楚这种相关是直接还是间接关联。Koolwijk 等人[35]和 Kroon 等人[12]曾观察到体外人微血管内皮细胞分别在 TNF-α 或缺氧的情况下，经成纤维细胞生长因子刺激后形成毛细血管样小管。因此，两种可能的假说可以解释肩袖撕裂边缘新生血管生成的增多：①活化的 p65 直接刺激新生血管生成；②活化 p65 的相同因子也诱导新生血管生成。然而，与活化的 p65 因子不同的是，肩胛下肌肌腱中的新生血管形成在不同大小的肩袖撕裂中均有表现，这一事实表明第二个假说更合理。

结 论

我们确定了活化的 NF-κB 与肩袖撕裂之间的关联。肩袖撕裂边缘活化 p65 因子随撕裂范围的增加而增加。我们假设在肩袖撕裂中 NF-κB 激活的可能原因；其中，我们认为在激活中起主要作用的原因是组织缺氧。活化的 p65 直接刺激新生血管生成；此外，我们的数据表明，调节 NF-κB 活化的相同因子也诱导新生血管生成。

参考文献

1. Ghosh S, May MJ, Kopp EB (1998) NFkB and Rel proteins: evoluntionary conserved mediators of immune responses. Annu Rev Immunol 16:225–260
2. Li Q, Verna IM (2002) NFkB regulation in the immune system. Nat Rev Immunol 2:725–734
3. Bonizzi G, Karin M (2004) The two NF-kB activation pathways and their role in innate and adaptive immunity. Trends Immunol 25:280–288
4. Memet S (2006) NFkB functions in the nervous system: from development to disease. Biochem Pharmacol 72:1180–1195
5. Riley GP, Harral RL, Constant CR, Chard MD, Cawston TE, Hazleman BL (1994) Tendon degeneration and chronic shoulder pain: changes in the collagen composition of the human rotator cuff tendons in rotator cuff tendinitis. Ann Rheum Dis 53:359–366
6. Koong AC, Chen EY, Giaccia AJ (1994) Hypoxia causes the activation of nuclear factor kB through the phosphorylation of IkBα on tyrosine residues. Cancer Res 54:1425–1430
7. Cummins EP, Taylor CT (2005) Hypoxia-responsive transcription factors. Pflugers Arch 450:363–371

8. Taylor CT (2008) Interdependent roles for hypoxia inducible factor and nuclear factor-kB in hypoxic inflammation. J Physiol 586(17):4055–4059

9. Tang JB, Xu Y, Wang XT (2004) Tendon healing in vitro: activation of NIK, IKKalpha, IKKbeta, and NF- kappaB genes in signal pathway and proliferation of tenocytes. Plast Reconstr Surg 113:1703–1711

10. Gumina S, Natalizi S, Melaragni F, Leopizzi M, Carbone S, Postacchini F, Milani A, Della RC (2013) The possible role of the transcription factor nuclear factor-kB on evolution of rotator cuff tear and on mechanisms of cuff tendon healing. J Shoulder Elbow Surg 22:673–680

11. Tang JB, Xu Y, Ding F, Wang XT (2004) Expression of genes for collagen production and NF-kappaB gene activation of in vivo healing flexor tendons. J Hand Surg [Am] 29:564–570

12. Kroon ME, Koolwijk P, van der Vecht B, van Hinsbergh VW (2001) Hypoxia in combination with FGF-2 induces tube formation by human microvascular endothelial cells in a fibrin matrix: involvement of at least two signal transduction pathways. J Cell Sci 114:825–833

13. Min JK, Kim YM, Kim YM, Kim EC, Gho YS, Kang IJ, Lee SY, Kong YY, Kwon YG (2003) Vascular endothelial growth factor up-regulates expression of receptor activator of NF-kappa B (RANK) in endothelial cells. Concomitant increase of angiogenic responses to RANK ligand. J Biol Chem 278:39548–39557

14. Snyder SJ (2002) Arthroscopic classification of rotator cuff lesions and surgical decision making. In: Shoulder arthroscopy, 2nd edn. JB Lippincott, Philadelphia, p 204

15. Beg AA, Baltimore D (1996) An essential role for NFkB in preventing TNF- α induced cell death. Science 274:782–784

16. Liu ZG, Hsu H, Goeddel DV, Karin M (1996) Dissection of TNF receptor 1 effector functions: JNK activation is not linked to apoptosis while NFkB activation prevents cell death. Cell 88:565–576

17. Van Antwerp DJ, Martin SJ, Kafri T, Green DR, Verma IM (1996) Suppression of TNF- α induced apoptosis by NFkB. Science 274:787–789

18. Wang CY, Mayo MW, Baldwin AS (1996) TNF and cancer therapy-induced apoptosis: potentiation by inhibition of NFkB. Science 274:784–787

19. Macaya A (1996) Apoptosis in the nervous system. Rev Neurol 24:1356–1360

20. Lotz M, Hashimoto S, Kuhn K (1999) Mechanisms of chondrocyte apoptosis. Osteoarthritis Cartel 7:389–391

21. Asahara H, Hasunuma T, Obata T, Sumida T, Nishioka K (1996) Expression of Fas/Fas ligand and proto-oncogenes in rheumatoid synovial tissues. Nippon Rinsho 54:1960–1964

22. Jennings RB, Reimer KA (1991) The cell biology of acute myocardial ischemia. Ann Rev Med 42:225–246

23. Choi DW (1996) Ischemia-induced neuronal apoptosis. Curr Opin Neurobiol 6:667–672

24. Biagas K (1999) Hypoxic-ischemic brain injury: advancements in the understanding of mechanisms and potential avenues for therapy. Curr Opin Pediatr 11:223–228

25. Gorman AM, McGowan A, O'Neill C, Cotter T (1996) Oxidative stress and apoptosis in neurodegeneration. J Neurol Sci 139:45–52

26. Shackelford RE, Kaufmann WK, Paules RS (2000) Oxidative stress and cell cycle checkpoint function. Free Radical Biol Med 28:1387–1404

27. Cai J, Nelson KC, Wu M, Sternberg P Jr, Jones DP (2000) Oxidative damage and protection of the RPE. Prog Retin Eye Res 19:205–221

28. Yuan J, Murrell GA, Wei AQ, Wang MX (2002) Apoptosis in rotator cuff tendinopathy. J Orthop Res 20:1372–1379

29. Sakai H, Fujita K, Sakai Y, Mizuno K (2001) Immunolocalization of cytokines and growth factors in subacromial bursa of rotator cuff tear patients. Kobe J Med Sci 47:25–34

30. Voloshin I, Gelinas J, Maloney MD, O'keefe RJ, Bigliani LU, Blaine TA (2005) Proinflammatory cytokines and metalloproteinases are expressed in the subacromial bursa in patients with rotator cuff disease. Arthroscopy 21:1076–1080

31. Kannus P, Jozsa L (1991) Histopathological changes preceding spontaneous rupture of a tendon. A controlled study of 891 patients. J Bone Joint Surg Am 73:1507–1525

32. Longo UG, Franceschi F, Ruzzini L, Rabitti C, Morini S, Maffulli N, Denaro V (2008) Histopathology of the supraspinatus tendon in rotator cuff tears. Am J Sports Med 36:533–538

33. Clark JM, Harryman DT 2nd (1992) Tendons, ligaments, and capsule of the rotator cuff. Gross and microscopic anatomy. J Bone Joint Surg Am 74:713–725

34. Mochizuki T, Sugaya H, Uomizu M, Maeda K, Matsuki K, Sekiya I, Muneta T, Akita K (2009) Humeral insertion of the supraspinatus and infraspinatus. New anatomical findings regarding the footprint of the rotator cuff. Surgical technique. J Bone Joint Surg Am 91 Suppl 2 Pt 1:1–7. doi:10.2106/JBJS.H.01426

35. Koolwijk P, Van Erck MGM, De Vree WJA, Vermeer MA, Weich HA, Hanemaaijer R, Van Hinsbergh VWM (1996) Cooperative effect of TNF alpha, bFGF and VEGF on the formation of tubular structures of human microvascular endothelial cells in a fibrin matrix. Role of urokinase activity. J Cell Biol 132:1177–1188

第 28 章　保守治疗的适应证

Stefano Gumina, Filippo Camerota, and Claudia Celletti

肩袖撕裂会导致疼痛、功能受限和力量丧失,可能影响生活质量、影响工作或运动,但不会危及患者生命。因此,当一名肩袖撕裂患者询问我自己是否有必要接受手术时,我的回答因人而异,因为损伤的病因不同,不确定性也各有千秋。

当我不得不决定要采取何种治疗方式时,首先我要明确损伤是否是可修复的。在这方面,临床评价提供了有用的信息。通常,明显的肌肉萎缩以及力量和运动的丧失证明了撕裂的不可修复。X 线图像和磁共振成像(magnetic resonance imaging, MRI)足以对可修复性作出解答。

我经常观察到伴有肩部疼痛的小范围或大范围撕裂的患者在就诊时完全不表现出症状。在这些情况下,我建议仅对年轻患者进行手术修复,以避免肩袖撕裂的病情进展及生物力学改变导致盂肱关节可能的退行性变化,保留肩关节。

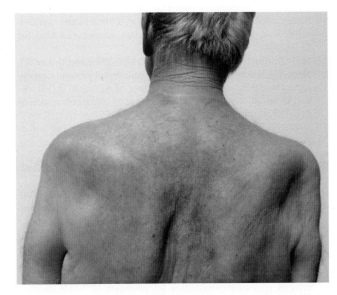

图 28-1　1 例 77 岁男性患者,双肩巨大可修复肩袖撕裂(前屈及外展:135°;外旋:25°;内旋 T12)。双侧肌肉萎缩。轻微的双侧肩部疼痛,日常活动几乎不受限。建议进行保守治疗

可修复撕裂

部分撕裂可产生疼痛和功能受限,然而,和全层撕裂一样,它们可能长期不表现出症状。在进行手术修复之前(关节镜下撕裂修复或经肌腱修复),尤其是 50 岁以上患者,有必要在持续至少 6 个月保守治疗失败后方进行手术治疗。

在我看来,存在一般和局部因素,可能为关节镜下修复或开放修复全层肩袖肌腱撕裂手术的禁忌证。

一般因素

以下因素可能为外科手术的绝对或相对禁忌证。

年龄　70~72 岁被认为是可进行手术治疗的临界年龄(图 28-1)。通常,手术并不是老年患者所推荐的治疗方式,因为老年患者常有一个或多个全身或局部因素为手术禁忌证。即使对于生物学上尚年轻且为运动员的 72 岁以上的患者,上述适应证也无变化。

合并症　肩袖撕裂仅在极少数情况下由外在因素(钩状肩峰、肩锁关节骨刺形成、肩峰抗倾斜)造成;最常见的是由改变外周微循环的全身性疾病引起的组织变性所导致的肌腱病变。因此,所有这些使小动脉和毛细血管直径缩小、进而导致正常血管供应减少的疾病都可能是手术修复的禁忌证。

根据长期观察结果,大范围和巨大范围肩袖撕裂患者合并①胰岛素依赖型或控制不佳的糖尿病,②控制不佳的高血压,以及③控制不佳的高胆固醇血症,更适于保守治疗。事实上,这些患者出现术后早期病变复发的可能性非常高。出于同样的原因,是否对身体质量指数(body mass index, BMI)≥30 的患者进行手术也存在争议。这些患者往往患有一种或多种上述疾病(图 28-2)。此外,肥胖者的手臂非常沉重,这增加了他们在辅助和/或自我管理康复训练过程中抬高受累上肢的难度。上述所有使患者易发生肩关节僵硬。

矛盾的是,即使是极度消瘦的患者(BMI≤20)也可能需行保守治疗。根据我的经验,肌肉组织功能较差的患者,例如成人厌食症患者,在经过适当的康复训练后,

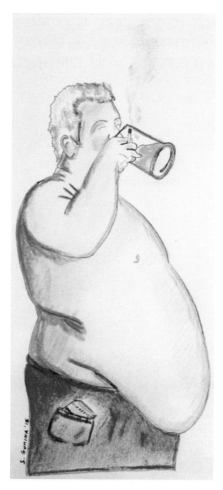

图 28-2　建议采用保守治疗的患者模型:BMI >30;酗酒;吸烟;患有高胆固醇血症、高血压和糖尿病

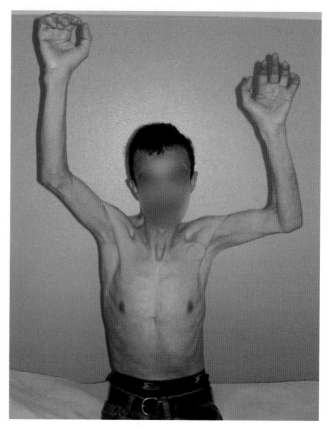

图 28-3　56 岁患者,左肩巨大肩袖撕裂,过度消瘦。此外,在受累肩关节的同侧有起搏器植入。建议行保守治疗

除了心理障碍外仍面临巨大的困难(图 28-3)。在这些病例中,术后肩关节僵硬的百分比也非常高。

重度吸烟者(每天>20 支,持续 10 年以上)、年龄超过 55 岁,不推荐进行手术修复。吸烟不仅易导致肩袖撕裂(外周微循环障碍)[1],也会影响肩袖撕裂范围[2]。对酗酒者也是如此[3]。因为发生术后再撕裂的百分比较高,根据患者既往信息选择保守治疗是合理的。

显然,对于患有严重心肺疾病、癌症、近期发生脓毒血症、凝血疾病以及脑部疾病导致神经功能缺损的患者,不建议进行手术治疗。在临床评估过程中,注意询问患者是否吸烟、咳嗽,以及近期是否有声音改变。在可疑病例中,应进行行胸部 X 线检查,并将患者转诊至呼吸科,特别是当发生眼球突出时。

在临床实践过程中,我经常碰到那些因压迫(颈椎间盘突出)或内在原因(如疱疹性神经根病)而导致神经根病,却被错误地送到我的肩关节外科办公室的患者(图 28-4)。在极少数情况下,患者可能同时患有神经根病和肩袖撕裂。在这种情况下,很难将疼痛归因于具体一种疾病。

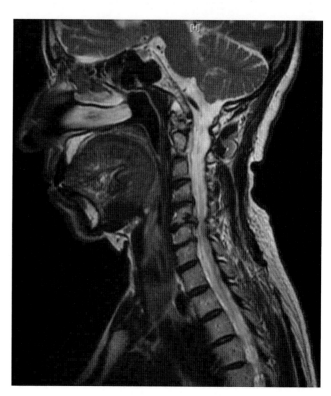

图 28-4　颈椎 MRI 显示关节骨刺和 $C_5 \sim C_6$ 椎间盘突出导致 C_6 颈神经根压迫。生理性颈椎前凸减少

但首先应将重点放在颈神经根问题上,以免制动期疼痛持续存在,导致康复期肩关节僵硬。因此,当考虑神经根病且无禁忌证时,应建议行类固醇治疗、肌电图和颈椎 MRI 检查。

我在倾听患者病史上投入了比临床评估更多的时间,我试图了解是什么促使患者寻求治疗、患者的治疗预期和康复训练期间可能的依从性。有心理障碍(明显的抑郁、惊恐发作、精神分裂症)、社会边缘化(无家可归者)以及未经干预的吸毒者和酗酒者、很不注意个人卫生者,不适合外科手术。

局部因素

向心性关节病

轻度向心性肩关节病变(Samilson Prieto Ⅰ~Ⅱ)患者也可能患有肩袖撕裂(图 28-5)。在这种情况下,肩袖修复术是禁忌的,原因有两个:①修复后疼痛可能持续存在;②肩关节病患者容易发生肩关节僵硬。在这些情况下,应告知患者,由于关节病的进展,起初需要采用保守方法缓解疼痛,并可能需在几年内植入反式假体。肩锁关节的关节病变并不是禁忌证,因为它可以与肩袖撕裂同时治疗。

肩关节僵硬　我从不建议同时患有肩袖撕裂和肩关

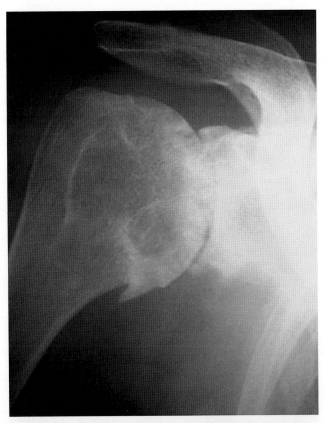

图 28-5　一位 62 岁男性患者的右肩 X 线片显示肩袖大范围撕裂。X 线片显示向心性盂肱关节病。肩关节活动度尚存,患者主观认为肩部疼痛轻微。建议进行保守治疗

节僵硬(关节囊炎)的患者立即进行手术治疗(图 28-6)。修复后的制动可能会加重僵硬。接受肩袖修复术的肩关节僵硬患者术后恢复并不尽如人意,因为即使在手术后或尝试活动肩关节以恢复运动时,僵硬仍持续存在。

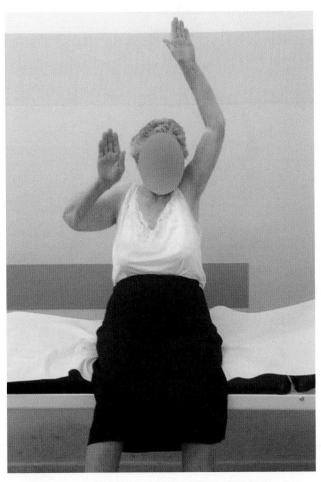

图 28-6　一位 67 岁女性患者,肩袖小范围撕裂,右肩粘连性关节囊炎。建议进行康复治疗恢复运动功能

皮肤病　脓皮病(如丹毒)和真菌病(如体癣)是肩袖撕裂手术治疗的部分禁忌证。在手术治疗前,皮肤病应至少治愈 2 个月,以及在任何情况下,即使没有肉眼可见的皮损,都应咨询皮肤科医生手术治疗的可行性。

起搏器　在植入上外侧起搏器的肩袖撕裂患者中,关节镜入口应远离通过右锁骨下动脉或左头臂静脉引入、并在心腔内传导的电导线的可能走行;但是,分布到胸肌区的关节镜液体可能会使电导线移位(尤其对于最近植入的患者)和/或抬高起搏器。此外,为起搏器定位而设计的囊袋可能含有可感染手术肩关节的细菌。如果必须对肩袖撕裂进行手术修复,心脏病专家和起搏器植入专家应在场。

肩胛骨运动障碍　这可能是许多疾病(神经、创伤、感染)造成的结果[4-6]。反过来说,运动障碍可能导致肩峰下撞击综合征[4,5]。因此,肩胛骨运动障碍与肩袖的病理机制有关。运动障碍的特征是肩关节的非同步性。因

此,可以认为,当肩关节运动发生改变时,不应修复肩袖撕裂(图 28-7a、b)。经过细致的康复训练,运动障碍可能会自发缓解[7],因此,应定期对患者进行监测,当运动障碍康复时方进行手术治疗。Minagawa 及其同事(引自 Tanaka[8])观察到外旋活动范围受限和肩袖大范围撕裂的患者在保守治疗后疗效不满意。

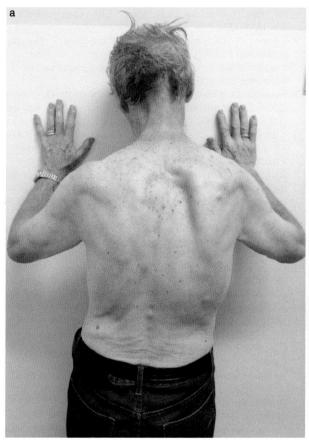
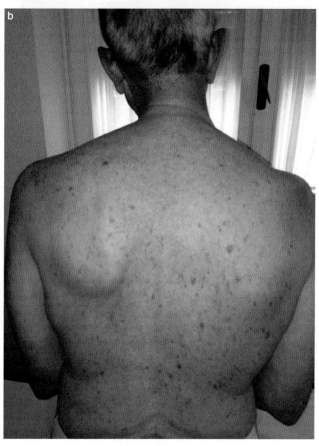

图 28-7 一位 69 岁的男性患者(a)和一位 72 岁的男性患者(b),分别有右肩和左肩大范围肩袖撕裂和肩胛骨运动障碍。最初,建议进行康复训练。患者于 6 个月后进行手术治疗,此时运动障碍几乎完全缓解

不可修复的撕裂

在肩袖撕裂无法修复的情况下,可进行一些手术治疗以缓解疼痛(关节镜下清创术)、使肱骨头重新进入关节盂以恢复旋转中心(部分修复术、肌肉肌腱转移术)、或/和用反式假体置换发炎关节。证据表明,如果 MRI 显示相关肌肉发生脂肪变性(Goutallier 4 级),不建议行将肌腱瓣重新插入大结节的部分修复术或关节囊移位术。这有两个原因:①如果修复得太紧,撕裂复发的风险很高;②由于脂肪变性的肌肉不起作用,有造成肌腱固定而不是肌腱修复的风险[9]。

与可修复撕裂一样,存在手术治疗禁忌证的一般和局部因素。

一般因素

年龄 通常来说,年龄大于 85 岁的患者不应行肩关节置换术,因为尽管这种治疗有益于缓解疼痛、提高活动能力,但同时也会影响一般的健康状态,特别是当其平衡极不稳定时。除非是肩关节明显疼痛和肿胀的关节病患者。

并发症 对于可修复的撕裂,不建议对患有严重心脏病、癌症、近期患脓毒血症和脑部疾病导致的神经功能缺损的患者进行手术治疗。

局部因素

无关节病、轻微肩部疼痛、慢性肱二头肌长头肌腱断裂、肩关节活动范围正常(功能性肩关节)的患者,应定时随访,但不必手术治疗。无骨关节炎、前屈 90°~120°、肩胛下肌撕裂、肩峰下间隙<5mm 的患者不适合肌肉-肌腱单元转移术[10,11];如果已有肱二头肌长头肌腱慢性断裂,也不建议行关节镜下清创治疗(图 28-8)。

对于植入起搏器的患者,应仔细评估反式关节置换术的适应证。

如果发生脓皮病及局部或临近部位真菌病,应取消或推迟所有肩关节手术。

表 28-1 总结了保守治疗的适应证。

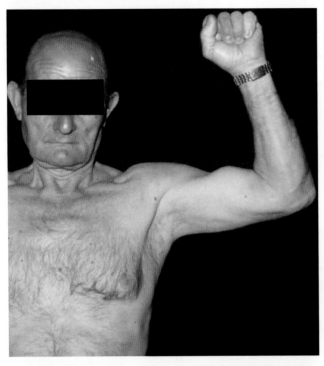

图 28-8 一位 68 岁男性患者,患有不可修复的左侧肩袖巨大撕裂。肩胛下肌腱也有受累,关节活动度明显受损,由于这些原因,不适合背阔肌转移。因为已经存在肱二头肌长头肌腱断裂,不建议进行关节镜下清创术

表 28-1 保守治疗的适应症

可修复的撕裂	一般因素	年龄大于 72 岁
		胰岛素依赖的糖尿病
		控制不佳的高血压
		长期的高脂血症
		吸烟
		嗜酒
		BMI≥30 或≤20
		肿瘤
		严重的心肺疾病
		近期患脓毒血症
		凝血疾病
		脑部疾病导致的神经功能缺损
	局部因素	向心性肩关节病变
		肩胛骨运动障碍
		肩关节僵硬
		上外侧起搏器植入
		局部皮肤病灶
不可修复的撕裂	一般因素	年龄>85 岁 (参考可修复的撕裂的一般因素)
	局部因素	无关节病、轻微肩部疼痛、慢性肱二头肌长头肌腱断裂、肩关节活动范围正常
		上外侧起搏器植入
		局部皮肤病灶

参考文献

1. Baumgarten KM, Gerlach D, Galatz LM, Teefey SA, Middleton WD, Ditsios K, Yamaguchi K (2010) Cigarette smoking increases the risk for rotator cuff tears. Clin Orthop Relat Res 468:1534–1541
2. Carbone S, Gumina S, Arceri V, Campagna V, Fagnani C, Postacchini F (2012) The impact of preoperative smoking habit on rotator cuff tear: cigarette smoking influences rotator cuff tear sizes. J Shoulder Elbow Surg 21:56–60
3. Passaretti D, Candela V, Venditto T, Giannicola G, Gumina S (2016) The relationship between alcohol consumption and rotator cuff tear. Acta Orthop 87(2):165–168
4. Kibler WB, Uhl TL, Maddux JW, Brooks PV, Zeller B (2002) McMullen: qualitative clinical evaluation of scapular dysfunction: a reliability study. J Shoulder Elbow Surg 11:550–556
5. Burkhart SS, Morgan CD, Kibler WB (2003) The disabled throwing shoulder: spectrum of pathology part III: the SICK scapula, scapular dyskinesis, the kinetic chain, and rehabilitation. Arthroscopy 19:641–661
6. Gumina S, Carbone S, Postacchini F (2009) Scapular dyskinesis and SICK scapula syndrome in patients with chronic type III acromioclavicular dislocation. Arthroscopy 25:40–45
7. Carbone S, Postacchini R, Gumina S (2015) Scapular dyskinesis and SICK syndrome in patients with a chronic type III acromioclavicular dislocation. Results of rehabilitation. Knee Surg Sports Traumatol Arthrosc 23:1473–1480
8. Tanaka M, Itoi E, Sato K, Hamada J, Hitachi S, Tojo Y, Honda M, Tabata S (2010) Factors related to successful outcome of conservative treatment for rotator cuff tears. Ups J Med Sci 115:193–200
9. Gerber C, Meyer DC, Schneeberger AG, Hoppeler H, von Rechenberg B (2004) Effect of tendon release and delayed repair on the structure of the muscles of the rotator cuff: an experimental study in sheep. J Bone Joint Surg Am 86-A:1973–82
10. Gerber C, Maquieira G, Espinosa N (2006) Latissimus dorsi transfer for the treatment of irreparable rotator cuff tears. J Bone Joint Surg Am 88:113–120
11. Gerber C, Vinh TS, Hertel R, Hess CW (1988) Latissimus dorsi transfer for the treatment of massive tears of the rotator cuff. A preliminary report. Clin Orthop Relat Res 232:51–61

第 29 章　手术室设置

Paolo Albino, Stefano Gumina, and Valerio Arceri

基本设施

为了能够准确地进行肩袖修复，骨科手术室需要一些基本设施。

器械台

放置手术器械的工作台。该工作台由不锈钢底座和管状支架组成，其高度可通过油压动力泵进行调节。

手术台

对于肩袖修复手术，使用最先进的手术台对手术的成功至关重要。手术台须能轻易将患者摆出所需体位，稳定并且所占空间尽可能小。其由支柱和手术台两个主要部分组成。

支柱需要能承重。它应该可固定（带有一个内置或位于地板上的基座），或可部分或全部移动。可移动类型使得手术台可以通过特定的整合式或可拆卸式车轮放置于在手术室的任何位置。电源由放置在可移动支柱中的电池或集成在固定式支柱中的电池提供。

手术台需要具备针对手术的高精度设置、最佳透射线性、灵活配置和模块化结构，以实现最大程度的操作空间并可轻松调整。模块化结构由手术台的 10 块组件提供（图 29-1a~c）。取决于所涉及的解剖区域，可自由拆卸各个组件，从而便于暴露手术区域。通过电动装置改变体位。手术台的遥控器可以精确移动座椅以及肢体支撑装置。手术台还配备了特定的附件，例如伸展装置、头枕和扶手（后者也可为电动的）。在肩关

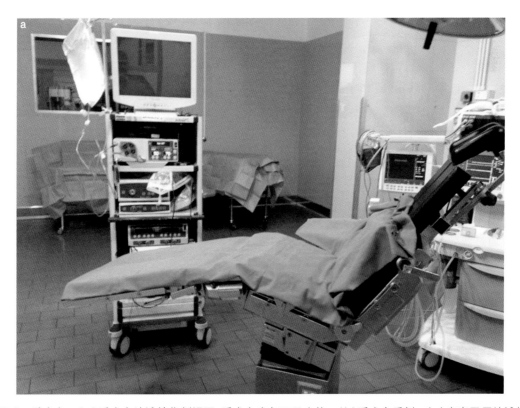

图 29-1　手术室。（a）手术台沙滩椅位侧视图；手术台底部可见支柱。（b）手术台后侧。（c）患者置于沙滩椅位

187

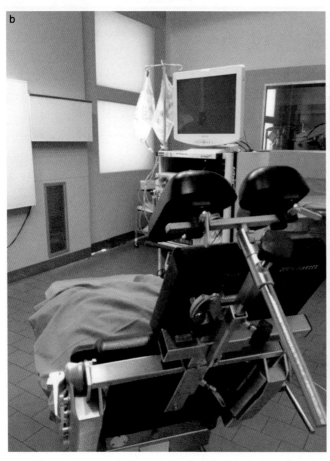

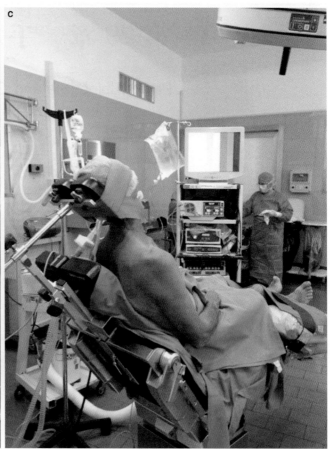

图 29-1(续)

节镜手术中,不用外科医生就能移动手臂,将对手术进行大有帮助。

Scialytic 灯

"scialytic"一词来自希腊语 σκιά(影子)和 -lityc(溶解)。这种光源也被称为"无影灯"。

外科医生需要能够完美地看到术中的解剖结构(尤其是对于深部结构),均质照明可以满足这种需求。手术照明中最重要的特征是阴影色散,这是通过多个光束的交汇达成的效果。

此外,光线可通过仅传输可见光谱辐射的方式被过滤,从而消除可通过热效应引起组织损伤的红外线。最先进的无影灯使用 LED 技术作为光源,不需要任何滤光器。

无影灯可安装在天花板或手术室的墙上。手术室通常配备一个主光源和多个辅助光源,两者都连接到机械可调臂上,使其能够照向手术视野。无影灯的参数特征(根据照明工程学会的建议)为:

- 光强度:25 000 ~ 100 000lux;
- 色温:3 500 ~ 6 700K(为了避免颜色失真)。

肩关节镜专用设备

关节镜柱

肩关节镜手术器械包

肩关节镜手术应在专门为此设计的手术室中进行。尽管手术是通过关节镜进行的,其组织暴露程度极其有限,但仍应考虑感染的风险。

设备设置

将患者摆放适当体位后,需要对设备进行设置。视频和刨削器装置安置在可移动视频推车或天花板安装臂上,位于手术台前侧、面向外科医生。基本设备包括:通过 RGB 线与摄像机遥控相连的 32 英寸高清视频监视器、摄像箱、光源、刨削器电源、录像记录仪和冲洗泵(图 29-2)。液体管理和动力学对于高级别关节镜手术至关重要。

1. 录像。可选设备:DVD 录像机、视频打印机和用于图像捕捉的极碟(Zip drive)或 CD-ROM 刻录机(图 29-3)。其用于以永久性数码格式捕获、打印和存储信息和/或图片,以用于更好明确术中进程、提高手术准确性。

2. 照相机。目前最好的照相机的特点是高清晰度

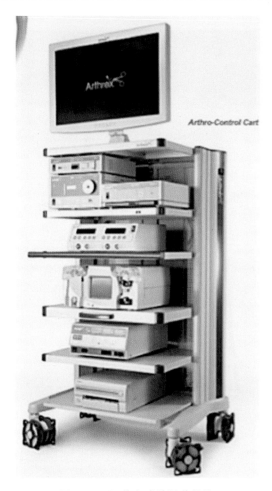

图 29-2　组装完成的关节镜柱

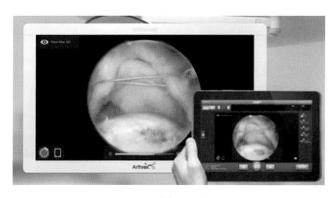

图 29-3　32 寸高清视频显示器

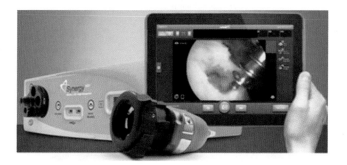

图 29-4　采用高清技术的光学系统（HD 1 080 像素）

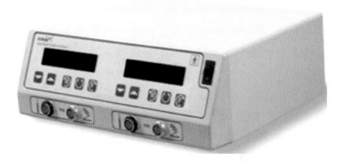

图 29-5　关节镜刨削系统。马达允许刀片转速从每分钟 100 转到 8 000 转

4. **射频消融**（图 29-6）。电外科系统能够控制多种不同的仪器，包括一次性关节镜消融探针、一次性单极关节镜电极、可重复使用的和一次性单极开放手术笔和尖端，以及可重复使用的双极手术钳。除了标准的切割、凝固和双极模式之外，电外科发生器还配备了 10 种混合模式，可以通过逐步调整以实现精确的组织消融或切割并控制出血量。该系统视患者安全为首要。随着组织阻抗的变化，可相应调整功率，以达到所需的临床效果。总体而言，该技术使得电外科发生器能够以更低的功率更有效地切割或消融组织，并且在开放手术或关节镜下手术时均处于安全温度范围内。

5. **液体管理**。关节镜泵是一个集成的流入（40mmHg）和流出（100mmHg）液体管理系统，也可仅作简单的流入使用（图 29-7）。这是一种安全、可靠、易上

技术（HD 1 080 像素）、基于 30 000 小时灯泡寿命的 LED 照明（固态氙灯光源），以及基于可用于任何被授权的可远程查看设备的视频系统的图像管理模式、高清静止捕获和高清视频记录（图 29-4）。

3. **刨削器**。关节镜刨削系统是一种基于软件的工具，可强有力地切除组织、快速地进行骨清创。这种系统易于使用，是所有关节镜手术的理想选择（图 29-5）。刀片的转速范围为 100~8 000 转/min。当调整最小和最大速度时，刀片自动咬合。

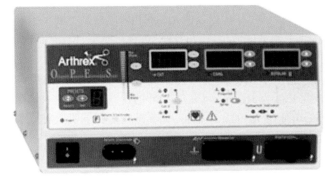

图 29-6　射频消融电外科系统

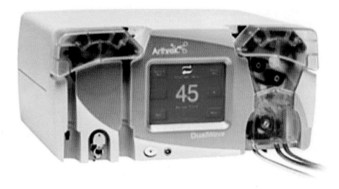

图 29-7　液体管理系统。带流入和流出控制的关节镜泵

手的系统,在整个关节镜手术过程中可控制关节腔内冲洗和膨胀压力保持在恒定、非脉冲水平。其设计旨在提供连续的无脉冲水流,根据关节腔内压力的变化作出相应调整,从而确保即使在刨削器削取大量组织或后续吸引的情况下也能维持关节腔充盈。流入压力和流出速率可通过触摸屏或遥控器上的控件进行调节。

手术器械

关节镜

这是一种通过手术切口插入的光纤模块化器械。用于扩展视野和检查关节内部。它由以下部分组成:

套管针　末端呈三角形尖头或光滑的手术器械。与套管一同使用以进入关节腔内(图 29-8)。

手术套管　与套管针(见上文)或灌注延长器(用于引入光学器件并控制液体流速)组装。

灌注延长鞘　一个带有双侧阀门的横向系统,有助于控制关节腔内液体的流入和流出。阀门与吸引及冲洗系统相匹配(图 29-8)。

光学器件　位于鞘内的图像采集系统(图 29-8)。光学器件的差异取决于直径、焦距和透镜角度。直径越大,系统刚度越大,从而更难弯曲,但这可能会影响图像分辨率并改变光线传导。而直径越小,关节腔内的可操作性则越强。增加焦距可以降低视觉深度并扩大图像采集范围。通过从无限远的光线到物体的两个不同点画两条线来测量透镜角度,角度越宽,视野越宽,但图像失真也越严重。

肩关节镜中使用的光学器件直径为 4mm,角度为 30°,长度为 160mm,可允许 115° 的视线范围。少数情况下,可使用 70° 的光学器件,尤其是在肩胛下肌肌腱撕裂的情况下。

光源入口位于光学器件的侧面。由于关节镜中用于图像可视化的系统是数字化的,光源对图像质量起着奠基作用。欲实现良好的光传导效果,最重要的是光导纤

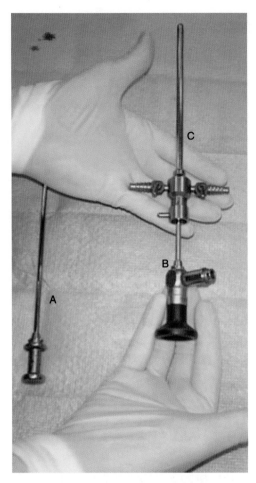

图 29-8　关节镜。(A)套管针:与延长鞘配合使用以进入关节腔内。(B)光学器件:与灌注延长鞘和摄像系统配合使用,获取关节腔内图像。(C)灌注延长鞘:带有双侧阀门的横向系统,与抽吸和灌注系统相匹配

维的强度和横截面积。

套管

套管用于构成关节与外部之间的通路(图 29-9)。它们可以防止组织内物质的流出,并使手术器具便于引入,从而最大限度地减少软组织损伤,因而起到十分重要的作用。套管内的抗反流膜对于保持关节腔内压力稳定、减少出血以及准确显露解剖结构至关重要;侧向阀门用于精准控制液体流入和流出。套管可以有不同的直径(5.5~9mm)和长度,且可为不透明或透明的、光滑或有形状的。

我们更倾向于使用透明套管,这样可以直接看到手术器械和线结,从而减少了滑动过程中"缠绕"的风险。为避免套管在关节镜手术过程中意外脱落(防脱落特性),套管远端具有防滑环、侧向挡板或螺纹状设计。螺纹形套管可全长均匀固定软组织,而带防滑环的套管仅可在远端与皮肤紧密贴合。

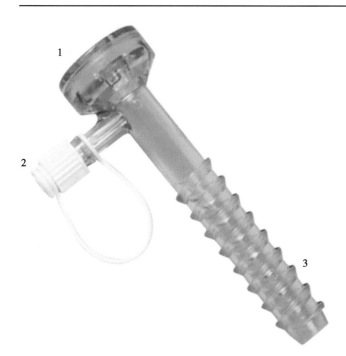

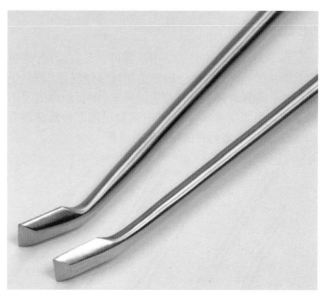

图 29-11　骨锉。主要用于盂肱关节不稳定手术中,以活动关节盂唇

图 29-9　透明的手术套管。1. 抗反流膜:允许器械置入,同时保持关节内压力稳定。2. 侧向阀门:用于精准控制液体流入和流出。3. 防脱落系统:螺纹状套管可均匀固定软组织防止从中脱落

探针(探钩)

探钩用于评估解剖结构的完整性。可用于评估肌腱和韧带的连续性和张力,以及软骨的均匀性或退行性变。因其可检出此前的检查手段未检出的病变,提高了术前诊断的准确性,对外科专家而言不可替代。通过使用探针可对关节组织进行完整和动态分析(图 29-10)。

图 29-10　探针。其钩状端用于在关节镜检查开始评估解剖结构的完整性

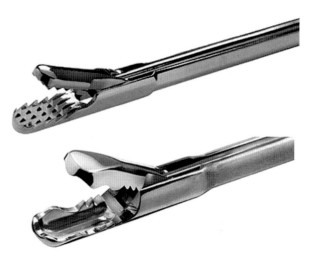

图 29-12　抓钳。图示两种不同抓钳末端的细节。不同的形状适用于不同类型的组织

篮钳和剪刀

线结打好后可用普通剪刀剪线(图 29-13),可以是直剪或弯剪。篮钳得名于其操作端形状(具有锐边的双凹状),用于一步到位地切除组织。篮钳特异的宽角度及杆状结构使其可直接进入其他器械无法到达的解剖区域。

关节镜骨锉

普通开放手术工具的关节镜版本。多用于盂肱关节不稳定手术,以活动关节盂唇(图 29-11)。

抓钳

用于抓取和牵拉软组织,以评估连续性、活动度和可复性。也用于取出关节内游离体。有多种各具特定功能和人体工程学特征的抓钳可供使用。根据手柄类型,可将其细分为:自扣式、持续加压式、直型或倒置(逆行)手柄。随着直径、角度和喙状结构的不同,各式抓钳的术中特征也各不相同(图 29-12)。

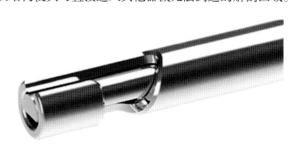

图 29-13　半自动剪刀。用于打结后剪断钢丝。沿着钢丝将器械滑入切割点

引线器

　　用于关节镜手术缝合。引线器可以是直接的,也可以是间接的(后者需要一根传送导丝穿过软组织)。手术器械的选择取决于外科医生的需求(即所治疗的手术病变和采用的技术)。在一些时候会出现多种病情混合的情况,此时需要同时使用两种引线器。

　　直接引线器　在肩袖撕裂修复术中使用。其具有锐利的尖端(用于组织穿孔)和弧状开口(用于将缝合线穿过组织)(图29-14a)。

　　一些型号有自动的穿线设计,外科医生在关节外将缝合线置于引线器上,然后一步到位地穿孔、递线(图29-15a、b)。这种引线器通常有一个安全块,用于防止在导入或拔出钢丝时意外造成开口。

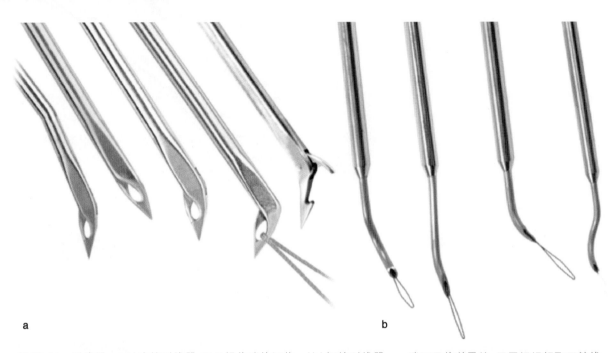

a　　　　　　　　　　　　　　　　　　　b

图29-14　引线器。(a)直接引线器,图示操作端的细节。(b)间接引线器。一端可见传送导丝,用于经组织取回缝线

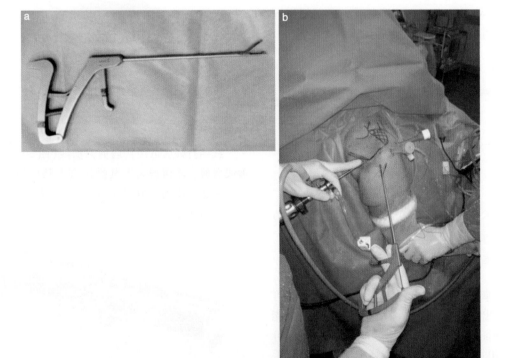

图29-15　(a,b)带有人体力学手柄的自动直接引线器。按压手柄,缝针从引线器的操作端穿出

间接引线器　这种类型的引线器可在盂唇-关节囊复合体修复术中使用，其可根据外科医生的需要和操作调整缝线。多种角度、弧度和尺寸提高了手术的操作性和多功能性。此外，根据钢丝的出口类型可适配不同的引线器，如直型、针尖型或双游离型等。使用间接引线器需要借助一根传送导丝（单丝，PDS）或 Shuttle-Relay 引线器（图 29-14b）。

抓线钳

该器械的形状像钩或抓钳、有或无孔，可一次性使用或重复使用。其最重要的功能是可无创取回缝线，以在伤口妥善缝合的同时避免在关节中残留缝线难以取出（图 29-16）。

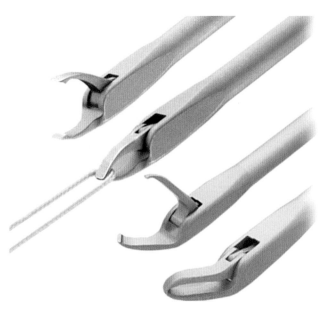

图 29-16　抓线钳。图示操作端的细节

推结器

用于将系在外侧的线结通过套管滑入关节内，并拉紧缝线。推结器有多种型别：标准单孔、空心单孔、标准双孔或双孔机械牵张器。

锚钉

用于保持软组织和骨组织紧密结合，直至骨整合和生物愈合完成。锚钉有两种类型：一种用于穿孔并留在骨内（图 29-17）（真正的锚钉），另一种带有缝合软组织所需的缝线。每种锚钉的材料和功能特性的差异导致了不同的生物学和力学系统性能。

多年来固定系统不断发展，促成了目前各种不同的定位系统（螺钉状或"击靶"样）和材料（可吸收、聚醚醚酮或钛）的问世。

尽管已得到广泛应用，可吸收材料仍需改进。事实

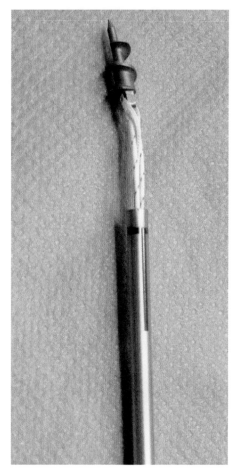

图 29-17　5mm 锚钉，用于穿入并留置骨内

上，它不仅在植入过程中更易损毁、对拔出的抗性更低，而且由于聚乳酸或聚乙醇酸的存在，可能导致继发性反应性或炎性现象。可吸收材料的优势是其初始强度高，材料在生物愈合后可被完全吸收降解。

PGA（聚乙醇酸）：快速降解（50% 在前 2 周完全降解），8% 发生组织反应；PLA（聚乳酸）：缓慢降解（90% 在 12 周内完全降解），最少的组织反应。

缝线可预先装载或自由视情况使用。预装载的缝线可有助于将软组织与骨组织紧密贴合，而自由缝线也可用于进行边对边缝合和穿引。

爱惜邦

一种由聚酯制成的不可吸收性多股无菌外科缝线，缝线表面涂层为聚丁酯，滑动度及线结松紧度良好。

泛丙烯酸

由 95% 乳酸、5% 乙醇酸组成的共聚物，重吸收非常缓慢（1~2.5 年），滑动度及松紧度较爱惜邦更高。

纤维丝

聚酯和聚乙烯制成的多股缝线，耐磨性更高。

PDS

聚二氧六环酮制成的单丝，在关节镜缝合或穿引过程中用作传送导丝。

肩关节镜手术体位

我们更倾向于将患者摆放为沙滩椅体位进行肩关节镜手术。患者坐在手术台上(躯干 60° 屈曲,下肢 40° 屈曲),并移除相应的组件,在背板稍外侧对肩部进行操作。即使患者自觉舒适,也必须小心防止高压施于一点引起的继发性医源性损伤。我们通常在膝关节下方放置硅胶枕,以防止腓神经/动脉病变。在足跟下方放置两个环形棉条,以防止可能的压疮。我们使用外侧支撑设备和软带使患者在整个手术过程中保持不动。为了最大限度地提高外科医生的操作空间,还可以使用 6cm 分离器将肩关节与背板分隔开(通常将手术巾折叠置于患者背部)。

关节镜柱位于患者足侧附近。监视器必须放置在外科医生前面,而电动刨削器、磨头和吸引器放置在患者腹部上。操作者的助手在他/她的一侧,而器械护士和器械台在操作者后方,以便及时传递器械。

沙滩椅体位的优点是易于操作、在任何类型的关节镜手术中均能很好地观察解剖结构、易转为开放手术(如需要),以及同样重要的,可预防牵拉可能继发的臂丛神经损伤。

其他作者使用另一种名为豆袋位(bean bag position)的体位:患者仰卧于手术台,手臂抬高至 90°、并固定在重 7kg 的牵引装置上进行手术。牵引装置常安装于手术台末端。尽管这样可以使手臂保持在拉伸且稳定的位置而不需助手,但牵引可能导致上述并发症。豆袋位不影响操作台或关节镜柱的稳定性。

第 30 章　麻醉技术

Fabrizio Fattorini and Alessandro Rocco

为了确保患者的安全性以及满足术者的需求,在每一次手术中,骨科医生和麻醉师之间的合作和协商都十分必要。这种合作对于开放手术而言的重要性不言而喻,但对于关节镜手术来说,其重要程度更胜一筹。

我们认为,复合麻醉,即全身"浅"麻醉和外周臂丛神经阻滞联合,既可以满足患者的麻醉需求,又可同时满足肩关节外科医生的手术要求[1]。局部麻醉本身可应用于手术,但其应用可能受到几个因素的限制[2]。其一,由患者自主摆出的手术体位——沙滩椅或侧卧位——在手术时间较长时常引起不适,有时需要在手术过程中转为全身麻醉[3]。其二,关节镜手术需要减少出血量,而减少出血只能通过控制性低血压(最大动脉收缩压 80~90mmHg)来达成,通常患者对其的耐受性较差。

肩关节手术的全身麻醉与其他类型手术采用的全身麻醉并无不同:因此,本章将仅描述局部麻醉流程。

局部麻醉

在过去的几十年中,局部麻醉持续不断地发展,特别是在骨科手术中:更好的安全性、更优越的镇痛效果,尤其对日间手术室中进行的手术效果显著。几项临床研究证实外周阻滞不仅可有效控制术中和术后发生的急性疼痛,也可用于其康复和功能恢复过程中。实际上,通过持续在神经周围输注局麻药(连续神经阻滞),有可能延长术后外周阻滞的镇痛效果。此外,引入超声检查来识别神经,提高了外周阻滞的选择性和安全性。

神经解剖学背景

无论是否使用超声,对解剖均需了然于胸,这对麻醉的计划和实施至关重要。肩关节的运动功能由臂丛神经控制,而颈丛分布于锁骨上皮肤、肩关节外侧端和前两个肋间隙的锁骨上神经(C_3~C_4)在肩关节的感觉功能中发挥重要作用[4]。

术后疼痛的控制需要对支配关节囊和关节面、骨膜、韧带和肌肉-皮质-肌腱单位的结构进行麻醉阻滞[5,6]。

支配肩部的臂丛终末支为肩胛上神经和腋神经。此外,肌皮神经和肩胛下神经也起到了一些作用。更具体来说,肩锁关节由肩胛上神经支配,该神经也分布至盂肱关节。关节囊的下部主要由腋神经支配。

局部麻醉的基础

具有能暂时阻断神经冲动传导的药理作用的特定药物(局部麻醉药)是局部麻醉的基础。凡有神经分布的人体各个部位,均可通过经皮注射以达成麻醉效果。在骨科手术中,因其术中麻醉和术后镇痛的效果明确,局部麻醉被广泛应用。在进行任何局部麻醉操作之前,必须以与全身麻醉相同的精确和严谨对患者进行麻醉评估。必须排除任何绝对禁忌证(对局部麻醉剂过敏、治疗部位感染),并且必须从风险/受益比的角度仔细考虑任何相对禁忌证(出血倾向、全身性临床稳定的神经系统疾病和局部神经损伤)。最后,患者必须签署关于拟实施麻醉操作的知情同意书。

神经定位技术

在局部麻醉的历史中,已经开发了许多神经结构的解剖定位方法。最初,通过感觉异常诱发或筋膜咔哒声定位神经;或者,进行血管周围或经动脉注射。然而,这些方法常导致副作用(神经损伤)、提高失败风险。20 世纪 80 年代,神经电刺激器(electroneurostimulator,ENS)的引入使局部麻醉得以广泛应用,主要原因有两个。首先,ENS 使神经阻滞得以简洁并彻底地进行,这在以前是不可行的。其次,神经定位是安全的,并发症风险较低。

神经电刺激器

ENS 是一种直流电发生器,可通过释放应用于探针的可调谐调节电流来定位神经。当针头靠近神经纤维时,ENS 使传入肌肉运动部分发生去极化(小阵挛性)。最小电流强度可造成的最大肌肉收缩表明神经和针头之间最接近的位置。

ENS 可使：

1. 神经损伤风险降低；
2. 减少所需的局部麻醉药剂量；
3. 进行选择性阻滞；
4. 对不合作患者进行阻滞。

ENS 的引入使外周神经阻滞技术易于操作、安全可用。但是，应该考虑的是，使用 ENS 定位神经是一种不可视技术，容易出错，并可能造成神经损伤。事实上，神经电刺激有时会导致假阴性：探针正确定位在神经周围而不引起肌肉收缩。这造成了不必要的探针重定位，增加了患者神经损伤和不适的风险。

超声回波描记术

超声的应用对上肢的局部麻醉产生了深远的影响[7,8]。除了显示神经，超声回波描记术还可显示血管、肌肉、胸膜和所有欲进行阻滞必须识别的解剖结构。此外，超声可显示解剖的个体差异——ENS 无法单独评估——而这种变异可能会对神经阻滞造成困难[9]。超声回波描记术（或超声检查）是一种对患者极为友好的技术，因为其不借助电离辐射、无创、可重复，并可在诊断和治疗后密切随访解剖结构的实时图像[10-12]。

超声回波描记技术利用给定特征的超声脉冲通过生物组织时产生的反射（回波）。超声波是频率高于 20 000Hz 的声波，人类无法感知。在医学上，使用频率范围为 1~20MHz 的声波。

超声波是利用给定物质在被电脉冲激发时发生高频振动的特性而产生的。超声的传播只发生在固体介质中，作挤压和离散交替的波浪运动。其传播受到介质固有阻力的影响，定义为在每种组织中具有不同数值的声学阻抗。

换能器传感器或探头产生并接收超声波，然后将电能转换为高频机械能。探头由一个或多个压电材料元件构成，当受到电脉冲激发时产生超声波。探头直接接触皮肤和黏膜组织时，超声波被导入人体。在不同组织之间的界面上，声学阻抗发生变化。一部分超声波被传递到下层的组织，而另一部分被反射为回声，朝向产生超声的压电晶体。随后，这种发射波被细化为图像或回波描记。

探头可分为高频（10~15MHz）、中频（5~10MHz）或低频（<5MHz）。探头的选择取决于检查类型和所要研究的解剖结构。频率（能量）与组织深度呈负相关。高频探头产生高分辨率图像，但较之低频探头，仅可穿透浅表结构。线性高频探头可用于浅表结构的成像，如臂丛神经的肌间入路、锁骨上入路和腋窝入路。当解剖结构深度超过 4cm 时，例如在锁骨下阻滞中，选用曲线低频换能器（凸面探头）更佳。

声波在传播中所表现出的不同回声强度与所遇到组织的密度有关。因此，反射强度越高，亮度越高（强回声）。

另一方面，组织吸收超声波的程度越高，屏幕上回声的亮度越低（低回声）。完全缺乏回声的结构被定义为无回声。

在根部（如臂丛），神经呈低回声。神经越靠近外周，由于髓鞘形成水平较高，越呈强回声表现（"蜂窝样外观"）。

相关结构（神经、血管）的解剖可通过纵向（长轴）和横向（短轴）两个层面的扫描进行研究。所示解剖结构与探针之间的关系与探头和针的相对位置有关。如果针与探头长轴平行（IN-PLANE 技术），则针完全可见；而如果针与探头垂直（OUT-OF-PLANE 技术），则仅针尖可见。

超声回波描记术为局部麻醉术带来了一场革命，因其可以实现：

- 直接观察各种神经，包括那些完全敏感的神经。
- 可跟随针头移动，从而降低神经损伤的风险。
- 观察麻醉剂在神经周围的扩散，从而将误入血管内和/或造成气胸的风险降至最低。
- 引导神经导管定位。
- 更快的起效时间以及更长的作用时间。
- 进行神经阻滞而不伴有肌肉收缩引起的疼痛（尤其是存在骨折时造成的不适）。
- 减少局麻药的剂量和体积（比 ENS 技术减少 30%~40%），从而降低发生不良反应的风险。
- 降低并发症发生率，提高成功率。
- 存在严重解剖结构异常的情况下亦可进行阻滞。

但是，我们认为超声回波描记术不能替代神经电刺激，而是与其结合应用，从而有助于提高成功率和安全性[21,22]。出于这些原因，我们针对每种类型的阻滞介绍这两种神经定位技术。

用于肩部手术的阻滞

肌间沟臂丛阻滞

肌间沟臂丛神经阻滞是肩部麻醉的金标准，因为它涵盖了锁骨外侧 2/3、肱骨近端和盂肱关节[13,14]。通过这种方法，到达与其神经根相对应的臂丛神经，从而将局部麻醉药输注至 C_5~C_6 或上干。根据麻醉剂的用量，也可阻滞 C_7 和 C_8 神经根，而尺侧神经根（C_8 和 T_1）不能阻滞[15,16]。可在 ENS 或超声的辅助下通过单次注射（单次激发）或连续阻滞进行神经阻滞。

肌间沟阻滞联合 ENS

患者仰卧位，头部伸展、向阻滞侧对侧稍微旋转（图30-1）[23]。浅表定位点表示为：

- 肌间沟（前斜角肌和中斜角肌之间），位于胸锁乳突肌后缘。
- 环状软骨上缘（C_6 横突）。

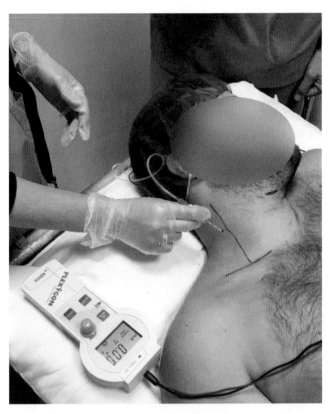

图 30-1　肌间沟阻滞联合神经电刺激器。浅表定位点以胸锁乳突肌后缘、环状软骨上缘及锁骨体左侧表示

为了更好地识别这些点,可屈曲患者头部。

刺激探针,长 50mm,应向下、向内、向后地插入环状软骨上缘水平的肌间沟内。可在距皮肤表面 2.5~3.5cm 的深度探及神经纤维。

可能诱发的收缩:

- 前臂朝向手臂弯曲(肌皮神经)。
- 肩外展(腋神经)。

根据 Alemanno 使用 ENS 进行肌间沟阻滞

患者仰卧位,头部伸展、向阻滞侧对侧稍微旋转[23]。浅表定位点表示为:

- 锁骨中点。
- 锁骨下动脉的锁骨上搏动点。

将与 ENS 连接的刺激针(长度 50mm)从上述各点外侧插入 0.5cm,然后向后内侧方向移动,朝向棘突、椎弓和 C_7 椎体,以诱发运动刺激。

超声引导下的肌间沟阻滞

患者仰卧位,头部转向阻滞侧对侧,手臂自然置于身边(图 30-2a、b)[23]。使用频率为 12~18MHz 的高频超声探头和 50mm 的绝缘刺激探针(22G)。

与后肌间沟相对应的超声可显示臂丛神经(图 30-3)。要寻找臂丛神经,超声扫描首先从喉外侧开始,通过

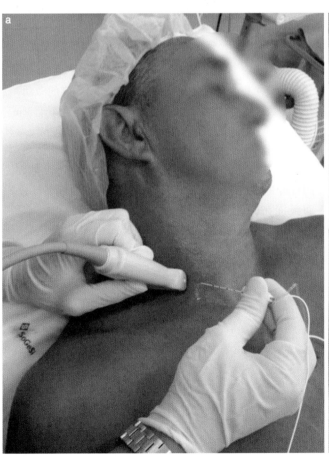
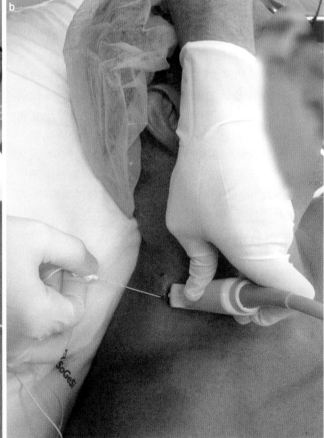

图 30-2　(a,b)超声引导下的肌间沟臂丛神经阻滞

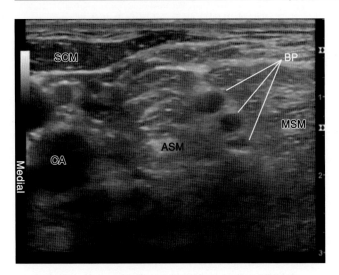

图30-3　超声示肌间沟解剖结构。ASM,前斜角肌;
MSM,中斜角肌;BP,臂丛神经

甲状腺、颈动脉和颈内静脉。然后,沿胸锁乳突肌外缘将探头向外下方移动,可见神经结构横向出现,为由前斜角肌和中斜角肌分隔的椭圆形或圆形低回声区。

臂丛神经根(C_5 、 C_6 和 C_7)位于前斜角肌的正后方,表现为圆形低回声结构,有时为"交通灯形"。通过超声检查,既可监测针在肌间沟的移动,又可监测局麻药的弥散(图30-3)。

与连续或非连续臂丛神经阻滞相关的大多数并发症都是一过性的,不造成任何临床后果;但是,由于探针和神经血管结构之间十分靠近,在操作过程中应极为谨慎[17,18]。

肌间沟臂丛神经阻滞的常见并发症包括同侧膈神经阻滞(同侧半边膈肌麻痹)、星状神经节阻滞所致的Horner综合征(眼球突出、眼睑下垂)、喉返神经反复阻滞(发声困难)和血管损伤(血肿)。罕见但可能导致严重后果的并发症包括刺破颈动脉和椎间动脉、气胸、误入蛛网膜下腔或椎间孔内(分别为椎管内麻醉和颈椎硬膜外麻醉所致)和直接造成神经损伤。连续神经阻滞中,神经周围导管可能感染、弯折、缠绕或嵌顿[19,20]。

锁骨上臂丛阻滞

在超声帮助下可以轻松进行麻醉,而在此之前,锁骨上神经阻滞的风险很高。由于相关神经血管结构和肺之间的关系密切,导致气胸发生率高,在临床上越来越少应用该技术。但超声回波描记术的应用大大降低了这些风险,使得这种阻滞技术在儿科患者中也可进行。

在不耐受全身麻醉——即使是浅麻醉也不耐受——的患者中,锁骨上神经阻滞和肌间沟阻滞的联合应用,可对使患者在完全清醒的状态下对其肩关节进行手术。

患者仰卧,头部转向阻滞侧对侧,手臂自然置于身边。将12~18MHz的高频超声探头定位在锁骨上沟中平

行于锁骨中1/3处,向尾侧倾斜探头。

然后,将探头向外侧和内侧滑动,寻找将在短轴上出现的锁骨下动脉,表示为低回声、搏动性结构[23];彩色多普勒可用于确认血管性质(特别是解剖结构异常时)。锁骨下静脉相对于动脉更表浅,位置更靠内侧[23]。在动脉后面,第一肋的表面表现为下伴低回声影的线状强回声,因为骨表面可完全反射超声。第一肋及其后部阴影中断了本由壁层胸膜所表现的连续性强回声线。与肋骨不同,超声波可透过壁胸膜,从而产生反射伪影。这些伪影被称为"彗星尾",为肺实质的组织-空气界面的典型表现(图30-4)[23]。

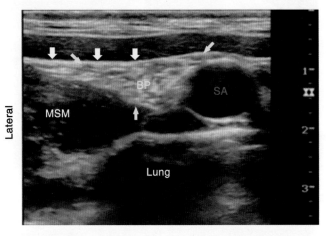

图30-4　锁骨上区超声图像。SA,锁骨下动脉;MSM,中斜角肌;BP,臂丛神经;白色箭头标示椎前筋膜;黄色箭头标示臂丛神经

可要求患者深呼吸,以显示壁层和脏层胸膜的滑动[23]。在大多数患者中,锁骨上水平的皮肤-胸膜距离远小于3cm。

在锁骨下动脉的外侧、后方和头位辨别臂丛。当其在短轴上显示时,表现为低回声、圆形和椭圆形结构,数量为2~12个(根据患者个体差异和分辨水平)。最表浅的神经通常支配上肢的近端(肩部和手臂的近端部分),而最深在的神经靠近第一肋,支配远端部分(肘、前臂、手)。通常首选外侧-内侧入路而不是内侧-外侧入路,因为这种入路可以避免锁骨下静脉由于探头压迫而塌陷,导致无法识别而造成血管内注射。我们认为,对于锁骨上神经阻滞,出于安全性考虑,应用平面内技术更为适用(应始终在监视下移动针头,以降低气胸风险)。

皮肤消毒后,探头定位动脉使屏幕中心展示动脉图像。然后,应用平面内技术,使针接近并缓慢移动以触及包裹神经的神经鞘。而后,通过轻轻进针以刺穿鞘膜。这样就进入神经内部结构的空间。当到达预期位置时,可将针连接至ENS,以便进一步确认其准确位置。回抽后注入局麻药溶液,并观察其在神经结构周围的扩散(图30-5)。

当无法观察到麻醉剂扩散时,应暂停操作并重新定位针头。麻醉剂在神经周围扩散表示位置正确("环形

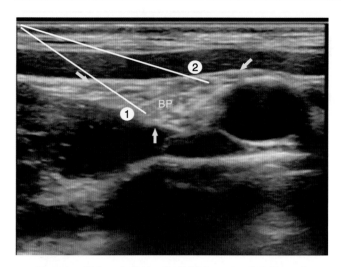

图 30-5　针位于包裹神经根的鞘内。BP，臂丛神经；黄色箭头标示臂丛神经；①和②标示两个可能用于注射局部麻醉药的点

饼"征)[23]。

超声和 ENS 方法的比较

超声使解剖结构可视化，减少了并发症的发生，提高了神经阻滞的成功率，并控制麻醉药在较低剂量。然而，通过 ENS 进行肌间沟阻滞是一种成熟的技术，与超声相比，其成功率更高、并发症发生率更低、更快速、成本更低。

在一项 230 例患者的前瞻性随机研究中，Liu[21] 证实 ENS 缩短了麻醉手术时间和阻滞起效时间。此外，两种技术在阻滞失败发生率、患者满意度或术后神经症状严重程度方面没有差异。类似的临床试验在 160 名患者中进行，Kapral[22] 报告称，超声引导组的手术麻醉率为 99%，而 ENS 组的手术麻醉率为 91%（$P<0.01$）。第一组的感觉和运动拓展性似乎更高。

根据现有证据和我们的经验，周围神经阻滞的金标准方法为超声成像结合连接 ENS 诱发平行肌肉抽动的电刺激探针。

局部麻醉剂

目前有几种局麻药可用；每种药物因其特有的药代动力学和药效动力学性质而各有利弊。根据我们的经验，我们通常将两种药物联合起来，一种起效时间短（作用持续时间也短），一种起效时间长，但作用持续时间也长，以取长补短。对于臂丛神经（肌间沟或锁骨上）的单次阻滞，我们联合应用等体积的 1.5% 甲哌卡因 +0.75% 罗哌卡因，或 1.5% 甲哌卡因 +0.5% 左布比卡因；剂量为 0.3~0.4mL/kg。对于连续阻滞，我们仅使用具有长效作用的局麻药：0.125% 左布比卡因或 0.2% 罗哌卡因，剂量均为 5mL/min。

参考文献

1. Kehlet H (1997) Multimodal approach to control postoperative pathophysiology and rehabilitation. Br J Anaesth 78:606–617
2. Kehlet H, Dahl J (2003) Anaesthesia, surgery, and challenges in postoperative recovery. Lancet 362:1921–1928
3. Bowens C, Sripada R (2012) Regional blockade of the shoulder approaches and outcomes – Anesthesiol Res Pract Article ID 971963, 12
4. Beecroft C, Coventry DM (2008) Anaesthesia for shoulder surgery. Contin Educ Anaesthe Crit Care Pain 8(6):193–198
5. Marhofer P, Greher M, Kapral S (2005) Ultrasound guidance in regional anaesthesia. Br J Anaesthe 94(1):7–17
6. Kapral S, Krafft P, Eibenberger K, Fitzgerald R, Gosch M, Weinstabl C (1994) Ultrasound-guided supraclavicular approach for regional anesthesia of the brachial plexus. Anesth Analg 78:507–513
7. Fredrickson MJ, Ball CM, Dalgleish AJ (2009) A prospective randomized comparison of ultrasound guidance versus neurostimulation for interscalene catheter placement. Reg Anesthe Pain Med 34(6):590–594
8. McNaught A, Shastri U, Carmichael N et al (2011) Ultrasound reduces the minimum effective local anaesthetic volume compared with peripheral nerve stimulation for interscalene block. Br J Anaesthe 106:124–130
9. Chan VW (2003) Applying ultrasound imaging to interscalene brachial plexus block. Reg Anesth Pain Med 28(4):340–343
10. Winnie AP (1970) Interscalene brachial plexus block. Anesth Analg 49(3):455–466
11. Meier G, Bauereis C, Heinrich C (1997) The interscalene brachial plexus catheter for anaesthesia and postoperative pain management. Experience with a modified technique. Anaesthesiat 46(8):715–719
12. Borgeat A, Ekatodramis G (2002) Anaesthesia for shoulder surgery. Best Pract Res 16(2):211–225
13. Pippa P, Cominelli E, Marinelli C, Aito S (1990) Brachial plexus block using the posterior approach. Eur J Anaesthesiol 7(5):411–420
14. Boezaart AP, Koorn R, Rosenquist RW (2003) Paravertebral approach to the brachial plexus: an anatomic improvement in technique. Reg Anesthe Pain Med 28(3):241–244
15. Marhofer P (2008) Ultrasound guidance for nerve blocks. Principles and practical implementation. Oxford University Press, Oxford, UK.
16. Tognù A, Bonarelli S, Borghi B, Gullotta S (2010) Tecniche di Anestesia Locoregionale Ecoguidate. Elsevier, Torino, Italy
17. Borgeat A, Ekatodramis G, Kalberer F, Benz C (2001) Acute and nonacute complications associated with interscalene block and shoulder surgery. Anesthesiology 95(4):875–880
18. Voermans NC, Crul BJ, de Bondt B, Zwarts MJ, van Engelen BGM (2006) Permanent loss of cervical spinal cord function associated with the posterior approach. Anesthe Analg 102(1):330–331
19. Aramideh M, Van den Oever HLA, Walstra GJ, Dzoljic M (2002) Spinal anesthesia as a complication of brachial plexus block using the posterior approach. Anesth Analg 94(5):1338–1339
20. Benumof JL (2000) Permanent loss of cervical spinal cord function associated with interscalene block performed under general anesthesia. Anesthesiology 93(6):1541–1544
21. Liu SS, Zayas VM, Gordon MA et al (2009) A prospective, randomized, controlled trial comparing ultrasound versus nerve stimulator guidance for interscalene block for ambulatory shoulder surgery for postoperative neurological symptoms. Anesth Analg 109(1):265–271
22. Kapral S, Greher M, Huber G et al (2008) Ultrasonographic guidance improves the success rate of interscalene brachial plexus blockade. Reg Anesthe Pain Med 33(3):253–258
23. Fanelli G (2001) Casati A. Chelly JE, Bertini L – Blocchi periferici continui – Mosby Italia srl

第31章　肩袖部分撕裂的治疗

Stefano Gumina, Alessandro Castagna, and Mario Borroni

1934 年, Codman 用"边缘撕裂"("rim rents")描述了肩袖部分撕裂[1], 但 Ellman 是第一个提出包括肩袖部分撕裂在内的分类系统的作者[2]。该分类系统根据关节镜检查结果和撕裂部位(A, 关节; B, 滑囊; C, 肌腱内)以及撕裂深度(1 级, <3mm; 2 级, 3~6mm; 3 级, >6mm)进行分类。1991 年, Snyder 根据延伸至体表的缺损大小, 提出了 4 个不同严重程度的分类[3]。Snyder 还将 PASTA 病变(冈上肌肌腱关节面部分撕裂)定义为具有创伤性病因的 A Ⅲ型或 A Ⅳ型撕裂的特殊形式, 在不考虑撕裂延伸以及部分撕裂的确切位置的情况下, 确立了撕裂与肌腱止点的关系[4-6]。

Gerber 等人[7]认为部分撕裂的冈上肌肌腱可能造成功能不全, 导致肌肉-肌腱单位的生物力学变形, 这种变形与肌腱完全撕裂中的肌肉-肌腱单位变形没有区别。

疑似肩袖部分撕裂患者的治疗方法与主诉肩关节疼痛或功能障碍的患者无异。患者常诉肩痛和僵硬, 疼痛常于夜间和"过顶位"时加剧, 但这种疼痛并非肩袖部分撕裂患者所特有。体格检查常检出疼痛弧征、撞击征阳性和肩袖力量测试非常或明显无力。磁共振成像(magnetic resonance imaging, MRI)可能有助于作出正确的诊断(图 31-1)。

组织学研究表明, 肩袖部分撕裂基本不会随时间推移而自愈[8]。Yamanaka 和 Matsumoto 通过对 40 例肩袖部分撕裂患者 2 年的随访, 观察到其中 80% 发生撕裂进展(28% 进展至完全撕裂)[9]。

大多数作者建议修复肌腱撕裂在 50% 或以上的损伤, 即使由于肌腱厚度的变异性导致撕裂深度始终难以评估。

一些外科医生倾向于通过关节镜或开放手术修复撕裂, 并更愿意使用传统的修复方式[10-14]。Itoi 对 38 个采用开放修补术治疗的肩袖部分撕裂患者进行了回顾性分析。第 5 年时, 82% 的患者表现良好或优秀的治疗反应, 与加行肩峰成形术结果相比没有差异[12]。

前文已述肌腱内修复术具有良好的临床结果和生物力学性能[11,15-18]。Ide 等人报告了 17 例 3A 级接受了关

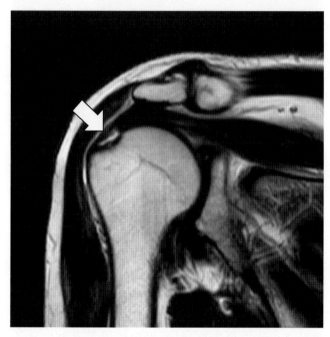

图 31-1　MRI 图像。箭头提示肩袖部分撕裂

节镜下经肌腱修复的肩袖撕裂患者, 在随访至少 25 个月时显示改善极佳。该研究中包括 6 名"手过头"运动员, 其中 2 名能够恢复到此前相同的比赛水平, 而 3 名恢复到低于此前的水平(第 6 名患者的结局未知)[17]。

保守治疗

对于疑似部分撕裂的患者, 应按撞击综合征患者的标准流程进行初始治疗。肩峰下滑囊的炎症可通过改良运动、非甾体药物和谨慎注射皮质类固醇来控制。随着炎症减轻和疼痛消退, 可进一步进行物理治疗。治疗应首先针对消除滑囊挛缩以及恢复关节活动度。内收和内旋的渐进性伸展和水平内收练习(在身体前交叉)可改善关节囊后侧挛缩。肩胛周围肌肉组织的康复训练可能有助于恢复正常的肩胛胸廓力学, 并减少继发于肩胛胸廓运动障碍的动态撞击。恢复正常的肩关节力学在"手过头"运动员中尤其重要。

Wolff 等人[19]证实保守治疗在大多数患者中是成功的。保守治疗可使患者症状改善持续超过 6 个月,其中一些持续改善长达 18 个月。

清创术

在一项系统综述中,Strauss 等人[20]分析了 7 项关于部分肩袖撕裂(小于肌腱厚度的 50%,Ellman Ⅱ级或以下)使用清创术、伴或不伴肩峰下减压术的研究[3,14,21-25]。通过这种方法,经可靠的肩关节评分系统评估,得分显示良好至优秀[22-25]。Kartus 等人[23]指出,长远来看,清创术的临床预后可能不会始终保持在最佳水准。他们注意到,在长期随访中,Constant 评分相对于对侧正常肩关节下降了近 20 分。肩峰成形术对行清创术患者的总体结局没有造成显著影响;事实上,在未行成形术的研究中报道取得了满意的结果[3,13,21]。行清创术后,患者恢复高水平体育活动的情况各不相同。Raynolds 等人[13]报告称,45%的患者可恢复至肩袖部分撕裂前或更高水平。Budoff 的研究中,57%[21]的患者能够恢复到术前的体育活动水平;22%的患者由于持续的肩部不适而无法参加体育活动;而 20%在体育活动中产生肩部疼痛。Andrews 报告称,在短期随访时,仅接受清创术的肩袖部分撕裂"手过头"运动员中,85%显示良好或极佳的结果[10]。在后来的病例系列研究中,作者指出,76%的专业投手能够重回赛场;然而,只有 55%恢复到相同或更高水平的竞赛水平[13]。

考虑到这些数据,撕裂小于肌腱厚度 50%的 Ellman Ⅱ级或以下的肩袖部分撕裂可以通过仅行清创术而不进行肩峰成形术得到成功治疗。

关节镜下肩袖缝合及修复

最初,进行关节内诊断性关节镜检查,根据肩袖肌腱在肱骨近端的止点("足印")测量病变厚度。Ruotolo 等人之前已经确定了肩袖"足印"的平均厚度[26]。作者将其定为 14mm。如果撕裂>7mm,则判断为>50%厚度(图 31-2a,b)。一旦确定患者为肩袖部分撕裂,放置标记缝线(在 18 号腰椎穿刺针引导下)(图 31-3a,b),将关节镜移至肩峰下间隙。只有当可见撞击病变(定义为喙肩韧带下表面可观察到的磨损,伴或不伴有肩袖上方对吻磨损病变)时,才进行肩峰下减压术(图 31-3c)。通过使用刨削器和射频进行滑囊切除术,注意不要损坏标记缝线(图 31-4a,b)。然后在标记缝线周围评估肩袖(图 31-4c,d)。一旦病变定位,利用刨削器或射频缝合肩袖(图 31-4e,f)。修整撕裂边缘。清除"足印"区的软组织并

保留完整的皮质骨。将单排锚钉置入解剖位置,该位置由将撕裂的肩袖复位到大结节并记录的修复位置(该位置需足以进行冈上肌肌腱方向和张力的解剖重建)和缝合的肩袖来确定。如果还有足够的组织剩余,使用第二排锚钉,在原锚钉之外额外缝合,进行横向延伸修复。

患者术后使用内旋肩关节固定器治疗 25 天,解下悬吊带训练以被动活动,提高关节活动度。4 周时开始主动活动,在 12 周前进行无阻力肩袖锻炼,6 个月时恢复正常活动。

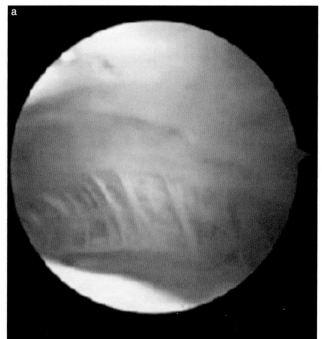

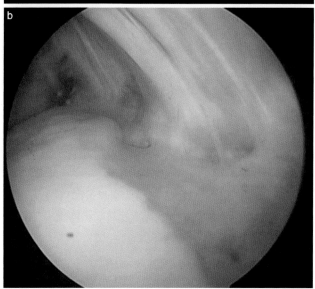

图 31-2　(a,b)两个不同的关节镜下关节内右肩后侧入路视图。在两个病例中,肩袖"足印"的平均厚度均>7mm

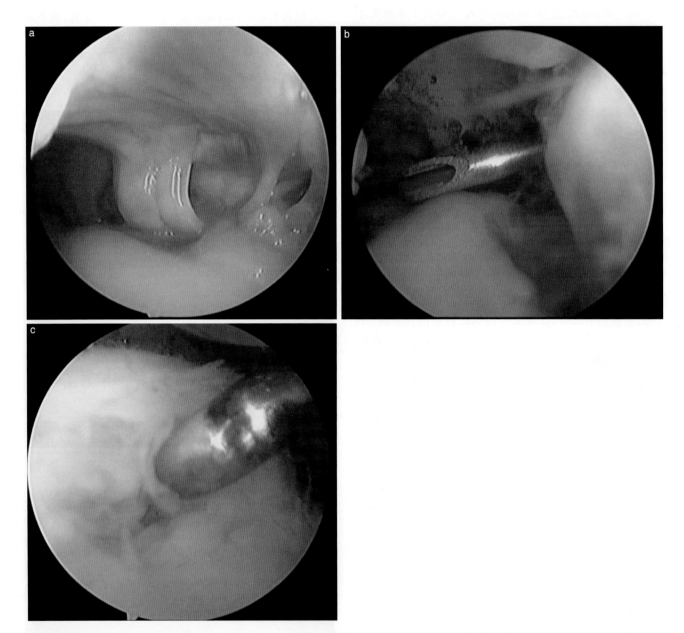

图 31-3 右肩冈上肌肌腱关节面部分撕裂(a)。使用 18 号腰椎穿刺针作为引导放置标记缝线(b)。可见部分滑囊病变。探针穿入肩袖(c)

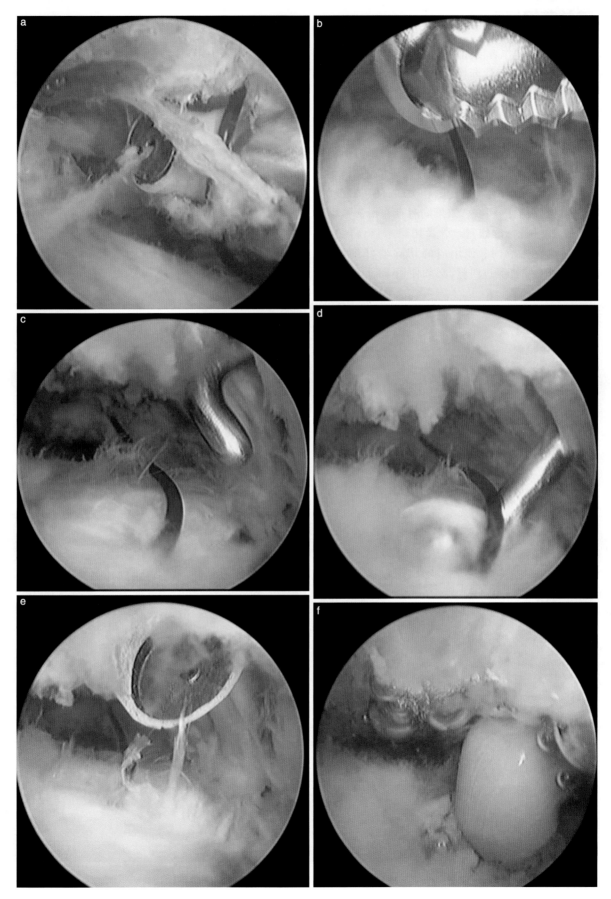

图 31-4 使用射频和刨削头进行滑囊切除术（a,b），注意不要损坏标记缝线（c,d）。使用刨削头或射频缝合撕裂（e,f）

经肌腱关节镜修复术

为了准确地描述作者使用的技术,我们选取了原始资料中的片段[18]。进行诊断性盂肱关节镜检查。肩袖部分撕裂将表现出肩袖肌腱止点部分的退行性变和磨损。清创后,可显露"足印"的内侧。修复撕裂前,将关节镜移入肩峰下间隙;必要时进行滑囊切除术和肩峰成形术。植入锚钉后试图行滑囊清创很容易导致缝线意外损坏或离断[18]。必须验证是否同时存在可能的滑囊侧撕裂。为了将关节面撕裂与滑囊侧相关联,使用缝线标记帮助定位滑囊表面的病变。如果同时存在滑囊撕裂,则缝合撕裂,并进行标准修复。滑囊切除术后,将关节镜重新引入盂肱关节内。使用肩峰切除器仔细磨除"足印"。为了使锚钉穿过肌腱,必须使用18号腰椎穿刺针。通常紧贴肩峰外侧插入,允许锚钉以 Deadman 角(呈45°,为提高拔出力度)或更小进入肩袖"足印"的内侧缘[18-27]。在某些情况下,内收手臂可更利于构成 Deadman 角,从而利于锚钉插入。作平行于腰椎穿刺针的经皮切口;通过保持穿刺针的角度不变,将带线锚钉通过肌腱戳孔置于磨除后的"足印"中。如果撕裂累及"足印"部分<1.5cm(前后方向),1枚锚钉足以修复;但是,如果撕裂累及"足印"部分>1.5cm,则需使用2枚锚钉。

对于1枚锚钉修复(图31-5),由于每支缝线均通过肩袖内的相同穿刺点(用于置入锚钉),必须形成一个对合于骨床的组织桥。Shuttle Relay 引线器(图31-6a-c)或鸟嘴引线器将每根缝线的一支逆向穿过撕裂的更后方。缝线可常规打结于肩峰下间隙(图31-7a-c)。

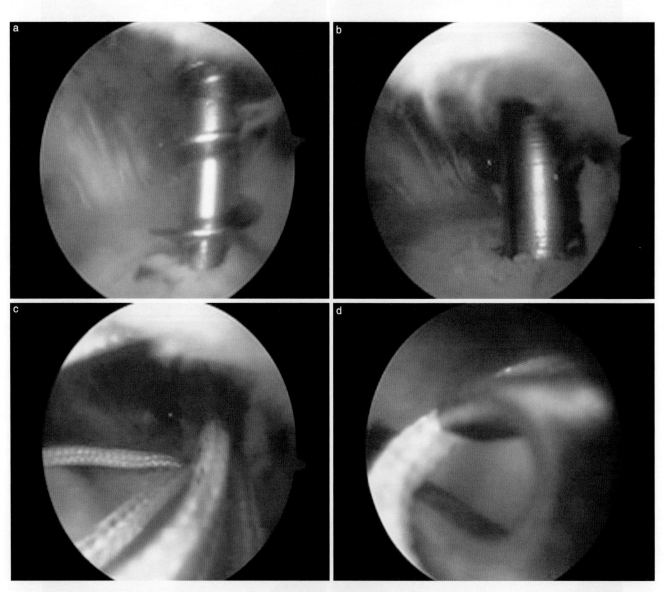

图31-5　置入锚钉(a,b)。缝线在前外侧入路中瞬时转移(c,d)

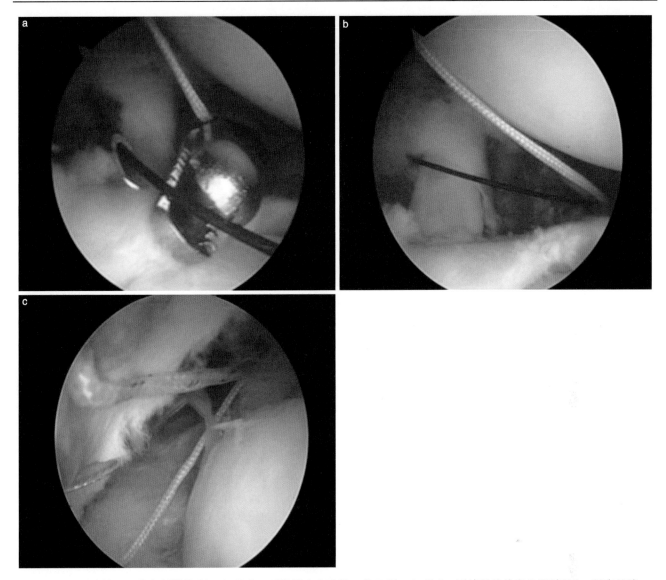

图 31-6 （a）使用腰椎穿刺针将 Shuttle-Relay 引线器穿出肌腱。使用 Shuttle-Relay 引线器将线穿出肌腱（b）。所有缝线均重复该步骤（c）

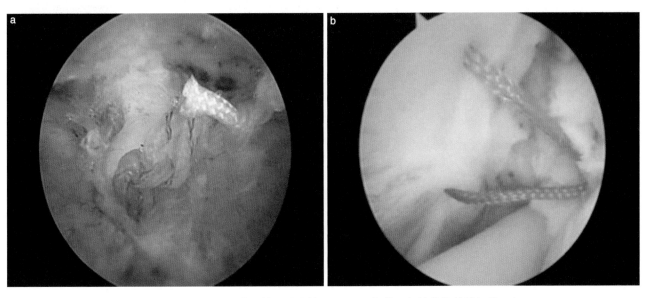

图 31-7 在肩峰下间隙打结。最终结果（a）。1 根带两根缝线的钛锚钉（b,c）

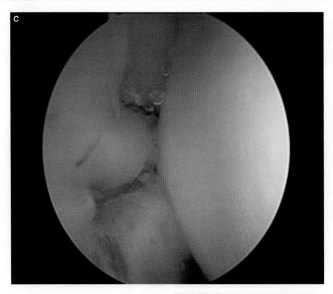

图 31-7（续）

对于 2 枚锚钉修复，抓住每个锚钉上颜色相同的每支缝线，并通过外侧入路拉出。然后将这些缝线系在探针（或另一器械）上。牵拉相同缝线（相同颜色）对应的另一支，通过套管将线结拉到关节内，并在肩袖上方打结。通过这种方式，两个锚钉的孔眼被用作滑轮，以将线结拉入关节内，在缝线间形成对合于肩袖上经磨除后的"足印"上的组织桥。为固定该结构，通过外侧入路，拉出另外两支颜色相同的缝线游离端进行打结。必须打一个非滑结，因为此前打好的线结已使之不可滑动。其他缝线（不同颜色）同样先在体外打结、拉入关节内，然后

再次打结（其余对应缝线）。在肩峰下和关节腔内对结构进行最后评估。

术后康复计划与之前描述关节镜下撕裂缝合和修复的康复计划相似。

经骨关节镜修复术

2008 年，Tauber 等[28] 描述了经骨关节镜下修复冈上肌肌腱关节面部分撕裂（图 31-8a,b）。为了准确地描述作者使用的技术，我们选取了部分原始资料[28]。

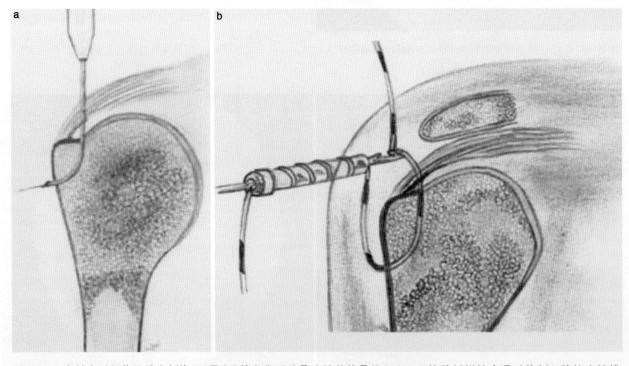

图 31-8　弯针穿过损伤肌腱内侧缘及"足印"前方靠近肱骨头关节软骨处（a）。用钩状抓钳缝合通过外侧入路拉出缝线（Shuttle-Relay 引线器）（b）。随后，可使用 Shuttle-Relay 引线器穿过缝线（Modified from Tauber et al.[28]）

诊断性肩关节镜与其他三种修复方法一样。在开始肌腱修复前,将关节镜伸入肩峰下间隙行滑囊切除术。必须在大结节外侧壁远端 2cm 处进行准确的软组织刨削,以在不遗漏所伴随的滑囊侧撕裂的同时清晰暴露肌腱结构,并为肌腱修复和打结定位提供足够的空间。随后,将关节镜重新插入盂肱关节内,暴露并切除"足印"内侧的皮质。通过肩峰前外侧缘的皮肤引入曲率直径为 2.5mm 的特殊弯曲锐利切割空心针(TransOsteoNeedle®,Arthrex,FL,USA)。在此之前,先插入腰椎穿刺针,以为空心针确定合适的入点。在关节内视野中,通过空心针针尖触诊仔细判断部分撕裂的前路入口,注意避免肌腱穿孔。入点应正好在完整和经过清创后的肌腱组织之间的边界上,在正确定位入点后,将尖钩针卡在肌腱上,轻轻转动,推入"足印"前面的松质骨内。

针在"足印"的进入点应靠近肱骨头软骨的外侧缘。将针侧向引入,然后使用骨锤小心轻敲穿透大结节外侧皮质。出点距离大结节水平约 1.5cm。当肩峰向外侧延伸时,建议将入点定于肩峰的前外侧缘,并通过旋转和后倾手臂达到所需角度。取出空心针的套管针,通过针在三角肌外侧区域皮肤穿出的孔洞插入装有 5 号纤维丝(Arthrex)的引线器。用夹钳固定引线器,并将针从上方取出,留下孔眼。然后在外侧入路放置工作套管,通过该入路引入钩状抓线器,在大结节外侧壁收紧孔眼。在此步骤中,关节镜必须移至肩峰下间隙。向外抽出引线器,装载的纤维丝位于抓线器的钩内,可以很容易地引出外侧入路。在此操作过程中,重要的是要保持轻轻拉扯的状态握住钩状抓线器,以防止纤维丝松动。抓住穿透肩峰外侧皮肤的纤维丝上端,并通过外侧工作套管拉出,由此可避免缝线操作。因此,第一道经骨缝线的两端均穿过外侧工作套管。

使用与第一个相同的、由空心针造成的皮肤穿孔,置入第二个孔眼引线器。根据肩袖部分撕裂的前后延伸情况,将空心针在肌腱中和"足印"的入点置于部分撕裂的后端,以形成合适的缝线桥。空心针经骨定位在大结节上的肩袖肌腱止点后,取出套管针,引入孔眼引线器,在皮肤穿孔后用夹钳固定在三角肌外侧区域。之后,将 TransOsteoNeedle® 向近端拉回。

请注意,第二个穿线器不带任何缝线。然后,在肩峰下方引入钩状缝线抓钳,沿穿线器在顶部形成的凹槽穿过皮肤和三角肌。滑动槽应有助于避免软组织插入抓钳和孔眼缝线之间。抓住从外侧工作套管伸出的第一根缝线近端,并沿孔眼缝线向近端拉出。通过这种方式,进行经骨褥式缝合,然后在孔眼引线器装上从外侧拉出的缝线端。在拉出引线器之前,必须通过外侧工作套管插入钩状抓钳抓住缝线,以抓住装载的纤维丝。后者也通过外侧工作套管抽出,在关节镜下于大结节外侧壁打滑结

后完成褥式缝合。由此,完成经骨关节镜下部分肩袖撕裂修复术。

建议制动 6 周;在此期间,仅允许被动锻炼。

生物力学研究显示,经肌腱原位修复和撕裂缝合术与高级别冈上肌肌腱关节面部分撕裂修复术相比,经肌腱原位修复术在生物力学上更具优势[11]。

Shin[29] 进行了一项前瞻性随机研究,比较了经关节面肩袖部分撕裂修复术及经肌腱修复术的患者的临床结局。他观察到,行关节镜下部分撕裂修复术均可达到满意的功能改善和疼痛缓解结果,而与修复技术无关。尽管肩袖完全撕裂修复术显示术后复发率较低,但肌腱完整性破坏是修复后的主要问题。然而,经肌腱修复可使肌腱完整,但功能恢复较慢。

Strauss 等人[20] 对文献进行系统综述后得出的结论是,没有证据表明撕裂缝合和修复的临床结局与经肌腱修复撕裂相比有显著差异,两种方法均显示有利的临床结局。

Yamakado[30] 观察到,PASTA 病变中,肉眼观察完整的残留肌腱组织中,超过 90% 出现中度组织病理学变性。30 例中有 28 例出现明显的退行性改变,包括黏液样变性、玻璃样变性、软骨样化生、肌腱细胞核变圆、血管增生和纤维定向障碍(这些改变单独或联合存在)。因此,经肌腱修复术不仅在修复部位留下退行性变纤维,也留下了潜在的薄纤维,这可能造成修复部位损伤。基于该数据,肩袖完全撕裂缝合后进行经典修复应该是最佳的选择。

2012 年,我们进行了一项研究,在一项随机临床试验中,比较一组冈上肌关节面部分肩袖撕裂后行经肌腱修复术或缝合修复术的患者,进行两种技术之间的临床结局差异的评价[31]。这是一项前瞻性、多中心(2 个机构)、随机、非分层、双盲研究。纳入了 2006 年至 2009 年期间在两个不同机构接受了关节镜下肩袖修复术的 2 658 例患者。其中,平均年龄为 51 岁(21~68 随)的 74 例患者前瞻性入组本研究。入组标准如下:①所有 18 岁或以上的成人;②在关节镜检查过程中,存在明显的关节侧冈上肌肌腱撕裂("足印"暴露超过 5.5mm)。排除标准为:①肱二头肌长头病变;②软骨病变;③相关冈上肌关节囊撕裂;④肩峰下撞击综合征患者。使用 5.5mm 刨刀测量"足印"区撕脱部分[16]。所有外科手术均从诊断性关节镜检查开始,侧卧位,牵引 4kg。使用两种传统的后侧和前侧入路进行评估。根据 Randelli 随机化标准[32],平均年龄为 54 岁(21~68 岁)的 37 例患者采用经肌腱修复术(A 组),平均年龄为 47 岁(33~64 岁)的 37 例患者采用撕裂修补和带线锚钉修复治疗(B 组)。需要指出的是,随机化方法采用专用软件(StatsDirect,StatsDirect Ltd.,Ceshire,England)的"区组随机化"在手术期间

完成。术后证实存在关节面部分撕裂,并满足入选/排除标准。在 A 组中,为了放置经肌腱锚钉,我们一开始使用 18 号腰椎穿刺针作引导。将锚钉放置在关节面正外侧的肩袖"足印"内侧缘对恢复肩袖"足印"至关重要。使用了带两根 2 号 Orthocord 缝线(Ethicon,Somerville,NJ)的 5.0mm Fastin 锚钉(Mitek)。使用腰椎穿刺针穿刺皮肤,并将缝线穿过肌腱[16]。B 组关节内检查后,在肩峰下移动关节镜。使用刨削器缝合撕裂,在"足印"水平清创后,使用传统带线锚钉修复术修复撕裂,与 A 组所用锚钉相同,带两根简单缝线[33]。进行手术的外科医生在术前未对患者进行检查,术后也未进行检查。患者在术前签署了接受关节镜下肩袖修复术的知情同意书,因此他对手术类型也不知情。两组均未行肩峰下减压术或肱二头肌肌腱切断术等其他治疗。所有患者均用 20° 外展吊带固定 4 周后进行正常康复训练 4 个月。在至少 2 年的随访中,由两名独立并对外科手术不知情的医生使用视觉模拟量表(Visual Analogic Scale,VAS)和 Constant 评分(分析总分及其四个亚组)对所有患者进行术前和术后评价。

用测角仪评价每个平面的被动和主动关节活动度;用 Lafayette 手持式肌肉力量测试仪(Lafayette Instruments,San Diego,USA)测量肌肉力量。每次测量重复 3 次,选择 3 次测量的平均值作为测量值。

统计分析。假设标准差为 15,每组需要 37 个样本量来检测组内术前及术后情况之间的 Constant 评分差为 8(约为标准差的一半),把握度为 90%,I 类错误为 5%。使用 Pearson 卡方检验比较分类数据,连续型变量资料比较采用 Student t 检验,当无法确定样本是否来自正态分布时则采用 Wilcoxon 秩和检验。使用 Windows 平台的 TIBCO Spotfire S 8.1 软件(TIBCO,TIBCO Software Inc.,Palo Alto,CA)进行所有统计分析。

两组评分的统计学分析结果均显示显著改善。术前 Constant 评分在年龄、性别和优势手方面统计学上无显著差异。术后 Costant 评分随年龄增长而降低(每年 -0.2,统计学上无显著差异)。A 组 Constant 评分平均改善 25.1 分[标准差(SD)5.8](P<0.000 1),VAS 评分平均改善 3.4 分(SD 1.2)(P<0.000 1);而 B 组 Constant 评分平均改善 29 分(SD 6.2)(P<0.000 1),VAS 评分平均改善 3.6 分(SD 1.7)(P<0.000 1)。

当比较两家临床试验机构之间或两种不同技术之间的结果时,无论是 Constant 评分还是 VAS 评分,均未发现显著的统计学差异。

本研究最重要的发现是,治疗深部冈上肌肌腱部分撕裂的两种技术可很好地改善功能、缓解疼痛。未发现与年龄、性别或优势手相关的差异。在分析 Constant 评分亚组时,值得注意的是,从百分比角度来看,B 组 Con-

stant 评分的改善程度大于 A 组(分别为 50% 和 40%),两组在 ADL 评分方面的改善最大(A 组为 74%,B 组为 90%)。但是两家临床试验机构获得的结果之间没有统计学差异,这意味着结果仅与术式相关,而与外科医生无关。当比较两种术式时,未发现统计学上的显著差异。因此我们得出结论,两种手术方式均可有效治疗该病。但是该研究存在一些局限性,例如,即使在熟知测定方法的情况下,不同机构的不同外科医生仍可能会对病变范围进行主观评价。

参考文献

1. Codman E (1934) The shoulder: rupture of the supraspinatus tendon and other lesions in or about the subacromial bursa. RE Kreiger; Florida, USA. ISBN: 0898747317
2. Ellman H (1990) Diagnosis and treatment of incomplete rotator cuff tears. Clin Orthop Relat Res 254:64–74
3. Snyder SJ, Pachelli AF, Del Pizzo W, Friedman MJ, Ferkel RD, Pattee G (1991) Partial thickness rotator cuff tears: results of arthroscopic treatment. Arthroscopy 7:1–7
4. Snyder SJ (2003) Arthroscopic classification of rotator cuff lesions and surgical decision making. In: Snyder S (ed) Shoulder arthroscopy, 2nd edn. Lippincott Williams & Wilkins, Philadelphia, pp 201–207
5. Kuhn JE, Dunn WR, Ma B, Wright RW, Jones G, Spencer EE, Wolf B, Safran M, Spindler KP, McCarty E, Kelly B, Holloway B, Multicenter Orthopaedic Outcomes Network-Shoulder (MOON Shoulder Groop) (2007) Interobserver agreement in the classification of rotator cuff tears. Am J Sports Med 35:437–441
6. Habermeyer P, Krieter C, Tang KL, Lichtenberg S, Magosch P (2008) A new arthroscopic classification of articular-sided supraspinatus footprint lesions: a prospective comparison with Snyder's and Ellman's classification. J Shoulder Elbow Surg 17:909–913
7. Gerber C, Zubler V, Hodler J, Catanzaro S, Jost B, Fucentese SF (2011) Dynamic imaging and function of partial supraspinatus tendon tears. Arthroscopy 27:1180–1186
8. Fukuda H, Hamada K, Nakajima T, Tomonaga A (1994) Pathology and pathogenesis of the intratendinous tearing of the rotator cuff viewed from en bloc histologic sections. Clin Orthop Relat Res 304:60–67
9. Yamanaka K, Matsumoto T (1994) The joint side tear of the rotator cuff. A follow-up study by arthrography. Clin Orthop Relat Res 304:68–73
10. Andrews JR, Broussard TS, Carson WG (1985) Arthroscopy of the shoulder in the management of partial tears of the rotator cuff: a preliminary report. Arthroscopy 1:117–122
11. Gonzalez-Lomas G, Kippe MA, Brown GD, Gardner TR, Ding A, Levine WN, Ahmad CS (2008) In situ transtendon repair outperforms tear completion and repair for partial articular sided supraspinatus tendon tears. J Shoulder Elbow Surg 17:722–728
12. Itoi E, Tabata S (1992) Incomplete rotator cuff tears. Results of operative treatment. Clin Orthop Relat Res 284:128–135
13. Reynolds SB, Dugas JR, Cain EL, McMichael CS, Andrews JR (2008) Debridement of small partial-thickness rotator cuff tears in elite overhead throwers. Clin Orthop Relat Res 466:614–621
14. Weber SC (1999) Arthroscopic debridement and acromioplasty versus mini-open repair in the treatment of significant partial thickness rotator cuff tears. Arthroscopy 15:126–131
15. Brockmeier SF, Dodson CC, Gamradt SC, Coleman SH, Altchek DW (2008) Arthroscopic intratendinous repair of the delaminated partial-thickness rotator cuff tear in overhead athletes. Arthroscopy 24:961–965
16. Castagna A, Delle Rose G, Conti M, Snyder SJ, Borroni M, Garofalo R (2009) Predictive factors of subtle residual shoulder

symptoms after transtendinous arthroscopic cuff repair: a clinical study. Am J Sports Med 37:103–108

17. Ide J, Maeda S, Takagi K (2005) Arthroscopic transtendon repair of partial-thickness articular-side tears of the rotator cuff: anatomical and clinical study. Am J Sports Med 33:1672–1679

18. Lo IK, Burkhart SS (2004) Transtendon arthroscopic repair of partial-thickness, articular surface tears of the rotator cuff. Arthroscopy 20:214–220

19. Wolff AB, Sethi P, Sutton KM, Covey AS, Magit DP, Medvecky M (2006) Partial-thickness rotator cuff tears. J Am Acad Orthop Surg 14:715–725

20. Strauss E, Salata MJ, Kercher J, Baker JU, McGill K, Bach BR Jr, Romeo AA, Verma NN (2011) The arthroscopic management of partial-thickness rotator cuff tears: a systematic review of the literature. Arthroscopy 27:568–580

21. Budoff JE, Rodin D, Ochiai D, Nirschl RP (2005) Arthroscopic rotator cuff debridement without decompression for the treatment of tendinosis. Arthroscopy 21:1081–1089

22. Cordasco FA, Backer M, Craig EV, Klein D, Warren RF (2002) The partial thickness rotator cuff tear: is acomioplasty without repair sufficient? Am J Sports Med 30:257–260

23. Kartus J, Kartus C, Rostgard-Chistensen L, Sternert N, Read J, Perko M (2006) Long term clinical and ultrasound evaluation after arthroscopic acromioplasty in patients with partial rotator cuff tears. Arthroscopy 22:44–49

24. Liem D, Alci S, Dedy N, Steinbeck J, Marquardt B, Mollenhoff G (2008) Clinical and structural results of partial supraspinatus tears treated by subacromial decompression without repair. Knee Surg Sports Traumatol Arthrosc 16:967–972

25. Park JY, Yoo MJ, Kim MH (2003) Comparison of surgical outcomes between bursal and articular partial thickness rotator cuff tears. Orthopaedics 26:387–390

26. Ruotolo C, Fow JE, Nottage WM (2004) The supraspinatus footprint: an anatomic study of the supraspinatus nsertion. Arthroscopy 20:246–249

27. Burkhart SS (1995) The deadman theory of suture anchors: observation along a South Texas fence line. Arthroscopy 11:119–123

28. Tauber M, Koller H, Resch H (2008) Transosseous arthroscopic repair of partial articular-surface supraspinatus tendon tears. Knee Surg Sports Traumatol Arthrosc 16:608–613

29. Shin SJ (2012) A comparison of 2 repair techniques for partial-thickness articular sided rotator cuff tears. Arthroscopy 28:25–33

30. Yamakado K (2012) Histopathology of residual tendon in high-grade articular-sided partial-thickness rotator cuff tears (PASTA lesion). Arthroscopy 28:474–480

31. Castagna A, Borroni M, Garofalo R, Rose GD, Cesari E, Padua R, Conti M, Gumina S (2015) Deep partial rotator cuff tear: transtendon repair or tear completion and repair? A randomized clinical trial. Knee Surg Sports Traumatol Arthrosc 23(2):460–463

32. Randelli P, Arrigoni P, Lubowitz JH, Cabitza P, Denti M (2008) Randomization procedures in orthopaedic trials. Arthroscopy 24:834–838

33. Wolf E (1998) Purely arthroscopic rotator cuff repair. In: Current techniques in arthroscopy, 3rd edn. Thieme, New York, pp 79–86

第 32 章　可修复性后部及上部撕裂的治疗:单排和双排修复

Stefano Gumina and Vittorio Candela

1996 年后的十年间,关节镜下修复术的数目增加了 600%[1]。实际上,同一时期开放修复术的数量也有所增加,但仅增加了 34%。根据 2005 年在美国骨科医师学会中进行的一项调查显示,在 167 名调查者中,62% 常规通过关节镜修复小的肩袖撕裂[2]。与 Dunn 等[3] 3 年前推测的 14.5% 相比,有着显著的差异。

肩袖修复的目的是通过生物力学固定、无张力结构恢复"足印"的解剖结构,促进肌腱-骨表面的生物愈合。无论采用何种手术,修复的一些"步骤"保持不变:①评估病变的大小、形状和弹性;②评估撕裂回缩的程度;③评估撕裂边缘的厚度和磨损(分层);④准备出血"足印"或在大结节钻孔,使骨髓扩散;⑤用高阻力不可吸收缝线缝合肩袖撕裂边缘(采用不同术式);⑥牢固打结,降低失败率;⑦评估肩峰成形术可能的作用,以(a)提供进一步的停留和术后出血,和/或(b)保留缝线。

许多作者已经概述了试图恢复盂肱关节动力学的最佳修复结构[4-6]。

单排修复

无论采用何种术式,都将患者摆放为沙滩椅位,进行关节镜下肩袖修复术(图 32-1)。使用无菌皮肤笔,在消毒过的肩膀上画出肩峰、肩胛冈、锁骨、肩锁关节和喙突的轮廓(图 32-2a~c)。

常用入路包括后侧入路(位于肩峰"软"点后外侧角下方约 2~3cm、内侧约 1cm)、外侧入路(位于肩峰外侧约 1.5~3cm,与锁骨后侧一致)、上外侧入路(经皮入路位于肩峰外侧角的外侧)、前侧入路(常用入路,位于前外侧肩峰角和喙突尖端的中间)。仅当存在关节内手术时,才需要关节盂中部入路(肱二头肌长头肌腱切断术/肌腱固定术;滑膜切除术、盂唇清创术或肱二头肌肌腱止点清创术)。

使用 18 号腰椎穿刺针(粉色穿刺针)并进行拔出-替换操作,在选定的右侧点插入后,建立前侧、前外侧和外侧入路。对于外侧入路,针头应以内侧肌腱损伤的顶点为中心,以便于进入撕裂的后缘和前缘。我们将通过该入路进行修复(针对只使用后侧入路的外科医生);该入路可单独使用,或与后侧入路配合使用,用于病变的直视、锚钉(金属或塑料的可吸收材料和不可吸收材料)的引入、撕裂边缘准备和行肩峰成形术(如施行肩峰成形术必要的话)。通常在外侧入路插入 8mm 套管。在前侧则插入 5.5mm 套管。用于穿线或锚钉定位[7-9](图 32-3)。

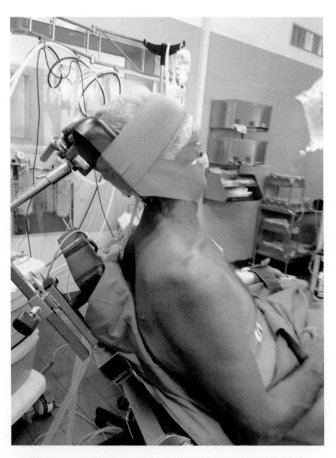

图 32-1　患者以沙滩椅体位接受右肩关节镜下肩袖修复术

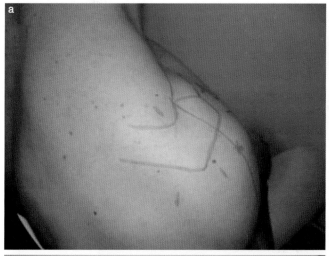

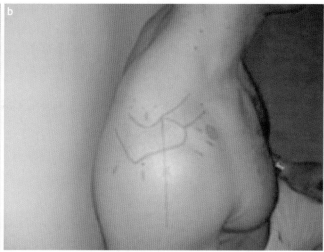

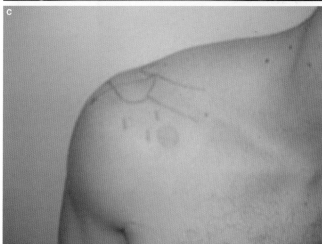

图 32-2　使用无菌皮肤笔在消毒过的肩关节上画出肩峰、肩胛冈、锁骨、肩锁关节和喙突的轮廓。图示分别为后侧（a）、外侧（b）、和前侧（c）视图

图 32-3　在外侧和前侧入路中，分别插入了一根 8mm（绿色）和一根 5.5mm（橙色）的套管

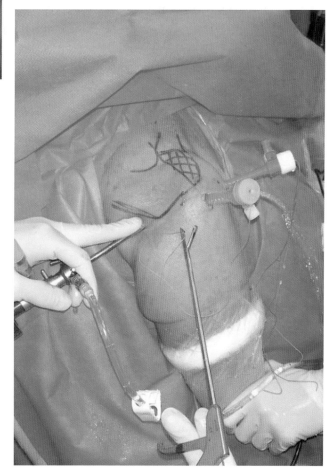

采用单排技术进行肩袖修复需要一个用于测试组织移动度及在缝线穿过肌腱后抓住缝线的抓钳、一根穿引缝线(如 Scorpion、Elite、TruePass、缝线钩等)、一个钩针(或者是一个夹环)和一个推结器来进行缝合(图 32-4)。

由于我也有教学工作,我与两个年轻的同事完成了

手术,并记录了整个手术流程,以为教学提供有用的资料。

显然,手术的第一件事是通过后侧和前侧入路插入关节镜以观察关节内部。我按 Snyder 建议的 15 个一般步骤(入路不同)进行观察(图 32-5,表 32-1)[10]。

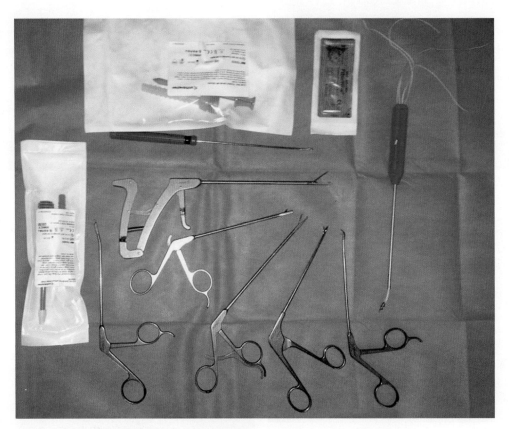

图 32-4　采用单排技术进行关节镜下肩袖修复所需的器械

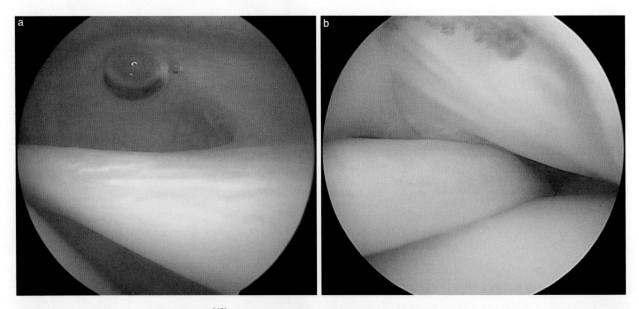

图 32-5　按 Snyder 所提议的通用步骤[10],通过后侧入路的关节镜观察:靠近近端止点的肱二头肌长头肌腱(a);靠近其凹槽的肱二头肌长头肌腱(b);上盂肱韧带(c);中盂肱韧带(星号)(d);后肩袖止点和裸区(e);腋隐窝和下关节囊肱骨头止点(f);肩袖索(cable)(g)

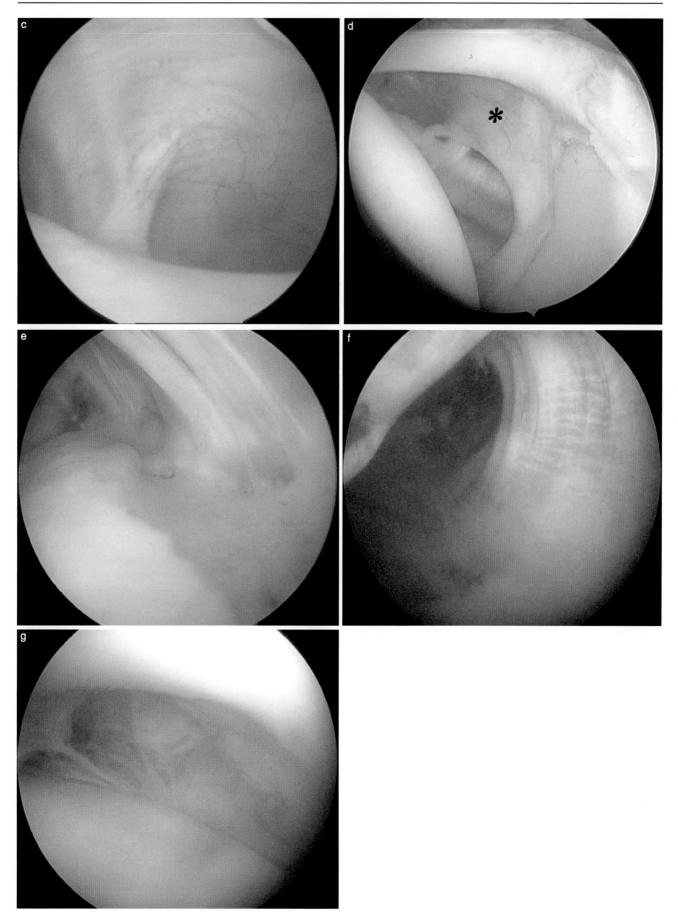

图 32-5(续)

表 32-1 15 项解剖结构要点

从后侧入路可观察到：
1. 肱二头肌肌腱和上盂唇
2. 后唇和囊状隐窝
3. 腋隐窝和下关节囊肱骨头上止点
4. 下盂唇和关节盂、关节面
5. 肩袖冈上肌肌腱
6. 肩袖后部止点和肱骨头裸区
7. 肱骨头关节面
8. 前上盂唇。上、中 GHL 和肩胛下肌肌腱
9. 前下盂唇
10. 前下 GHL

从前侧入路可观察到：
11. 后关节盂唇和下 GHL 肱骨头附着点
12. 后肩袖
13. 前关节盂唇和下 GHL 肱骨头附着点
14. 肩胛下肌肌腱和隐窝以及中 GHL 盂唇附着点
15. 肩胛下肌附着和带滑轮的肱骨头前表面

GHL，盂肱韧带。

首先观察这些结构，保持手臂置于一侧，然后行外展、屈曲、内旋和外旋运动，以获得同一关节的动态视图。

随后，将关节镜插入肩峰下间隙。建议将光学部与肩峰下表面保持平行，以防止从入路流出的液体妨碍视野。必要时用射频消融（图 32-6）和刨削器行滑囊切除术。

通常，我只切除妨碍观察撕裂边缘的滑囊，需暴露边缘至少 1.5cm。使用射频能降低出血风险，因此要优于刨削器；然而，在肩峰下滑囊肥大的情况下，射频不能清除过多的组织。而后将关节镜移至外侧入路，可更清楚地了解撕裂形状和延伸情况。验证是否存在肌腱边缘分层也同样重要。

我仅在新月形肩袖撕裂中使用单排修复术。

使用 4.2mm 刨削器或篮钳对肩袖肌腱磨损边缘进行清创（图 32-7）。随后，使用软组织抓钳通过前后入路评估撕裂模式，并进行各种将肌腱重新定位至"足印"位置的选择实验及可能的侧对侧缝合。为了检查缝线的松紧度，Gartsman[7] 建议使用引线器穿过高抗性的 2 号缝线，然后尝试移动撕裂边缘；很明显，不可修复的组织是被缝线切割而未移动的组织。

使用磨削头准备一个合适的出血"足印"，注意不要切除过量的骨，以免影响锚钉的固定（图 32-8）。"足印"的长度与从前到后的病变长度相当。

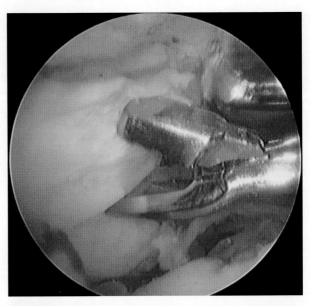

图 32-7 后侧入路的肩峰下视图。肩袖肌腱的磨损边缘经篮钳清创

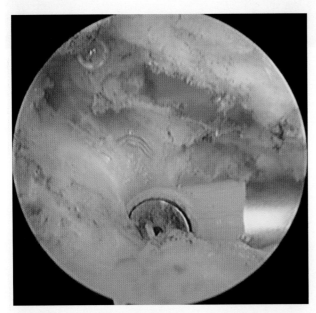

图 32-6 后侧入路的肩峰下视图。使用射频消融进行滑囊切除术

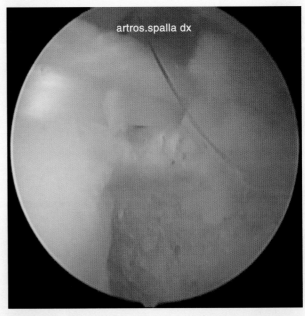

图 32-8 后侧入路的肩峰下视图。使用磨头使"足印"适当出血

注意避免切除和损伤关节软骨。单排带线锚钉技术通常将带线单排锚钉插入关节面外侧约 5mm(图 32-9a~d)。我通常使用 5mm 钛锚钉。在一些年轻患者(<45 岁)中，我用了相同尺寸的可吸收锚钉。

锚钉插入骨骼的角度至关重要。如 Burkhart[4,11] 所述，放置锚钉的理想角度为 Deadman 角，即小于 45°。如果插入角度过于垂直，将进入大结节的骨松质，而不是肱骨头致密的软骨下骨，增加了锚钉被拔出的风险。金属锚钉应简单拧紧而不可敲入。可吸收锚钉和聚醚醚酮锚钉可能需要在引入的锚钉的大结节上钻一个孔(使用骨打孔器)。一旦置入，无论使用何种材料，都应验证其抗拔性，并确认缝线可在孔中自由滑动。

使用带两根和/或三根线的带线锚钉可降低缝线-肌腱界面的负荷，并使固定更牢固[11-13]。

首先插入前侧锚钉；然后，将手臂置于外旋位，以便更好地观察大结节的前部。由助手通过前外侧入路取回缝线(图 32-10a、b)。如果需要一个以上的锚钉，用一把 Klemmer 镊伸入前外侧入路，以保留第一个锚钉的缝线，使其从套管外伸出(图 32-11)，因此使套管中始终只有正在使用的缝线。通过这种方式，不同锚钉的缝线就不会交织在一起。

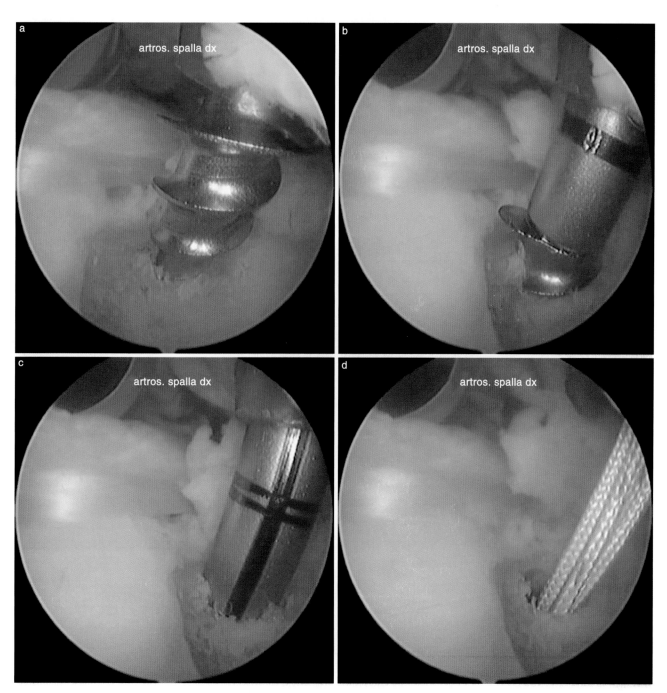

图 32-9　(a~d) 后侧入路的肩峰下视图。图示插入 5mm 钛锚钉，大约在关节面外侧 5mm 处

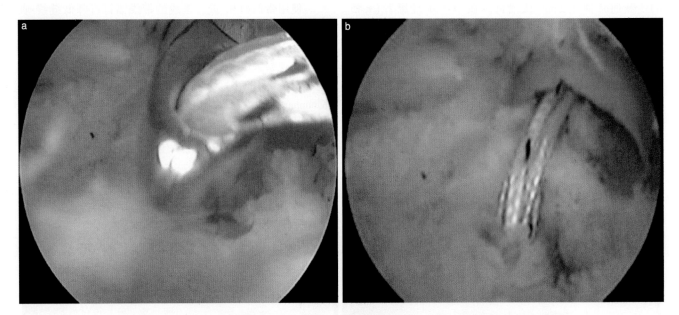

图 32-10 （a,b）后侧入路的肩峰下视图。置入锚钉后,由助手通过前外侧入路取出缝线

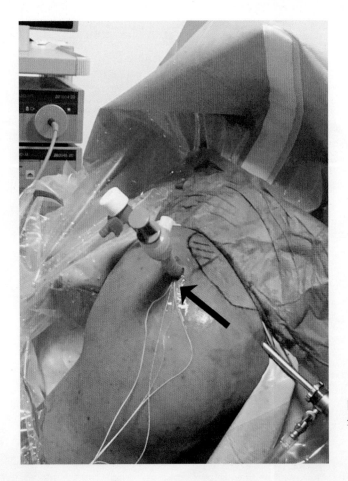

图 32-11 第一个锚钉的缝线通过外侧入路保留,但在套管外(箭头)

利用引线器或缝线钩将缝线穿过肌腱组织（图 32-12a~c）。后者可允许 Shuttle-Relay 引线器（用以夹带缝线）穿过肌腱。

外科医生必须选择合适的缝线钩，从而为针穿过肩袖提供最佳角度。引线器必须夹在针尖附近，通过转动位于缝线钩手柄上的橡胶轮从前侧或外侧入路进针。随后，于套管外在引线器上装载缝线，并自下而上穿过肩袖，从背部穿出。用钩针从外侧或前侧套管中取出缝线的成对支进行打结。

在我的关节镜职业生涯开始时，我使用的是改良的 Caspari 缝线打孔器。

通常来说我打的是 SMC 结（图 32-13a~g）。在进行单排修复时，一个重要的技术考量是使用褥式缝合、Mason Allen 交叉缝合法、大号肩袖缝合或类似的缝合方法来提高修复的生物力学强度[14-18]。

显然，还可以使用无结锚钉或链样、带样缝线及其他器械。

必要时可用磨头行肩峰成形术（图 32-14a~e）。

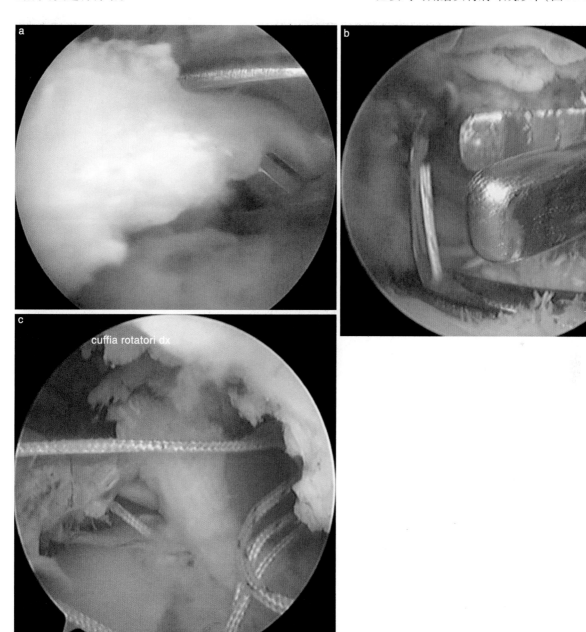

图 32-12　（a,b）后侧入路的肩峰下视图。使用引线器将缝线穿过肌腱组织（a,b）；操作结果（c）

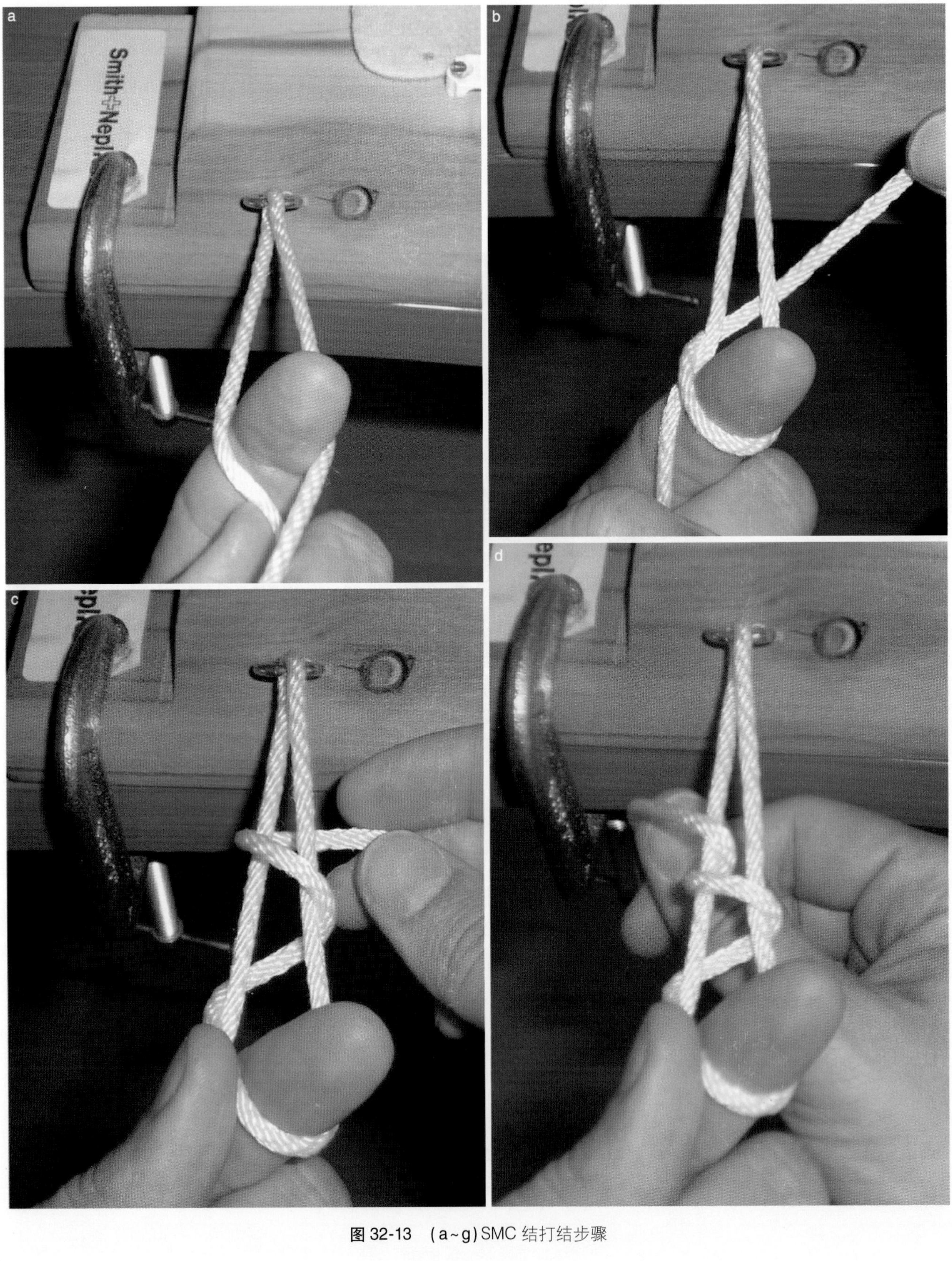

图 32-13 (a~g)SMC 结打结步骤

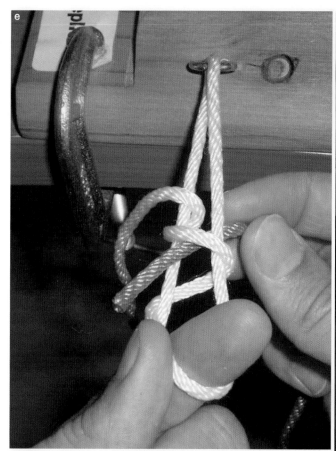

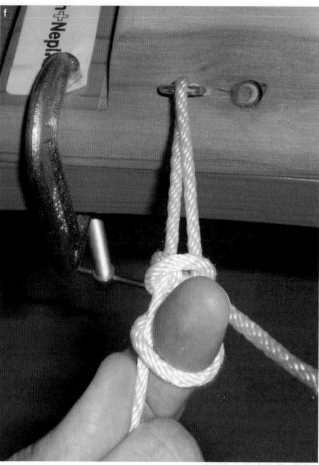

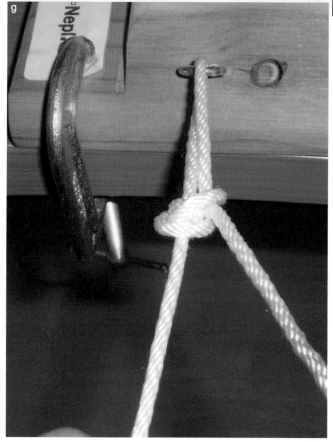

图 32-13（续）

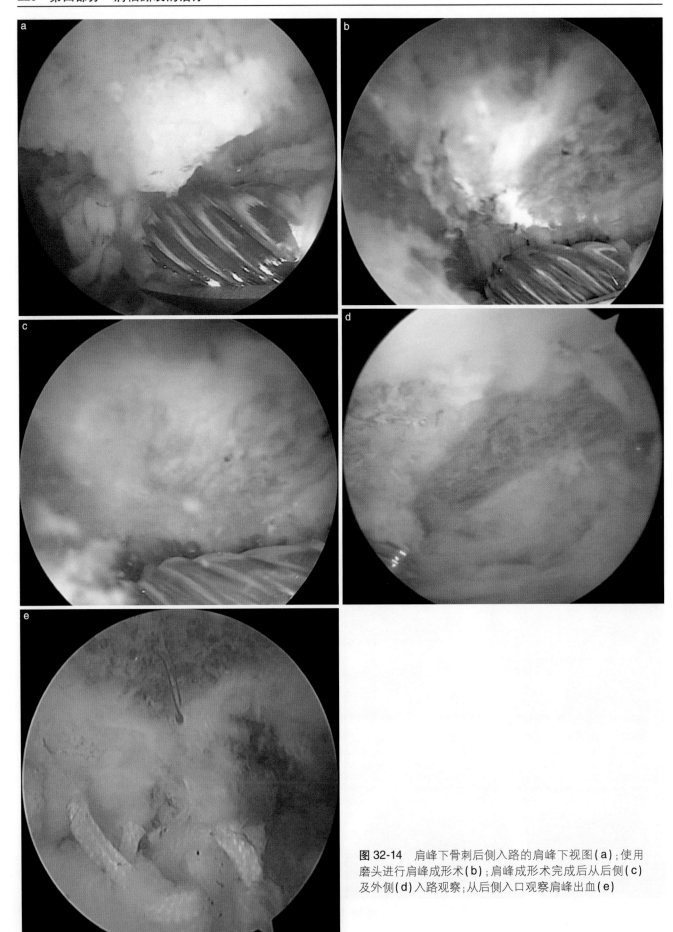

图 32-14　肩峰下骨刺后侧入路的肩峰下视图（a）；使用磨头进行肩峰成形术（b）；肩峰成形术完成后从后侧（c）及外侧（d）入路观察；从后侧入口观察肩峰出血（e）

双排修复

2001 年 Apreleva 等[19]评估了正常肩袖和经不同方法修复后的三维肩袖"足印"，证明了使用单排带线锚钉修复"足印"结构，仅复原了肩袖原始"足印"的 67%。该数值与进行经骨简单缝合修复的 85% 相比，明显较低。作者认为，更大的"足印"修复面积可能改善所修复肌腱的愈合和机械强度，而使用单排锚钉无法实现这一点。

双排带线锚钉修复术在肱骨头关节边缘附近放置内排锚钉，在"足印"外侧放置第二排锚钉。该技术所依据的理论基础是每个锚钉必须具有一个独立的固定点。该技术最初由 Lo 和 Burkhart 提出[20]（图 32-15），在内侧运用水平褥式缝合，而在外侧简单缝合。

此后，其他作者[21-23]支持双排修复术比单排修复术能更好地覆盖"足印"的观点，认为双排修复术所增加的"足印"覆盖面可在理论上为肌腱-骨愈合提供更大的表面积。

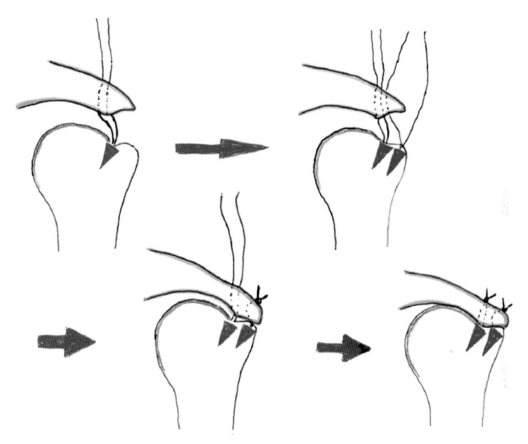

图 32-15　肩袖双排固定技术的示意图。首先褥式放置内排缝线锚钉；然后用以简单缝合的外排锚钉放置于肩袖外侧缘。先将外排打结，最后通过内排打结完成修复

根据 Lo 和 Burkhart[24]所说，大多数从小范围到大范围的新月形、U 形和 L 形撕裂（即<5cm）具有足够的移动性，可行双排修复。巨大、挛缩、不可移动的肩袖撕裂显然不适合双排修复。

首先放置内排锚钉，定位在肱骨头关节面的正外侧。通常，我使用 18 号腰椎穿刺针指引锚钉放置，并使用金属的、带两根 2 号高抗性缝线的锚钉。每个锚钉都按 Deadman 角放置[11]。

可将外排锚钉放置在骨床外侧、大结节"陡坡"的正内侧。Lo 和 Burkhart[20]建议在内侧缝线穿过后（褥式缝合或更复杂的缝合）放置外排缝线锚钉，以使缝线更易管理。必须保证第一排和第二排之间有足够的空间，以防止外侧锚钉与内侧锚钉具有相同的孔。根据撕裂的大小，内排和外排都需要一个或两个锚钉。

为给大的肌腱组织重新构建止点，第一排锚钉的缝线必须尽可能靠内侧；Lo 和 Burkhart 建议通过改良的 Neviaser 入路逆行缝合[25]。定位于锁骨后部、肩峰内侧和肩胛冈形成的"软档"中，约相当于肩锁关节后内侧 2~3cm 处。使用腰椎穿刺针作引导，定位新入路的正确位置，从而确定进入中间层肩袖正确的入路角度。该入路仅用于引线器通过，因此不需要套管。

引线器沿穿刺针向下"走"，可观察到其进入肩峰下间隙。随后穿透肩袖并从肩袖抽回缝线的一支。以相同方法将其他缝线穿过肩袖边缘内侧，以便在肌腱"桥"上进行褥式打结缝线[20]。

最近，引入了具有长咬合部的新引线器；通过其可

使第一排锚钉的缝线从非常内侧穿过,因此不需要额外使用引线器和 Neviaser 入路。此外,新引线器针头在肩袖产生的用于穿线的孔径要小于旧引线器留下的孔径。

此时,可将外排锚钉插入到"足印"的外侧。为了从外侧锚钉穿引缝线,需使用引线器。以简单缝合方式将缝线穿过肩袖撕裂边缘。随后,通过外侧入路取出缝线并打结。

对于 U 形和 L 形类型撕裂,仍可使用双排修复。对于这两种类型的撕裂,Burkhart 建议行侧对侧缝合(图 32-16a、b),从内侧开始,向骨床收敛肩袖边缘,直到"收敛边缘"距离骨床约 1cm[26,27]。然后将带线锚钉放置在准备好的"足印"内侧。将内侧锚钉的缝线穿出,缝合以会拢侧对侧边缘,从而使肌腱固定于内侧骨床。

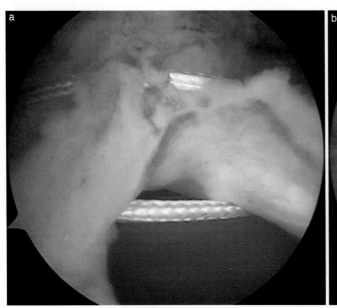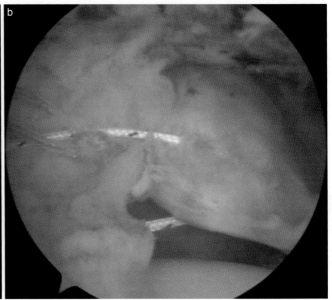

图 32-16　从外侧入路观察 V 形肩袖撕裂。从内侧(a)到外侧(b)进行侧对侧缝合

为了达成这个结果,缝线的一个分支穿过前叶,另一个相应的缝线分支穿过后叶。由此,借助一枚锚钉穿引缝线,以完成侧对侧缝合,使边缘会拢。现在可以置入外排锚钉,根据肩袖撕裂形状,可将穿过外排锚钉的缝线简单缝合或侧对侧缝合。

2007 年,Charousset 等[28]采用计算机断层扫描关节造影评估肌腱愈合的方式,对双排和单排锚定技术进行了一项前瞻性、非随机、对照研究。作者发现两种技术的临床结果并无显著差异,但双排锚定的肌腱愈合率更高。

在同年进行的一项前瞻性随机研究中,Franceschi 等人[29]观察到,双排修复技术的 2 年临床结局具有优势。然而,尽管与单排修复术相比,在恢复肩袖"足印"解剖结构方面,双排修复术产生的结构在力学上更有优势,但这些力学优势并未转化为更优的临床性能。Mahar 等人[30]使用牛模型提出了他们对双排技术的质疑。在他们手中,与单排修复术相比,双排修复术并未显示出生物力学优势。

2008 年,Milano 等[31]开展了一项出色的生物力学研究,观察到在无张力修复和张力修复中,双排修复均比单排修复对环状移位的抵抗力明显更强;因此,对于大的、不稳定的肩袖撕裂,可以首选双排修复,以提高肌腱在骨面固定的机械强度。

Park 等人[32]根据其临床结果建议小到中等肩袖撕裂采用单排修复,而大到巨大撕裂则应采用双排修复。

Ozbaydar 等人[33]比较了单排和双排修复兔肩袖模拟急性撕裂的生物力学特性的时间相关性改变,以阐明固定技术对愈合过程的影响。10 个完整的对侧肩关节作为对照组。双排组的平均失效载荷高于单排组,但两组都低于对照组。组织学分析显示两组愈合情况相似,但在第 8 周,双排组愈合的肌腱-骨界面数量显著多于单排组。

在 2009 年进行的一项临床研究中,Grasso 等人[34]观察到在短期随访时,采用双排技术的关节镜下肩袖修复术与单排修复术相比无显著差异;类似地,同年的 3 项研究未观察到使用单排或双排修复技术的患者在临床[35-37]或 MRI[35]表现上的差异。

在 2010 年,另一项临床研究中,长期随访后,Aydin 等人[38]观察到,在小到中度撕裂中,关节镜下双排修复术与单排修复术的临床结局无显著差异。比较两种方法,Ji 等[39]发现双排修复组在恢复力量方面表现出更好的临床结局;然而,两种方法之间未见统计学差异。虽然是相对短期的结果,Pennington 等[40]发现单排 Mason Allen 缝合修复术的临床结果与双排修复术相当。

在文献的基础上，Dines 等[41]在 2010 年得出结论，需要进一步的研究来证实与双排肩袖修复术相关的潜在的植入物成本增加和手术时间的延长。

2011 年，Kho 等[42]对 71 名接受单排或双排修复术的 2~4cm 肩袖撕裂患者进行了一项前瞻性随机研究。随访时，62 例（每组 31 例）可通过临床和 MR 评估。这项研究表明，使用一个额外的内侧缝线锚钉进行双排修复的临床结果和再撕裂率与使用两个外侧缝线锚钉进行单排修复的结果和再撕裂率没有显著差异。同年，Perser 等[43]回顾（荟萃分析）了单排与双排肩袖修复术的临床结局，研究预期双排肩袖修复术的临床和影像学结局更好。他们的结论是，在短期随访中，双排修复在临床结局或影像学愈合表现方面未见统计学上的显著改善。Prasathaporn 等人[44]报告称，尽管与单排修复术相比，双排修复术的肌腱愈合率显著更高，外旋范围更大，但肩关节功能、肌肉力量、前屈、内旋、患者满意度或恢复工作情况并没有显著改善。

2012 年进行的一项前瞻性随机试验[45]显示，关节镜下肩袖双排固定修复术，与单排固定相比，在撕裂范围较大（>3cm）的患者中肩关节力量更好。但是，影像学结果显示，在 6 个月和至少 2 年随访时，两组肩袖撕裂患者，不管其撕裂尺寸多大，其肩袖完整性均无显著差异。

考虑到两种技术之间没有统计学显著差异，并且双排修复是需要的成本高、手术技术要求高，2012 年，Papalia 等人[46]建议，仅在经严格选择的患者中使用双排技术。在同年发表的一篇系统综述中[47]，单排修复和双排修复的功能结局评分没有差异。双排修复术显示出一种趋势，即影像学证实的再撕裂率较低，尽管数据未达到统计学显著性水平。

在体内绵羊模型研究中[48]，观察到双排修复能够获得更高的力学强度，尤其是在早期恢复期间。在本研究中，预期双排修复能够改善临床结局。

在 Carbonel 等人[49]进行的一项前瞻性随机研究中，与单排修复术相比，双排修复术的临床结局存在显著差异，在 30mm 以上的肩袖撕裂中更有显著性。相反，未观察到 MRI 上的差异。同期进行的一项多中心随机对照试验[50]发现，单排和双排固定技术在功能或生活质量结局方面没有显著差异。然而，根据超声检查或 MRI 评估，较小的初始撕裂尺寸和双排固定技术与较高的愈合率相关。Genuario 等人[51]基于获得的平均生命质量调整年成本，构建了一个决策分析模型来评估关节镜下肩袖双排修复术与单排修复术相比的成本效益，并得出结论，对于任何尺寸的肩袖撕裂，肩袖双排修复术都不具有成本效益。

2013 年，Tudisco 等人使用 3.0T 磁共振关节造影[52]

观察到，双排修复术显示出在统计学上显著较低的再撕裂率。

基于其对随机临床试验的荟萃分析，Sheibani-Rad 等人[53]得出结论：两种技术的临床结局无显著差异。

在一项很好的绵羊模型研究中，Liem 等人[54]证实，无论采用何种修复技术，带线锚钉修复都会导致术中肌腱血流量减少；然而，单排修复和双排修复之间没有显著差异。这些结果表明，肌腱血流量不应成为决定使用何种修复技术的因素。在 Chen 等人[55]于 2013 年进行的一项系统综述和荟萃分析中，双排修复较单排修复相比，具有更高的肌腱完整愈合率，这种优势主要体现在大或巨大撕裂患者中。然而，这种优势并没有相应的临床证实的功能改善。然而同年，Zhang 等人[56]进行了类似的研究，报道了部分不同的结论。事实上，他们得出的结论是，双排固定技术增加了术后肩袖的完整性，改善了临床结局，尤其是对于大于 3cm 的全层肩袖撕裂而言。在同期的体外研究中[57]，结果发现，对盂肱关节而言，中型肩袖撕裂修复术采用单排和双排技术之间无显著差异。

2014 年，Xu 等人[58]进行了一项荟萃分析，对两种技术进行了比较，发现与单排修复技术相比，双排修复技术的再撕裂率明显更低，ASES 评分更高，内旋关节活动度更大。因此，他们建议使用双排技术，尤其是对范围>3cm 的肩袖撕裂。Millet 等人[59]进行了另一项荟萃分析，结论是单排修复的再撕裂率显著高于双排修复，尤其是部分肩袖再撕裂。但是，他们没有观察到单排修复术和双排修复术在结局评分改善方面存在差异。

最后，Mascarenhas 等人[60]对比较单排和双排技术的荟萃分析进行了系统综述，以阐明结论不一致的原因，并确定哪些荟萃分析提供了当前最佳可用证据。根据这项出色的研究，目前最高水平的证据表明，双排修复较之单排修复可以更好地促进结构愈合。

参考文献

1. Colvin AC, Egorova N, Harrison AK, Moskowitz A, Flatow EL (2012) National trends in rotator cuff repair. J Bone Joint Surg Am 94:227–233

2. Abrams JS, Savoie FH III (2005) Arthroscopic rotator cuff repair: is it the new gold standard? Annual Meeting Proceedings. Rosemont: American Academy of Orthopaedic Surgeons, p 71.

3. Dunn WR, Schackman BR, Walsh C, Lyman S, Jones EC, Warren RF, Marx RG (2005) Variation in orthopaedic surgeons' perceptions about the indications for rotator cuff surgery. J Bone Joint Surg Am 87:1978–1984

4. Burkhart SS, Lo IK (2006) Arthroscopic rotator cuff repair. J Am Acad Orthop Surg 14:333–346

5. Park MC, Elattrache NS, Ahmad CS, Tibone JE (2006) "Transosseous-equivalent" rotator cuff repair technique. Arthroscopy 22:1360.e1–5

6. Provencher MT, Kercher JS, Galatz LM, Elattrache NS, Frank RM, Cole BJ (2011) Evolution of rotator cuff repair techniques: are our patients really benefiting? Instr Course Lect 60:123–136

7. Gartsman GM (1996) Arthroscopic assessment of rotator cuff tear reparability. Arthroscopy 12:546–549

8. Gartsman GM, Hammerman SM (1997) Full-thickness tears: arthroscopic repair. Orthop Clin North Am 28:83–98

9. Gartsman GM (1998) Combined arthroscopic and open treatment of tears of the rotator cuff. Instr Course Lect 47:51–57

10. Snyder JS (2003) Diagnostic arthroscopy of the shoulder: normal anatomy and variations. In: Snyder SJ (ed) Shoulder arthroscopy. Lippincott Williams & Wilkins, Philadelphia, p 26

11. Burkhart SS (1995) The deadman theory of suture anchors: observations along a south Texas fence line. Arthroscopy 11:119–123

12. Lorbach O, Bachelier F, Vees J, Kohn D, Pape D (2008) Cyclic loading of rotator cuff reconstructions: single-row repair with modified suture configurations versus double-row repair. Am J Sports Med 36:1504–1510

13. Lorbach O, Kieb M, Raber F, Busch LC, Kohn D, Pape D (2012) Comparable biomechanical results for a modified single-row rotator cuff reconstruction using triple-loaded suture anchors versus a suture-bridging double-row repair. Arthroscopy 28:178–187

14. Lewis CW, Schlegel TF, Hawkins RJ, James SP, Turner AS (2001) The effect of immobilization on rotator cuff healing using modified Mason-Allen stitches: a biomechanical study in sheep. Biomed Sci Instrum 37:263–268

15. Schneeberger AG, von Roll A, Kalberer F, Jacob HA, Gerber C (2002) Mechanical strength of arthroscopic rotator cuff repair techniques: an in vitro study. J Bone Joint Surg Am 84:2152–2160

16. Scheibel MT, Habermeyer P (2003) A modified Mason-Allen technique for rotator cuff repair using suture anchors. Arthroscopy 19:330–333

17. White CD, Bunker TD, Hooper RM (2006) The strength of suture configurations in arthroscopic rotator cuff repair. Arthroscopy 22:837–841

18. Castagna A, Garofalo R, Conti M, Borroni M, Snyder SJ (2007) Arthroscopic rotator cuff repair using a triple-loaded suture anchor and a modified Mason-Allen technique (Alex stitch). Arthroscopy 23:440.e1–4

19. Apreleva M, Ozbaydar M, Fitzgibbons PG, Warner JJ (2002) Rotator cuff tears: the effect of the reconstruction method on three-dimensional repair site area. Arthroscopy 18:519–526

20. Lo IK, Burkhart SS (2003) Double-row arthroscopic rotator cuff repair: re-establishing the footprint of the rotator cuff. Arthroscopy 19:1035–1042

21. Mazzocca AD, Millett PJ, Guanche CA, Santangelo SA, Arciero RA (2005) Arthroscopic single-row versus double-row suture anchor rotator cuff repair. Am J Sports Med 33:1861–1868

22. Meier SW, Meier JD (2006) Rotator cuff repair: the effect of double-row fixation on three-dimensional repair site. J Shoulder Elbow Surg 15:691–696

23. Brady PC, Arrigoni P, Burkhart SS (2006) Evaluation of residual rotator cuff defects after in vivo single- versus double-row rotator cuff repairs. Arthroscopy 22:1070–1075

24. Lo IK, Burkhart SS (2004) Arthroscopic repair of massive, contracted, immobile rotator cuff tears using single and double interval slides: technique and preliminary results. Arthroscopy 20:22–33

25. Nord KD, Mauck BM (2003) The new subclavian portal and modified Neviaser portal for arthroscopic rotator cuff repair. Arthroscopy 19:1030–1034

26. Burkhart SS, Athanasiou KA, Wirth MA (1996) Margin convergence: a method of reducing strain in massive rotator cuff tears. Arthroscopy 12:335–338

27. Burkhart SS (2000) A stepwise approach to arthroscopic rotator cuff repair based on biomechanical principles. Arthroscopy 16:82–90

28. Charousset C, Grimberg J, Duranthon LD, Bellaiche L, Petrover D (2007) Can a double-row anchorage technique improve tendon healing in arthroscopic rotator cuff repair?: a prospective, nonrandomized, comparative study of double-row and single-row anchorage techniques with computed tomographic arthrography tendon healing assessment. Am J Sports Med 35:1247–1253

29. Franceschi F, Ruzzini L, Longo UG, Martina FM, Zobel BB, Maffulli N, Denaro V (2007) Equivalent clinical results of arthroscopic single-row and double-row suture anchor repair for rotator cuff tears: a randomized controlled trial. Am J Sports Med 35:1254–1260

30. Mahar A, Tamborlane J, Oka R, Esch J, Pedowitz RA (2007) Single-row suture anchor repair of the rotator cuff is biomechanically equivalent to double-row repair in a bovine model. Arthroscopy 23:1265–1270

31. Milano G, Grasso A, Zarelli D, Deriu L, Cillo M, Fabbriciani C (2008) Comparison between single-row and double-row rotator cuff repair: a biomechanical study. Knee Surg Sports Traumatol Arthrosc 16:75–80

32. Park JY, Lhee SH, Choi JH, Park HK, Yu JW, Seo JB (2008) Comparison of the clinical outcomes of single- and double-row repairs in rotator cuff tears. Am J Sports Med 36:1310–1316

33. Ozbaydar M, Elhassan B, Esenyel C, Atalar A, Bozdag E, Sunbuloglu E, Kopuz N, Demirhan M (2008) A comparison of single-versus double-row suture anchor techniques in a simulated repair of the rotator cuff: an experimental study in rabbits. J Bone Joint Surg Br 90:1386–1391

34. Grasso A, Milano G, Salvatore M, Falcone G, Deriu L, Fabbriciani C (2009) Single-row versus double-row arthroscopic rotator cuff repair: a prospective randomized clinical study. Arthroscopy 25:4–12

35. Burks RT, Crim J, Brown N, Fink B, Greis PE (2009) A prospective randomized clinical trial comparing arthroscopic single- and double-row rotator cuff repair: magnetic resonance imaging and early clinical evaluation. Am J Sports Med 37:674–682

36. Wall LB, Keener JD, Brophy RH (2009) Clinical outcomes of double-row versus single-row rotator cuff repairs. Arthroscopy 25:1312–1318

37. Buess E, Waibl B, Vogel R, Seidner R (2009) A comparative clinical evaluation of arthroscopic single-row versus double-row supraspinatus tendon repair. Acta Orthop Belg 75:588–594

38. Aydin N, Kocaoglu B, Guven O (2010) Single-row versus double-row arthroscopic rotator cuff repair in small- to medium-sized tears. J Shoulder Elbow Surg 19:722–725

39. Ji JH, Shafi M, Kim WY, Kim YY (2010) Clinical outcomes of arthroscopic single and double row repair in full thickness rotator cuff tears. Indian J Orthop 44:308–313

40. Pennington WT, Gibbons DJ, Bartz BA, Dodd M, Daun J, Klinger J, Popovich M, Butler B (2010) Comparative analysis of single-row versus double-row repair of rotator cuff tears. Arthroscopy 26:1419–1426

41. Dines JS, Bedi A, ElAttrache NS, Dines DM (2010) Single-row versus double-row rotator cuff repair: techniques and outcomes. J Am Acad Orthop Surg 18:83–93

42. Koh KH, Kang KC, Lim TK, Shon MS, Yoo JC (2011) Prospective randomized clinical trial of single- versus double-row suture anchor repair in 2- to 4-cm rotator cuff tears: clinical and magnetic resonance imaging results. Arthroscopy 27:453–462

43. Perser K, Godfrey D, Bisson L (2011) Meta-analysis of clinical and radiographic outcomes after arthroscopic single-row versus double-row rotator cuff repair. Sports Health 3:268–274

44. Prasathaporn N, Kuptniratsaikul S, Kongrukgreatiyos K (2011) Single-row repair versus double-row repair of full-thickness rotator cuff tears. Arthroscopy 27:978–985

45. Ma HL, Chiang ER, Wu HT, Hung SC, Wang ST, Liu CL, Chen TH (2012) Clinical outcome and imaging of arthroscopic single-row and double-row rotator cuff repair: a prospective randomized trial. Arthroscopy 28:16–24

46. Papalia R, Franceschi F, Vasta S, Zampogna B, Maffulli N, Denaro V (2012) Single- and double-row repair for rotator cuff tears – biology and mechanics. Med Sport Sci 57:122–141

47. DeHaan AM, Axelrad TW, Kaye E, Silvestri L, Puskas B, Foster TE (2012) Does double-row rotator cuff repair improve functional outcome of patients compared with single-row technique? A systematic review. Am J Sports Med 40:1176–1185

48. Baums MH, Spahn G, Buchhorn GH, Schultz W, Hofmann L, Klinger HM (2012) Biomechanical and magnetic resonance imag-

ing evaluation of a single- and double-row rotator cuff repair in an in vivo sheep model. Arthroscopy 28:769–777

49. Carbonel I, Martinez AA, Calvo A, Ripalda J, Herrera A (2012) Single-row versus double-row arthroscopic repair in the treatment of rotator cuff tears: a prospective randomized clinical study. Int Orthop 36:1877–1883

50. Lapner PL, Sabri E, Rakhra K, McRae S, Leiter J, Bell K, Macdonald P (2012) A multicenter randomized controlled trial comparing single-row with double-row fixation in arthroscopic rotator cuff repair. J Bone Joint Surg Am 94:1249–1257

51. Genuario JW, Donegan RP, Hamman D, Bell JE, Boublik M, Schlegel T, Tosteson AN (2012) The cost-effectiveness of single-row compared with double-row arthroscopic rotator cuff repair. J Bone Joint Surg Am 94:1369–1377

52. Tudisco C, Bisicchia S, Savarese E, Fiori R, Bartolucci DA, Masala S, Simonetti G (2013) Single-row vs. double-row arthroscopic rotator cuff repair: clinical and 3 Tesla MR arthrography results. BMC Musculoskelet Disord 14:43

53. Sheibani-Rad S, Giveans MR, Arnoczky SP, Bedi A (2013) Arthroscopic single-row versus double-row rotator cuff repair: a meta-analysis of the randomized clinical trials. Arthroscopy 29:343–348

54. Liem D, Dedy NJ, Hauschild G, Gosheger G, Meier S, Balke M, Spiegel HU, Marquardt B (2015) In vivo blood flow after rotator cuff reconstruction in a sheep model: comparison of single ver-sus double row. Knee Surg Sports Traumatol Arthrosc 23(2): 470–477

55. Chen M, Xu W, Dong Q, Huang Q, Xie Z, Mao Y (2013) Outcomes of single-row versus double-row arthroscopic rotator cuff repair: a systematic review and meta-analysis of current evidence. Arthroscopy 29:1437–1449

56. Zhang Q, Ge H, Zhou J, Yuan C, Chen K, Cheng B (2013) Single-row or double-row fixation technique for full-thickness rotator cuff tears: a meta-analysis. PLoS One 8:e 68515

57. Kedgley AE, Shore BJ, Athwal GS, Johnson JA, Faber KJ (2013) An in-vitro study of rotator cuff tear and repair kinematics using single- and double-row suture anchor fixation. Int J Shoulder Surg 7:46–51

58. Xu C, Zhao J, Li D (2014) Meta-analysis comparing single-row and double-row repair techniques in the arthroscopic treatment of rota-tor cuff tears. J Shoulder Elbow Surg 23:182–188

59. Millett PJ, Warth RJ, Dornan GJ, Lee JT, Spiegl UJ (2014) Clinical and structural outcomes after arthroscopic single-row versus double-row rotator cuff repair: a systematic review and meta-analysis of level I randomized clinical trials. J Shoulder Elbow Surg 23:586–597

60. Mascarenhas R, Chalmers PN, Sayegh ET, Bhandari M, Verma NN, Cole BJ, Romeo AA (2014) Is double-row rotator cuff repair clini-cally superior to single-row rotator cuff repair: a systematic review of overlapping meta-analyses. Arthroscopy 30(9):1156–1165

第 33 章　缝线桥和经骨技术

Maristella F. Saccomanno, Chris Mellano, and Anthony A. Romeo

引言

在过去 40 年中,肩袖撕裂修复技术得到了显著的发展。手术方法已经从开放手术发展到小切口手术,再到关节镜技术。目前,关节镜手术临床结果与开放和小切口手术的临床结果相同[1-3]。然而,尽管临床结局良好,肌腱-骨界面的结构愈合仍然存在问题。肩袖修复后的失败率仍然很高,再撕裂率从小撕裂的 10% 到巨大撕裂的 90% 不等[3-10]。尽管尚存在争议,几项研究已经证实,与肩袖修复后未愈合的撕裂相比,愈合的肩袖撕裂改善了功能结局[11,12]。根据 Gerber 等人[13]的假设,从生物力学角度来看,肩袖修复的目标应该是通过较高的初始固定强度、最小的间隙形成和机械稳定性实现肌腱愈合。因此,在过去几十年中已经开发出数种关节镜技术。关节镜手术从单排[14,15]演变为双排[16,17],以及最近的经骨缝合技术[18-20],都是为了更贴近地重构正常的肩袖"足印"解剖结构。进行双排修复以增加与"足印"区的接触面积,并将应力分布在多个固定点上[16]。大量研究报告称,在零点的载荷条件、间隙形式、接触面积和"足印"解剖的保留方面,传统双排固定的生物力学特性优于单排固定技术[21-26]。

关于临床与生物力学结果的相关性仍存在很大争议。Nho 等人[27]称,单排和双排修复术的愈合情况无差异。相反,Duquin 等人[12]证实双排修复肩袖撕裂的愈合要优于单排修复技术。经骨缝合技术或缝线桥技术能够增加肌腱-骨界面之间的压力,模拟开放经骨隧道技术[18-20]。在技术上,经骨缝合技术和传统双排固定技术之间的主要差异是肌腱上的缝线桥和在外排更远端的固定点。缝线桥连接内排和外排锚钉、前排和后排锚钉,可对整个"足印"进行加压。与传统双排技术相比,生物力学研究表明,缝线桥技术提高了肩袖肌腱与肌腱止点"足印"之间的接触面积和压力[28,29]。目前,经骨缝合技术已在很大程度上取代了传统的双排修复术,并开发了各种缝线桥缝合技术[30-36]。

随着人们对医疗费用的日益关注,最近的研究表明,植入式器械,特别是带线锚钉,可能是肩袖修复手术费用提高的原因[3,37]。于是,人们对保留缝线桥结构生物力学优势的无锚钉修复结构产生了新的兴趣。关节镜下无锚钉经骨修复技术的操作成本可能更低。

在以下章节中,我们将讨论两种不同缝线桥技术的手术技术和技术要点:使用带线锚钉的经骨缝合技术和无锚钉经骨修复技术。最后,将对每种技术的生物力学和临床结局进行简要概述。

缝线桥固定术的适应证

最近的文献数据证实,通过缝线桥肩袖修复技术修复部分撕裂,以及正常生理张力下的小到大撕裂[39-44],其临床结局为良好至极佳[38]。

为了选择合适的肩袖修复技术,外科医生必须考虑到撕裂的大小、回缩、组织质量和修复张力。只要组织质量适当,且修复没有受到明显张力,我们都倾向于在可能的情况下小到大肩袖撕裂时构建缝线桥修复结构。对于组织质量和柔韧性较差的巨大挛缩撕裂,通常不建议使用缝线桥修复技术。如果应用缝线桥修复技术导致缝线-肌腱界面出现显著张力,将很可能会失败,在此情况下,我们更倾向于在正常生理张力下进行单排修复。小范围部分肩袖撕裂通常适合单排修复。

目前,关节镜下无锚钉经骨修复的临床数据很少。一项研究报告称,小和中等撕裂(1~3cm)治疗后临床结局良好[45]。公认的临床问题是缝线穿透骨隧道壁,尤其是在骨质疏松骨中,或缝线因与骨相对摩擦而磨损。

手术技术

患者体位

根据外科医生的偏好,肩袖修复术可采用沙滩椅位或侧卧位。

麻醉

通常联合使用术前超声引导局部阻滞和全身气管内麻醉。局部阻滞有助于术后急性疼痛的管理。

定位正确的入路

在完成诊断性关节内关节镜检查后,通过标准后侧入路将关节镜置入肩峰下间隙。首先通过由内向外技术建立中外侧入路,将腰椎穿刺针置于肩峰外侧缘下 1~2cm,与肩锁关节后缘一致。引入刨削器并进行肩峰下减压,包括滑囊切除术、喙肩韧带松解术和前外侧三角肌下间隙松解术。而后,将关节镜放置在外侧入路,并通过后侧入路放置刨削器,以完成后侧三角肌下间隙松解。充分显示肩峰下间隙并松解三角肌下间隙后,用正对于肩峰前外侧缘的腰椎穿刺针建立前外侧入路。应小心将该前外侧入路置于可无障碍进入肩袖撕裂但不至于阻挡外侧入路视线的位置。在前外侧入路放置大直径套管(图 33-1)。

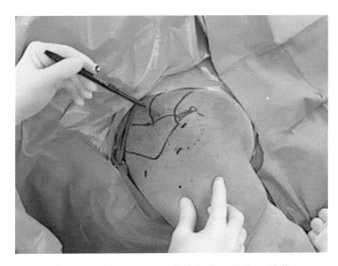

图 33-1　经骨缝线桥修复术的患者体位和入路位置。沙滩椅位,标准后侧和前侧入路,距肩峰边缘 2cm 的中外侧入路,正对外侧肩峰的前外侧入路放置大套管。通过肩峰缘外侧的经皮切口置入锚钉

撕裂评估和决策

通过外侧入路观察、前外侧入路放置抓钳,评估肩袖肌腱完整性、识别撕裂类型(新月形、L 形、反向 L 形)和尝试减少对大结节"足印"的撕裂来拟定肩袖修复策略。如有需要,可仔细评估撕裂活动度(图 33-2)。

如果撕裂模式适合缝线桥修复技术,外科医生可以使用内侧和外侧缝线锚钉进行经骨缝合技术,或经骨无锚钉固定技术。

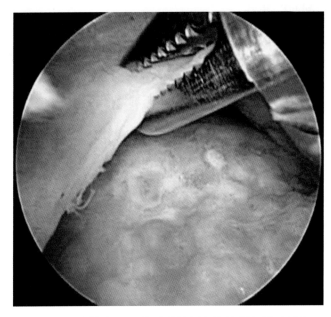

图 33-2　侧向视图。通过前外侧入路放置抓钳,以评估肌腱活动性,确定撕裂类型,并尝试减少对"足印"的撕裂

经骨修复技术

我们的资深作者倾向于尽可能进行无结"速度桥"经骨肩袖修复术,以限制内排或外排突出线结对肩峰下间隙的刺激(图 33-3)。本文介绍了无结速度桥技术。

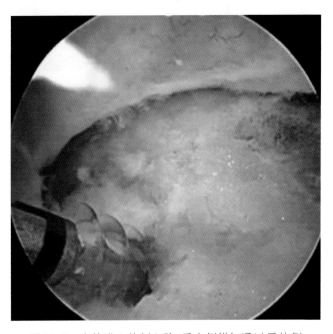

图 33-3　内镜进入外侧入路,后内侧锚钉通过后外侧入路置入。内侧锚钉应以 45°角(Deadman 角)靠近关节边缘置入

"足印"准备

通过前外侧套管引入高速磨头,准备大结节"足印"。使用高速磨头打磨皮质骨,直至出现流血的松质骨,以刺激生物反应并增强修复。或者,可以使用尖锥或市售的骨髓刺激器械进行"足印"的微构造。

置入内侧锚钉

在骨关节接合处 45°角(Deadman 角)放置内排锚钉。内排锚钉通常在腰椎穿刺针定位后经皮放置。

内排锚钉的数量取决于撕裂大小和结构(图 33-4)。根据患者年龄、骨质或外科医生偏好,可使用由金属、PEEK 或 PLLA 生物复合材料制成的带线锚钉(Swivel Lock C™,Arthrex)。在进行无结速度桥技术时,每个内排锚钉都带一根 2mm 宽、由带有聚酯夹套的多股长链超高分子量聚乙烯芯构成的 UHMWPE(FiberTape™, Arthrex)缝线。

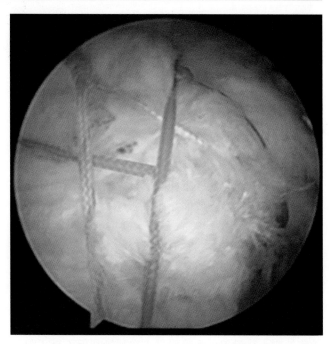

图 33-5 经骨缝线桥技术,图示为打结内排缝线

清创,以观察置入部位。注意不可过度清创,以免损伤完整的冈下肌肌腱。当将内排缝线并入外排时,可能有许多不同的缝合方式。当使用两个内侧锚钉和两个外侧锚钉时,每个内侧锚钉缝线的单个分支与每个外侧锚钉结合。在将内排缝线并入外侧锚钉之前,外科医生可能需要评估外排固定后可能形成的潜在"狗耳"。如果可能形成狗耳,外科医生可以选择通过每只狗耳进行系紧缝合,并将这些缝线并入外排锚钉中,以压平狗耳。在将外侧锚钉插入骨内之前,每根缝线需保持一定张力,以将肌腱均匀压至"足印"上,避免出现"点焊点"。外侧锚钉一经置入,游离缝线末端可能在锚钉置入部位被切断(图 33-6)。

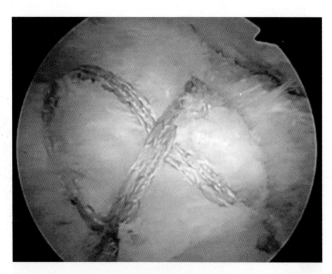

图 33-4 经骨"速度桥"无结缝线桥

对于小或中等大小的撕裂,通常需要两个内侧和两个外侧锚钉。必须小心放置每个内侧锚钉,彼此间隔至少 7mm,以免连续攻丝和/或锚钉固定脱落。一旦放置好内排锚钉,即可穿线。许多市售的引线器允许外科医生以逆行或顺行方式穿线。无论使用何种引线器,每根缝线都必须小心地从内侧穿过肌腱,但不能过于内侧以免穿过肌肉-肌腱交界处。每个锚钉的 FiberTape™ 缝线支可以用水平褥式方式一起或单独穿过肩袖肌腱。穿过肩袖的缝线通过前侧或后侧入路取回。或者,此时可以打结内排缝线,然后通过前侧或后侧入路取出打结的缝线支(图 33-5)。

置入外侧锚钉

外排锚钉的正确位置通常位于大结节"足印"外侧缘远端 5~10mm 处。必须对外排锚钉置入部位进行仔细

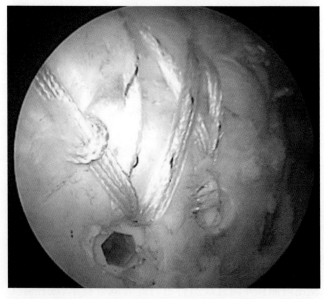

图 33-6 系紧缝线的速度桥,用以压迫狗耳

经骨（无锚钉）修复技术

当进行经骨无锚钉修复技术时，通常需要构建 6 个入路。除标准的后侧和前侧入路外，还沿着冈上肌肌腱前缘构建了上、下前外侧入路。除此之外，构建上、下后外侧入路。经骨修复将通过这四个外侧入路进行。一旦准备好肩峰下间隙并评估肩袖的可修复性后，即开始经骨修复。为避免缝线从骨松质上切下，通常不使用骨钻去除"足印"的皮质骨。通过后侧入路观察时，在前上入路插入特定的钻头导向器，在紧邻关节面的位置造出一个 2.9mm 的内侧隧道。

接下来，通过下前外侧入路，引入可构建交叉隧道的器械（ArthroTunneler, Tornier, Edina, MN, USA）。通过下方前外侧入路，钻取外侧相交的 2.5mm 隧道。下前外侧隧道的位置在大结节上尖端下方约 1.5cm，可在关节镜直视下定位。然后，通过器械穿出的孔引入带线的缝线插入器。将线圈移动到取回处，取出缝线插入器，留下缝线以经骨方式穿过大结节。接下来，器械将通过上前外侧入路取出缝线，从而完成经骨穿线。该缝线可用于完成肌腱修复，或作为引线器将 2 根或 3 根最终缝线穿过隧道。所有经骨缝线首先放置在骨内，然后根据外科医生的偏好，使用不同的引线设备将其穿过肩袖。通过前侧入路整理缝线。采取相同步骤，利用后外侧入路将缝线经骨穿过撕裂的后侧。可存在多种缝合修复方式（图 33-7a、b）。

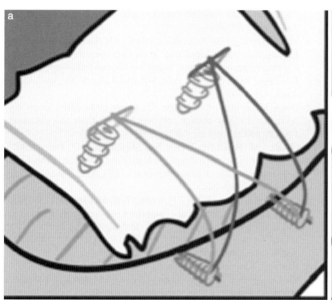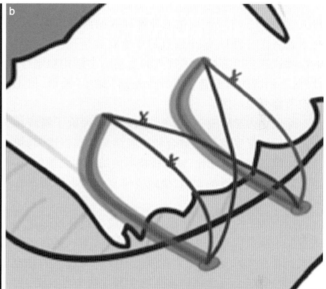

图 33-7 （a）图示"M"缝合的经骨缝线桥技术。（b）同样采用"M"缝合的经骨无锚钉修复技术

术后康复

建议用带外展枕的吊带固定 6 周。术后第 1 周仅允许进行家庭钟摆练习和肘、腕关节活动。从第 2 周至第 6 周，理疗师将帮助患者恢复被动关节活动度，以避免由于制动导致的瘢痕形成和术后僵硬。随后，可行主动辅助关节活动度和可耐受的主动活动。在主动关节活动度完全恢复后，通常在术后 12 周，开始加强锻炼。之后，将指导患者进行家庭锻炼计划或特定的运动相关训练计划。通常在术后 6 个月可恢复竞技体育活动。

文献综述

许多因素可影响修复质量。据报道，生物学因素，如肌腱质量、肌肉萎缩、脂肪浸润等，以及患者的相关因素，如年龄、吸烟、骨质疏松等，均可影响肌腱的愈合反应[46-48]。尽管如此，生物力学因素仍起着重要作用，尤其

是在愈合的早期阶段。初始固定强度和"足印"覆盖程度对于更好的肩袖修复至关重要；因此，许多生物力学研究集中于确定最强有力的器械、线结和修复方式[49]。与既往关节镜修复技术相比，缝线桥固定技术已被证明具有许多生物力学优势，包括增加失效载荷、改善"足印"修复和加压区域以及减少间隙形成[18,19,50,51]。为了最大化缝线桥技术的生物力学性能，描述了不同的修复方式[38-44]。它们可以通常分为两大类：内排打结修复和全无结修复。

内侧线结打结可能导致线结撞击和绞窄，这被认为是双排技术中内排失败数量较多的可能解释[36,51,52]。然而，最近的一项系统性综述[53]报告称，内侧打结时，生物力学因素如极限载荷、僵硬度、间隙形成和接触面积显著改善。

组织绞窄是缝线桥手术的主要问题之一。这可能不仅与打结类型有关，还归因于高接触压力、多处肌腱穿孔

和牢固的合成缝线[34]。目前，只有一项研究[54]显示，放置第二排锚钉后，肌腱修复部位的血流减少但仍存在。因此，不建议过度绷紧外排，但需要进一步研究来阐明愈合过程中可能的生物学后果。

经骨缝合术已得到迅速发展。首先基于2根内侧褥式缝线，通过无结锚钉于外侧固定4个系紧缝线桥。随后，通过另外的外侧单根缝线进行前路加固，以防止在动态外旋的极限载荷下形成间隙[28,55]。近年来，速度桥技术的发展，结合了快速关节镜应用，并消除了内侧和外侧线结撞击。如前所述，速度桥由4股无结结构组成，缝线胶带宽度为2mm。缝线胶带应在肌腱和骨之间提供更好的"足印"覆盖和压迫，以促进愈合。此外，理论上内排抗切断力的风险可能得到降低，因为这种新结构被认为可以更好地将压力分布到底层肌腱组织[30,41,56]。Pauly等人[52]比较了有或无内排或外排加固的四种不同速度桥术式。作者表明，每个锚钉的双重肌腱穿孔和额外的内排褥式缝合显著增强了零点的生物力学结构稳定性。此外，外侧增加简单缝合可减少外侧"狗耳"畸形，但不会改善修复稳定性。

除生物力学研究外，几项临床研究还评价了缝线桥技术术后修复完整性的愈合和功能结局。据报道，与单排和传统双排技术相比，缝线桥技术的结果与之类似、甚至更好。根据最近的文献，缝线桥修复后的再撕裂率在9%到29%之间[38-42,57]。

也许为了控制植入物成本，关节镜下经骨技术最近被重新审视[45,58,59]。1944年McLaughlin[60]首次描述了开放式经骨肩袖修复术，从此在很长一段时间被认为是金标准。经骨缝合显示出许多生物学和生物力学优势：可以减少肌腱-骨间隙形成；增加通过隧道的血流，从而使愈合潜力最大化；改善"足印"恢复，更直接地将肌腱向骨压缩；避免"足印"止点中存在植入器械，降低锚钉拔出风险，简化未来的翻修手术[61,62]。目前，一些生物力学研究比较了无锚钉经骨技术与不同的经骨缝线锚钉技术。最近的一项生物力学研究（Beherens 2012）表明，经骨带线锚钉固定技术和传统开放经骨无锚钉技术的初始固定强度相当。另外两项研究[63,64]显示，在间隙形成、极限载荷和线性刚度方面，二者具有相同的生物力学性能。一项研究[65]表明，无论隧道或缝合方式如何，带线锚钉修复的失效载荷高于经骨修复。需要进一步的生物力学和临床研究来阐明潜在的临床相关差异。

要 点

1. 与单排修复术或传统双排修复术相比，缝线桥修复技术具有优越的生物力学性能，但迄今为止未发现临床结局存在差异。

2. 缝线桥技术不适用于肩袖撕裂伴明显挛缩和质量差的组织，因为这样将导致高张力修复。

3. 通过使用更宽的缝线可以增强经骨缝合技术的效果。

4. 经骨缝合技术可应用内排缝线结或"速度桥"无结技术。

5. 可以通过在狗耳上穿入缝线并将其并入外排锚钉来压平狗耳。

6. 经骨无锚钉修复技术显示出极佳的生物力学强度，但较差的骨质疏松可能导致缝线切断。

参考文献

1. Buess E, Steuber K-U, Waibl B (2005) Open versus arthroscopic rotator cuff repair: a comparative view of 96 cases. Arthrosc J Arthrosc Relat Surg Off Publ Arthrosc Assoc N Am Int Arthrosc Assoc 21(5):597–604

2. Verma NN, Dunn W, Adler RS, Cordasco FA, Allen A, MacGillivray J et al (2006) All-arthroscopic versus mini-open rotator cuff repair: a retrospective review with minimum 2-year follow-up. Arthrosc J Arthrosc Relat Surg Off Publ Arthrosc Assoc N Am Int Arthrosc Assoc 22(6):587–594

3. Dines JS, Bedi A, ElAttrache NS, Dines DM (2010) Single-row versus double-row rotator cuff repair: techniques and outcomes. J Am Acad Orthop Surg 18(2):83–93

4. Galatz LM, Ball CM, Teefey SA, Middleton WD, Yamaguchi K (2004) The outcome and repair integrity of completely arthroscopically repaired large and massive rotator cuff tears. J Bone Joint Surg Am 86-A(2):219–224

5. Quigley RJ, Gupta A, Oh J-H, Chung K-C, McGarry MH, Gupta R et al (2013) Biomechanical comparison of single-row, double-row, and transosseous-equivalent repair techniques after healing in an animal rotator cuff tear model. J Orthop Res Off Publ Orthop Res Soc 31(8):1254–1260

6. Bishop J, Klepps S, Lo IK, Bird J, Gladstone JN, Flatow EL (2006) Cuff integrity after arthroscopic versus open rotator cuff repair: a prospective study. J Shoulder Elb Surg Am Shoulder Elb Surg Al 15(3):290–299

7. Klepps S, Bishop J, Lin J, Cahlon O, Strauss A, Hayes P et al (2004) Prospective evaluation of the effect of rotator cuff integrity on the outcome of open rotator cuff repairs. Am J Sports Med 32(7):1716–1722

8. Jost B, Pfirrmann CW, Gerber C, Switzerland Z (2000) Clinical outcome after structural failure of rotator cuff repairs. J Bone Joint Surg Am 82(3):304–314

9. Gerber C, Fuchs B, Hodler J (2000) The results of repair of massive tears of the rotator cuff. J Bone Joint Surg Am 82(4):505–515

10. Sugaya H, Maeda K, Matsuki K, Moriishi J (2005) Functional and structural outcome after arthroscopic full-thickness rotator cuff repair: single-row versus dual-row fixation. Arthrosc J Arthrosc Relat Surg Off Publ Arthrosc Assoc N Am Int Arthrosc Assoc 21(11):1307–1316

11. Slabaugh MA, Nho SJ, Grumet RC, Wilson JB, Seroyer ST, Frank RM et al (2010) Does the literature confirm superior clinical results in radiographically healed rotator cuffs after rotator cuff repair? Arthrosc J Arthrosc Relat Surg Off Publ Arthrosc Assoc N Am Int Arthrosc Assoc 26(3):393–403

12. Duquin TR, Buyea C, Bisson LJ (2010) Which method of rotator cuff repair leads to the highest rate of structural healing? A systematic review. Am J Sports Med 38(4):835–841

13. Gerber C, Schneeberger AG, Beck M, Schlegel U (1994) Mechanical strength of repairs of the rotator cuff. J Bone Joint Surg Br 76(3):371–380

14. Gartsman GM, Hammerman SM (1997) Full-thickness tears: arthroscopic repair. Orthop Clin North Am 28(1):83–98

15. Snyder SJ (1997) Technique of arthroscopic rotator cuff repair using implantable 4-mm Revo suture anchors, suture Shuttle Relays, and no. 2 nonabsorbable mattress sutures. Orthop Clin North Am 28(2):267–275

16. Lo IKY, Burkhart SS (2003) Double-row arthroscopic rotator cuff repair: re-establishing the footprint of the rotator cuff. Arthrosc J Arthrosc Relat Surg Off Publ Arthrosc Assoc N Am Int Arthrosc Assoc 19(9):1035–1042

17. Waltrip RL, Zheng N, Dugas JR, Andrews JR (2003) Rotator cuff repair. A biomechanical comparison of three techniques. Am J Sports Med 31(4):493–497

18. Park MC, ElAttrache NS, Tibone JE, Ahmad CS, Jun B-J, Lee TQ (2007) Part I: Footprint contact characteristics for a transosseous-equivalent rotator cuff repair technique compared with a double-row repair technique. J Shoulder Elb Surg Am Shoulder Elb Surg Al 16(4):461–468

19. Park MC, Tibone JE, ElAttrache NS, Ahmad CS, Jun B-J, Lee TQ (2007) Part II: Biomechanical assessment for a footprint-restoring transosseous-equivalent rotator cuff repair technique compared with a double-row repair technique. J Shoulder Elb Surg Am Shoulder Elb Surg Al 16(4):469–476

20. Park MC, Elattrache NS, Ahmad CS, Tibone JE (2006) "Transosseous-equivalent" rotator cuff repair technique. Arthrosc J Arthrosc Relat Surg 22(12):1360.e1–1365.e1

21. Milano G, Grasso A, Zarelli D, Deriu L, Cillo M, Fabbriciani C (2008) Comparison between single-row and double-row rotator cuff repair: a biomechanical study. Knee Surg Sports Traumatol Arthrosc Off J ESSKA 16(1):75–80

22. Kim DH, Elattrache NS, Tibone JE, Jun B-J, DeLaMora SN, Kvitne RS et al (2006) Biomechanical comparison of a single-row versus double-row suture anchor technique for rotator cuff repair. Am J Sports Med 34(3):407–414

23. Mazzocca AD, Millett PJ, Guanche CA, Santangelo SA, Arciero RA (2005) Arthroscopic single-row versus double-row suture anchor rotator cuff repair. Am J Sports Med 33(12):1861–1868

24. Meier SW, Meier JD (2006) The effect of double-row fixation on initial repair strength in rotator cuff repair: a biomechanical study. Arthrosc J Arthrosc Relat Surg Off Publ Arthrosc Assoc N Am Int Arthrosc Assoc 22(11):1168–1173

25. Ma CB, Comerford L, Wilson J, Puttlitz CM (2006) Biomechanical evaluation of arthroscopic rotator cuff repairs: double-row compared with single-row fixation. J Bone Joint Surg Am 88(2):403–410

26. Smith CD, Alexander S, Hill AM, Huijsmans PE, Bull AMJ, Amis AA et al (2006) A biomechanical comparison of single and double-row fixation in arthroscopic rotator cuff repair. J Bone Joint Surg Am 88(11):2425–2431

27. Nho SJ, Slabaugh MA, Seroyer ST, Grumet RC, Wilson JB, Verma NN et al (2009) Does the literature support double-row suture anchor fixation for arthroscopic rotator cuff repair? A systematic review comparing double-row and single-row suture anchor configuration. Arthrosc J Arthrosc Relat Surg Off Publ Arthrosc Assoc N Am Int Arthrosc Assoc 25(11):1319–1328

28. Park MC, Idjadi JA, Elattrache NS, Tibone JE, McGarry MH, Lee TQ (2008) The effect of dynamic external rotation comparing 2 footprint-restoring rotator cuff repair techniques. Am J Sports Med 36(5):893–900

29. Mazzocca AD, Bollier MJ, Ciminiello AM, Obopilwe E, DeAngelis JP, Burkhart SS et al (2010) Biomechanical evaluation of arthroscopic rotator cuff repairs over time. Arthrosc J Arthrosc Relat Surg Off Publ Arthrosc Assoc N Am Int Arthrosc Assoc 26(5):592–599

30. El-Azab H, Buchmann S, Beitzel K, Waldt S, Imhoff AB (2010) Clinical and structural evaluation of arthroscopic double-row suture-bridge rotator cuff repair: early results of a novel technique. Knee Surg Sports Traumatol Arthrosc Off J ESSKA 18(12):1730–1737

31. Kim KC, Rhee KJ, Shin HD (2008) Arthroscopic double-pulley suture-bridge technique for rotator cuff repair. Arch Orthop Trauma Surg 128(11):1335–1338

32. Kim KC, Rhee KJ, Shin HD, Kim DK (2009) Arthroscopic trans-tendon suture-bridge technique for concurrent articular- and bursal-side partial-thickness rotator cuff tears. Knee Surg Sports Traumatol Arthrosc Off J ESSKA 17(12):1485–1488

33. Kim K-C, Rhee K-J, Shin H-D, Kim Y-M (2007) A modified suture-bridge technique for a marginal dog-ear deformity caused during rotator cuff repair. Arthrosc J Arthrosc Relat Surg 23(5):562.e1–564.e1

34. Kim KC, Shin HD, Cha SM, Lee WY (2013) Comparison of repair integrity and functional outcomes for 3 arthroscopic suture bridge rotator cuff repair techniques. Am J Sports Med 41(2):271–277

35. Ostrander RV 3rd, Andrews J (2009) Arthroscopic triple-row rotator cuff repair: a modified suture-bridge technique. Orthopedics 32(8):566

36. Pauly S, Kieser B, Schill A, Gerhardt C, Scheibel M (2010) Biomechanical comparison of 4 double-row suture-bridging rotator cuff repair techniques using different medial-row configurations. Arthrosc J Arthrosc Relat Surg Off Publ Arthrosc Assoc N Am Int Arthrosc Assoc 26(10):1281–1288

37. Vitale MA, Vitale MG, Zivin JG, Braman JP, Bigliani LU, Flatow EL (2007) Rotator cuff repair: an analysis of utility scores and cost-effectiveness. J Shoulder Elb Surg Am Shoulder Elb Surg Al 16(2):181–187

38. Kim KC, Shin HD, Cha SM, Park JY (2013) Clinical outcomes after arthroscopic trans-tendon suture-bridge technique in partial-thickness articular-side rotator cuff tear. Knee Surg Sports Traumatol Arthrosc Off J ESSKA 21(5):1183–1188

39. Kim KC, Shin HD, Lee WY (2012) Repair integrity and functional outcomes after arthroscopic suture-bridge rotator cuff repair. J Bone Joint Surg Am 94(8), e48

40. Cho NS, Yi JW, Lee BG, Rhee YG (2010) Retear patterns after arthroscopic rotator cuff repair: single-row versus suture bridge technique. Am J Sports Med 38(4):664–671

41. Voigt C, Bosse C, Vosshenrich R, Schulz AP, Lill H (2010) Arthroscopic supraspinatus tendon repair with suture-bridging technique: functional outcome and magnetic resonance imaging. Am J Sports Med 38(5):983–991

42. Frank JB, ElAttrache NS, Dines JS, Blackburn A, Crues J, Tibone JE (2008) Repair site integrity after arthroscopic transosseous-equivalent suture-bridge rotator cuff repair. Am J Sports Med 36(8):1496–1503

43. Park J-Y, Siti HT, Keum J-S, Moon S-G, Oh K-S (2010) Does an arthroscopic suture bridge technique maintain repair integrity? A serial evaluation by ultrasonography. Clin Orthop 468(6):1578–1587

44. Sethi PM, Noonan BC, Cunningham J, Shreck E, Miller S (2010) Repair results of 2-tendon rotator cuff tears utilizing the transosseous equivalent technique. J Shoulder Elb Surg Am Shoulder Elb Surg Al 19(8):1210–1217

45. Baudi P, Rasia Dani E, Campochiaro G, Rebuzzi M, Serafini F, Catani F (2013) The rotator cuff tear repair with a new arthroscopic transosseous system: the Sharc-FT(®). Musculoskelet Surg 97(Suppl 1):57–61

46. Yamaguchi K, Ditsios K, Middleton WD, Hildebolt CF, Galatz LM, Teefey SA (2006) The demographic and morphological features of rotator cuff disease. A comparison of asymptomatic and symptomatic shoulders. J Bone Joint Surg Am 88(8):1699–1704

47. Carbone S, Gumina S, Arceri V, Campagna V, Fagnani C, Postacchini F (2012) The impact of preoperative smoking habit on rotator cuff tear: cigarette smoking influences rotator cuff tear sizes. J Shoulder Elb Surg Am Shoulder Elb Surg Al 21(1):56–60

48. Chung SW, Oh JH, Gong HS, Kim JY, Kim SH (2011) Factors affecting rotator cuff healing after arthroscopic repair: osteoporosis as one of the independent risk factors. Am J Sports Med 39(10):2099–2107

49. Lee TQ (2013) Current biomechanical concepts for rotator cuff repair. Clin Orthop Surg 5(2):89–97

50. Park MC, Pirolo JM, Park CJ, Tibone JE, McGarry MH, Lee TQ (2009) The effect of abduction and rotation on footprint contact for single-row, double-row, and modified double-row rotator cuff repair techniques. Am J Sports Med 37(8):1599–1608

51. Busfield BT, Glousman RE, McGarry MH, Tibone JE, Lee TQ (2008) A biomechanical comparison of 2 technical variations of double-row rotator cuff fixation: the importance of medial row knots. Am J Sports Med 36(5):901–906

52. Pauly S, Fiebig D, Kieser B, Albrecht B, Schill A, Scheibel M (2011) Biomechanical comparison of four double-row speed-bridging rotator cuff repair techniques with or without medial or lateral row enhancement. Knee Surg Sports Traumatol Arthrosc Off J ESSKA 19(12):2090–2097

53. Mall NA, Lee AS, Chahal J, Van Thiel GS, Romeo AA, Verma NN et al (2013) Transosseous-equivalent rotator cuff repair: a systematic review on the biomechanical importance of tying the medial row. Arthrosc J Arthrosc Relat Surg Off Publ Arthrosc Assoc N Am Int Arthrosc Assoc 29(2):377–386

54. Christoforetti JJ, Krupp RJ, Singleton SB, Kissenberth MJ, Cook C, Hawkins RJ (2012) Arthroscopic suture bridge transosseus equivalent fixation of rotator cuff tendon preserves intratendinous blood flow at the time of initial fixation. J Shoulder Elb Surg Am Shoulder Elb Surg Al 21(4):523–530

55. Garcia IA, Jain NS, McGarry MH, Tibone JE, Lee TQ (2013) Biomechanical evaluation of augmentation of suture-bridge supraspinatus repair with additional anterior fixation. J Shoulder Elb Surg Am Shoulder Elb Surg Al 22(7):e13–e18

56. Vaishnav S, Millett PJ (2010) Arthroscopic rotator cuff repair: scientific rationale, surgical technique, and early clinical and functional results of a knotless self-reinforcing double-row rotator cuff repair system. J Shoulder Elb Surg Am Shoulder Elb Surg Al 19(2 Suppl):83–90

57. Boyer P, Bouthors C, Delcourt T, Stewart O, Hamida F, Mylle G et al (2013) Arthroscopic double-row cuff repair with suture-bridging: a structural and functional comparison of two techniques. Knee Surg Sports Traumatol Arthrosc Off J ESSKA 13

58. Fox MP, Auffarth A, Tauber M, Hartmann A, Resch H (2008) A novel transosseous button technique for rotator cuff repair. Arthrosc J Arthrosc Relat Surg Off Publ Arthrosc Assoc N Am Int Arthrosc Assoc 24(9):1074–1077

59. Garofalo R, Castagna A, Borroni M, Krishnan SG (2012) Arthroscopic transosseous (anchorless) rotator cuff repair. Knee Surg Sports Traumatol Arthrosc Off J ESSKA 20(6):1031–1035

60. McLaughlin HL (1994) Lesions of the musculotendinous cuff of the shoulder. The exposure and treatment of tears with retraction. Clin Orthop 304:3–9

61. Kang L, Henn RF, Tashjian RZ, Green A (2007) Early outcome of arthroscopic rotator cuff repair: a matched comparison with mini-open rotator cuff repair. Arthrosc J Arthrosc Relat Surg 23(6):573–582, 582.e1–2

62. Kim K-C, Rhee K-J, Shin H-D, Kim Y-M (2008) Arthroscopic transosseous rotator cuff repair. Orthopedics 31(4):327–330

63. Tauber M, Hoffelner T, Penzkofer R, Koller H, Zenner J, Hitzl W et al (2011) Arthroscopic rotator cuff repair: a biomechanical comparison of the suture-bridge technique vs. a new transosseous technique using SutureButtons(®). Clin Biomech (Bristol, Avon) 26(9):910–916

64. Kummer FJ, Hahn M, Day M, Meislin RJ, Jazrawi LM (2013) A laboratory comparison of a new arthroscopic transosseous rotator cuff repair to a double row transosseous equivalent rotator cuff repair using suture anchors. Bull Hosp Joint Dis 71(2):128–131

65. Salata MJ, Sherman SL, Lin EC, Sershon RA, Gupta A, Shewman E et al (2013) Biomechanical evaluation of transosseous rotator cuff repair: do anchors really matter? Am J Sports Med 41(2):283–290

第 34 章　肩袖撕裂开放手术技术

Stefano Gumina and Franco Postacchini

　　我们在临床工作中更倾向于用关节镜修复肩袖而不是开放手术。前者的主要优点是它不需要解剖或分离三角肌。事实上,这降低了术后三角肌撕脱的可能性,这也正是肩关节开放手术术后最常见和最让医生担忧的并发症[1]。关节镜是微创手术,在美观上具有优势,不过在大多数需要进行肩袖修复的患者中(中年或老年),这一因素并不重要。另一个优点是,外科医生可以探索盂肱关节并确定一些开放手术时无法诊断的病理状况,例如关节侧的部分撕裂。最后,关节镜治疗可在术后减轻肩部疼痛,并使肩袖修复术后住院时间缩短到手术当天。

　　关节镜手术的缺点是与使用一次性器械相关的学习曲线较长且手术成本较高。关节镜通过"微创"通道进入盂肱关节和肩峰下滑囊进行检查评估,并修复肩袖。

后上方肩袖撕裂

患者手术体位

　　在手术前一天,肩膀和腋窝备皮。患者半坐卧位(沙滩椅位)。术前用碘肥皂或洗必泰仔细清洗整个患肢,包括患肩的后背区域和相应的半边前侧胸。无菌纱条擦干消毒区域。如果患者对碘过敏,则使用酒精溶液消毒。最后消毒腋窝区域。手术区域以三个无菌巾为界。消毒区域用两块大无菌巾覆盖:一个 U 形中单覆盖腋窝,以及一个普通中单覆盖肩颈部。无菌孔巾覆盖整个手术区域。

切口选择

　　肩关节外侧、前上方、前外侧、上方或胸大肌三角肌入路均可进行手术。切口选择取决于外科医生的喜好和肩袖撕裂的位置、大小,最重要的决定因素是判断是否为可修复撕裂以及是否行背阔肌和/或大圆肌转移。

　　外侧切口可以是水平或垂直切口。首选沿肩峰后缘切开(图 34-1)。通常来说,肩峰后缘比前缘更容易触及。手术助手拉低肱骨有助于术者检测肩峰边缘。尽管不能很好地观察内侧肩峰,尤其是不能很好地暴露肩锁关节,外侧切口可以更好地暴露后方肩袖和大结节。为了方便暴露上述结构,切口可适当沿肩峰前缘向前延长。

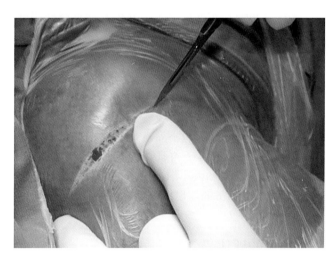

图 34-1　沿肩峰外侧缘的外侧水平切口

　　切口起于肩峰上表面中下三分之一处,然后向下延长。同时该切口可适用于肩关节微创手术,如肩关节镜中转开放,软组织清创和肩关节置换术。在这种情况下,切口延长部分可与关节镜外侧入路孔相交(图 34-2a、b)。

　　肩上方切口又称军刀切口,从肩峰的上表面开始,至肩锁关节稍外侧,然后垂直向下延长至少 3cm(距离尖峰前缘距离)。皮肤撑开通过自动/手动撑开器维持。切口的长度取决于肩袖撕裂的大小。该切口不如外侧切口美观。此外,在修复巨大后上肩袖撕裂时,可能需要将此切口延长。

　　胸大肌三角肌入路允许外科医生暴露肩胛下肌腱,小结节和旋肌间隙。为了正确暴露冈上肌和冈下肌,切口需要沿肩峰前缘横向延伸 1cm。长度取决于需要修复的后上肩袖撕裂的大小。

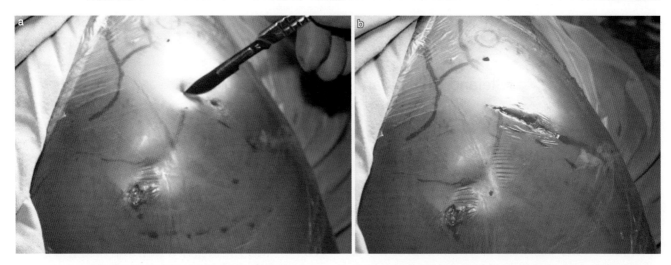

图 34-2 关节镜手术后,在原关节镜外侧入路上,延长切口。切口起于肩峰的上表面,靠近肩峰的外侧缘,经过关节镜的外侧入路

三角肌的处理

游离三角肌。完成皮下组织分离并确定肩峰边缘后,下一步即紧贴肩胛骨缘分离三角肌。可通过电刀进行操作。当看到肩峰下间隙的浆膜液从组织间溢出即提示已达全层分离。

充分游离三角肌是确保肩袖撕裂修复的前提。术后恢复时间与三角肌完整性有关。延伸范围可能从 3cm(小撕裂)到 6cm(大撕裂)不等。

劈开三角肌。劈开三角肌需沿着肌纤维方向进行。劈开裂隙纵向长度和大小取决于肩袖撕裂的位置和大小,范围从 2 到 5~6cm。仅在劈开长度超过 5cm 时才应用横向缝合。

肩袖撕裂的评估

初步评估。暴露肩峰下间隙后,需要确定肩袖撕裂情况。如果不能立即观察到撕裂,则必须内旋/外旋肱骨,以便观察评估肩袖的全范围。病变的初步检查包括评估撕裂的位置和大小。初步评估还可以帮助外科医生确定三角肌游离/劈开的走向和大小。此外,还需评估肩袖是否可以被修复。

肩峰成形术。当肩峰下间隙较宽,肩峰前缘较薄且肩袖撕裂较小时,可不行肩峰成型。当肩峰下间隙狭窄,撕裂较大或巨大撕裂时,或者肩峰骨刺使撕裂难以修复或可见明显肩峰下撞击时,成形术至关重要。

成形术可以在滑囊切除术之前或之后进行。在进行骨切除之前,如果滑囊附着在骨头上,则可将其从肩峰的深表面分离出来(图 34-3)。该步骤使用 1.5cm 宽钻头操作。在巨大肩袖撕裂中,一些外科医生保存了喙肩韧带以防止肱骨头向上移位[2]。在这种情况下,会将韧带

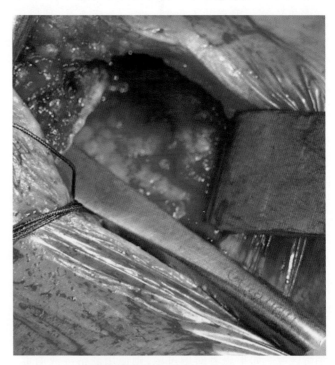

图 34-3 纵行分离三角肌肌束

从肩峰上分离,并可能在之后重新缝合。另一种做法将喙肩韧带分离,不进行缝合,因为它可能导致持续的术后撞击。

在开放手术阶段之前先进行关节镜下的肩峰成型,可以用电钻而不是用骨凿或咬骨钳来完成。

如果肩锁关节尾部的骨赘较突出则必须去除。可使用咬骨钳或小锉刀或电钻进行去除。

滑囊切除术。为使肌腱病变充分暴露必须去除肩峰下滑囊。当滑囊较厚时,很难将其与肌腱组织区分开。可以基于组织的颜色,易碎性和厚度进行区分。通常,滑

囊是粉红色的,而肌腱是白色的(图34-4)。如果对组织进行缝合并对锋线施加牵引,滑囊往往会撕裂,而肌腱通常可抵抗轻微的牵引力。

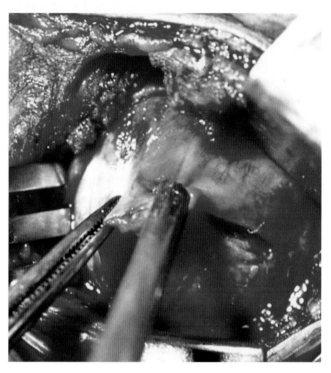

图34-4　在缝合肩袖之前,行滑囊切除术。滑囊容易与呈白色的肌腱区分

根治性滑囊切除术是没有必要的,特别是滑囊较薄时。保留的滑囊可用作纤维血管组织再生的来源,可以促进肌腱的修复[3]。一旦进行了肩峰成型和滑囊切除术,需要仔细评估病变的特征。另外,必须评估肌腱的退化程度和二头肌长头肌腱的状态。

二头肌长头肌腱。二头肌腱可能:①完好无损,或出现滑膜鞘炎;②部分损伤或合并 SLAP 损伤撕脱;③缺失,因为二头肌长头完全断裂并向远端回缩;④脱位并位于肩胛下肌腱前方或该肌腱束之间;⑤脱入关节腔内,位于肱骨头内侧。

当冈上肌全层撕裂时,很容易看到长头二头肌腱(图34-5)。当撕裂累及肩袖的后上部分时,二头肌腱不可见。因此,应通过回缩肌腱残端以暴露二头肌沟区域来寻求。这是必需的,特别是在术前尚未确诊二头肌腱完全断裂时。暴露对于确定其是否部分撕裂或移位很重要;并避免在肩袖修复过程中被缝线误缝。当撕裂远离二头肌沟时,就不需要暴露二头肌,尤其是在缺乏临床数据表明可能会出现二头肌局部断裂或脱位。

当肌腱增宽或裂开时,建议进行二头肌长头肌腱切除术(图34-6)。在年轻患者中,常进行二头肌腱肌间沟固定术。而对于老年患者,即使没发生肌腱蜕变,也有一些外科医生将其切断。一般情况下,肌间沟固定术不适

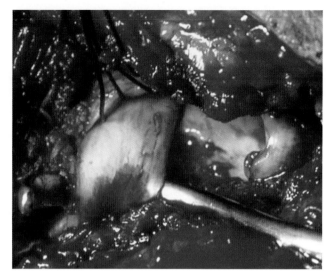

图34-5　冈上肌肌腱撕裂及肩袖间隙损伤。用探勾挑起肱二头肌长头肌腱,二头肌长头肌腱的鞘膜有损伤,但仍完整

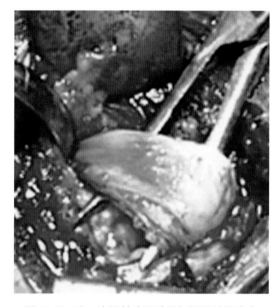

图34-6　肱二头肌长头肌腱纵行撕裂并伴炎症

合老年患者。

后上部肩袖撕裂的修复

部分撕裂。通常情况下,后上部肩袖囊侧部分撕裂即使很大也只呈现出不超过 1~2cm 的小病变。通常,它们影响冈上肌一小部分肌腱(图34-7)。

目前,用开放技术治疗这些损伤是不适合的。然而,如果外科医生不熟悉关节镜技术,决定用传统方法治疗袖带撕裂,他需要检测包含部分损伤的组织的椭圆形部分;然后,切除该组织,修复病变边缘。缝合必须在距离肌腱边缘较近的地方进行,以避免造成肌腱的突出,在活

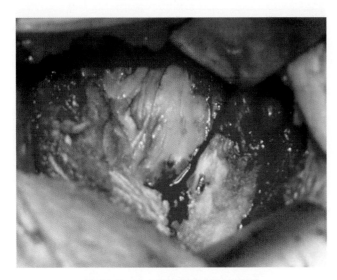

图 34-7　冈上肌腱滑囊侧部分撕裂

动肩关节时,突出的肌腱会撞击肩峰下表面。

全层撕裂

肌腱残端的处理。对于撕裂较大,特别是巨大撕裂时,此步骤是必要的。可以通过关节镜抓钳或缝合线操作。当需要强力牵引时,必须在最容易触及的肌腱残端边缘上用缝合线固定牵引。通过提拉施加到该部分的缝合线,有助于触及难以接近的部分。肱骨的内旋或外旋或肱骨向下牵引可有助于将缝合线穿过肩袖撕裂最内侧边缘。需要在健康的组织上缝线,以避免在游离肩袖时导致肌腱断裂(图 34-8)。游离残端从肩袖的囊侧开始,

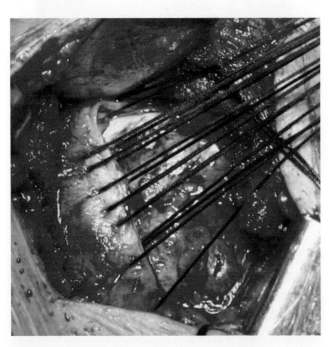

图 34-8　缝线牵引撕裂肌腱的内侧缘。缝线需缝合在正常肌腱组织上,以免在牵拉肌腱时造成肌腱切割损伤

完成之前已经部分进行的肩峰成形术。从肩峰后外侧部分的下表面分离肩袖,如此释放的部分用缝合线逐渐固定,如果需要,可继续进行操作。随后,肩袖的关节面必须处理,因为它经常附着在关节盂边缘和喙突的根部(图 34-9a)。

如果在肩外展 20°~30° 时肩袖无法贴于肱骨大结节,则需打开旋肌间隙。使用组织剪,从二头肌沟区开始,向前和向内一直到喙突基底[4](图 34-9b)。

这种方法可以使冈上肌向外延长几毫米。如果这还不够,可以尝试进一步游离冈下肌;然而,这种操作可能会损伤肩胛上神经。或者也可以进行所谓的后间隙滑移(图 34-9c)。

这一过程既可以进一步增加后上肩袖移动度,特别是使其更靠近大结节,使重建后的肩袖处在生物力学上更有利的位置(图 34-9d)。后肩袖的修复对于恢复横向力平衡很重要,对于重建正常的盂肱支点[5]很有必要。

撕裂边缘清理。一般认为,肩袖撕裂的边缘应该被去除,特别是当它们出现增厚和硬化时。这样做是为了获得一个健康的和更富血运的组织,能够与另一端肌腱愈合(在 V 形撕裂时侧-侧吻合)或腱骨愈合。清创术需去除 2~3mm 的撕裂边缘。

腱骨修复。通过骨槽将肩袖固定在大结节处是肩袖撕裂固定最常见的方法。使用骨凿在肱骨解剖颈处挖槽。骨槽内侧缘用咬骨钳平滑处理,以免损坏肌腱。缝合钩穿骨缝合并在大结节侧面打结(图 34-10a、b)。

在挖骨槽之前,用电刀法标记选定区域是非常有用的。对于骨刀,可分两步切割:第一步是内侧,以 30°~40° 中外侧方向进行切割;第二步是 10° 外侧方向。骨刀的宽度约为 2~3cm。骨槽的深度约为 3~5mm。

沟的内侧缘与肱骨头的关节软骨相邻,用咬骨钳将其咬平。如果需要,后者也可用于骨槽的加深加宽。骨槽的前后向延伸必须足够容纳肩袖全部游离缘。对肌腱进行褥式缝合后缝线的两端插入沟槽的侧面。在距离大结节顶点约 1cm 处穿出(图 34-11)。每个缝合线的两个孔之间的距离必须为 5~7mm。此距离可防止缝合线的第二端与第一缝合线穿透到同一孔中,并同时为其他缝合线留出足够的空间。

可以用一根圆柱形的弯曲针穿骨道,在穿入骨头的过程中,反复摆动以增加骨道大小,使针眼更容易通过。可预先使用克氏针创建两个会聚孔,以协助穿骨针通过更容易。当手臂外展时,缝线打结,使肌腱与骨槽底部接触(图 34-12)。

如果将缝线在大结节外表面新增的钛板或塑料板上打结,则缝线的紧张度会增加[5-7]。在骨质疏松的患者中,这一操作特别有用。

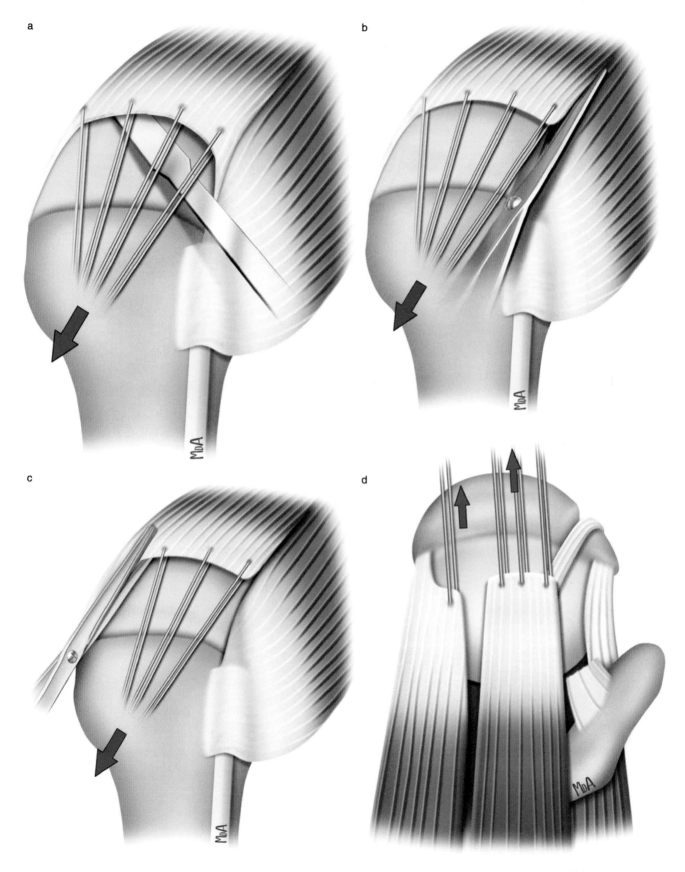

图 34-9 （a）用骨膜起子在肩胛盂的前缘和后缘分离和移动撕裂的肩袖组织。（b）分离前关节囊侧的肩袖间隙。（c）分离冈上肌腱和冈下肌腱，行后关节囊转位。（d）经过分离后，冈上肌腱和或冈下肌腱可容易地被牵拉至肱骨大结节

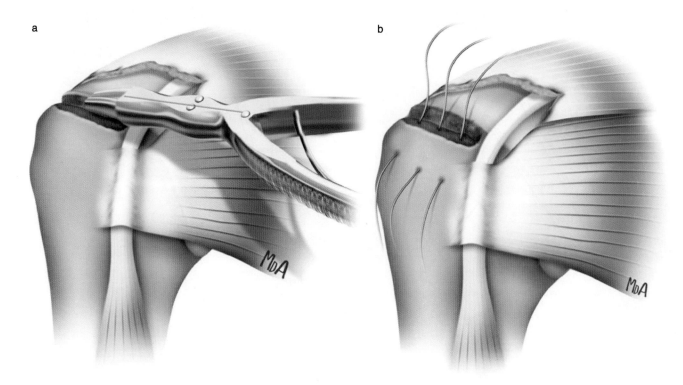

图 34-10 （a）在肱骨解剖颈位置做一个骨槽，去除骨槽的内侧壁。（b）将缝线穿过骨槽的基底部

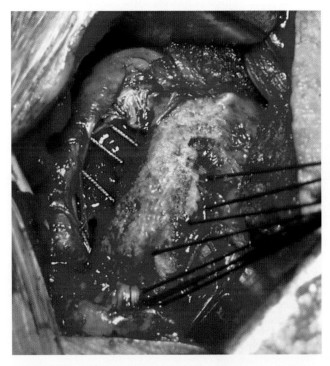

图 34-11 缝线的两端都穿过骨槽，从距离肱骨大结节约1cm 处穿出骨质

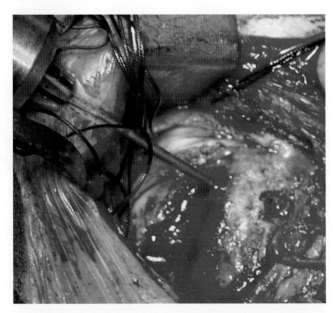

图 34-12 上肢处于外展位时，缝线打结，使得肌腱与骨槽的基底部紧密接触

可以用钛钉或可吸收锚钉将其固定在肱骨头上。锚钉应以 45°角沿冠状方向插入大结节。它们之间的距离应为 10mm,而插入的骨表面必须用钻进行摩擦,以促进肌腱与骨的黏附。这应该在插入锚钉之前完成(图 34-13 a、b)。

使用锚钉可减少手术时间;缺点是成本和脱出风险。这种风险在骨质疏松患者和修复后肩袖张力高的患者中发生率高。

V 形或 L 形撕裂。 在这些情况下,沿着袖口边缘从最内侧部分开始向外侧进行缝合。通过拉动缝合线,将撕裂边缘汇聚在一起(图 34-14a)。通常,最靠近中间点的那些缝合线先打结。然后使用侧-侧缝合进行打结,直到病变修复为止(图 34-14b、c)。必须注意不要形成在向前抬起时可能撞到肩峰的明显缝线。在袖带撕裂不规则的情况下,修复技术会根据病变的形状变化而变化。通常,打结开始于两边缘之间距离最小的地方,并继续进行到撕裂边缘最大的区域。

在 L 形的病变中,打结首先从三角形的侧面开始。然后将获得的腱前部固定到病变的横向基部。

巨大撕裂。 巨大肩袖撕裂修复根据各种因素,如病变的部位,形状和宽度,肌腱的收缩程度和组织对牵引力的抵抗力,可采取不同的手术策略。通常,先缝合肩袖的游离缘。然后,需要评估远端肌腱的活动度。通常需要清理游离肌腱。

此后,外科医生应评估腱骨修复的可行性和侧-侧吻合的必要性。进而评估是否需修复整个撕裂或仅修复其中一部分(对恢复生物力学有用的部分修复)。

缝合首选不可吸收的 2 号缝线。可以通过各种方式缝合肌腱。可以使用单纯的 U 形褥式缝合,或复杂的 Kessler[6] 或 Mason-Allen 缝合(图 34-15a~c)。

条件允许的情况下,应在上臂处于内收或外展 10°的位置重新固定肩袖。肩袖巨大撕裂时无法摆出该体位,在这种情况下,可以在外展时固定。随后,将手臂谨慎地内收,以评估腱骨修复的阻力。如果无法内收,即使在外展角为 45°时,也可以在距肱骨解剖颈部内侧 1cm 处准备固定槽(内移修复)。

当尝试各种方法仍无法修复上部肩袖,该肩袖可留作不修复(图 34-16)。这与 Burkhart 的悬索桥(吊桥)理论[8]是一致的,基于这个理论,肩胛下肌和冈下,小圆肌产生对抗力,平衡了上臂运动。如果上部肩袖未修复,建议将喙肩韧带重新固定于肩峰。

三角肌的固定。 这是开放肩袖修复手术的关键步骤,因为使用开放式手术技术时,三角肌损伤是导致肩袖撕裂治疗失败的原因之一。

在 2008 年进行的一项回顾性研究中,Gumina 等人[1]观察到 112 例采用开放手术技术进行巨大撕裂修复的患者中,有 9 例(8%)发生了三角肌损伤。所有病例均在术后 3 个月内发生。

建议使用 4~6 根不可吸收的缝合线将三角肌重新固定到肩峰外缘。缝针几乎不能直接穿过肩峰前外侧边缘。因此,使用细的克氏针在离肩峰侧面边缘 5~7mm 的距离上开一些孔有助于三角肌穿骨道固定。缝合线应缝合三角肌的深筋膜。应避免使用单纯缝合方式,因为它们可能导致三角肌撕脱。因此,应首选褥式或 Mason-Allen 缝合。

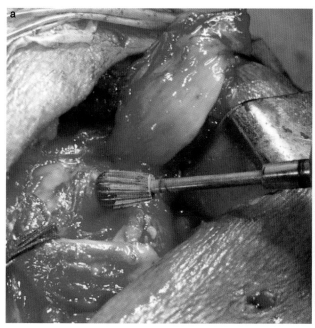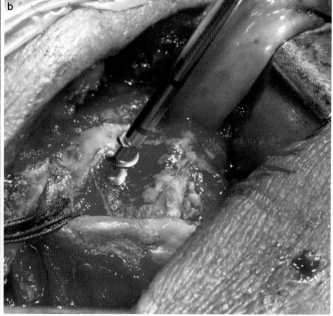

图 34-13 　(a)锚钉植入前,新鲜化足印区。(b)锚钉与冠状面呈 45°角植入肱骨大结节

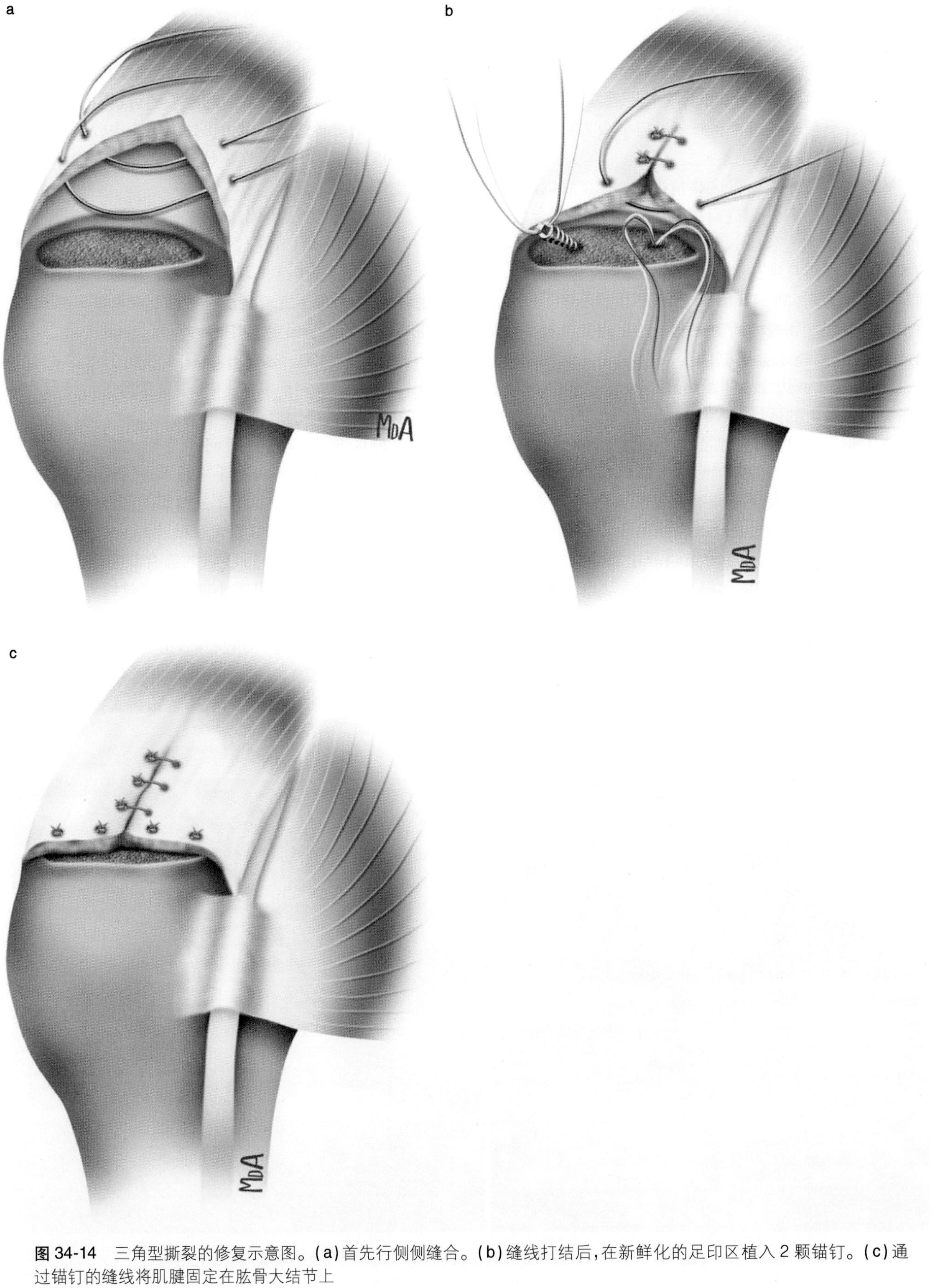

图 34-14 三角型撕裂的修复示意图。(a)首先行侧侧缝合。(b)缝线打结后,在新鲜化的足印区植入 2 颗锚钉。(c)通过锚钉的缝线将肌腱固定在肱骨大结节上

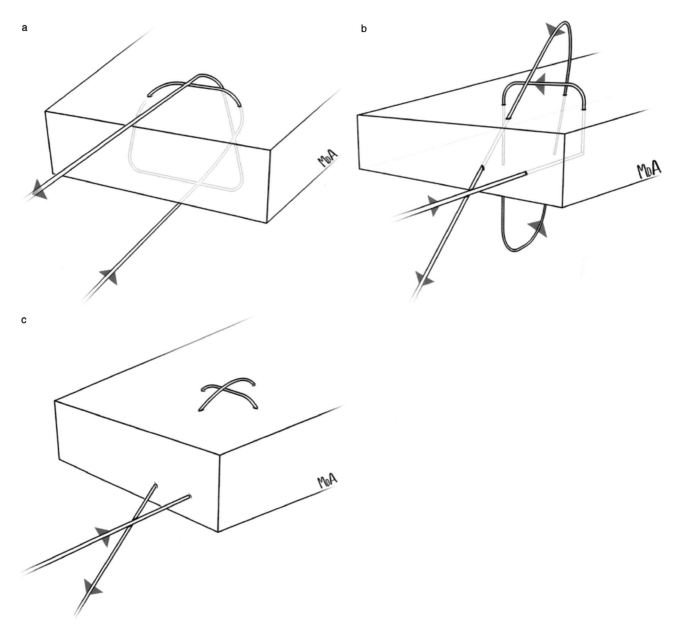

图 34-15　（a）Mason-Allen 缝合技术，缝针从肌腱的表面穿出。（b）改良的 Mason-Allen 缝合技术，缝针从肌腱的内部穿出。（c）缝合完成后的整体外观

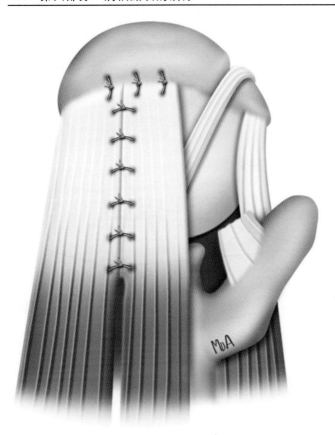

图34-16　示意图,当肌腱组织不足时,肩袖的上部未予缝合

肩袖撕裂合并肩峰骨赘。 肩峰骨赘并不常见。术前较难确诊,特别是涉及肩峰前角时。Y位X线片有助于确诊。

存在肩峰骨赘的情况时,可以实施不同的手术策略。Mudge等人[9]在6例患者中切除了不同大小的肩峰骨赘,均获得了较满意的功能预后。

处理稳定型肩峰骨赘,肩峰也应该行轻度成形术[10],应使用钻针小心处理。如果肩峰不稳定,则可能需要进行内部固定,然后去除骨不连组织,对凸出的骨表面应磨掉,并用自体骨移植物填充间隙。可以使用空心螺钉进行内固定。

修复肩胛下肌

肩胛下肌腱撕裂可以单独发生也可与后上肩袖撕裂并发。单纯肩胛下肌腱撕裂最常见,也最典型。与冈上肌腱撕裂并发的肩胛下肌腱撕裂可造成前上方肩袖撕裂,但不常见,发病率较后上方肩袖撕裂低。造成这种发病率差异的原因,可能是由于旋肌间隙的存在,它介于冈上肌和肩胛下肌之间,类似一种"屏障",使病变从上肩袖难以向前肩袖反向延伸。通常,从全层冈上肌腱撕裂延伸而来的肩胛下肌腱撕裂表面可有小撕裂。同样,在

肩胛下肌全层撕裂中,冈上肌腱接近肌间沟的部分可见损伤。

有时肩胛下肌腱在小结节处撕裂,即使健体受损,表面仍可见一层薄层筋膜覆盖,使其仍然保持连续性。肌腱在一半或四分之三的附着处部分甚至完全分离是更常见的撕裂。在这些撕裂中,肌腱向内侧回缩的,肌腱残端和小结节之间的间隔由一个很容易与肌腱混淆的瘢痕纤维填充。二头肌长头腱常伴发向内脱位或半脱位,或部分或完全断裂。断裂时,肌间沟内可见肌腱残端,有时由于肌腱远端回缩,沟内无残端肌腱。

修补肩胛下肌腱撕裂通常采用三角肌胸大肌入路。三角肌与头静脉一起侧翻;内侧牵拉联合肌腱露出肱二头肌肌间沟、小结节和肩胛下肌腱残端。其中肩胛下肌腱残端在联合腱水平深面。二头肌长头腱需行肌腱固定术。

先用缝线挂住肩胛下肌腱的内侧部分,作为定位标志同时牵拉缝线可将肌腱拉向小结节,这时可见关节囊附着在肩胛下的深面。然后,去除肩胛下肌与喙突下表面的粘连,解剖喙肱韧带,打开旋肌间隙。使肩胛下肌从肩胛下窝移出,充分前移腱腹交界处。在小结节挫一小沟,在沟的底部通过穿骨道用不可吸收缝线固定肩胛下肌腱。现在更普遍的做法是使用一个或多个直径5mm的锚钉将肌腱固定回原来的附着处(图34-17a、b)。最后,需要评估是否存在伴发的冈上肌腱撕裂或肩峰下撞击。

开放手术的并发症

三角肌撕脱。 三角肌撕脱(图34-18a、b)和感染(图34-19)是开放性肩袖修补术后最常见的并发症。如果与肩峰的重建不正确,或者缝线上发生过度和过猛的牵拉,可导致一个或多个经骨道缝线的脱落,加上肌肉紧绷造成的回缩,造成三角肌的撕脱。有时甚至会发生带着肩峰小部分的撕脱性骨折。

通常,三角肌撕脱发生在术后3~6周,正好是肩关节积极康复的时候。大范围的三角肌撕脱不仅影响美观,还会影响肩关节活动范围。一小束三角肌撕脱可能不会造成肩关节功能障碍,通常不需要再次手术。但如果损伤范围超过3cm,最好尽快将三角肌重新缝合于肩峰,因为在有损伤的情况下肌肉很难获得功能性重建。

在我们的回顾性研究[1]中,我们观察到发生三角肌撕脱的患者,与那些没有术后并发症的患者(17分)相比,其Constant评分平均提高了5分。

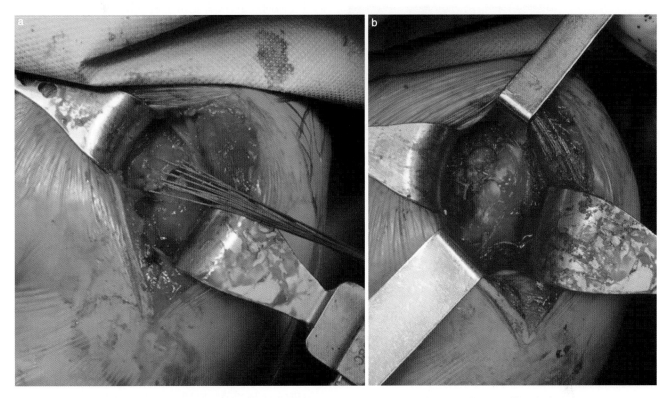

图 34-17　（a）切开手术缝合肩胛下肌，缝线穿过肩胛下肌的最内缘。（b）采用 2 颗锚钉完成缝合

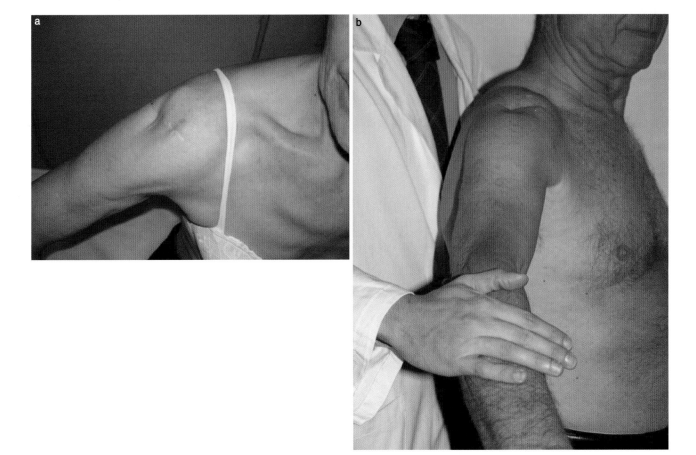

图 34-18　水平入路（a）和垂直入路（b）术后出现三角肌剥脱

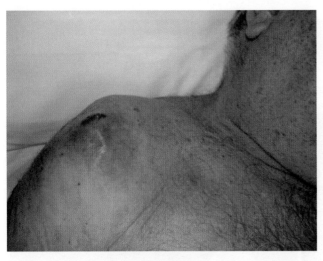

图34-19 开放肩袖手术术后30天出现伤口浅表感染

浅层感染较常见,而且很容易被诊断。通常情况下,不需要过多医疗干预,尽管在少数情况下,它们可能需要强有力的抗生素治疗。深部感染较少见。患者常伴随剧烈疼痛,皮肤伤口发红并水肿。8~12天后会形成脓肿,并可见脓液流出。

当发生深部感染时,外科医生在进行细菌培养和药敏试验前应避免使用抗生素。如果试验为阴性,则静脉注射高剂量广谱抗生素和针对痤疮丙酸杆菌的特殊抗生素,因为这是导致术后肩部感染的最常见细菌。同时,肩部的康复也应暂停。如果抗生素治疗1周后没有好转的趋势,外科医生应进行感染伤口清。

神经损伤。当三角肌纵向剥离超过6cm时可能发生腋神经损伤。在这种情况下,损伤分支支配的肌肉功能部分丧失。当切开肩胛下肌腱时,也可能发生损伤。在背阔肌和/或大圆肌移位术中,腋神经也可能因不可修复的后上肩袖撕裂而受损。

肌皮神经损伤较少见的。它们通常是由于联合肌腱的过度内向牵引,或者是由于肩胛下肌腱的巨大撕裂导致胸大肌位移过程中受到的直接损伤。

桡神经在背阔肌和/或大圆肌移位时,当肌腱暴露在肱骨止点附近时,可能受损。损伤通常是由于过度牵引造成的,或者在肌腱脱离肱骨时也可能发生,特别是进行手术时没有充分固定肌腱。

在间隙滑移过程中,试图移动冈上肌腱时,肩胛上神经可能会在肩胛冈底部受到损伤[11]。

参考文献

1. Gumina S, Di Giorgio G, Perugia D, Postacchini F (2008) Deltoid detachment consequent to open surgical repair of massive rotator cuff tears. Int Orthop 32:81–84
2. Bigliani LU, Rodonsky MW (1994) Techniques of repair of large rotator cuff tears. Tech Orthop 9:133–140
3. Uhthoff HK, Sarkar K (1991) Surgical repair of rotator cuff ruptures. The importance of the subacromial bursa. J Bone Joint Surg 73-B:399–401
4. Bigliani LU (1998) Rotator cuff repair. In: Post M, Bigliani L, Flatow E, Pollock R (eds) The shoulder. Operative technique. Williams and Wilkins, Baltimore
5. Rotini R, Nigrisoli M, Veronesi CA, Perna L (2001) Rottura della cuffia dei rotatori. Ancoraggio osseo: materiali e tecniche di sutura a cielo aperto. Atti Congr. "La cuffia dei rotatori della spalla" Roma, 22–24 Marzo 2001
6. Caldwell GL, Warner JP, Miller MD, Boardman D, Towers J, Debski R (1997) Strength of fixation with transosseous sutures in rotator cuff repair. J Bone Joint Surg 79-A:1064–1068
7. Gerber C, Schneeberger AG, Beck M, Schlegel U (1994) Mechanical strength of repairs of the rotator cuff. J Bone Joint Surg 76-B:371–380
8. Burkhart SS, Esch JC, Jolson RS (1993) The rotator crescent and rotator cable: an anatomic description of the shoulder's "suspension bridge". Arthroscopy 9:611–616
9. Mudge MK, Wood VE, Frykman GK (1984) Rotator cuff tears associated with os acromiale. J Bone Joint Surg 66-A:427–429
10. Bigliani LU, Cordasco FA, McIlveen SJ, Musso ES (1992) Operative treatment of failed repairs of the rotator cuff. J Bone Joint Surg 74-A:1505–1515
11. Post M (1990) Complications of rotator cuff surgery. Clin Orthop 254:97–104

第35章　不可修复肩袖撕裂的治疗

Stefano Gumina and Eugenio Savarese

当肩袖撕裂不能直接修复且患者对肩关节功能需求低时,可以建议采取保守治疗以减轻疼痛,从而完全或部分恢复肩部运动。保守治疗包括康复治疗,药物治疗和使用类固醇/透明质酸/富血小板血浆进行肩峰下注射。但保守治疗仅对部分患者有效。且疼痛的减轻或消失很可能是由于肩关节休息或肩袖撕裂病程自然转归所致。

对于那些保守治疗无效,或者经保守治疗疼痛缓解数周内症状复发的患者,且全身状况较好,无手术禁忌,则可采取关节镜手术减轻肩部疼痛,改善肩关节功能。

肩关节清理术

肩关节清理包括:

滑膜切除

滑膜清理主要是清理旋前间隙(前关节囊)的增生滑膜,有利于暴露被增生绒毛包裹的肩胛下肌腱和二头

肌腱长头。

二头肌腱长头切断术

严重肩袖撕裂的患者通常会出现肱二头肌腱退化,磨损和断裂。这时患者肩关节前外侧通常会剧烈疼痛,二头肌腱炎的特殊体格检查通常是阳性的。Walch[1]观察到,许多慢性肩袖撕裂患者在二头肌腱自发断裂后疼痛得到缓解。因此,他认为不可修复的肩袖撕裂或不愿接受康复治疗的患者可通过长头二头肌腱切断术得到症状缓解。他观察到患者行二头肌腱切开术后,Constant评分从49显著提高到68。此外,有87%的患者对手术效果感到满意或非常满意。可以在接近关节盂的位置用等离子刀/射频刀进行肌腱切断术(图35-1a~c)。部分外科医生更喜欢在长头腱最宽的地方进行肌腱切开术,以便在肌腱回缩的情况下,二头肌长头残端将"卡在"肌间沟口。当发生这种情况时,二头肌肉力线将无法得到保证,而大力水手征仍为阴性。近端长头腱残端必须修整,以防其在肩部运动过程中插入盂肱关节内。

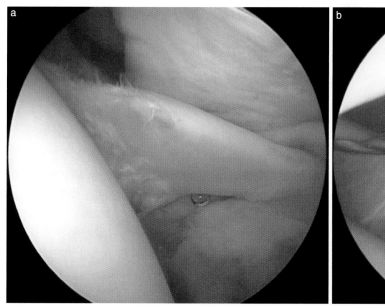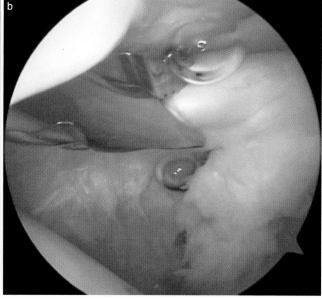

图35-1　肩关节后入路观察,肱二头肌长头肌腱毛糙退变(a),用篮钳行肱二头肌长头离断术(b),切除术后表现如图(c)所示

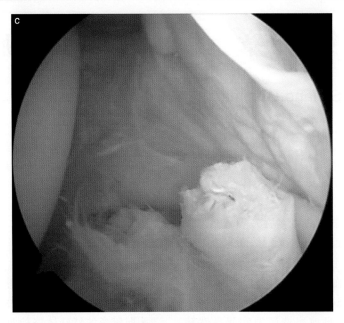

图 35-1（续）

滑囊切除

肩袖撕裂患者的肩峰下滑囊含有产生疼痛的物质和炎性因子。因此，去除肩峰下滑囊被认为可减轻症状（图 35-2）。然而，巨大肩袖撕裂患者如果病变不是最近形成，则几乎没有可切除的滑囊。因此，肩部疼痛仅部分归因于滑囊炎。去除它只会轻微缓解肩部疼痛。

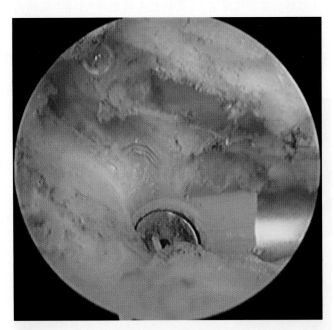

图 35-2　肩关节后入路观察右肩关节的肩峰下间隙。巨大肩袖撕裂合并肩峰下滑囊炎症，行肩峰下滑囊清理术

肩袖撕裂缘的清理

肩袖撕裂缘可见慢性炎性浸润，包括黏液样细胞、淋巴细胞、巨噬细胞、浆细胞和未成熟的纤维细胞。偶可见营养不良性钙化。炎性浸润周围肌腱组织可见细胞减少和组织紊乱，以及具有正常胶原结构的微小碎片。局部区域可见有黏液样或脂肪变性[2]。因此，去除撕裂缘被认为可以缓解疼痛（图 35-3a、b）。

肩峰成型

肩峰成型不是关节镜下肩关节清理术的标准流程，因为它必然会引起喙肩韧带损伤，并导致肱骨头上移。

锁骨远端切除

通常不建议行锁骨远端切除术（图 35-4a、b）。行锁骨远端切除的患者术后肩关节需吊带固定 1～2 天，然后可以在能耐受的范围内进行主动/被动康复活动锻炼。

该技术的优点包括：①手术时间短；②与常规肩袖修复手术相比，并发症发生风险低；③康复方案简单。

术前必须告知患者该术式主要目的是缓解疼痛。肩关节功能或力量几乎不会得到改善。

1991 年，Burhart[3] 严格按照生物力学，解剖学和术前患者自愿原则，尝试对 6 例巨大肩袖撕裂患者进行关节镜下肩关节清理和肩峰成形术。6 例患者中有 5 例术前主动运动接近正常，其中 1 例患有粘连性关节囊炎。在所有情况下，疼痛缓解率为 90%～100%。Wiley 将肱骨头上移描述为肩关节清理和肩峰下减压的并发症，并得出结论，仅进行清理术可能导致肱骨头上移并增加活动障碍风险[4]。Ogilvie-Harris 和 Demaziere[5] 1993 年在随访患者观察到，22% 的患者在肩袖修复术后出现中度功能丧失，但超过 64% 的患者在关节镜清创术后出现了类似的功能丧失。同年，Ellman 等人[6] 指出，关节镜下肩

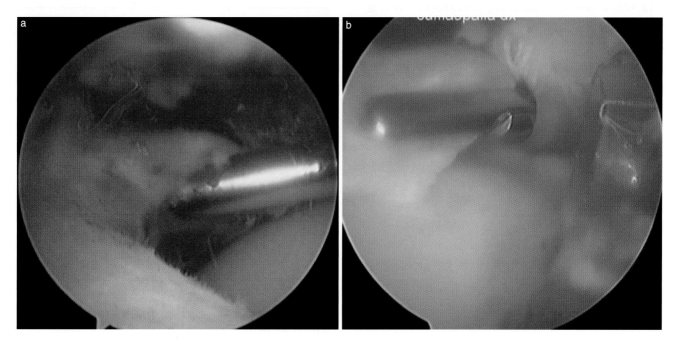

图 35-3　肩关节后入路观察右肩关节的肩峰下间隙。巨大肩袖撕裂的肩袖组织边缘用刨刀（a）或篮钳清理（b）

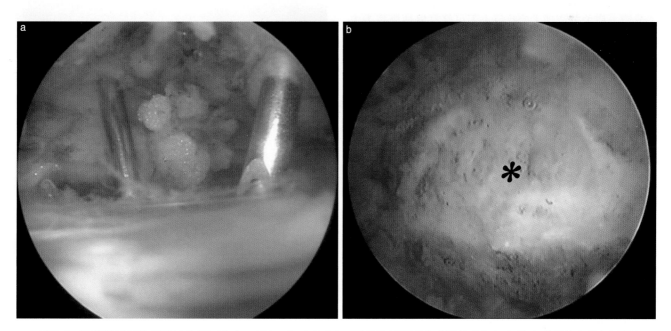

图 35-4　关节镜下切除锁骨的外侧三分之一（Mumford 技术）。两根穿刺针确定肩锁关节（a），切除完成后的表现如图（b）

峰下减压和肩袖撕裂清创术对某些患者具有重要作用，但作用有限。他们指出，巨大不可修复肩袖撕裂患者的力量或活动范围并没有得到改善，但术后疼痛确实得到缓解。次年，Zvijac 等人[7]报道了 25 例单纯通过行关节镜下肩关节清理和肩峰成形术治疗的肩袖全层撕裂患者的 3~6 年长期随访，他们观察到患者术后肩部疼痛和功能评分显著下降，而活动度和力量并没有伴随下降，且这一情况随时间进展有进一步恶化的趋势。Montgomery 等人[8]通过观察 19 例关节镜清理术后患者得出结论，该并

发症与肩峰下减压相关，但不如肩袖修复。此外，这 19 名患者中有 5 名继续发展为肩袖撕裂性关节炎，并接受了半肩置换术治疗。

Rockwood 等人[9]1995 年提出了与肩峰成形术类似的开放性肩关节清理术。术后对 50 例患者（53 例患肩）进行了平均长达 6.5 年的随访发现，其中 83% 的患者对术后肩关节功能满意，疼痛明显减轻，肩关节前屈平均增加 35°。两年后，Gartsman[10]报告了同样的令人鼓舞的结果，但是，患者肩关节力量有所下降，并认为这是由于受

损的喙肩韧带失去了对肱骨头主动控制所致。作者进一步证明不可修复的肩胛下和/或小圆肌腱撕裂患者,肱骨头上移是该手术的不良预后因素。同年,Melillo等人[11]观察到只有8%接受清理术的患者取得了满意的结果。25例行清创术的患者中有23例患者需要额外的手术。此外,25例中有9例发生了肩关节退行性改变,而肩袖修复组27例患者中仅2例发生退变。在1999年,Kempf等人[12]进行了多中心研究,研究了210例经关节镜行肩峰成形术治疗的肩袖撕裂。术前Constant评分为38.2分(41%为冈上肌腱撕裂,40.2%为冈上冈下肌腱撕裂,10.5%为三肌腱撕裂,8.1%为冈上肌腱合并肩胛下肌腱撕裂)。其中183例(88%)行肩关节清理术,38例行二头肌长头腱切断术。校正后的Constant评分显示的总体客观率达到了79.7%,73%的患者对术后效果满意。不良的临床因素有:术前的肩膀僵硬,术后的肩部疼痛,劳工补偿,4年以上的病史,以及低龄患者。肩关节骨关节炎,肩锁关节或二头肌腱病变被认为是不良的解剖学因素。

Klinger等人[13]在2005年发表的一篇论文中指出,关节镜下肩关节清理术治疗巨大不可修复肩袖撕裂为大多数患者提供了可靠的功能改善,疼痛减轻和肩部评分改善。在最近的随访中,增加二头肌长头腱切除术并未能明显影响手术结果。

在2008年,Liem等人[14]回顾性分析了31例关节镜下肩关节清理术治疗不可修复肩袖撕裂(平均随访4年)术后患者。他们观察到,平均ASES得分从术前的24分显著提高到随访时的70分。视觉模拟量表的疼痛评分从8分降低到3分。

Barth等人[15]将关节镜下肩关节清理术的功能结果与肩袖撕裂部分修复后获得的结果进行了比较。在42例患者中,尽管部分修复组有较高的结构破坏率,但两组均在肩袖手术后取得了良好或令人满意的结果。使用超声检查评估得到结论:关节镜下部分肩袖修复的功能结果比清理术稍好。Franceschi等人在2012年进行了类似的研究[16]。在对68位患者进行评估后,作者得出结论,这两种技术均可以有效减轻患者症状,部分修复的功能改善更好。值得一提的是,那些进行了清理术的患者肩关节力量并无明显提高,与术前水平一致。

尽管各种研究表明,清理术对老年和低运动需求患者仍然是可行的选择,但它不会减慢骨关节炎的进展[17]。但是,对于以缓解疼痛为目的的老年和低运动需求患者,以及那些保留了三角肌的完整性并且术前具有良好的外旋的患者(后肩袖良好的患者),大多数患者可获得满意的手术效果。

边缘融合

2001年,Burkhart[18]提出了"边缘融合"这一术语,以表示侧-侧吻合巨大U形肩袖撕裂(图35-5)。作者观察到,许多明显的不可修复肩袖撕裂并没有肌腱回缩,而是成从内侧到外侧垂直裂开的L形撕裂,由于肌腱单元的弹性而呈U形。Burkhart补充说,由于撕裂顶端的张力过大,尝试游离撕裂边缘会导致修复失败,而由于所谓的边缘会聚的生物力学原理,决定了修复的机械优势。该技术要求随着侧面修复的进行,将撕裂的游离边缘汇聚到大结节上。当边缘汇聚时,套囊游离边缘处的张力显著降低,从而将几乎没有张力的汇聚套囊边缘覆盖在肱骨骨床上进行修复。侧面修复U形撕裂的三分之二,可以将肩袖边缘的张力降低到预先收敛的肩袖边缘的张力的六分之一。这种手术方法通过锚钉或骨间修复可以降低固定失败的可能性。如果边缘融合后冈上肌腱仍存在部分缺损,则可以使用一到两个锚钉将其固定到骨骼上。

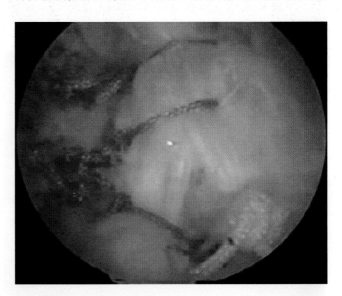

图35-5　肩关节外侧入路观察右肩关节。通过侧侧缝合技术修复巨大、U形撕裂的肩袖

间隙滑移

Tauro[20]所述的间隙滑移是指在非活动肩袖撕裂中,可将冈上肌腱进行1~2cm横向偏移,促成更大程度的部分修复。该技术要求肩袖和上关节囊之间的黏附必须通过关节镜打开释放。接着,通过侧方入路插入的抓钳检查肩袖的活动性。间隙滑移是将篮钳从侧方入路进入并通过肩袖撕裂处进行操作。冈上肌腱上的关节囊附着必须被释放。从外侧到内侧直到关节盂的关节表面,直到肌腱完全从肩袖间隙滑囊中分离出来为止(图35-6)。

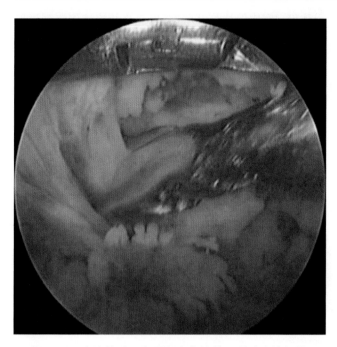

图 35-6　肩关节后入路观察右肩关节。通过肩袖间隙平滑技术修复不可移动的肩袖撕裂

Tauro 建议从关节后入路进行释放。如果肱二头肌腱断裂，则滑囊分离必须贴近关节盂的前上角。通常，间隙滑移后，冈上肌活动度大大提高。间隙滑移的核心修复部分是冈上肌腱与肩胛下肌腱的侧-侧吻合。然后使用缝线锚钉将肌腱固定到大结节。如肌腱提拉无法达到大结节，则必须进行清理术或部分修复。

这项技术的关键问题在于上肩袖的血运重建问题和间隙滑移时已经受损的肌腱单元的功能丢失问题[21]。

这种技术的优点被认为是符合人体解剖学和较可靠的修复。但是，将部分修复与间隙滑移的手术效果进行比较的研究发现，结果没有显著差异[21,22]。

部分修复

Burkhart 等人[23] 1993 年，在肩袖研究中第一个引入了"悬索桥"的生物力学概念，并基于该理论提出功能性肩袖假设，并为肩袖撕裂部分修复提供了理论依据。此过程涉及力传递过程中力线以及围绕肩部的力偶的恢复。在解剖学上旋转力线被定义为由前上冈上肌腱和后下冈下肌以及水平二头肌腱构成。绝大多数不可修复肩袖撕裂影响横向前旋后旋。因此我们强调了必须恢复横向力偶之间（由肩胛下下肌和冈下小圆肌复合体构成）的平衡。

去除了肩峰下滑囊（通常缺如）后，残余肩袖活动度可通过抓钳抓取肌腱边缘并提拉至对应足印区来完成。肩袖修复至少包括修复肩胛下肌腱的全部和冈上肌腱的下半部。如果可以的话，还需恢复横向力偶和肩部生理学运动的稳定支点。冈上肌腱足印区需通过电钻磨平。二头肌长头腱切断术和肩峰成形术通常在肩袖部分修复之前。

使用部分修复，Burkhart 发现患者的前屈（从 60° 升至 150°），强度（2.1~4.4 划分为 0~5 个分级）得到了改善。UCLA 分数从 9.8 提升至 27.6。在 14 例患者中，除 1 例外均获得了满意的术后效果。Duralde 和 Bair[24] 在 2005 年获得了相似的结果，并且患者 ASES 得分得到了显著改善。在 24 例患者中，有 11 例（46%）取得了优秀的效果。5 例（21%）良好，7 例（29%）中等，1 例（4%）较差。尽管平均每个肩袖肌腱残留缺损为 1cm×3cm，但进行部分修复的患者在平均 21 个月的随访中表现出了明显的强度和运动范围改善。Porcellini 等人[25] 观察到，患者的 Constant 评分从 44 分提高到 73 分，简单肩部测试从 4.6 分提高到 9 分。肩峰肱骨距离从 6.1mm 增加到 9.1mm。他们表示，对冈上肌腱进行"部分"功能性修复并未覆盖到大结节足印区，在患者满意度和恢复肩峰下肱骨距离方面均取得了良好的效果。此外，并发症很少见，与肩袖修复术后常见后遗症相符。

肩峰下可降解生物垫片

植入到肩峰与肱骨头之间的生物可降解球囊垫片（OrthoSpace，Kfar Saba，Israel）可通过降低肱骨头在运动过程中与肩峰滑动摩擦来减少肩外展时肩峰下摩擦。球囊植入技术先前由 Sartoretti 等人[26] 在踝关节手术中应用。InSpace 系统包含一个导引器和一个由聚合物（L-丙交酯-共-ε-己内酯）制成的预成型垫片，该垫片是聚丙交酯和 ε-己内酯的共聚物，是一种生物可降解的材料，可在 12 个月内完成生物降解[27,28]。为了能够植入，球囊被折叠放入圆柱形套管，垫片一经插入肩峰下空间中即可将套管移除。

该垫片禁止用于对该材料过敏的患者或在肩峰以下区域发生活动性或潜伏性感染或有组织坏死的迹象的患者。

与任何其他可植入材料一样，植入后的预期风险包括排异反应、伤口部位的局部刺激、局部感染、炎症和组织坏死。此外，可能会发生垫片移位并增加疼痛。上述提到的副作用都是相对罕见的，可以通过常规药物（例如抗生素和/或可注射类固醇）进行治疗，也可以通过关节镜手术移除植入物。

进行关节清理和/或滑囊切除以确定肩袖撕裂的大小。植入前需清理盂缘和肩袖肌残端上方的软组织，以便将垫片插入到正确位置。InSpace 肩峰下垫片提供三种不同的尺寸：小（40mm×50mm），中（50mm×60mm）和大（60mm×70mm）。为了选择合适的垫片尺寸，使用带标记线的关节镜探头进行测量，其中内侧点定义为距上方盂缘内侧 1cm,外侧点为肩峰外界。如果对要插入的垫片的尺寸有疑问,则使用较大的垫片尺寸以确保正确定位并最大限度地减少植入物移位的可能性。生物可降解垫片通过侧方入路引入。该系统应放置在盂缘和肩袖肌腱残端上方约 1cm 的内侧。在某些情况下,可能需要通过前入路的伸入探钩进行辅助操作以放置和稳定植入物。一旦垫片正确就位,即撤回套管以暴露垫片。延长管连接到 Luer-lock 连接器的远端,将垫片充气膨胀至最大体积。阀应保持打开状态,以允许盐溶液倒流到注射器中,直到达到推荐的合适体积,以允许肩部完全运动[29]。保持推荐的体积很重要,因为垫片过度充气可能会导致三角肌肌肉过度紧张并伴有疼痛,并且随着时间的推移设备移位的可能性也会增加。通过牢牢握住抓钳并拔出连接注射器,将垫片密封并固定在原位。随后,移开输送系统,被动活动肩膀,以验证垫片是否正确放置,稳定且不会干扰肩膀功能(图 35-7a~e)。

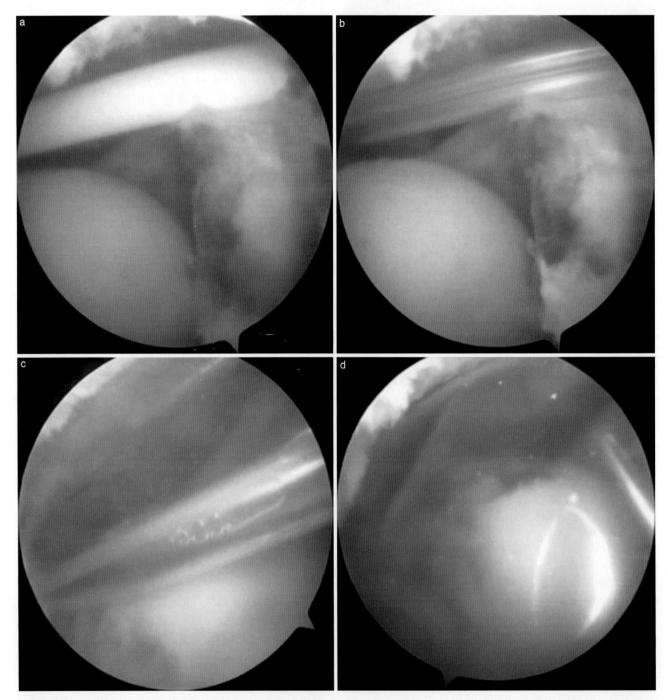

图 35-7　关节镜下肩峰下间隙垫片技术介绍。从外侧入路引入可修复的垫片(a),垫片位置合适后(b),部分充气(c),当完全充满后(d),密封垫片,通过器械使垫片保留在原位,撤出连接装置(e)

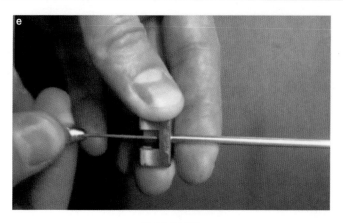

图 35-7(续)

Senekovic 等人[30] 植入 20 例肩峰下垫片。3 年的 Constant 评分平均得分从 33 分提高到 65 分。主观疼痛评分提高了 6.5 分。此外,日常生活和运动活动分别改善 9.4 分和 7.7 分。

垫片会在 12 个月内降解,这是在对肩袖进行任何关节镜检查手术后的康复时间框架内。然而,垫片最长可保持膨胀多长时间仍然未知,并且垫片在降解之后疼痛和功能评分仍会持续改善的原因仍未清楚。

结节成形术

2002 年,Fenlin 等人[31]引入了一种新的开放性手术方法,用于治疗巨大不可修复肩袖撕裂。此手术称为结节成形术,其步骤是去除大结节的增生侧缘,直到达松质骨为止,以形成光滑,一致的肩肱关节。该技术不需要去除喙肩韧带或肩峰成形术。用电钻在关节镜下磨去增生的骨赘(图 35-8a~c)。大结节的其余部分应适应肩峰的侧向弯曲。研究人员报告了 20 例患者(平均年龄 63 岁,范围 44~82 岁),至少接受了 27 个月的随访(7~58 个月),所有患者在结节成形术前均患有肩部疼痛,肩峰和喙肩韧带完好无损。有 12 例优秀结果,6 例良好和 1 例一般(UCLA 评分从 9.3 降至 27.7,满意结果为 95%)。68% 的患者完全没有疼痛,并且没有患者术后出现夜间疼痛。在本研究中,所有患者均出现外旋减弱。

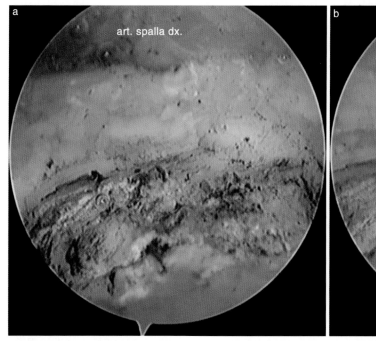
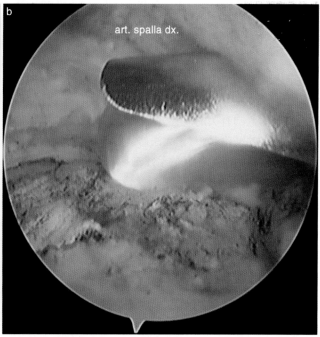

图 35-8 关节镜下行肩峰成型术。先将肩峰的下表面进行处理(a),然后用刨刀行肩峰成型术(b)。肩峰成型术完成后如图(c)

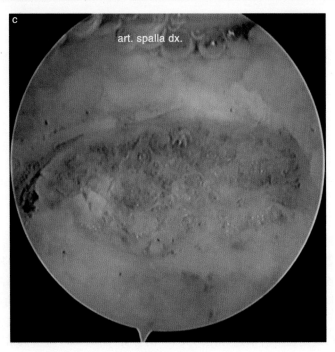

图 35-8(续)

Scheibel 等人[32]提出了一种关节镜手术方法,该方法在两年后被描述为反式关节镜下肩峰下减压术。作者研究了 23 名平均年龄为 69 岁(范围 60~81 岁)的患者,平均随访 40 个月(范围 20~58 岁)。加权平均 Constant 评分从 65.9%提高到 90.6%,在疼痛,日常生活活动和运动范围方面有明显改善。观察到骨关节炎的进展,尽管它不影响临床结果。后来,Verhelst 等人[33]和 Lee 等人[34]分别对 33 例(行肩峰成形术)(平均年龄 70 岁;随访 38 个月)和 32 例患者(不行肩峰成形术)(平均年龄 62;随访 40 个月)进行关节镜下结节成形术。两项研究均显示术后运动范围明显改善,疼痛减轻,分别有 84%和 81%的患者报告了优异或良好的效果。在与性别,年龄和术前运动范围有关的改善方面未观察到明显差异。这些研究得出的结论是:对于无法修复的肩袖撕裂患者,结节成形术可作为一种极好的治疗选择。

与不可修复撕裂相关的肩胛上神经

最近,人们非常关注肩胛上神经的走向以及肌肉肌腱回缩(例如在巨大,慢性和不可修复肩袖撕裂期间发生的回缩)对神经的潜在影响。

由于撕裂游离缘的吸收,脂肪渗透而导致的肌肉弹性降低以及可能与瘢痕组织有关的粘连等原因,牵拉撕裂缘时可能对肩胛上神经造成损害。研究表明,神经血管结构所允许的肩袖最大横向撕裂距离为 3cm[35],这比修复巨大肩袖撕裂时要小。

肩胛上神经(suprascapular nerve,SSN)起源于臂丛神经(C_5 和 C_6)的上躯干。神经支配冈上肌和冈下肌,并接收喙肩韧带和喙肱韧带、肩峰下滑囊、盂肱和肩锁关节提供的感觉纤维[36]。从神经丛分支出来后,神经在颈后三角下方延伸,深入到斜方肌,然后穿过肩胛上凹口到达喙突的底部。神经分为一条大分支,横穿冈上肌下方的冈上窝,通过肩胛上切迹支配冈下肌,一个或多个小分支横穿一小段距离并直接进入冈上肌腹。其上缘被短而厚的肩胛下横韧带覆盖。肩胛上动脉和静脉直接进入韧带上方的冈上窝。

磁共振是评估肩袖萎缩以及肩胛上神经受压病因的首选方式。肌电图和神经传导速度检测仍然是肩胛上神经病变诊断的金标准。然而,即使在肌电图检查阴性的情况下,神经痛也可能发生[37]。最初,治疗通常是非手术治疗[38],包括肩部休息、物理疗法和消水肿药物。对于外源性神经压迫或保守措施难以治愈的症状,应考虑手术治疗。冈上肌和腱分离后,会导致冈上肌内的神经受到牵拉,冈上肌位于肩胛下横韧带下方[39]。在肩胛上切迹处神经受压较少见。

一旦通过修复肩袖后缓解了对神经的牵拉,是否需要切开横韧带就存在争议。

肩胛上神经可在肩锁韧带后方[40,41]或前方[42]观察与探查。将关节镜和器械穿过肩峰下间隙并沿冈上肌前缘内侧走行可建立肩胛上神经探查后方入路。前部可视化是通过内侧和下方入路,沿喙突底部的内侧进行观察。

Lafosse 等人[41]观察到对于标准的肩胛上神经探查松解,可以通过肩峰下空间清楚看到神经,因为它向后离开肩胛上切迹并下降到冈上窝,在冈上肌腹下方。为了在此处观察神经,需在冈上肌的前缘打开内侧肩峰下滑囊。在外侧和前外侧入路插入关节镜和刨刀,冈上肌将被用作导向器。刨刀用于打开关节囊,并在解剖过程中向内侧行至肩锁韧带底部,去除松动的结缔组织。Lafosse[41]通过肩胛上横韧带保护神经免受刨刀伤害;但是,肩胛上动脉(肩胛横动脉)从韧带的前部向后穿过,因此一旦解剖到达肩锁韧带的后方,应停止清理。作者建议在喙突的同一条线上创建一个新的入路(G 入路),但要在锁骨外侧之后。是在直视下创建的,使用针头识别确切位置。30°镜向下方看,然后将针与关节镜对准,直接插入冈上肌前缘的韧带上方。刨刀保持在原位,适当放松刨刀使其充当斜方肌的牵开器,以改善该区域的可视性。

在 G 入路置入一枚套管用于分离在肩锁关节后方与横韧带并行的残余软组织。肩胛上动脉和两条伴随的静脉位于韧带的顶部,用套管将其一起向内侧钝性轻推。有时,在横韧带下方会发现动脉的异常分支,在切割韧带时注意与神经一起保护。肩胛上神经发出一个非常短的分支支配冈上肌,该分支离开切迹并直接进入切迹后面的肌腹。用套管钝性温和分离,以免从肌肉腹部撕脱神经。

横韧带可以用通过与 G 入路相邻的入口引入的关节镜剪刀分开。去除韧带后,即可在切迹中看到神经。

关节腔类固醇注射

在退镜前,可以进行关节腔内类固醇注射,以消除残留的炎症(图 35-9)。并能减轻术后疼痛。

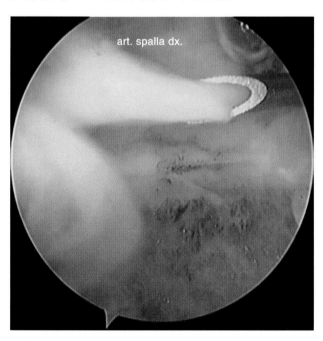

art. spalla dx.

图 35-9 关节镜下在肩袖下表面注射糖皮质激素

参考文献

1. Walch G, Edwards TB, Boulahia A, Nové-Josserand L, Neyton L, Szabo I (2005) Arthroscopic tenotomy of the long head of the biceps in the treatment of rotator cuff tears: clinical and radiographic results of 307 cases. J Shoulder Elbow Surg 14:238–246
2. Gumina S, Di Giorgio G, Bertino A, Della Rocca C, Sardella B, Postacchini F (2006) Inflammatory infiltrate of the edges of a torn rotator cuff. Int Orthop 30:371–374
3. Burkhart SS (1991) Arthroscopic treatment of massive rotator cuff tears: clinica results and biomechanical rationale. Clin Orthop Relat Res 267:45–56
4. Wiley AM (1991) Superior humeral dislocation. A complication following decompression and debridement for rotator cuff tears. Clin Orthop Relat Res 263:135–141
5. Ogilvie-Harris DJ, Demaziere A (1993) Arthroscopic decompression versus open repair for rotator cuff tears: a prospective cohort study. J Bone Joint Surg 75B:416–420
6. Ellman H, Kay SP, Wirth M (1993) Arthroscopic treatment of full-thickness rotator cuff tears: 2 – to – 7 year follow-up study. Arthroscopy 9:195–200
7. Zvijac JE, Levy HJ, Lemak LJ (1994) Arthroscopic subacromial decompression in the treatment of full-thickness rotator cuff tears. A 3 to 6 year follow-up. Arthroscopy 10:518–523
8. Montgomery TJ, Yerger B, Savoie FH (1994) Management of rotator cuff tears: a comparison of arthroscopic debridement and surgical repair. J Shoulder Elbow Surg 3:70–78
9. Rockwood CA, Williams GR, Burkhead WZ (1995) Debridement of degenerative, irreparable lesions of the rotator cuff. J Bone Joint Surg Am 77:857–866
10. Gartsman GM (1997) Massive, irreparable tears of the rotator cuff. Results of operative debridement and subacromial decompression. J Bone Joint Surg Am 79:715–721
11. Melillo AS, Savoie FH III, Field LD (1997) Massive rotator cuff tears: debridement versus repair. Orthop Clin North Am 28: 117–124
12. Kempf JF, Gleyze P, Bonnomet F, Walch G, Mole D, Frank A, Beaufils P, Levigne C, Rio B, Jaffe A (1999) A multicenter study of 210 rotator cuff tears treated by arthroscopic acromioplasty. Arthroscopy 15:56–66
13. Klinger HM, Spahn G, Baums MH, Steckel H (2005) Arthroscopic debridement of irreparable massive rotator cuff tears – a comparison of debridement alone and combined procedure with biceps tenotomy. Acta Chir Belg 105:297–301
14. Liem D, Lengers N, Dedy N, Poetzl W, Steinbeck J, Marquardt B (2008) Arthroscopic debridement of massive irreparable rotator cuff tears. Arthroscopy 24:743–748
15. Berth A, Neumann F, Awiszus F, Pap G (2010) Massive rotator cuff tears: functional outcome after debridement or arthroscopic partial repair. J Orthop Traumatol 11:13–20
16. Franceschi F, Papalia R, Vasta S, Leonardi F, Maffulli N, Denaro V (2015) Surgical management of irreparable rotator cuff tears. Knee Surg Sports Traumatol Arthrosc 23:494–501
17. Gerber C, Wirth SH, Farshad M (2011) Treatment options for massive rotator cuff tears. J Shoulder Elbow Surg 20:S20–S29
18. Burkhart SS (2001) Arthroscopic treatment of massive rotator cuff tears. Clin Orthop Relat Res 390:107–118
19. Mazzotta AD, Bollier M, Fehsenfeld D, Romeo A, Stephen K, Solovyoya O, Obopilwe E, Ciminiello A, Nowak MD, Arciero R (2011) Biomechanical evaluation of margin convergence. Arthroscopy 27:330–338
20. Tauro JC (1999) Arthroscopic "Interval Slide" in the repair of large rotator cuff tears. Arthroscopy 15:527–530
21. Iagulli ND, Field LD, Hobgood ER, Ramsey JR, Savoie FH (2012) Comparison of partial versus complete arthroscopic repair of massive rotator cuff tears. Am J Sports Med 40:1022–1026
22. Kim SJ, Kim SH, Lee SK, Seo JW, Chun YM (2013) Arthroscopic

repair of massive contracted rotator cuff tears: aggressive release with anterior and posterior interval slides do not improve cuff healing and integrity. J Bone Joint Surg Am 95:1482–1488

23. Burkhart SS, Esch JC, Jolson RS (1993) The rotator crescent and rotator cable: an anatomic description of the shoulder's "suspension bridge". Arthroscopy 9:611–616

24. Duralde XA, Bair B (2005) Massive rotator cuff tears: the result of partial rotator cuff repair. J Shoulder Elbow Surg 14:121–127

25. Porcellini G, Castagna A, Cesari E, Merolla G, Pellegrini A, Paladini P (2011) Partial repair of irreparable supraspinatus tendon tears: clinical and radiographic evaluations at long-term follow-up. J Shoulder Elbow Surg 20:1170–1177

26. Sartoretti C, Sartoretti-Schefer S, Duff C, Buchmann P (1996) Angioplasty balloon catheters used for distraction of the ankle joint. Arthroscopy 12:82–86

27. Burks CA, Bundy K, Fotuhi P, Alt E (2006) Characterization of 75:25 poly(l-lactide-co-epsilon-caprolactone) thin films for the endoluminal delivery of adipose-derived stem cells to abdominal aortic aneurysms. Tissue Eng 12:2591–2600

28. Levy Y, Paz A, Ben Yosef R (2009) Biodegradable inflatable balloon for reducing radiation adverse effects in prostate cancer. J Biomed Mater Res B Appl Biomater 91:855–867

29. Savarese E, Romeo R (2012) New solution for massive, irreparable rotator cuff tears: the subacromial "biodegradable spacer". Arthrosc Tech 4:e69–e74

30. Senekovic V, Poberaj B, Kovacic L, Mikek M, Adar E, Dekel A (2013) Prospective clinical study of a novel biodegradable sub acromial spacer in treatment of massive irreparable rotator cuff tears. Eur J Orthop Surg Traumatol 23:311–316

31. Fenlin JM Jr, Chase JM, Rushton SA, Frieman BG (2002) Tuberoplasty: creation of an acromiohumeral articulation – a treatment option for massive irreparable rotator cuff tears. J Shoulder Elbow Surg 11:136–142

32. Scheibel M, Lichtenberg S, Habermayer P (2004) Reversed arthroscopic subacromial decompression for massive rotator cuff tears. J Shoulder Elbow Surg 13:272–278

33. Verhelst L, Vandererckhove PJ, Sergeant G, Liekens K, Van Hoonacker P, Berghs B (2010) Reversed arthroscopic subacromial decompression for symptomatic irreparable rotator cuff tears: mid-term follow-up results in 34 shoulders. J Shoulder Elbow Surg 19:601–608

34. Lee BG, Cho NS, Rhee YG (2011) Results of arthroscopic decompression and tuberoplasty for irreparable massive rotator cuff tears. Arthroscopy 27:1341–1350

35. Warner JP, Krushell RJ, Masquelet A, Gerber C (1992) Anatomy and relationships of the suprascapular nerve: anatomical constraints to mobilization of the supraspinatus and infraspinatus muscles in the management of massive rotator-cuff tears. J Bone Joint Surg Am 74:36–45

36. Cummins CA, Messer TM, Nuber GW (2000) Current concepts review—suprascapular nerve entrapment. J Bone Joint Surg Am 82:415–424

37. Freehill MT, Shi LL, Tompson JD, Warner JJ (2012) Suprascapular neuropathy: diagnosis and management. Phys Sportsmed 40:72–83

38. Shi LL, Freehill MT, Yannopoulos P, Warner JJ (2012) Suprascapular nerve: is it important in cuff pathology? Adv Orthop. published on line 2012:516985. doi:10.1155/2012/516985

39. Lafosse L, Piper K, Lanz U (2011) Arthroscopic suprascapular nerve release: indications and technique. J Shoulder Elbow Surg 20(2 Suppl):S9–S13

40. Lafosse L, Tomasi A (2006) Technique for endoscopic release of suprascapular nerve entrapment at the suprascapular notch. Tech Shoulder Elbow 7:1–6

41. Lafosse L, Tomasi A, Corbett S, Baier G, Willems K, Gobezie R (2007) Arthroscopic release of suprascapular nerve entrapment at the suprascapular notch: technique and preliminary results. Arthroscopy 23:34–42

42. Krishnan SG (2010) Suprascapular nerve release: the anterior approach. Presented at the Nice Shoulder Course, France

第36章　关节镜下肩袖撕裂修复失败

Stefano Gumina

肩关节镜检查比膝关节镜检查术中术后并发症风险更高,包括血管和神经系统损伤、灌注液外渗、僵硬、医源性肌腱损伤和设备故障方面问题[1]。

2012年,Randelli等人[2]报道了一篇文献综述,总结了通过关节镜修复技术治疗的肩袖撕裂患者并详细报道了并发症。这些并发症包括一般和特定并发症。该研究的2890名患者中,有414名患者出现了并发症。再次撕裂是最常见的并发症(图36-1a、b)。关节僵硬和设备相关并发症分别发生了74例和12例。还报告了11种较不常见的并发症:5例神经血管损伤并发症,3例败血症,2例血栓栓塞事件和1例麻醉并发症。

在Brislin等人发表于2007年的研究中[3],最常见的并发症是持续性僵硬。而修复失败、感染、反射性交感神经营养不良、深静脉血栓形成和死亡并不常见。

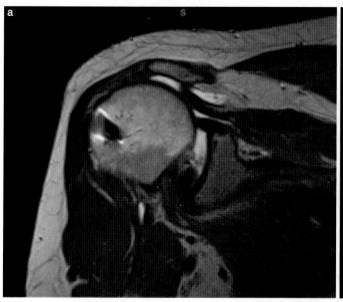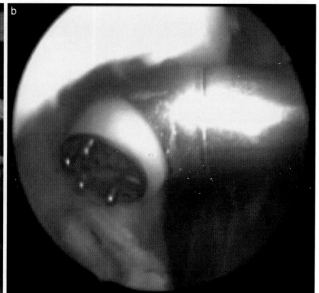

图36-1　67岁男性的右肩关节。磁共振成像(a)和关节镜(后入路观察)(b)显示肩袖修复失败

文献报道,肩袖修复失败率从13%[4]到94%[5]不等。这些数字很重要,因为它们反映了问题所在,但由于其实际意义受到以下因素的影响而受到质疑:①研究中患者数量,②撕裂的原始大小,③患者年龄,④肌肉脂肪变性,⑤肩峰下肱骨头距离,⑥患者习惯,⑦盂肱关节炎[6-10]。

2011年,Chung等人[11]认为,骨质密度,冈下肌的脂肪浸润变形和回缩程度是影响术后肩袖愈合的独立因素。

在过去,尽管许多患者有重要的易感因素可导致肩袖撕裂和再次撕裂,如年龄、糖尿病、高胆固醇血症、代谢综合征、吸烟和饮酒习惯,但医生仍进行了肩袖修复手术。对于这些患者,肩袖撕裂修复失败风险很高。因此,错误不在于所用的手术修复技术,而在于未把握手术适应证。

2013年,Iannotti等人[12]观察到,再次撕裂主要发生在关节镜下肩袖修复术后的6~26周,此后很少发生再撕裂。再次撕裂集中发生在术后6~26周。在此之前,Miller等[13]也得出了相同的结论,不过他们的研究中患者人数较少。

在外科医生刚开始学习肩关节镜技术时,再次撕裂可能是由于不成熟的修复技术造成的:①不正确的修复结构/手术步骤,②结未打紧,③使用的锚钉数量不正确,

④锚钉之间的距离过小,从而有可能在大结节中融合成一个大孔,进而降低两个锚钉的固定效果。

锚钉位置不正确可导致修复失败。锚钉与骨面的成角至关重要。如 Burkhart[14,15] 所述,理想情况下,锚钉定位器的成角应小于45°。如果插入角度太垂直,它将进入大结节下骨松质,而不是肱骨头内致密的软骨下骨,从而增加了锚钉拔出的风险(图36-2a~c)。相反,如果插入角度太水平(图36-3a~d),则钉尖可能从盂肱关节面突出,均会造成缝合不良。Benson 等人[16]认为锚钉拔出的风险与撕裂尺寸有关。这种风险会随着撕裂的尺寸的增加而增加。根据 Kirchhoff 等人[17]理论,在关节表面边界置钉可以得到更好的骨结构把持力。

许多60岁以上的老龄患者大结节处有骨质疏松退变或假性肿瘤(图36-4a~c)。显然,在大结节处置钉,锚钉的把持力会降低,并且在术中或术后松动脱出的风险很高。

在肌腱组织明显退变的情况下,用于修复的缝线本可能会切割肌腱。因此,适当的做法是使线横穿过肌腱边缘,以避免可能的修复失败。或者进行更复杂的缝合操作,如 Mason-Allen 缝合,从而将牵引力分摊到残端,而不直接施加在退变的肌腱上。

巨大肩袖撕裂修复后因肌腱张力较大致修复失败的风险很高。而且缝线可能会切割退变的肌腱。建议行进一步肩关节清理术,进一步游离肌腱,肩峰下滑囊和肩峰之间的任何粘连。此外,应考虑进行1~2次间隙滑移来进一步增加组织的活动性。

切除外侧3mm左右的关节软骨将足印区内移是另一个选择(图36-5)。

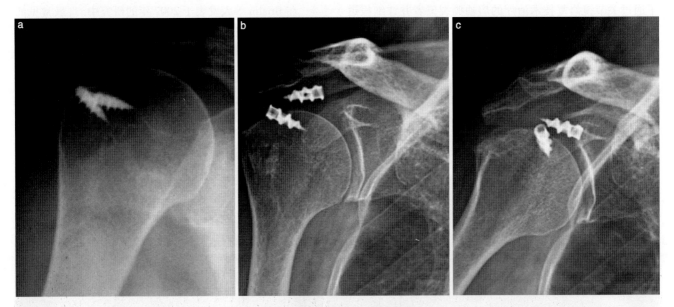

图36-2　前后位 X 片显示2例肩袖修复失败案例。(a)锚钉部分脱出。(b,c)锚钉全部脱出

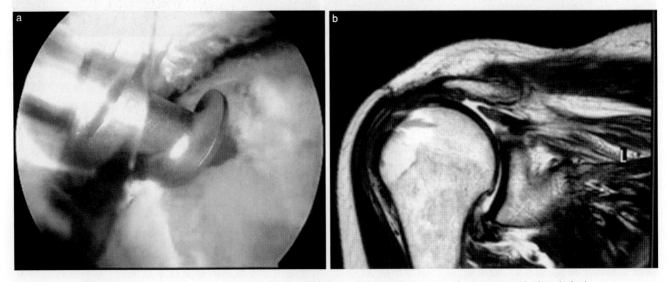

图36-3　锚钉水平方向(a)植入容易导致修复失败。磁共振成像(b)和 X 线(c,d)显示肩袖缝合失败

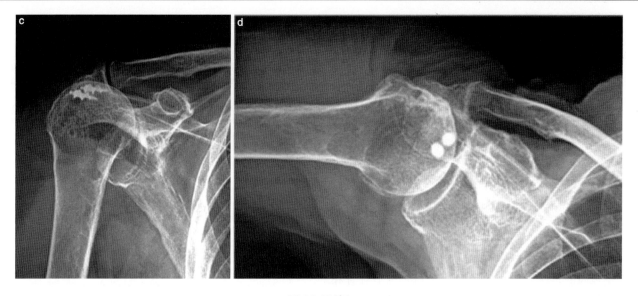

图 36-3(续)

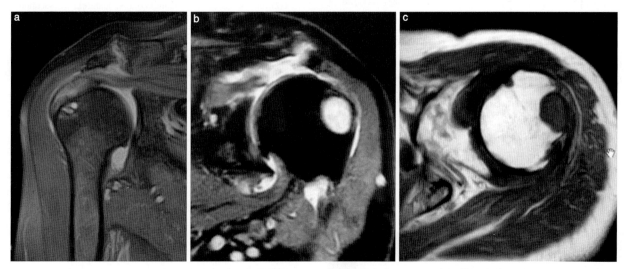

图 36-4　肱骨大结节皮质下骨骨质不良(a)或假性肿瘤改变(b,c)降低锚钉抗拔强度

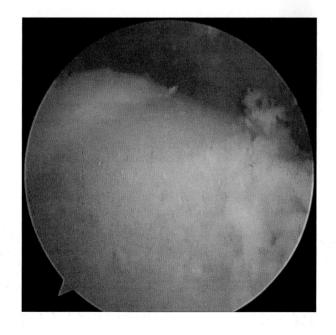

图 36-5　肱骨大结节足印区矿化不良易导致缝合张力下降。关节镜后入路观察显示去除 3mm 关节软骨后的足印区

当撕裂牵涉到单个肌腱时,应检查附近组织的质量。特别是对肩袖肌腱的下表面进行检查。对那些接近全层的部分撕裂,将修复范围扩大到超过撕裂边缘(关节镜下肩袖撕裂完整修复)。损伤定位后,即可使用刨刀完成撕裂边缘修整。

近年来,在肩袖修复术中同时进行肩峰成形术的外科医生越来越少。这是因为无论是进行或不进行肩峰成形术,小到大型撕裂修复后的结果无明显差异。如果不常规行肩峰成形术,则需在术前或术中评估肩峰下-肱骨头距离,这非常重要。实际上,保留Ⅲ型肩峰或肩锁关节骨赘(常由肩锁关节退行性改变所致)的风险很高,这可能导致肩峰撞击,造成再次撕裂。

患有驼背畸形的老年患者(因椎体多处骨折)也预示着很高风险的再次撕裂。实际上,驼背畸形使肩胛骨在胸部的位置更加水平,从而导致肩峰向前倾斜。在这种情况下,肩峰下与肱骨头的距离减小,并且该距离随着驼背的恶化而显著缩小。

由于软组织质量差,组织粘连严重以及保留的缝线和锚钉固定材料等原因,肩袖翻修的技术难度更大。纵观肩袖翻修发展史,开放式肩袖翻修术与初次肩袖修复术相比效果较差。但是,最近的研究表明,在小到中型肩袖撕裂中,有52%~69%的结果令人满意。关节镜下肩袖翻修术中,有超过60%的患者得到较好或良好的疗效[18]。肌肉萎缩少、肌腱回缩少的肩袖翻修后效果较好,术前前屈大于90°,三角肌功能正常(图36-6)以及没有合并关节炎是翻修适应证。

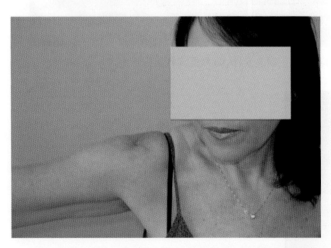

图36-6　64岁女性患者,在关节镜外侧入路的近端出现三角肌剥离。肩袖修复失败后,三角肌剥离会影响下次修复效果

参考文献

1. Weber SC, Abrams JS, Nottage WM (2002) Complications associated with arthroscopic shoulder surgery. Arthroscopy 18(Suppl 1):88–95
2. Randelli P, Spennacchio P, Ragone V, Arrigoni P, Casella A, Cabitza P (2012) Complications associated with arthroscopic rotator cuff repair: a literature review. Musculoskelet Surg 96:9–16
3. Brislin KJ, Field LD, Savoie FH 3rd (2007) Complications after arthroscopic rotator cuff repair. Arthroscopy 23:124–128
4. Bellumore Y, Mansat M, Assoun J (1994) Results of the surgical repair of the rotator cuff. Radio-clinical correlation. Rev Chir Orthop Reparatrice Appar Mot 80:582–594
5. Galatz LM, Ball CM, Teefey SA, Middleton WD, Yamaguchi K (2004) The outcome and repair integrity of completely arthroscopically repaired large and massive rotator cuff tears. J Bone Joint Surg Am 86-A:219–224
6. Gumina S, Candela V, Passaretti D, Latino G, Venditto T, Mariani L, Santilli V (2014) The association between body fat and rotator cuff tear: the influence on rotator cuff tear sizes. J Shoulder Elbow Surg 23:1669–1674
7. Gumina S, Carbone S, Campagna V, Candela V, Sacchetti FM, Giannicola G (2013) The impact of aging on rotator cuff tear size. Musculoskelet Surg 97(Suppl 1):69–72
8. Carbone S, Gumina S, Arceri V, Campagna V, Fagnani C, Postacchini F (2012) The impact of preoperative smoking habit on rotator cuff tear: cigarette smoking influences rotator cuff tear sizes. J Shoulder Elbow Surg 21:56–60
9. Passaretti D, Candela V, Venditto T, Giannicola G, Gumina S (2015) Association between alcohol consumption and rotator cuff tear. Acta Orthop 26:1–4
10. Jost B, Pfirrmann CW, Gerber C, Switzerland Z (2000) Clinical outcome after structural failure of rotator cuff repairs. J Bone Joint Surg Am 82-A:304–314
11. Chung SW, Oh JH, Gong HS, Kim JY, Kim SH (2011) Factors affecting rotator cuff healing after arthroscopic repair: osteoporosis as one of the independent risk factors. Am J Sports Med 39:2099–2107
12. Iannotti JP, Deutsch A, Green A, Rudicel S, Christensen J, Marraffino S, Rodeo S (2013) Time to failure after rotator cuff repair: a prospective imaging study. J Bone Joint Surg Am 95:965–971
13. Miller BS, Downie BK, Kohen RB, Kijek T, Lesniak B, Jacobson JA, Hughes RE, Carpenter JE (2011) When do rotator cuff repairs fail? Serial ultrasound examination after arthroscopic repair of large and massive rotator cuff tears. Am J Sports Med 39:2064–2070
14. Burkhart SS, Lo IK (2006) Arthroscopic rotator cuff repair. J Am Acad Orthop Surg 14:333–346
15. Burkhart SS (1995) The deadman theory of suture anchors: observations along a south Texas fence line. Arthroscopy 11:119–123
16. Benson EC, MacDermid JC, Drosdowech DS, Athwal GS (2010) The incidence of early metallic suture anchor pullout after arthroscopic rotator cuff repair. Arthroscopy 26:310–315
17. Kirchhoff C, Braunstein V, Milz S, Sprecher CM, Fischer F, Tami A, Ahrens P, Imhoff AB, Hinterwimmer S (2010) Assessment of bone quality within the tuberosities of the osteoporotic humeral head: relevance for anchor positioning in rotator cuff repair. Am J Sports Med 38:564–569
18. George MS, Khazzam M (2012) Current concepts review: revision rotator cuff repair. J Shoulder Elbow Surg 21:431–440

第 37 章　补片增强

Alessandro Castagna, Marco Conti, Eugenio Cesari, and Raffaele Garofalo

引言

肩袖撕裂的修复需求日益增加。然而,尽管修复技术和材料有了许多改进,如高强度缝线和强力锚钉,尽管我们了解影响手术结果的因素,袖套修复失败的比率还是从11%到94%不等,这取决于撕裂的大小、肌腱的退变程度、脂肪的渗入、患者的年龄、肌腱的分层和收缩,以及慢性撕裂[20,33]。过去认为失败的原因是再次撕裂,但在许多情况下,它可能是肌腱不愈合导致的。翻修手术往往显示肌腱缝合处的不愈合。尽管缝合线的配置和定位有所改变,外科技术有所改变,以减少修复过程中肩袖的张力(如沿关节缘放置锚钉),肌腱缝合处的不愈合仍然是一个严重的问题[9]。历史上,人们认为尽管肩袖缺损持续存在,但仍能取得良好的临床效果。然而,临床研究表明,修复失败的患者与修复完好的患者相比,其临床结局较差[6]。为了克服传统直接修复手术的局限性,近年来再生医学技术得到了广泛的研究。其目的是增强和刺激肌腱组织的形成,其组织学和力学特性与天然肌腱相似。因此,了解肩袖撕裂的病因及愈合过程,对于提高肩袖修复的愈合率,进而改善肩关节功能具有重要意义。当我们观察肩袖愈合的生物学特性时,修复过程中有两个主要的关键点:肌腱组织本身的质量和肌腱-骨连接的重建。

补片

机械性肩袖修补术是治疗大型慢性退行性撕裂的重要手段。用于肩袖的补片可以是合成补片或生物补片。

肩袖修复用合成补片

使用合成补片的基本原理与这样一个概念有关,即它们可以提供机械强度来稳定修复结构,直到宿主组织愈合。许多不同的合成补片可用于肩袖修复,包括聚氨酯脲或聚 L-丙交酯或聚碳酸酯。合成补片通常非常坚固,易于处理、切割以及塑形为软组织。对于合成支架,宿主反应的顺序是从急性炎性反应开始,然后是慢性炎性反应,如果生物材料不可降解,则肉芽组织和纤维囊形成。宿主反应的持续时间和强度由其生物材料组成和形态决定[23]。对动物的研究表明,梭织聚乳酸装置增强肩袖修复可增加肩袖修复的横截面积[11];然而,在该研究中,观察到组织内生长,偶见巨噬细胞和异物巨细胞。Ozaki 等[28]首次报道了在 25 例患者中 23 例使用聚酯和聚四氟乙烯(聚四氟乙烯)移植修复大面积肩袖撕裂,显示出具有良好的耐受性和功能结果。另一项对使用聚碳酸酯聚氨酯补片的 10 名患者的临床研究显示,在长达一年的随访中 10% 的患者出现复发,该贴片耐受性良好,无不良反应报告[13]。此外,Hirooka 等[16]和 Audenaert 等[2],两人都报告了在大面积再次撕裂的病例中使用合成支架的良好临床结果。最近的一项关于聚丙烯补片增强的研究表明,在 3 年的随访中,肩袖修复或修复和生物增强在强度、功能和复述方面都有显著改善[10]。然而,与植入不可降解材料有关的问题仍然存在。另一个令人担忧的问题是感染的发生,而感染一旦发生,通常需要翻修手术来移除植入物[25]。此外,从长远来看,完整性的丧失是人工补片的另一个可能的并发症。

肩袖修复用生物补片

不同的生物补片,如自体肱二头肌肌腱、阔筋膜[26,5]和同种异体冷冻干燥肩袖[27]或髌腱[24]在过去使用过,但效果不一。近年来,生物基质被用来改善肩袖的修复。通常,最常用的生物学方法是利用细胞外基质(extracellular matrices,ECM)来促进肩袖修复的愈合。ECM 是由结构蛋白(胶原蛋白)、特殊蛋白(原纤维蛋白、纤维连接蛋白)和各种蛋白多糖组成的复杂结构。其基本原理是在肩袖手术中使用这些不同的 ECM 作为补片来加强软组织修复。另一方面,最终的一个极妙的想法是,这些类似人体固有结构的 ECM 可以作为支架发挥作用,为修复愈合和重塑提供有利的化学和结构环境。事实上,支架可以为结构提供几何空间,并充当肌腱和骨骼之间的组

259

织桥。

支架的要求包括生物相容性、血液相容性,以及耐用、功能性和能够支持细胞生长的无毒材料。由于 ECM 支架是从不同的物种和组织中获得的,因此对其体内宿主反应的研究备受关注。从细胞外基质中去除细胞和细胞残余物被认为是获得良好宿主反应的关键。从这个意义上说,肩袖 ECM 贴片已经被设计成含有纯化的胶原,主要是 I 型胶原,作为多种人类(同种异体)或动物(异种)来源的支架。使用经过处理的人和动物胶原蛋白、感染(病毒)传播和注射反应仍然存在一些问题。但是,使用无细胞材料已将移植物排斥反应的问题降到最低。目前还没有针对 ECM 的异种移植相关疾病传播问题。理想的肩袖支架应具有以下特点:

1. 可忽略的疾病转移或排斥风险。
2. 最小的炎性反应。
3. 坚固的初始强度、机械性能,足以提供补强修复。
4. 在愈合过程中支持基质自身与宿主组织的生物结合和重塑。
5. 中等弹性自然应力屏蔽。
6. 良好的操纵特性。
7. 价格合理。
8. 有效促进合适的宿主细胞增殖。
9. 作为冻干移植物迅速可用。
10. 适用于关节镜下植入。

对于任何移植的同种异体或异种移植组织,都存在着炎性反应、组织重组和安全性方面的问题。事实上,所有的 ECM 支架都与宿主细胞的免疫反应有关,而植入 ECM 后可接受炎症反应尚不清楚。化学交联过程(通常是戊二醛或对乙酰乙酸)在抗原性和软组织反应中起着重要作用。事实上,化学交联减少了免疫表位和其他细胞的表面识别,以及随后宿主环境的移植物降解,使得组织具有一定的免疫特权[4]。不同的是,没有交联的 ECM 支架经历了一个更快速的组织降解,这是由一个非常重要的宿主免疫反应引起的。给定支架材料的化学性质也会影响降解和重塑的速度和程度。来源于非交联小肠黏膜下层(small intestine submucosa,SIS)的支架可以被快速重塑,并被新的宿主组织所取代,而来源于真皮的支架重塑的速度则较为缓慢,并可能在某种程度上被宿主所结合,而不是完全替换。

同种异体移植

脱细胞非交联人真皮基质

脱细胞非交联人真皮基质(GJA,GRAFJACKET matrix,Wright Medical Technology,Inc,Arlington,TN)是一种去细胞冷冻干燥的人真皮组织,采用专利技术处理,去除表皮并保持完整的胶原结构,同时避免有意的人工交联。

I 型、III 型、IV 型和 VII 型胶原得以保留。除了胶原蛋白,这个细胞外基质还含有弹性蛋白和蛋白多糖。使用前需要补水。该材料为单层材料,具有多种厚度(0.5~2mm)和尺寸,适用于不同的手术。GJA 在肩袖修复增强方面已经得到了很好的研究。Fini 等[14]比较了 SIS 和 GJA 对腱细胞的影响,结果表明,与 SIS 相比,GJA 能维持较高的 TGF-β1 水平、基质增殖和较低的炎性细胞数量,从而更好地促进 ECM 的合成。Adams 等[1]研究了 GJA 在犬全层冈下撕裂模型中的应用。在第 6 周时发现,慢性炎性反应与手术和修复相一致。到 6 个月时,肌腱-骨界面含有 Sharpey 纤维,并出现了一个结实的、重塑的含有弹性蛋白的肌腱样结构。Ide 等[18]发现用 GJA 增强修复的肩袖撕裂肌腱成熟度评分高于未经治疗的对照组。Bond 等[7]报道关节镜下 GJA 增强治疗 16 例肩袖大面积撕裂的初步结果。在平均 26.8 个月的随访中,13 名患者在 1 年的磁共振成像(magnetic resonance imaging,MRI)中记录到了移植体完全融入自体组织的情况。Dopirak 等[12]报道了 16 例巨大、收缩、不可移动的肩袖撕裂患者采用 GJA 作为桥接移植物。术后 2 年以上,75% 的患者对治疗结果满意。3 个月和 12 个月的磁共振成像显示有三例失败,其中两例发生在前 3 个月,无并发症报告。Burkhead 评估了 17 名接受 GJA 移植治疗的患者,这些患者的肩袖大面积撕裂超过 5cm,累及 2、3 或 4 个肌腱。平均随访 1.2 年后,11 例术后 MRI 和 CT 关节造影发现 3 例较小的复发性撕裂。总的来说,17 名患者中有 14 名对他们的结果感到满意[8]。

异种移植

小肠黏膜下层

小肠黏膜下层(SIS)是从猪空肠黏膜下层获得的一种无细胞、胶原基、可吸收的生物材料。SIS 的异质性是由于移植肠取材的区域不同,这一因素限制了移植肠的同质性。一些研究表明,并不是所有的 SIS 采集点都是相同的,因此生物力学特性也不同。例如,肠的远端样本比近端样本更具弹性和渗透性。Schlegel[30]对绵羊进行了全冈下损伤修复。他们在修复后的组织的表面上放置了一块 SIS。对照组为无移植肌腱修复术。研究人员没有报告在时间零点使用移植物装置的生物力学益处的程度;但是,在 3 个月时,使用 SIS 的修复硬度为正常肌腱的 40%,且其硬度比未使用 SIS 的修复高 39%。Zalavras[36]同样在大鼠模型中检测了 SIS 的再生能力。在 40 只大鼠中,先切除其部分的冈上肌中下肌腱。对其中 20 例用 SIS 补片修复,其余未修复作为对照,评价大面积缺损的自然愈合能力。分别于 6 周和 16 周处死大鼠,进行组织学和生物力学分析。再生肌腱呈新生血管,成纤维细胞沿机械应力方向排列,大鼠无异物反应。再生肌腱的抗拉强度和刚度比全缺失的要高,但仅达到正常肌腱的 75% 左右。有好几个制造商可以做这种 SIS,每个制造商都有他们专有的处理和灭菌过程。

RESTORE(Ortobiologic Soft Tissue Implant;Depuy Orthopaedics,Inc,Warsaw IN)由 10 层非交联的 SIS 层组成,这些 SIS 层经对乙酰乙酸和乙醇处理后,不含有细胞或免疫 DNA 组分。该装置主要含有 I 型胶原、纤连蛋白、硫酸软骨素、肝素、透明质酸盐和一些生长因子。植入物使用电子束辐射进行最终消毒,并干燥包装。植入前需要补水。在临床试验中,异种移植 ECM 在肩袖修复中的应用产生了不同的结果。Malcarney[21] 发表了他们在 25 名患者中的经验。在四个患者中,报告了 1 例出现需要清创和移除移植物的明显炎症反应。Zheng[37] 报道了类似的非感染性肿胀和疼痛性炎症反应。Iannotti[17] 进行了一项随机对照试验,旨在比较在两组双肩袖撕裂的案例中使用 SIS 增强和非增强之间的区别。与对照组 15 个肩关节中的 9 个愈合相比,SIS 组 15 个肩关节增强中有 4 个愈合。此外,在增强组,有 3 例不良反应。Metcalf[22] 还研究了使用 Restore 作为巨大的慢性肩袖撕裂的增强治疗的临床效果。11 例患者术后 MRI 表现为袖状肌腱明显增厚合并有 SIS 移植物融合。没有任何患者出现局部或全身排斥或感染的迹象。Sclamberg[29] 评估了 RESTORE 在 11 例肩袖大面积或巨大撕裂开放性修复术中的应用。该装置被用作 4 例患者的增强移植物和 7 例患者的间置移植物。随访 MRI 显示,11 例患者中有 10 例出现大面积再次撕裂。Walton[35] 开始了一项前瞻性研究,比较 RESTORE 和非增强对照的效果。当 19 例使用 SIS 的患者中有 4 例出炎症反应时,该研究被停止。由于所有这些担心,美国骨科医师学会目前不建议使用非交联猪 SIS(RESTORE)治疗人类肩袖撕裂。

CuffPatch(Bioengineered Soft Tissue Reinforcement; Arthrotek,Biomet Sports Medicine,Inc,Warsaw,IN)是一种八层无细胞、交联的 SIS 装置。通过一个非清洁剂、非酶学的化学清洗程序可以去除细胞和细胞碎片,而不损害天然胶原结构。植入物经过水化包装,并通过伽玛辐射进行最终消毒。袖套大约 0.6mm 厚。Valentin[34] 在一项组织学研究中,比较了用于增强肩袖修复的不同异种移植物和同种异体移植物,结果表明,与其他移植物相比,用袖套补片修复的肩袖炎症反应的发生率更高。

牛真皮

TissueMend 无细胞、非变性、非交联胶原膜(TissueMend,Soft Tissue Repair Matrix,Stryker Corporation,Mahwah,NJ)是一种单层胎牛真皮,经处理去除细胞、脂质和碳水化合物,并用环氧乙烷进行最终消毒。该装置约 1mm 厚,主要由 I 型和 II 型胶原组成,冻干并干燥包装。迄今为止,使用这种植入物的临床资料很少。然而,一项比较带补片的肩袖修复的研究表明,与其他异种移植材料相比,TissueMend 在细胞外基质中嵌入的 DNA 水平更高[11]。

猪真皮胶原

猪真皮胶原蛋白(Zimmer Collagen Repair Patch;Zimmer Inc,Warsaw,IN)由 Permacol(英国汉普郡奥尔德肖特组织科学实验室)销售,是一种无细胞、交联的猪真皮胶原蛋白。有机和酶提取法用于去除脂肪、细胞材料和蛋白质。这种支架对酶降解有抵抗力。一层厚 1.5mm。它是水化包装并通过 γ 射线(伽玛射线)最终消毒。在临床前研究中,Permacol 是一种耐受性良好的植入物,不存在细胞浸润和支架的血管生长受限的情况。Gilbert[15] 在一项比较不同的商用生物 ECM 的研究中指出,Permacol 在其基质中没有检测到 DNA。在临床研究方面,Badhe[3] 报道了一项前瞻性研究,对 10 名患者使用 Permacol 加强后上肩袖修复术后进行了 4.5 年的随访。影像学检查(MRI 和超声)发现 8 例移植物完整,2 例移植物断裂。作者在研究期间没有观察到任何副作用。相反,Soler[32] 研究了使用 Permacol 作为桥接装置修复巨大肩袖缺损。在所有 4 名患者中,移植装置在治疗后 6 个月内失效。所有 4 例桥连病例都有炎症反应。

Conexa(Tornier Edina MN)是一种无细胞、非交联的猪真皮胶原蛋白。它是通过去除所有细胞成分和 α-半乳糖残基来制备的,以尽量减少人类免疫反应。事实上,无论是灵长类动物还是人类,都已经存在抗 α-半乳糖抗原的抗体。α-半乳糖抗原的降低可使灵长类动物对异种移植组织的免疫反应降至最低。Conexa 在冲洗 2 分钟后就可以使用。这种装置有两种不同的厚度(1mm 和 2mm)和不同的尺寸。在评估培养的人腱细胞对七种市售 ECM 贴片的反应的实验室研究中,我们注意到 Conexa 和次级 GJA 促进了人腱细胞的增殖[31]。然而,到目前为止,还没有关于使用 Conexa 装置的临床研究发表。

Biotape(Wright Medical Technology,Inc,Arlington,TN)是一种灭菌的无细胞猪真皮基质。胶原支架在加工过程中保持完整,不交联。迄今为止,还没有临床研究报告使用 Biotape 的结果。

马心包

OrthADAPT 生物植入物(Pegasus Biologics,Irvine,CA)是一种来源于天然马心包的细胞外基质。它是一种去细胞的、交联的、灭菌的 I 型胶原基质。这是一个非常薄(<1mm)的柔性支架。OrthADAPT 有三个亚型,它们在胶原链的交联程度上不同。这三种产品按胶原交联程度的顺序命名为 FX、PX 和 MX,FX 交联最紧密,因此最耐用。最近的生物力学研究发现,在拉伸强度和缝线拔出强度试验中,FX 和 MX 产品的力学性能与袖套补片相当,而在拉伸强度试验中,PX 的机械强度明显低于 FX

和袖套补片[19]。然而,到目前为止,还没有在肩袖中使用这种材料的临床报道。

表 37-1 总结了目前可用于肩袖手术的生物支架的主要特点。

表 37-1　生物支架主要特点总结

产品名称	生产厂家	材料来源	交联	灭菌	尺寸
GraftJacket(异体)	Wright Medical Technology,Inc	人真皮	否	无菌处理	多尺寸
RESTORE(异种移植)	Ortobiologic Soft Tissue Implant；Depuy Orthopedics	小肠下段	否	电子束	6cm×2cm
CuffPatch(异种移植)	Arthrotek, Biomet Sports Medicine,Inc	小肠下段	是	γ 射线	6.5cm×9cm
TissueMend(异种移植)	Stryker Corporation	胎牛真皮	否	γ 射线	5cm×6cm
Permacol ZCR Patch(异种移植)	Zimmer Inc	猪真皮胶原	是	γ 射线	5cm×5cm
Conexa(异种移植)	Tornier Inc	猪胶原真皮	否	专利技术	多尺寸
Biotape(异种移植)	Wright Medical Technology,Inc	猪真皮胶原	否	最终灭菌	4cm×7cm,6cm×8cm
OrthADAPT(异种移植)	Pegasus Biologics,Inc	马心包	是	最终灭菌	多尺寸

肩袖修补补片的使用指征

通常,肩袖手术中补片的使用可以在两种不同的情况下确定:增强修复或作为间隙支撑装置。我们更倾向于只使用补片来增强,特别是在大到巨大的撕裂和退行性肌腱不太可能愈合的情况下。如果出现无法修复的撕裂、回缩,并伴有严重(Ⅳ级)肌肉萎缩,把补片作为桥接的用法是不合适的,因为将移植物固定到患者的原有组织上存在问题,而且它不太可能被重新填充并作为肌肉肌腱单元发挥作用。

在没有严重肌肉萎缩的情况下,我们倾向于在翻修修复时使用补片。

我们使用生物贴片是因为我们相信它能够增加早期修复的强度,为细胞的生长提供一个生物网络,并且不会引起异物反应,从而不会干扰愈合过程。晚期盂肱骨关节炎/肩袖撕裂性关节病是相对禁忌证,因为这些患者可能会出现明显的僵硬和疼痛缓解不足。

外科手术

我们使用与缝线锚钉技术相关的增强补片来修复肩袖。患者在全身麻醉下,侧卧位。手臂消毒并铺无菌单。建立标准的盂肱关节后入口,进行诊断性关节镜检查。然后做一个前入路和两个侧入路。如果发现相关的损伤,同时进行治疗,重点关注肩袖。找到肌腱残端并进行最低限度的清创,然后用手术钳将之牵至大结节,以评估

是否可以直接修复。有时,在大面积 V 形撕裂的情况下,第一步必须要进行边缘缝合。否则肌腱稍微活动就会使它的边缘缩回大结节上去。使用三重负荷缝合锚钉进行单排修复。根据撕裂的大小,在修复肩袖未过度拉伸的情况下,在大结节上插入两个或三个锚钉。锚钉的三条缝合线中的两条直接穿过肌腱,然后在关节镜下打结,将肌腱固定在大结节上(图 37-1)。保留每一个锚钉缝合线的一个分支,从侧套管外取出,穿过补片的外侧缘。然后测量补片的大小,在无菌操作台上切割和准备补片。

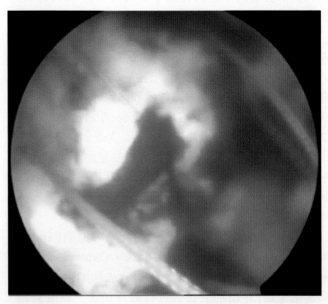

图 37-1　通过后入路观察右肩。一旦肩袖被缝合到骨头上,就以缝线为导向将补片固定到肩袖上

在肩袖内侧,通过三条缝合线——一条前内侧,一条中间,一条后内侧——分别从前套管、经皮经 Neviaser 入路和后套管取回。这三条缝合线中的一条从侧套管取出,穿过补片的内侧边缘。每根缝合线都在补片表面打 Mulberry 结(桑树结)。在这些步骤中,不同的缝线颜色会有所帮助。一旦所有的缝合线穿过补片,补片被轻轻地推

过外侧套管,缝合线的另一侧(前套管外的 Nevaser 入路,后套管和另外两条穿过锚钉的缝合线一直在皮肤外)由助手拉动,使补片进入肩峰下间隙和肩袖内。在此阶段,应避免缝合线的任何扭曲(图 37-2a~e)。一旦补片固定在肩袖上,从侧、前或后套管中取出缝合线并打结(图 37-3 和图 37-4)。

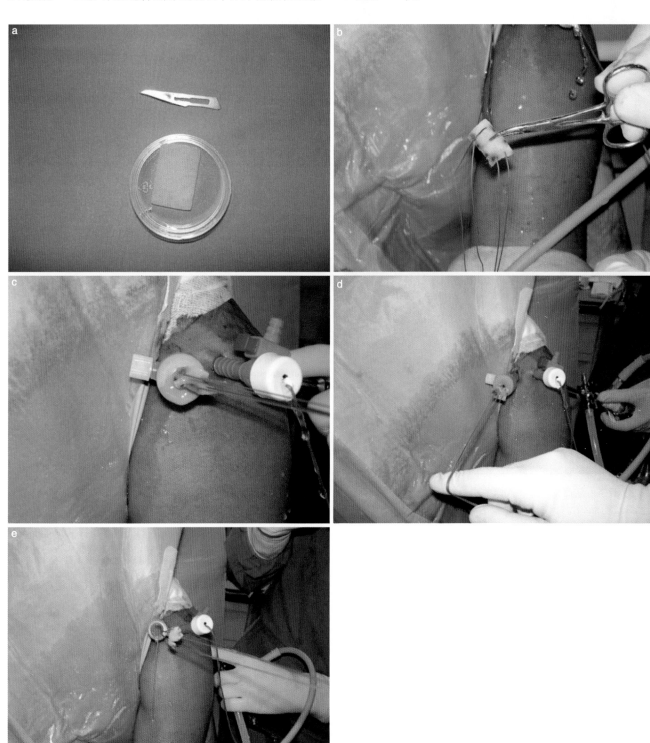

图 37-2　软骨组织补片(a)。术中阶段(b~e)

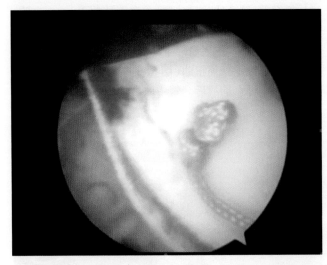

图 37-3　通过后入路观察右肩，通过侧套管以穿梭机的方式缝合。图示补片表面的 Mulberry 结

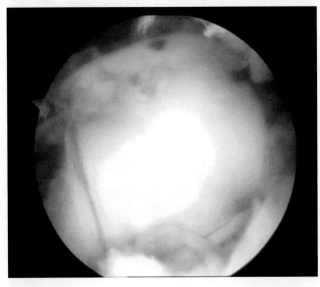

图 37-4　从肩峰下外侧入口的最后视图。所有的缝合线已打结，补片已固定在修复的肩袖上

结　论

　　补片在肩袖撕裂中的应用正在逐步推广。合成材料也正在改进，与早期材料相比，不良反应较少。在生物贴片方面，猪 SIS 虽然一度很有前途，但却被认为是一种很差的支架材料。真皮基质（ECM）似乎有助于减少不良反应和改善临床疗效。使用 ECM 贴片的一个当代技术挑战是肩袖修复通常是在关节镜下进行的。在关节镜下放置和固定补片对大多数外科医生来说比较困难。手术时间的增加和关节镜下液体外渗引起的肿胀可能会增加患者的发病率，并且临床效果并不理想。另一个关键点是那些大面积不可修复的肩袖撕裂，并伴有相关的严重肌肉组织脂肪浸润的患者，用 ECM 补片修复该肌腱不能逆转肌肉萎缩，因而不能重建肌腱功能。

参考文献

1. Lee E, Bishop JY, Braman JP et al (2007) Outcomes after arthroscopic rotator cuff repairs. J Shoulder Elbow Surg 16(1):1–5
2. Tajana MS, Murena L, Valli F et al (2009) Correlations between biochemical markers in the synovial fluid and severity of rotator cuff disease. Chir Organi Mov 93(Suppl 1):S41–S48
3. Castagna A, Conti M, Markopoulos N et al (2008) Arthroscopic repair of rotator cuff tear with a modified Mason-Allen stitch: mid-term clinical and ultrasound outcomes. Knee Surg Sports Traumatol Arthrosc 16(5):497–503
4. Boileau P, Brassart N, Watkinson DJ et al (2005) Arthroscopic repair of full-thickness tears of the supraspinatus: does the tendon really heal? J Bone Joint Surg Am 87(6):1229–1240
5. Mikos A, McIntire L, Anderson J, Babensee J (1998) Host response to tissue engineered devices. Adv Drug Deliv Rev 33(1–2):111–139
6. Derwin KA, Badylak SF, Steinmann SP, Iannotti JP (2010) Extracellular matrix scaffold devices for 2 rotator cuff repair. J Shoulder Elbow Surg 19(3):467–476
7. Ozaki J, Fujimoto S, Masuhara K et al (1986) Reconstruction of chronic massive rotator cuff tears with synthetic materials. Clin Orthop Relat Res 202:173–183
8. Encalada Diaz I, Cole BJ, Macgillivray JD et al (2011) Rotator cuff repair augmentation using a novel polycarbonate polyurethane patch: preliminary results at 12 months follow-up. J Shoulder Elbow Surg 20(5):788–794
9. Hirooka A, Yoneda M, Wakaitani S et al (2002) Augmentation with a Goretex patch for repair of large rotator cuff tears that cannot be sutures. J Orthop Sci 7(4):451–456
10. Audenaert E, Va Nuffel J, Schepens A, Verhelst M, Verdonk R (2006) Reconstruction of massive rotator cuff lesions with a synthetic interposition graft: a prospective study of 41 patients. Knee Surg Sports Traumatol Arthrosc 14(4):360–364
11. Ciampi P, Scotti C, Nonis A, Vitali M, Di Serio C, Peretti GM, Fraschini G (2014) The benefit of synthetic versus biological patch augmentation in the repair of posterosuperior massive rotator cuff tears: a 3-year follow-up study. Am J Sports Med 42(5):1169–1175
12. Nada AM, Debnath UK, Robinson DA, Jordan C (2010) Treatment of massive rotator cuff tears with a polyester ligament (Dacron) augmentation clinical outcomes. J Bone Joint Surg Br 92B:1397–1402
13. Neviaser JS (1971) Ruptures of the rotator cuff of the shoulder: new concepts in the diagnosis operative treatment of chronic ruptures. Arch Surg 102:483–485
14. Baker AR, McCarron JA, Tan CD, Iannotti JP, Derwin KA (2012) Does augmentation with a reinforced fascia patch improve rotator cuff repair outcomes? Clin Orthop Relat Res 470:2513–2521
15. Neviaser JS, Neviaser RJ, Neviaser TJ (1978) The repair of chronic massive ruptures of the rotator cuff of the shoulder by use of a freeze dried rotator cuff. J Bone Joint Surg Am 60:681–684
16. Moore DR, Cain EL, Schwartz ML, Clancy WG Jr (2006) Allograft reconstruction for massive, irreparable rotator cuff tears. Am J Sports Med 34:392–396
17. Badylak SF (2004) Xenogeneic extracellular matrix as a scaffold for tissue reconstruction. Transpl Immunol 12(3–4):367–377. Review
18. Fini M, Torricelli P, Giavaresi G et al (2007) In vitro study comparing two collageneous membranes in view of their clinical application for rotator cuff tendon regeneration. J Orthop Res 25(1):98–107
19. Adams JE, Zobitz ME, Reach JS Jr, An KN, Steinmann SP (2006) Rotator cuff repair using an acellular dermal matrix graft: an in vivo study in a canine model. Arthroscopy 22(7):700–709
20. Ide J, Kikukawa K, Hirose J, Iyama K, Sakamoto H, Mizuta H (2009) Reconstruction of large rotator-cuff tears with acellular dermal matrix grafts in rats. J Shoulder Elbow Surg 18:288–295
21. Bond JL, Dopirak RM, Higgins J et al (2008) Arthroscopic replace-

ment of massive, irreparable rotator cuff tears using a GraftJacket allograft: technique and preliminary results. Arthroscopy 24:403–409

22. Dopirak R, Bond JL, Snyder SJ (2007) Arthroscopic total rotator cuff replacement with an acellular human dermal allograft matrix. Int J Shoulder Surg 1:7–15

23. Burkhead W, Schiffern S, Krishnan S (2007) Use of Graft Jacket as an augmentation for massive rotator cuff tears. Semin Arthro 18:11–18

24. Schlegel TF, Hawkins RJ, Lewis CW et al (2006) The effects of augmentation with Swine small intestine submucosa on tendon healing under tension: histologic and mechanical evaluations in sheep. Am J Sports Med 34(2):275–280

25. Zalavras CG, Gardocki R, Huang E et al (2006) Reconstruction of large rotator cuff tendon defects with porcine small intestinal submucosa in an animal model. J Shoulder Elbow Surg 15:224–231

26. Malcarney HL, Bonar F, Murrell GA (2005) Early inflammatory reaction after rotator cuff repair with a porcine small intestine submucosal implant: a report of 4 cases. Am J Sports Med 33:907–911

27. Zheng MH, Chen J, Kirilak Y et al (2005) Porcine small intestine submucosa (SIS) is not an acellular collagenous matrix and contains porcine DNA: possible implications in human implantation. J Biomed Mat Res B Appl Biomater 73:61–67

28. Iannotti JP, Codsi MJ, Kwon YW et al (2006) Porcine small intestine submucosa augmentation of surgical repair of chronic two-tendon rotator cuff tears (a randomized, controlled trial). J Bone Joint Surg Am 88:1238–1244

29. Metcalf MH, Savoie FH, Kellum B (2002) Surgical technique for xenograft (SIS) augmentation of rotator-cuff repair. Oper Tech Orthop 12:204–208

30. Sclamberg SG, Tibone JE, Itamura JM, Kasraeian S (2004) Six-month magnetic resonance imaging follow-up of large and massive rotator cuff repairs reinforced with porcine small intestinal submucosa. J Shoulder Elbow Surg 13:538–541

31. Walton JR, Bowman NK, Khatib Y, Linklater J, Murrell GA (2007) Restore orthobiologic implant: not recommended for augmentation of rotator cuff repairs. J Bone Joint Surg Am 89:786–791

32. Valentin JE, Badylak JS, McCabe GP, Badylak SF (2006) Extracellular matrix bioscaffolds for orthopaedic applications. A comparative histologic study. J Bone Joint Surg Am 88:2673–2686

33. Gilbert TW, Freund JM, Badylak SF (2009) Quantification of DNA in biologic scaffold materials. J Surg Res 152(1):135–139

34. Badhe SP, Lawrence TM, Smith FD, Lunn PG (2008) An assessment of porcine dermal xenograft as an augmentation graft in the treatment of extensive rotator cuff tears. J Shoulder Elbow Surg 17:35S–39S

35. Soler JA, Gidwani S, Curtis MJ (2007) Early complications from the usebof porcine dermal collagen implants (Permacol) as bridging constructs in the repair of massive rotator cuff tears: a report of 4 cases. Acta Orthop Belg 73:432–436

36. Shea KP, McCarthy MB, Ledgard F et al (2010) Human tendon cell response to 7 commercially available extracellular matrix materials: an in vitro study. Arthroscopy 26(9):1181–1188

37. Johnson W, Inamasu J, Yantzer B et al (2007) Comparative in vitro biomechanical evaluation of two soft tissue defect products. J Biomed Mater Res B Appl Biomater. doi: 10.1002/jbm.b.30816

第38章 背阔肌移位术对于不可修复的肩袖撕裂的初步治疗

Stefano Gumina, Roberto Castricini, Massimo De Benedetto, and Nicola Orlando

引言

对肩袖不可修复撕裂的定义仍存在争议。在残存肌腱广泛的活动后仍然无法将肌腱移植到肱骨结节或肱骨解剖颈的最近端的部分的撕裂我们认为是不可修复的。通常由于肱骨头上方没有残余的肌腱组织，或肌腱残端收缩、磨损和易碎，以至于无法缝合残端至插入区域。在这些病例中，当手术旨在恢复令人满意的肩部运动和力量活动范围时，中老年或早期患者需要转移远处的肌腱单位，并且患者需要对长期的术后康复计划有足够的依从性。

大部分巨大的撕裂可以用患者一侧的手臂或通过将手臂弯曲30°~60°来修复。而真正无法修复的肩袖撕裂的患者可能非常难以处理，特别是在手术前尚未诊断或怀疑不可修复性损伤时。在少数情况下，即使磁共振的检查水平很高，在手术前要确定肩袖的巨大撕裂是否可以修复依旧很困难。在这些情况下，应提前告知患者，术中可能会进行远处的肌腱转移，手术台也应该事先定位好，以便在必要时能进行肌腱移位术。

对于肩袖撕裂无法修复的患者，有几种手术选择。这些包括关节镜下清创、半关节置换或反式肩关节假体、使用三角肌或斜方肌的皮瓣，以及转移远处的肌腱单位，如背阔肌或大圆肌。单纯开放减压术容易导致术后肩关节功能恶化[1]。

关节镜下清创术，无论是否行二头肌肌腱切断术[2]，都可以减轻疼痛，但当功能障碍与肌肉功能丧失相关而非疼痛导致时，肩关节活动度无明显改善[3]。半人工关节置换术在缓解疼痛方面可能会取得令人满意的效果，在大多数情况下，也会适度改善肩部的运动[4-6]。反式全肩关节假体可以在缓解疼痛和恢复肩关节功能方面获得令人满意的结果[7,8]。反式假体以及任何类型的关节置换术都适用于老年患者，特别是在存关节病的情况下。据报道，使用三角肌[9]或斜方肌[10,11]的皮瓣的效果有争议；此外，这些肌肉的皮瓣通常不能用于真正不可修复的肩袖撕裂，因为在这些情况下，缺乏能够使肌肉皮瓣固定的健康肌腱残端。目前用于上下肩袖不可修复撕裂的两个远端肌腱单位是大圆肌（图38-1a、b）和背阔肌。Celli等[12]报道了6例将大圆肌转移至冈下肌来治疗肩袖撕裂不可修复的患者，其中1例伴有三角肌神经功能不全。

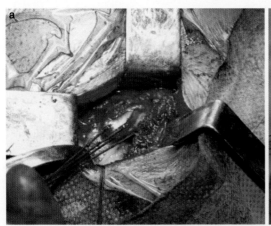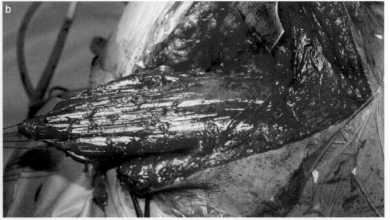

图38-1 （a,b）大圆肌腱单位

这些患者中,有 1 例非常满意,有 5 例对手术结果满意。背阔肌肌腱具有足够的宽度和长度,能够到达大结节,覆盖肱骨头的大部分,而且可以附着相当大的骨表面,更容易缝合到袖带的残余肌腱上。虽然转移的背阔肌的功能作用尚不清楚,但它不仅仅起到被动约束的作用,同时也是一个主动的肌肉单位,将肱骨头固定在关节盂中心,从而使三角肌发挥其机械功能。在之前的病例以及大多数患者身上,观察到手臂的外旋以及活动范围增大。这种转移术是可以发挥其功能的[17]。

背阔肌转移最初由 Gerber 等报道[13],他们在 4 名无法修复的肩袖撕裂的患者中实施了这一术式。随后,Gerber[14]对 15 名进行了背阔肌转移术的患者(既往没有接受过肩袖手术)进行中期结果评估。Miniaci 和 MacLeod[15] 报道了 17 例巨大肩袖撕裂的患者在手术治疗失败后。在其翻修手术中使用背阔肌移位术。Warner[11] 和 Aoki 等[16] 分别进行了 6 次和 10 次背阔肌移位术,以重建经手术治疗失败的无法修复型肩袖撕裂。Iannotti 等[18] 对 14 例背阔肌移位患者进行肌电图检查。14 例患者肱骨外展时转移的阔肌均有明显电活动,其中 1 例患者在患肢前伸的时候检测到电活动,9 例中 6 例在患肢外旋活动的时候检测到电活动,临床效果良好。临床结果不佳的患者中,没有一例在患肢前屈、外旋等肌肉活动时检测出电活动。

1934 年,L'epiccopo[19] 描述了在产后瘫痪患者中,将大圆肌和背阔肌联合转移,将它们的功能从内旋转为外旋。Buijze 等[20] 对 62 具尸体肩部进行了解剖学研究,目的是描述大圆肌和背阔肌的形态,特别是它们在转移术中的适用性。他们观察到大圆肌上缘的平均长度为 13.7cm;从肌肉起点到大结节的距离为 19.2cm;肌腱的长度、宽度和厚度分别为 1.5cm、3.4cm 和 1.3mm。背阔肌的平均长度为 26.0cm,起点至大结节的距离为 32.9cm。肌腱的平均长度、宽度和厚度分别为 5.2cm、2.9cm 和 1mm。作者的结论是:两块肌肉都很容易到达大结节,背阔肌神经血管束的张力可能相对较小,因为它进入肌肉相对更接近肌腱。由于大圆肌肌腱短,可能更容易发生再附着方面的问题。

Warner 和 Pearson[21] 观察到,背阔肌移位用于翻修手术与比初次手术相比,后者在患者满意度和功能评分方面更有优势。Irlenbusch 等[22] 发现,在翻修组以及存在肩胛下病变的患者中,其 Constant 评分值轻微下降。Costouros 等[23] 报告在初次手术或翻修手术中,转移后疼痛缓解和功能的改善几乎相当。肩胛下完整性与背阔肌转移有关(Gerber and Maquiera[14];Aoky[16])。最后,Costouros 等[23] 观察到小圆肌的脂肪浸润明显影响背阔肌转移的结果,而肌腱撕裂的存在与否则没有影响。2 期脂肪沉积与术前和术后疼痛和功能评分差相关,以及活动性外旋和屈曲受限有关。

手术技术

当术前临床或影像学检查结果怀疑肩袖撕裂不可修复时,患者上手术台时应取侧卧位,并呈 20°反 Trendelenburg(头低脚高位)体位(图 38-2)。在这个位置,患者的背阔肌肌腱单位暴露且能够转移到大结节,如果术中发现有不可修复性的袖套损伤,也方便进一步解决。

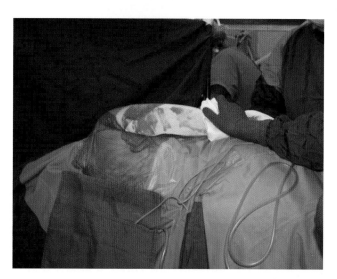

图 38-2　患者侧卧位(左)下的右侧背阔肌肌腱移位

我们可以通过前外侧或上外侧入路显露肩峰下间隙。然后从肩峰前外侧边缘分离三角肌,在暴露部分中部垂直切开约 5cm。水平肩峰成形术后,检查肩袖以评估撕裂大小和组织变性。如果肩胛下肌腱不能修复,那么只有在进行了胸大肌移植的情况下,才能进行背阔肌移植。如果肱二头肌肌腱有任何磨损的迹象,可以在肱二头肌沟内使用榫子固定肌腱,以防止术后疼痛。我们应该将大结节上的软组织和骨突清除。皮肤切口用夹子暂时闭合,第二次切口暴露背阔肌(图 38-3)。沿背阔肌前缘至腋窝后褶行后皮肤切口,下弯垂直于肱骨干。在不改变切口方向的情况下,小心处理,避免切断皮肤褶皱,从而形成皮肤褶皱处瘢痕挛缩。显露三角肌、肱三头肌长头和背阔肌。

从斜位来看,背阔肌是一条横跨肩胛骨远端的大肌肉,因此很容易识别。没有什么大的肌肉位于背阔肌之下,所以如果发现在背阔肌下面有比较大的肌肉,那么你可能把大圆肌误认为是背阔肌。背阔肌向肱骨外侧穿入,从大圆肌逐渐分离。走行在肌肉底面的神经血管束就可以被很好地识别和保护。在维持手臂内收内旋状态下,沿着肌肉背表面进行钝性分离,用手指将背阔肌肌腱分离至肱骨上。腋神经位于大圆肌之上,而臂丛神经则是位于深部和前侧。桡神经位于肌腱的深处,一般很少暴露,但是在分离时必须考虑到桡神经以免造成桡神

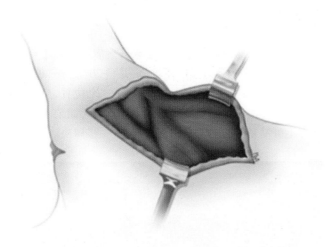

图 38-3　手术用双层皮肤切口示意图

经损伤。在解剖结构的直接目视下,使用剪刀将肌腱尽可能靠近骨表面剥离(图 38-4)。如果背阔肌肌腱从肱骨中分离出来后,其长度或宽度不足以覆盖大结节,那么也必须考虑转位。大圆肌必须单独附着于大结节上,因为各肌肉的长度和张力关系不同,且大圆肌的肌腱长度短于背阔肌。同时将分离的肌腱向内侧、远端拉开,此时便完成了肌肉底面的解剖,在此过程中要避免神经血管束撕裂和拉伸。用剪刀找到并移动肌腱,使肌腱完全游离于伤口之外和肩峰之上。肌腱的制备是通过沿着每一个边缘编织一根 2 号纤维线或等效缝合线,并采用锁定 Krackow 技术,这样两条缝合线就可以用于缝合肩胛下肌腱的上部(图 38-5)。通过钝性剥离将三角肌后段的底面与三头肌腱分离,并以头-尾方向将夹钳深深插入三角肌,以夹住背阔肌中的缝合线,并提至肱骨头以上(图 38-6)。通常情况下,为了适应大的肌肉腹和避免肌腱或神经血管束过度紧张,我们需要向下扩大通道。我们可以通过拉扯缝合线和用手向上推肌腹,尽可能地将背阔肌

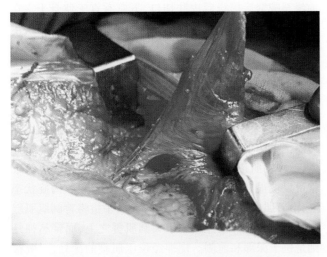

图 38-4　背阔肌肌腱单位及其神经血管束

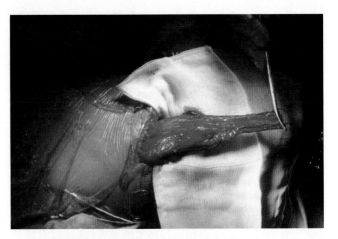

图 38-5　采用 Krackow 缝合背阔肌肌腱

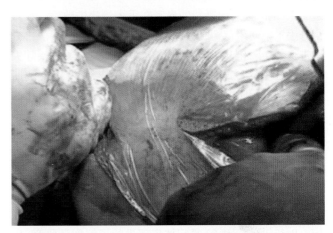

图 38-6　用夹钳将背阔肌肌腱单元固定于肱骨头上方,用夹钳头尾向深插入三角肌以夹住缝合线

肌腱向大结节推进。

我们在大结节区域作出一个骨槽,用不可吸收的跨骨缝合线将背阔肌肌腱固定于骨槽(图 38-7a、b)。基于肌电图研究,Codsi 等[24]认为背阔肌主要起肱骨头被动减压作用。因此,修复肱骨头顶部的阔肌腱。背阔肌肌腱的残余游离缘可与肩胛下肌腱缝合。Postacchini 等[17]在极少数患者中,在将背阔肌腱的远端固定到肱二头肌沟后,将背阔肌腱缝合到肱二头肌长肌腱上。肌腱的内侧边缘固定在冈上肌腱和冈下肌腱剩余部分的边缘。如果同时还转移了大圆肌肌腱,那相比于背阔肌肌腱,它可以更横向和后侧的固定在肱骨头上。如果肌腱在肱骨上的覆盖面积少于 2cm²,那么其愈合将受到影响,外科医生应考虑使用移植物来增强肌腱。在这些案例中,Codsi 等[24]使用的是阔筋膜移植。在多数情况下,肱骨头是可以完全被肌腱组织覆盖的。

我们使用经骨缝合线将三角肌与肩峰重新缝合起来,同时缝合三角肌筋膜。必要时在背阔肌处放置引流管,在不关闭深筋膜的情况下关闭皮肤。使用支具将手臂保持在旋转中立位和 20°外展状态。

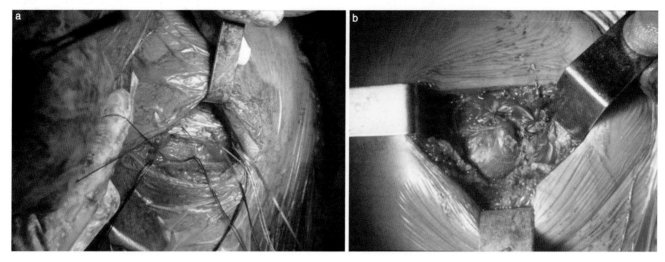

图 38-7　用不可吸收的跨骨缝线将背阔肌肌腱固定在大结节上（a）。最终结果（b）

术后护理

手术后 35 天内,肩关节需要固定制动。在最初的 4 周内,每天进行两次旋转中立位的被动仰卧起坐。术后 6 周开始积极地进行屈曲、外展和外旋的康复计划,并持续 8 周。之后,开始 4~8 周的强化训练。

我们的经验

我们报道了一些关于背阔肌转移术治疗患有不可修复性肩袖撕裂且未接受过肩袖撕裂手术的患者的经验。我们随访了 41 位因肩袖后上方不可修复性撕裂,接受背阔肌肌腱单位初次移植的患者。共有 28 名男性和 13 名女性,年龄 46~69 岁（平均 59 岁）。右肩占优势者 34

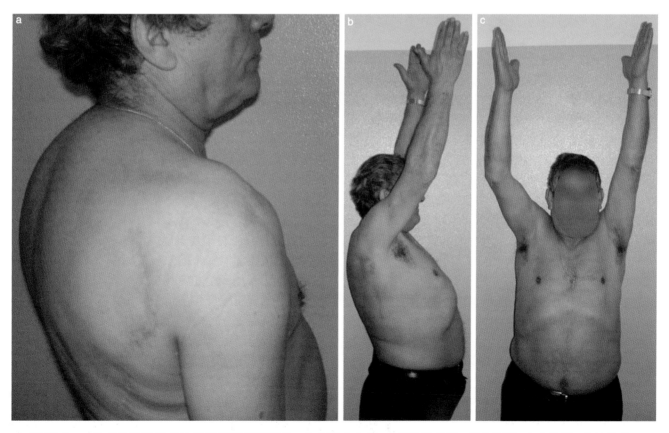

图 38-8　一位成年男性患者接受背阔肌肌腱移植。(a) 手术瘢痕;肩部活动范围。(b) 外展。(c) 外展。(d) 外旋。(e) 内旋

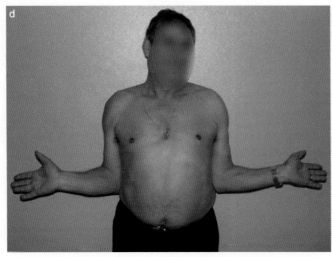
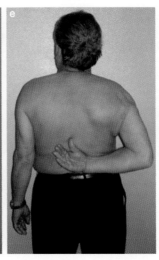

图 38-8(续)

例,左肩占优势者 7 例。所有患者在手术前都经历过长达 6~24 个月不等的肩部疼痛,且其肩部活动范围在所有情况下均有不同程度的受限。

7 名患者的抬离试验、熊抱试验和拿破仑(Napoleon)试验呈阳性,表明肩胛下肌腱撕裂。没有一个患者的平片显示关节病的迹象。28 例肱肌间隙小于 7mm。所有病例均经磁共振成像确诊。根据 Goutallier 和 Fuchs 分级系统评估得到的结果,磁共振扫描显示所有患者都有巨大的撕裂,袖带肌肉有不同程度的退化[25,26]。

所有患者术后 5 个月每月检查一次。术后平均 24 个月(7~34 个月)进行最后一次随访。手术结果使用 Constant 和 Murley 系统进行评估[27]。所有的患者肩痛都有很大程度的缓解。29 名患者在屈曲、外展和内旋方面几乎达到了正常的活动范围(图 38-8a~e)。然而,外展和外旋的力量与对侧相比平均减少了 1/4~1/3。10 例患者运动和力量有轻微改善。我们在手术中,发现其中 7 名患者的肩胛下肌腱上部从小结节处脱落,且其二头肌腱完全断裂。背阔肌肌腱附着于大结节后,就不能固定于肩胛下肌,但可以将之缝合在冈下肌一些退化残余的肌腱上。术后 Constant 和 Murley 的平均评分为 65 分,较术前增加 24 分。

关节镜技术

Gervasi 及其同事[28]描述了 Gerber 的[29]一种早期的背阔肌肌腱转移(latissimus dorsi tendon transfer, LDT-T)技术,在这项技术中,通过关节镜进行部分手术可以改善患者的预后,从而将手术创伤限制在三角肌。这项技术我们团队从 2008 年就开始使用了。

我们将介绍一种由我们多年来引入的更改和调整所形成的手术方式。

这个手术是在全麻加经斜角肌间沟阻滞下实施,患者取侧卧位,手臂纵向牵引的状态下行常规关节镜检查。扶手允许转成开放手术,肩部呈 90° 外展,以实现内部旋转且便于背阔肌的分离(图 38-9)。在初始阶段,诊断性关节镜检查能够通过标准的后、前和侧入口进行病变识别和分类。

我们可以在关节镜下评估和治疗任何关节间隙相关的病变:通过肌腱切开术治疗 LHB 肌腱病变,同时我们可以查看肩胛下病变并酌情予以修复。从肩峰下间隙进行滑囊切除术,从后入路和侧入路评估肩袖撕裂修复的可行性。如果确认了 LDT-T 的适应证,我们就可以用电钻在大结节上钻出一个骨性孔道。然后通过外侧路进行光学检查,以确定三角肌和后肩袖之间的间隙(残留的冈下肌和小圆肌),我们翻开肌腱并找到腋神经。然后转到开放手术。在手臂外展和屈肘 90° 的状态下分离背阔肌肌腱(latissimus dorsi tendon, LDT)。在腋窝后皱襞前方的腋窝内,沿着 LDT 的方向,做一个 6~8cm 的弯曲前凹切口(图 38-10)。

肌腹和 LDT 位于皮下层的正下方。在 LDT 和其下方的大圆肌之间有一个间隙。在那些 LDT 近端与大圆肌融合的患者中,分离起来则更为复杂。在这种情况下,我们要先确定肌腹水平的间隙,并注意避免损伤 LDT,必须向近端开始分离,将 LDT 分离至其与肱骨相连处。手臂的内旋使得手术视野显露完整;用弯曲的 Hohmann 牵开器与 LDT 勾住 LDT 前面的骨头以保护桡神经,确保安全的实施肌腱切开术。我们要尽可能多地将 LDT 分离(图 38-11)。将肌腱切断后,用不同颜色的 2-0 不可吸收缝线(缝线长度 3~4cm)缝合残端,确保肌腱的安全转移。

肌腱的近端(肱骨止点)将与转位的 LDT 的外侧

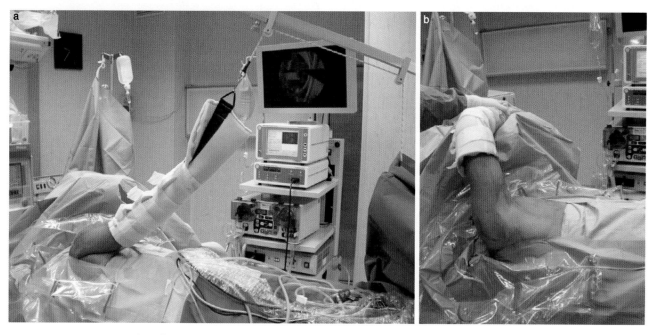

图 38-9　（a）在关节镜手术中,患者采用侧卧位,手臂处于牵引状态。（b）在开放手术中,手臂置于扶手上

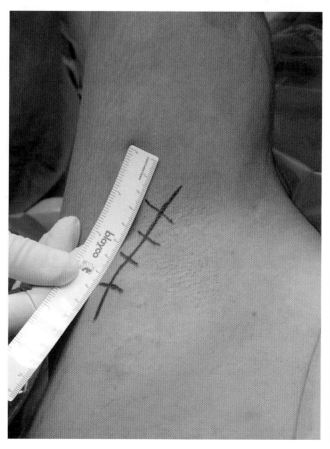

图 38-10　右肩:LDT 平面皮肤切口

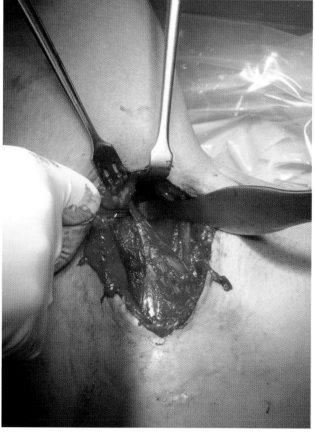

图 38-11　获取 LDT

部分相对应,远端与内侧部分相对应。牵拉缝合线有助于远端解剖和肌腹的活动。我们在离自由端约13cm的腹侧,可以发现胸背神经和胸背静脉和动脉(图38-12)。

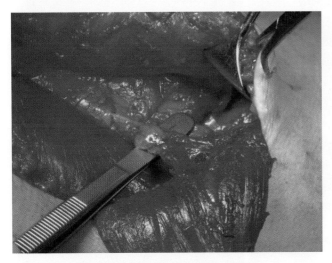

图38-12 胸背神经及胸背静脉和动脉

肌腱的最终长度是通过在手臂内收的情况下越过肩峰来评估的:转移要求肌腱至少比肩峰后缘长2cm(图38-13)。

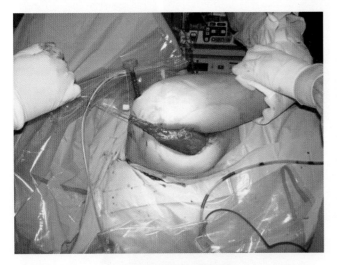

图38-13 肌腱长度评估

为了找到一条从腋窝到肩峰下的肌腱通路,我们需要将大圆肌前移,然后在三角肌和肱三头肌肌腱之间找到这条通路。

在此阶段,重新开始关节镜手术,通过外侧入路将光学系统引入肩峰下间隙。用一根Wissinger杆经后入路插入,在三角肌和小圆肌之间向下滑动,直到它进入三角肌和前面提到的三头肌之间的间隙。此时,将该杆插入Hegar扩张器,通过在钝端钻两个孔进行调整(图38-14)。

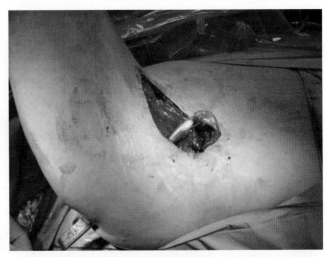

图38-14 准备肌腱转移

扩张器向后推,然后收回Wissinger杆。彩色缝合线穿过向上滑动的Hegar扩张器,将LDT拉入肩峰下间隙。不同的颜色保证了正确的换位。使用缝合线回收器将缝线从前入路回收,并移除扩张器(图38-15)。

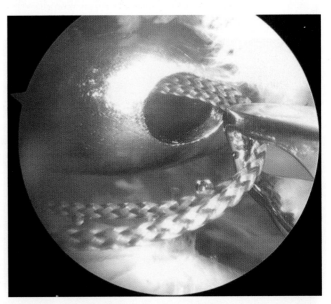

图38-15 内侧线的恢复

通过拉动缝合线,LDT通过肩胛下间隙滑移至肱骨粗隆处;然后从外向内打出一到两个前副侧入路。通过这些入路放置两个无结锚将LDT固定在肩胛下肌上缘(图38-16)。

内侧锚钉定位于大结节的前部,沿着软骨边界靠近肱二头肌沟(图38-17)。另一个锚钉插在它的侧面,将LDT固定在大结节上,并确保它完全位于骨性隧道上(图38-18)。在腋窝腔内放置一个吸力引流管,缝合伤口,并使用支具固定。

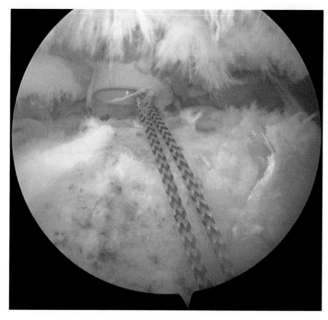

图 38-16　肌腱滑过肩峰下间隙；注意编织的蓝白色线（中间端）和紫色线（外端）

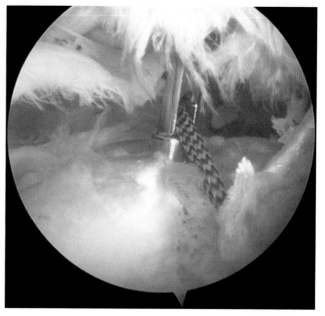

图 38-17　肌腱内侧端固定

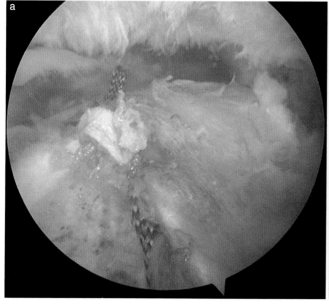
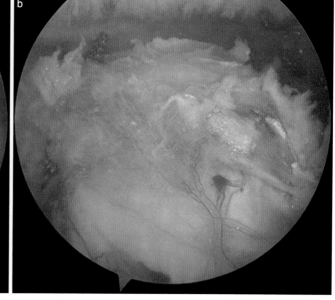

图 38-18　（a,b）用两个无节锚栓从后入路固定肌腱的视图

康复方案

患者遵循标准的术后康复计划。手臂在外展 15° 的状态下，维持支具固定 4 周。从术后第一天开始，只允许被动向前屈曲（每天 5~10 次）。在第四周开始辅助被动运动。只有在被动关节活动度完全恢复的情况下，才能进行主动锻炼。活动期和强化期锻炼可以从肩胛胸运动开始。本体感觉训练 8~12 周后开始。

平均康复时间为 3~5 个月。

LDT-T 是一种有用的技术，它可以恢复肩关节功能，缓解冈下肌和冈上肌不可修复型撕裂和无明显盂肱关节炎患者的疼痛。

Gerber 最初的技术（包括双切口），已经产生了几个变种，包括由 Gervasi 和同事设计的联合关节镜开放技术。随着技术的进步，关于转移肌腱的作用和功能的发生观点改变，有些人认为转移肌腱作为外旋器更有用，而另一些人则认为转位肌腱是降低肱骨头并使其位于关节盂中心的一种方法（腱鞘效应）。这促使了不同手术方法的发展，以实现这些不同的目标；本文描述的技术是为了达到后一个目标而设计的。

我们在最近的一份报告中介绍了关节镜下联合开放 LDT-T 技术的短期效果，结果显示其在 Constant 评分、疼痛、力量、关节活动度和 Constant 评分方面有显著的改变，而非手术患者的 Constant 评分较差[30]。

Gerber 等[29]在他们的研究组中报道了年龄和性别匹配的 Constant-Murley 评分（从 55% 到 73%）改进，以及主动前伸角度（从 104°到 123°）、外展角度（从 101°到 119°）和主动外旋角度（从 22°到 29°）的改进。

Nov'e-Josserand 等[31]，报告了 26 名使用 Gerber 的原始手术方式，进行手术的患者的 Constant 评分较高（从 62 分到 91 分）。

Habermeyer 等[32,18]发现，单切口手术患者的 Constant-Murley 评分显著提高。在对 55 名患者（平均随访 147 个月）的长期研究中，Gerber 等[33]发现 Constant 评分从 56% 增加到 80%，主观肩关节评分从 29% 增加到 70%，在功能和疼痛方面都有显著和持久的改善。小圆肌脂肪变性的程度和肩胛下肌的状态似乎是影响患者预后的主要因素。

这个手术要求很高，也不是没有风险的。根据最近的一项研究显示，由于伤口感染、神经损伤、转移肌腱撕裂、三角肌修复失败、血肿和伤口裂开，总的并发症发生率为 9.5%。

再手术率为 6.9%，包括转移的 LDT 的翻修修复、反式全肩关节置换、肩关节融合术、肩胛下修复、锁骨远端切除、三角肌修复、无感染的肩袖清创、伤口翻修、感染的冲洗清创等[34]。

综上所述，关节镜下 LDT-T 是一种有效的治疗方法，与原来的开放技术相比，它能提高疗效，并能治疗保守治疗难以治愈的疼痛性后上肩袖撕裂。

参考文献

1. Postacchini F, Gumina S (2002) Results of surgery after failed attempt at repair of irreparable rotator cuff tears. Clin Orthop Relat Res 397:332–341
2. Walch G, Madonia G, Pozzi I (1997) Arthroscopic tenotomy of the long head of the biceps in rotator cuff ruptures. In: Gazielly DF, Gleyze P, Thomas T (eds) The cuff. Elsevier, Paris, pp 350–355
3. Ogilvie-Harris DJ, Demazire A (1993) Arthroscopic debridement versus open repair for rotator cuff tears. A prospective cohort study. J Bone Joint Surg Br 75:416–420
4. Arntz CT, Jackins S, Matsen FA 3rd (1993) Prosthetic replacement of the shoulder for the treatment of defects in the rotator cuff and surface of the glenohumeral joint. J Bone Joint Surg Am 75:485–491
5. Williams GR, Rockwood CA (1996) Hemiarthroplasty in rotator cuff-deficient shoulder. J Shoulder Elbow Surg 5:362–367
6. Zucherman JD, Scott AJ, Gallagher MA (2000) Hemiarthroplasty for cuff tear arthropathy. J Shoulder Elbow Surg 9:169–172
7. Favard G, None Josserand L, Levigne C, Boileau P, Walch G (2000) Anatomical arthroplasty versus reverse arthroplasty in treatment of cuff tear arthropathy. In: Proceedings of the 14th congress of the European Society for Shoulder and Elbow Surgery, Lisbon, 20–23 Sept 2000, p 78
8. Bouttens A, Nérot C (2000) Cuff tear arthropathy: mid term results with the delta prostesis. In: Proceedings of the 14th congress of the European Society for Shoulder and Elbow Surgery, Lisbon, 20–23 Sept 2000, p 80
9. Augerau B, Apoil A (1985) Réparation par lambeau deltoidien des grandes pertes de substance de la coiffe des rotateurs de l'épaule. Chirurgie 111:287–290
10. Mikasa M (1984) Trapezius transfer for global tear of the rotator cuff. In: Bateman JE, Welsh RP (eds) Surgery of the shoulder. Decker, Philadelphia, pp 104–112
11. Warner JP (2000) Management of massive irreparable rotator cuff tears: the role of tendon transfer. J Bone Joint Surg Am 82:878–887
12. Celli L, Rovesta C, Maroungiu MC, Manzieri S (1998) Transplantation of teres major muscle for infraspinatus muscle in irreparable rotator cuff tears. J Shoulder Elbow Surg 7:485–490
13. Gerber C (1992) Latissimus dorsi transfer for the treatment of irreparable tears of the rotator cuff. Clin Orthop 275:152–160
14. Gerber C, Maquieira G, Espinosa N (2006) Latissimus dorsi transfer for the treatment of irreparable rotator cuff tears. J Bone Joint Surg Am 88:113–120
15. Miniaci A, McLeod M (1999) Transfer of the latissimus dorsi muscle after failed repair of a massive tear of the rotator cuff. J Bone Joint Surg Am 81:1120–1127
16. Aoki M, Okamura K, Fukushima S et al (1996) Transfer of latissimus dorsi for irreparable rotator-cuff tears. J Bone Joint Surg Br 78:761–766
17. Postacchini F, Gumina S, De Santis P, Di Virgilio R (2002) Latissimus dorsi transfer for primary treatment of irreparable rotator cuff tears. J Orthop Traumatol 2(3):139–145. doi:10.1007/s101950200015
18. Iannotti JP, Hennigan S, Herzog R, Kella S, Kelley M, Leggin B, Williams GR (2006) Latissimus dorsi tendon transfer for irreparable posterosuperior rotator cuff tears. Factors affecting outcomes. J Bone Joint Surg Am 88:342–348
19. L'Episcopo J (1934) Tendon transplantation on obstetrical paralysis. Am J Surg 25:122–125
20. Buijze GA, Keereweer S, Jennings G, Vorster W, DeBeer J (2007) Musculotendinous transfer as a treatment option for irreparable posterosuperior rotator cuff tears: teres major or latissimus dorsi? Clin Anat 20:919–923
21. Warner JJ, Parson IM (2001) Latissimus dorsi tendon transfer: a comparative analysis of primary and salvage reconstruction of massive irreparable rotator cuff tears. J Shoulder Elbow Surg 10:514–521
22. Irlenbusch U, Bracht M, Gansen HK, Lorenz U, Thiel J (2008) Latissimus dorsi transfer for irreparable rotator cuff tears: a longitudinal study. J Shoulder Elbow Surg 17:527–534
23. Costouros JG, Espinosa N, Schmid MR, Gerber C (2007) Teres minor integrity predicts outcome of latissimus dorsi tendon transfer for irreparable rotator cuff tears. J Shoulder Elbow Surg 16(6):727–734
24. Codsi MJ, Hennigan S, Herzog R, Kella S, Kelley M, Leggin B, William GR, Iannotti JP (2007) Latissimus dorsi tendon transfer for irreparable posterosuperior rotator cuff tears. Surgical technique. J Bone Joint Surg Am 89:1–9
25. Goutallier D, Postel JM, Bernageau J, Lavau L, Voisin MC (1994) Fatty muscle degeneration in cuff ruptures. Clin Orthop 304:78–83
26. Fuchs B, Weishaupt D, Zanetti M, Hodler J, Gerber C (1999) Fatty degeneration of the muscles of the rotator cuff: assessment by computed tomography versus magnetic resonance imaging. J Shoulder Elbow Surg 8:599–605
27. Constant CR, Murley AH (1987) A clinical method of functional assessment of the shoulder. Clin Orthop 214:160–164
28. Gervasi E, Causero A, Parodi PC, Raimondo D, Tancredi G (2007) Arthroscopic latissimus dorsi transfer. Arthroscopy 23:1243.e1–4

29. Gerber C, Vinh TS, Hertel R, Hess CW (1988) Latissimus dorsi transfer for the treatment of massive tears of the rotator cuff. A preliminary report. Clin Orthop Relat Res 232:51–61

30. Castricini R, Longo UG, De Benedetto M, Loppini M, Zini R, Maffulli N, Denaro V (2014) Arthroscopic-assisted latissimus dorsi transfer for the management of irreparable rotator cuff tears: short-term results. J Bone Joint Surg Am 96:e119

31. Nov'e-Josserand L, Costa P, Liotard JP, Safar JF, Walch G, Zilber S (2009) Results of latissimus dorsi tendon transfer for irreparable cuff tears. Orthop Traumatol Surg Res 95:108–113

32. Habermeyer P, Magosch P, Rudolph T, Lichtenberg S, Liem D (2006) Transfer of the tendon of latissimus dorsi for the treatment of massive tears of the rotator cuff: a new single-incision technique. J Bone Joint Surg Br 88:208–212

33. Gerber C, Rahm SA, Catanzaro S, Farshad M, Moor BK (2013) Latissimus dorsi tendon transfer for treatment of irreparable posterosuperior rotator cuff tears: long-term results at a minimum follow-up of ten years. J Bone Joint Surg Am 95:1920–1926

34. Namdari S, Voleti P, Baldwin K, Glaser D, Huffman GR (2012) Latissimus dorsi tendon transfer for irreparable rotator cuff tears: a systematic review. J Bone Joint Surg Am 94:891–898

第39章 胸大肌移位治疗肩胛下肌撕裂

Herbert Resch, Stefano Carbone, and Stefano Gumina

孤立的肩胛下肌腱撕裂较为罕见,由于其典型的创伤性原因,通常在早期就能发现[1,2]。前上肩袖撕裂,伴随着冈上-肩胛下肌腱撕裂更为常见,通常是40岁以上患者退行性病变的结果[3]。在这种退行性疾病中,肩胛下肌断裂的诊断可能会延迟,并且导致严重的修复延迟。这种延迟可能导致难以成功通过外科手术来修复损伤,且对肩关节的生物力学有重要影响。肩胛下肌除了具有旋转、外展和伸展肩部的功能外,还是稳定肩关节最重要的肌腱[2,4]。如果肩胛下肌撕裂破坏了这种平衡,则可表现为肩部疼痛、无力和前部不稳定[4]。

针对长期撕裂伴高度脂肪变性(Goutallier 分期≥2)[5]、大缺损、肌腱收缩和肌肉萎缩的情况,是不可能直接修复的。如果强行修复,那他们再撕裂率为50%~70%[6]。对于肩胛下肌腱不可修复型撕裂的患者,是以胸大肌肌腱的上半部分至三分之二作为一个替代的肌肉-肌腱单元[7]。这被认为是一种补救的方法,能够缓解患者的疼痛及恢复其功能[7,8]。这种肌腱转移术是由Resch 等在2000年提出的[7]。肌腱残端位于喙肱肌和肱二头肌短头联合肌腱之间,延伸至小结节,从而使得转移肌腱与肩胛下肌同向。

手术技术(出自 Resch 等[7])

手术开始,在全身麻醉下,患者取沙滩椅位。手臂自然下垂。

采用胸三角肌入路,打开胸锁筋膜,将三角肌与胸大肌直接分离,直至露出胸大肌肱骨止点。从肌腱止点处开始,在肌腱上三分之二和下三分之一之间直接水平离断,将肌腱上三分之二与取自肱骨皮质的骨片一起分离。为了做到这一点,先用凿子在肌腱止点处的下方、侧面和上方分别凿出一个浅凹痕。然后,使用 Hohmann 牵开器牵开肌肉,显露肌腱的下表面,并从肌腱近端三分之二的止点处开始进行切向截骨(改进的固定技术)[9]。或者,可以用手术刀(标准技术)将肌腱迅速分离。用两条牵

拉缝线将肌腱的游离端牵出,然后从剩余的胸大肌上分离约大小约10cm的肌肉纤维(图39-1a、b)。接下来,从外侧和内侧显露联合肌腱,注意脂肪组织内靠近联合肌腱内侧的肌皮神经。强烈建议在进行移植前清楚地把握神经的位置,以避免造成神经卡压。一旦喙突下间隙显

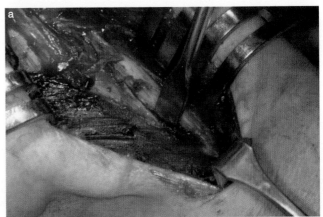

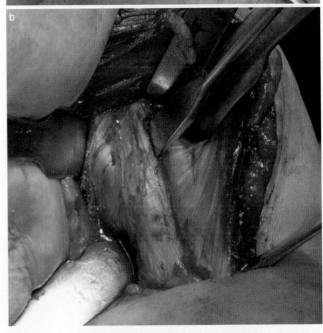

图39-1 从底部取骨性肌腱(a)。从顶部取骨性肌腱(b)

露出来,用手指从联合肌腱下从外到内穿到喙突下间隙。然后在手指的引导下,进行肌腱转移(图 39-2)。切除小结节上方的囊和包膜,显露肩胛下肌腱的前标记区。在小结节上打出一个一个长 2cm、宽 5mm、深 2mm 的浅间隙,以便形成骨片附着在肌腱上的一个插入点。如果移植物的长度不足以触及小结节,那么需要将肌肉进行进一步松解。如果转移时间过长,插入位置应稍微向侧面移动,以避免张力不足。用不可吸收的缝合材料将骨片牢牢固定到其插入位置。旋转手臂时,可以检查移植物的稳定性和适当的预张力。手术结束时,应放置引流管以避免血肿和可能的继发性神经血管损伤形成。通常用不可吸收缝线缝合皮肤,然后将手臂固定在 15°外展的支具中。

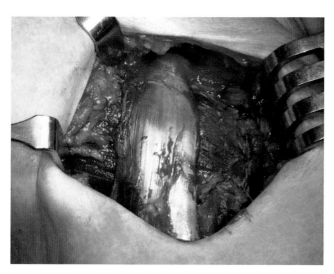

图 39-2 肌腱的喙下通道

术后康复

被动运动范围练习从术后第三天开始,且 6 周内患肢活动限制在屈曲 30° 和内旋 80 以内,每周运动范围逐渐增加。可以外旋到中间位置,在 6 周后,可以在活动范围内进行外旋等运动。术后 3 个月开始加强肩袖肌肉锻炼,至少再进行 2 个月的康复治疗。

我们所提出的技术适用于肩胛下肌不可修复型撕裂,以及肩袖的前上缺损的治疗(Bateman Ⅲ ~ Ⅳ, AB 型)[10,11]。有两种替代的固定方法(带或不带骨片)。根据一些文献报告的结果显示,这一手术方式在改善功能和减轻疼痛方面,特别是在那些孤立的肩胛下肌腱撕裂的病例中有令人满意的结果[7,8,12]。所以胸大肌肌腱移位术是治疗肩胛下肌腱不可修复型撕裂的一种安全的、有发展前景的方法。懂得一种避免二次撕裂的安全方法是非常重要的。Jost 等[8] 报道了 60% 的骨片嵌入区疼痛

的患者,可能存在嵌入不足的问题,为此作者将其固定方法从缝合锚钉改为经骨缝合法。由于胸大肌的牵拉力较大,因此固定方法至关重要。为了解决这一问题,我们提出了另一种骨固定技术,使骨愈合更加稳定和可预测。与肩胛下肌腱截骨术相比,小结节截骨术具有较低的撕裂率和较高的功能评分[13,14]。

另一个争论点是肌腱转移的途径。最近的一项生物力学研究表明,重排列联合肌腱是一种模拟自然力矢量,以及完整肩胛下肌肌腱功能的好方法[15]。具体地说,联合肌腱下的转移比联合肌腱上的转移更能模拟肩关节的运动力学(最大外展角以及最大外展时的外旋角和肱骨平移),后者更接近于完整肩关节。胸大肌肌腱转移术的主要并发症是肌皮神经损伤[8,16]。在最近的一项研究中,有大约一半的病例在进行胸大肌下转移时,由于肌皮神经分支的解剖变异,可能在术中造成神经的完整性和功能的损害[17]。此外,在 21% 的病例中,喙突和神经分支之间甚至没有足够的空间来容纳胸大肌转移的胸骨部分[17]。后一项研究的作者得出结论,在许多患者肩关节中进行胸大肌下转移可能是不安全的[17]。为了避免神经的医源性损伤,必须识别肌皮神经及其分支,因为局部变异可能导致转移的肌肉与神经相连。

参考文献

1. Constant CR, Murley AH (1987) A clinical method of functional assessment of the shoulder. Clin Orthop Relat Res (214):160–164
2. Gerber C, Hersche O, Farron A (1996) Isolated rupture of the subscapularis tendon. J Bone Joint Surg Am 78:1015–1023
3. Cofield RH, Parvizi J, Hofmeyer PJ, Lanzer WL, Ilstrup DM, Rowland CM (2001) Surgical repair of chronic rotator cuff tears. A prospective long-term study. J Bone Joint Surg Am 83:71–77
4. Basset RW, Browne AO, Morrey BF, An KN (1990) Glenohumeral muscle force and moment mechanics in a position of shoulder instability. J Biomech 23:405–415
5. Goutallier D, Postel JM, Bernagenau J, Lavau L, Volsin MC (1994) Fatty muscle degeneration in cuff ruptures. Pre- and postoperative evaluations by CT scans. Clin Orthop Relat Res 304:78–83
6. Gerber C, Fuchs B, Hodler J (2000) The results of repair of massive tears of the rotator cuff. J Bone Joint Surg Am 82:505–515
7. Resch H, Povacz P, Ritter E, Matschi W (2000) Transfer of the pectoralis major muscle for the treatment of irreparable rupture of the subscapularis tendon. J Bone Joint Surg Am 82:372–382
8. Jost B, Puskas GJ, Lustenberger A, Gerber C (2003) Outcome of pectoralis major transfer for the treatment of irreparable subscapularis tears. J Bone Joint Surg Am 85-A:1944–1951
9. Lederer S, Auffarth A, Bogner R, Tauber M, Mayer M, Karpik S, Matis N, Resch H (2011) Magnetic resonance imaging-controlled results of the pectoralis major tendon transfer for irreparable anterosuperior rotator cuff tears performed with standard and modified fixation techniques. J Shoulder Elbow Surg 20:1155–1162
10. Bateman JE (1963) The diagnosis and treatment of ruptures of the rotator cuff. Surg Clin North Am 43:1523–1530
11. Patte D (1990) Classifications of rotator cuff lesions. Clin Orthop Relat Res (254):81–86
12. Gavrilidis I, Kircher J, Magosch P, Lichtenberg S, Habermayer P (2010) Pectoralis major transfer for the treatment of irreparable anterosuperior rotator cuff tears. Int Orthop 34:689–694

13. Brems JJ (2008) Subscapularis tenotomy or osteotomy? Opening the door. Semin Arthroplasty 19:42–44
14. Scalise JJ, Ciccone J, Iannotti JP (2010) Clinical, radiographic, and ultrasonographic comparison of subscapularis tenotomy and lesser tuberosity osteotomy for total shoulder arthroplasty. J Bone Joint Surg Am 92:1627–1634
15. Konrad GG, Sudkamp NP, Kreuz PC, Jolly JT, McMahon PJ, Debski RE (2007) Pectoralis major transfer above or underneath the conjoint tendon in subscapularis-deficient shoulders. An in vitro biomechanical analysis. J Bone Joint Surg Am 89:2477–2484
16. Galatz LM, Connor PM, Calfee RP, Hsu JC, Yamagouchi K (2003) Pectoralis major transfer for anterosuperior subluxation in massive rotator cuff insufficiency. J Shoulder Elbow Surg 12:1–5
17. Ruiz-Ihan MA, Murillo-Gonzalez JA, Diaz-Heredia J, Avila-Lafuente JL, Cuellar R (2013) Pectoralis major transfer for subscapularis deficiency: anatomical study of the relationship between the transferred muscle and the musculocutaneous nerve. Knee Surg Sports Traumatol Arthrosc 21:2177–2183

第40章 二头肌腱固定增强修复

Jeffrey S. Abrams

巨大的肩袖撕裂对于肩部外科医生来说是一个具有挑战性的问题[1-3]。大和巨大的肩袖撕裂包括不同程度的肩袖肌腱回缩[4]。多腱撕裂的治疗可能导致关节镜或开放性修复术后仍残余缺损[5-7]。

撕裂通常跨越肩袖间隙,包括肱二头肌的长头和支撑滑轮[8]。由二头肌撕裂或不稳定引起的症状可能导致残疾[9,10]。一些作者建议进行肌腱切断术,已有人进行了肌腱固定术治疗肩袖撕裂伴随二头肌腱未破裂的疼痛[10,11]。肌腱固定术和肌腱切断术都可以减少大面积撕裂患者的疼痛症状。然而,这些方法并没有改善功能缺陷[12]。

关节镜下肩袖修复的目标包括闭合缺损和纠正肩部疼痛的其他病变。有时,由于组织磨损和牵拉,整个缺损无法闭合。在这些病例中,部分闭合术后疼痛减轻,但肩无力可能持续存在[13]。开放手术外科医生们[1,14,15]和最近的 Castagna[16] 提出的一个选择是关节镜下将肱二头肌腱固定到肩袖修复的残余缺损处。本章将介绍用于手术修复巨大的肩袖撕裂和执行二头肌腱固定,加强冈上肌腱收缩的技术。

患者选择

术前评估包括肩关节活动范围和稳定性。患者经常在出现创伤性事件后,由于疼痛和无力导致肩关节活动范围受限或减少(图 40-1)。常见的主诉包括夜间睡眠困难,日常活动疼痛,以及将手臂远离躯干时无力。许多人尝试一段时间的物理治疗,疼痛可能会减轻,但是无力和睡眠不足会持续下去。

检查用于区分运动的主动范围和被动范围。有些肩膀在外伤性前上撕裂后会变得僵硬[17]。大多数都会有一个接近正常的被动运动范围。抬高,外部旋转和压腹征提示肩膀多肌腱撕裂。检查者应通过检查抬离试验、压腹试验和熊抱试验评估内旋无力的情况[4]。评估外旋

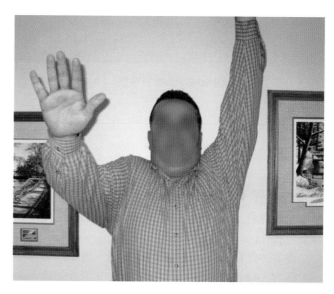

图 40-1 右肩关节外伤后难以前屈

无力情况,并与未受伤侧进行比较(图 40-2)。上抬的减少可能是疼痛的结果,也可以通过注射来改变。慢性时,真正的前上盂肱骨脱位可能需要不同的方法,软组织修复可能不足以改善功能丧失。

影像学检查应包括患者站立位的影像学检查。肩峰间隔的维持和正常的肩峰出现是保持肩关节肱骨头同心位置的重要特征。晚期的盂肱关节炎可能需要关节置换术来减少关节表面不协调以改善疼痛和功能。

其他的影像学研究包括磁共振或 CT,有或没有关节增强对比。肌肉营养的变化可能表明肌肉的慢性变化,并影响修复后肩关节改善的能力。

理想的手术修复患者模型是:受伤前关节活动良好,很少或没有肩部疼痛,受到急性损伤导致关节功能障碍。对患者的检查显示多肌腱受损。影像学检查可以证明无或有微小关节盂肱骨关节炎和微小的上肱骨头上移位。磁共振显示多腱撕裂伴冈上肌收缩,肱二头肌肌腱完整,以及 Goutallier 分级的 I 级或 II 级肌肉变化[18,19]。

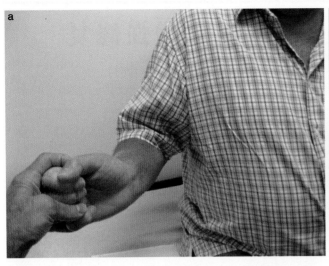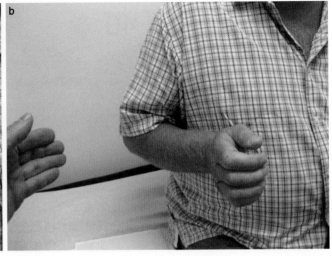

图 40-2　外旋迟滞征。(a) 在检查者帮助下被动外旋。(b) 去除协助后,上肢回到内旋位

技术

在麻醉下检查肩部。检查是否具有完整的运动范围,如果没有,可以通过温和的操作解除可能限制运动的粘连。然后将患者置于沙滩椅或侧卧位进行关节镜修复。

在肩胛骨脊柱与肩峰后伸的交界处下方 2cm 处形成一个后方入口。关节冲洗后,在肩锁关节下方创建一个前侧入路,进入旋转间隙。在完成满意的冲洗后,进行系统的盂肱关节检查。

肩胛下肌的上缘及其与肱二头肌长头的关系显示出来。内侧滑车常常脱离,可以向肩胛盂边收缩,产生一个"逗号"(图 40-3)。中间的关节囊韧带可能保持完整,隐藏了收缩的肩胛下肌腱。证实冈上肌撕裂,确认"足印区"和关节缘。

然后切换到前侧入路,撕裂的后延伸显示出来。可以进行后囊切开术,向下延伸,改善内旋转。进一步检查肩胛下肌可以观察到小结节"足印区"和收缩情况。

关节镜放置在肩峰下滑囊内,进行简单的清理术以了解撕裂情况、肌肉和肌腱的质量。创建肩峰前缘外侧 3cm 的外侧入路。

一旦诊断关节镜完成,将关节镜放置在后侧入路。在肱二头肌的长头部放置缝线,并在此处进行肌腱切开术(图 40-4)。

关节镜下肩胛下肌修复是使用关节和滑囊观察入路完成的。任何肌腱内移或肌腱回缩都应该复位,而不能完全切除分离悬吊组织和喙肱韧带韧带。这些额外的组织可以提供额外的长度,以减少修复的张力。在修复完成后,外科医生应该确认修复和喙突之间的安全间隔,以及肱二头肌和肱桡肌的短头。通过轻柔的旋转可以确认

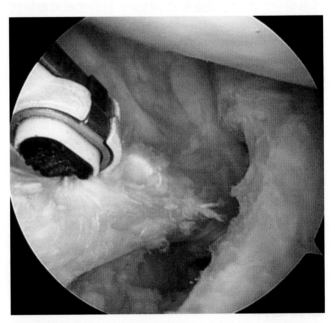

图 40-3　肩胛下肌撕裂并回缩,与之相连的关节囊组织形成逗号征

这个间隔。

关节镜现在放置在后侧入路,进入肩峰下间隙。在肩胛下肌修复后冈上肌撕裂常会部分复位。后内侧回缩常见,并且可以经常从侧面观察到冈下肌内的多个分层。在前方,可以在喙突外侧缘附近进行额外的滑囊松解术。改良的肩峰减压术在不完全剥离或切除喙肩韧带的情况下进行。肩峰或锁骨前缘任何明显的骨赘都可以切除。保留喙肩韧带的插入对提供肱骨头前方的稳定性很重要。清创和减压后,额外的观察空间允许内固定和组织松动。大结节的准备包括对损伤组织进行温和的清创术。

经皮置入后方锚钉,并用多层褥式缝合重接冈上肌

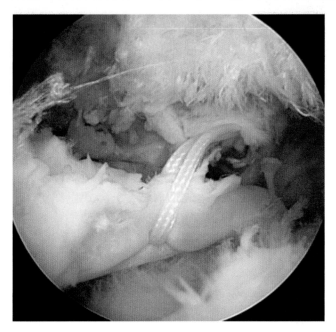

图 40-4　在离断肱二头肌长头肌腱之前,用缝线穿过肱二头肌长头肌腱

的冈下肌和后缘(图 40-5)。当使用多线锚钉时,收回一根缝线缝合肱二头肌。在大结节的前方内侧缘放置第二个锚钉。经冈上肌根据需要进行单纯、褥式或组合式缝合。首先打结后方的缝合线以确定适当的张力,然后是前方的缝合线。

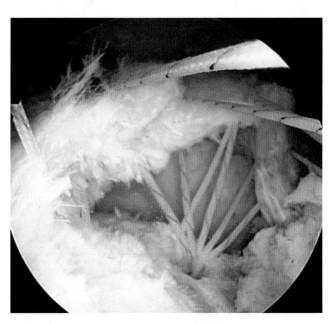

图 40-5　关节镜外侧入路观察分层撕裂的冈下肌腱

然后将二头肌的长头横向排列,前方锚钉放置在离切口边缘 3~4cm。由于这种缝合打结,二头肌将不再收缩,并固定在这一点。在距离末端大约 1.5cm 的地方通过二头肌后部固定缝线并打结。将游离的二头肌缝入冈

下肌腱,为修复提供额外的力量(图 40-6)。在冈上肌不完全修复的患者中,缺损通常被转移的肱二头肌所覆盖(图 40-7)。对于细小修复的患者,冈上肌腱可以靠近"足印区"附着处进行增强或加强(图 40-8)。

术后,患者肩膀用中立位肩关节支具固定,允许进行钟摆练习。给肱二头肌进行绷带包扎,给上臂提供额外的上臂(图 40-9)。5 周内不允许主动抬高或被动的最大限度活动。支具拆除后在仰卧被动屈曲位开始物理治

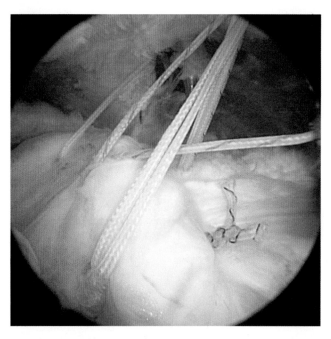

图 40-6　锚钉缝合固定后,游离的肱二头肌长头肌腱与冈下肌腱固定在一起

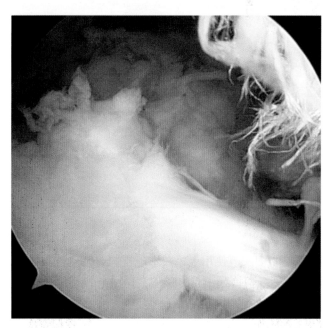

图 40-7　如果冈上肌腱不能完全修复,可以使用肱二头肌长头肌腱作为修补的一部分

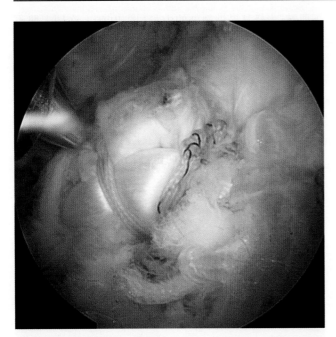

图 40-8　如果肩袖肌腱较薄,可以将肱二头肌长头肌腱作为加强修复

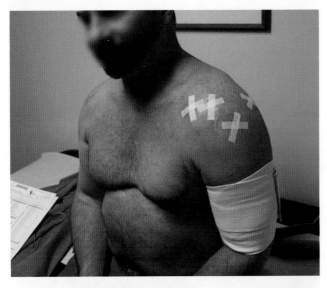

图 40-9　肱二头肌长头肌腱切除术后,在肱二头肌腱腹处捆绑绷带以保护

疗;逐渐开始桌面滑动和连续钟摆运动。对抗运动推迟到 10~12 周进行。

结果

　　53 例肩关节使用上述技术进行关节镜修复。48 例肩关节在移植前完全修复了冈上肌,5 例肩关节不完全修复了冈上肌,移植的肱二头肌作为移植物修复了缺损。在这些修复中,12 例是先前修复失败后的翻修病例。平均年龄为 61 岁(45~76 岁)。

　　满意率为 85%,大多数人恢复了积极的生活方式。

78%的患者活动范围得到改善,27 例患者中有 23 例肩关节活动度恢复,术前不能伸展到 90°以上。有一例二头肌畸形,患者疼痛缓解满意,并恢复功能。两例患者——都提出了工伤赔偿要求——有持续性疼痛,复查磁共振发现再撕裂。这两例患者都感到病情有所改善,但持续的症状不允许他们恢复完全活动。大多数患者肩部夜间疼痛得到改善,特别是只有轻微的关节退化患者。

　　没有感染,也没有因持续僵硬而需要治疗的患者。两例患者接受了反式肩关节置换术以解决前上方脱位持续的假性瘫痪问题。在这两例患者中,软组织修复的选择都有失败的风险,患者在初次就诊考虑太年轻不太适合关节置换术。关节置换术稳定了患者的肩关节,提高了患者的前屈能力。这些复杂的肩袖损伤存在持续的外部旋转滞后。

结　论

　　巨大的肩袖撕裂有几个组成部分,使其很难治疗。通常有一个慢性额外的损伤成分。因此,通常有一个缩短的冈上肌腱单位。随着时间的推移,二头肌可能发生退化或肥大来代偿。修复肩胛下肌上部和冈下肌可以重建肱骨头的稳定性。冈上肌的持续性缺损或薄层修复可能需要关节镜进行修复。

　　将二头肌长头固定在二头肌沟上方后,可以用于修复冈上肌腱撕裂。这种方法可以用于大面积肩袖撕裂的患者,可以用于修复薄薄的组织,也可以用于可部分修复的大面积撕裂的患者的桥接覆盖修复。这可以通过中间放置的锚钉和冈下肌软组织修复相结合的方法来实现。完全覆盖上关节面和后关节面是可以做到的,会在喙突外侧留下一个开放性的旋转间隙缺损。症状和功能的改善是常见的。目前还不知道这种改善会持续多久,而且这些患者在未来有可能需要接受反式关节置换术。由于年龄、活动需求、患者知情选择以及感染风险的降低,这已经成为一些肩袖大面积撕裂患者的有利选择。这是可能的,正如一些作者指出,通过二头肌肌腱切断或肌腱固定而不进行撕裂修复可以改善症状[11]。主动旋转最好的治疗方法是修复前部和后部的肩袖撕裂。

参考文献

1. Bigliani LU, Cordesco FA, McIlveen SJ, Musso ES (1994) Operative repair of massive rotator cuff tears: long-term results. J Shoulder Elbow Surg 1:120–130
2. Burkhart SS, Danaceau SM, Pearce LE (2001) Arthroscopic rotator cuff repair: analysis of results by tear size and repair technique. Margin convergence versus direct tendon-to-bone repair technique. Arthroscopy 17:905–912
3. Jones CK, Savoie FH (2003) Arthroscopic repair of large and massive rotator cuff tears. Arthroscopy 19:564–571
4. Abrams JS, Song FSS (2012) Arthroscopic repair techniques for

massive rotator cuff tears. In: Tornetta P, Pagnano MW (eds) Instructional course lectures: American Academy of Orthopaedic Surgeons, Rosemont, Illinois. Victoria, British Columbia, Canada vol 61, pp 121–130

5. Bishop J, Klepps S, Lo IK et al (2006) Cuff integrity after arthroscopic versus open rotator cuff repair: a prospective study. J Shoulder Elbow Surg 15(3):290–299

6. Galatz LM, Ball CM, Teefy SA et al (2004) The outcome and repair integrity of completely arthroscopically-repaired large and massive rotator cuff tears. J Bone Joint Surg Am 86(2):219–224

7. Namdari S, Donegan RP, Chamberlain AM et al (2014) Factors affecting outcome after structural failure of repaired rotator cuff tears. J Bone Joint Surg Am 96(2):99–105

8. Bennett WF (2003) Arthroscopic repair of anterosuperior (supraspinatus/subscapularis) rotator cuff tears: a prospective cohort with 2 to 4-year follow-up classification of biceps subluxation instability. Arthroscopy 19:21–23

9. Abrams JS (2013) Massive cuff tears: a rational approach to repairs. In: Johnson DH (ed) Operative arthroscopy, vol 11, 4th edn. Lippincott Williams and Williams, Philadelphia, pp 114–124

10. Checchia SL, Doneux PS, Miyazaki AN et al (2005) Biceps tenodesis associated with arthroscopic repair of rotator cuff tears. J Shoulder Elbow Surg 14(2):138–144

11. Walch G, Edwards TB, Boulahia A et al (2005) Arthroscopic tenotomy of the long head of the biceps in the treatment of rotator cuff tears: clinical and radiographic results of 307 cases. J Shoulder Elbow Surg 14:238–246

12. Boileau P, Baqué F, Valerio L et al (2007) Isolated arthroscopic biceps tenotomy or tenodesis improves symptoms in patients with massive irreparable rotator cuff tears. J Bone Joint Surg 89A(4):747–757

13. Burkhart SS, Nottage WM, Ogilvie-Harris DJ et al (1994) Partial repair of irreparable rotator cuff tears. Arthroscopy 10:363–370

14. Neviaser JS (1971) Ruptures of the rotator cuff. Arch Surg 102:483–485

15. Wolfgang GL (1974) Surgical repair of tears of the rotator cuff of the shoulder. J Bone Joint Surg 56(A):14–25

16. Castagna A, Conti M, Mouhsine E, Bungaro P, Garofalo R (2006) Arthroscopic biceps tendon tenodesis: an anchorage technical note. Knee Surg Sports Traumatol Arthrosc 14(6):581–585, Epub 2005 Dec 23

17. Nové-Josserand L, Gerber C, Walch G (1997) Lesions of the anterosuperior rotator cuff. In: Warner JSP, Iannotti JP, Gerber C (eds) Complex and revision problems in shoulder surgery. Lippincott-Raven, Philadelphia, pp 165–176

18. Goutallier D, Postel JM, Gleyze P et al (2003) Influence of cuff muscle fatty degeneration on anatomic and functional outcomes after simple suture of full-thickness tears. J Shoulder Elbow Surg 12:550–554

19. Gerber C, Schneeberger AG, Hoppeler H, Meyer DC (2007) Correlation of atrophy and fatty infiltration on strength and integrity of rotator cuff repairs: a study in thirteen patients. J Shoulder Elbow Surg 16(6):L691–L696, Epub 2007 Oct 10

第 41 章 肩胛下肌撕裂的术中评估及治疗

Raffaele Garofalo, Brody F. Flanagin, Alessandro Castagna, and Sumant G. Krishnan

引言

肩胛下肌代表肩袖的前部,在冠状面和横断面固定肩关节发挥着非常重要的作用,平衡冠状面和横向平面力偶来为盂肱关节运动提供一个稳定的支点[1]。在一项尸体研究中,当前上肩袖撕裂延伸到肩胛下肌的上部,盂肱关节运动学就开始发生改变[2]。反之,在冈上肌腱中部存在单独撕裂时,盂肱运动学则没有改变。肩胛下肌腱的上部,实际上是肩胛下肌腱的纤维与冈上肌腱的大部分前纤维融合形成前索的区域。肩胛下部撕裂通常起源于上束的近端,并向远端延伸至下束。然而,一项肌电图研究表明,在肩关节抬高时,肩胛下部的肌肉活动显著增强,这反映了它作为肱骨头降压器和前稳定器的重要作用[3]。最近的一份临床报告证实了这一证据,并进一步表明,整个肩胛下肌(上部和下部)和冈上肌功能障碍与主动抬高的丧失有关,并且是发展为假麻痹性肩关节的危险因素[4]。

肩胛下肌腱撕裂可以单独发生,或者更常与其他肩袖肌腱撕裂联系在一起。如果我们思考一下肩上部肌腱的功能就能理解,为何不能识别和治疗这个肌腱的损伤会导致肩部运动障碍。

肩关节镜为外科医生更好地评估肩胛下肌病理提供了可能性。Bennett 等人报告了 165 例患者行肩关节镜治疗发现 27% 肩胛下肌出现病变[5]。完全撕裂的肩胛下肌腱容易发生收缩和不可逆转的肌肉变化。经过几个月或更长的延误,修复收缩肌腱可能是困难的或无法完成的。

解剖与病理

肩胛下肌是 4 块肩袖肌肉中最大最有力的一块。肌肉起源于肩胛骨的前表面,通常分为上三分之二和下三分之一。肩胛下部的插入区域为梯形,它向上最宽,向下延伸时逐渐变细。上下足迹长度大约为 25mm,平均宽度大约为上 17mm,下 3mm[6]。上三分之二插于肱骨小结节,下部肌肉成翼状附着于肱骨干骺端。上腱部在关节镜下可视。肩胛下肌腱的上部与冈上肌腱的前纤维连接,与肩肱韧带共同构成肩袖索的前部。从关节内看,肩胛下肌上部与肩胛上韧带处于同一水平,有助于形成肱二头肌长头肌腱(long head of the biceps tendon,LHBT)的内侧滑轮系统。

大多数肩胛下病变涉及肌腱位于小结节处的上外侧止点。当韧带滑车复合体完整时,在大体检查肩袖时不可见此病变。当滑车系统不完整,肩胛下病变可以在小结节上方裸露的区域确认[7]。事实上,这些撕裂大部分位置深或紧邻关节面,为局部的、退行性的[8]。这些病变可以通过关节镜准确的观察到。对于完全撕裂的肩胛下肌肌腱,病变也可以很容易通过大致的肩袖检查观察到。

单独的肩胛下撕裂是相对少见的,然而,当撕裂单独发生时,比起其他类型的肩袖损伤更常与创伤相关。单独的撕裂与内收或外展手臂时外旋外伤[9-10]有关。肩胛下部撕裂更常与其他肩袖肌腱的退行性撕裂相关,并且往往向内侧和下侧方向发展。枕下部的损伤可以引起韧带滑轮和二头肌鞘的炎症和扩张,最终破坏二头肌沟内的稳定性。肩胛下肌上方的插入可能是保持 LHBT 位置的最重要的约束。解剖学研究表明,肩胛下肌腱的最上部位于肩胛上韧带和肩胛肱韧带内侧头插入的区域,构成复杂滑车系统的一部分(图 41-1)。据报道,与肩胛下肌撕裂相关的 LHBT 损伤的患病率为 63%~85%[11]。

不同年龄组常出现肩胛下肌腱的不同损伤模式(图 41-2)。中年运动员可发生外伤性孤立性肩胛下肌撕裂或前上肩袖撕裂,范围从伴有肱二头肌长头不稳定的关节面部分撕裂到伴有疼痛和僵硬的大面积撕裂(图 41-3)。

另一方面,老年人可能出现大面积撕裂,这往往是由于先前症状轻微的慢性撕裂的急性进展(慢性撕裂的急性变),导致不稳定和可能的假麻痹性肩关节,有时伴有前上脱位(图 41-4)。通常,这些患者的创伤包括肩关节前脱位。

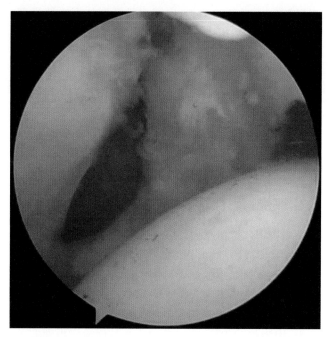

图 41-3　关节镜后入路观察右肩,肩袖前上部大撕裂。肩胛盂位于左侧,肱骨头位于右侧,肩胛下肌撕裂,肩袖间隙完整,位于右上方的冈上肌腱撕裂已标记

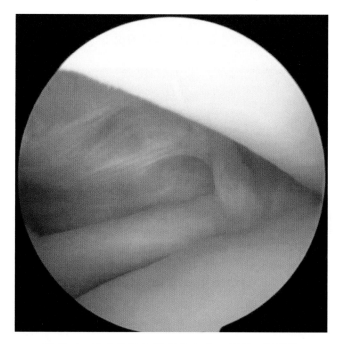

图 41-1　关节镜后入路观察右肩。肩胛下肌腱的上缘是完整的,并构成二头肌腱长头内侧滑轮结构的基础

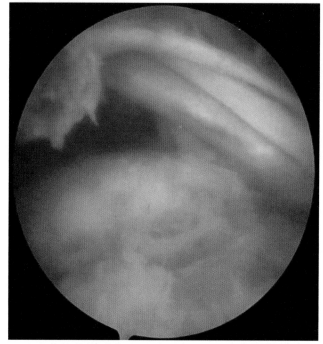

图 41-4　通过肩峰下间隙观察右肩。包含肩胛下肌在内的巨大肩袖撕裂。可见肱二头肌长头肌腱。这是在慢性撕裂基础上的急性肩袖撕裂

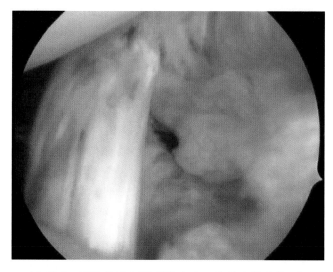

图 41-2　关节镜后入路观察左肩。肱骨小结节处,肩胛下肌上部的退行性损伤

分类

肩胛下肌撕裂的分类有很多种不同的分类。一般来说,肩胛下肌撕裂可分为部分或完全,收缩,没有收缩。

根据 Lafosse 最新的分类,肩胛下肌撕裂分为 5 种类型:Ⅰ型撕裂是指肌腱上三分之一部分的简单侵蚀,与骨骼没有任何断开;Ⅱ型是指肌腱上三分之一部分的完全损伤;Ⅲ型是指肌腱附着部分全部受累,而肌肉下三分之一部分没有脱离。Ⅳ型撕裂时,肩胛下肌腱与小结节完全脱离,肱骨头位于关节内,脂肪变性小于或等于第 3 期。在Ⅴ型病变中,肩胛下肌完全撕裂,肱骨头向前向上移位,喙突撞击和肩胛下肌纤维的脂肪变性大于 3 期[12]。

临床评价与影像学表现

肩胛下肌腱损伤的临床表现是非常多变的,损伤的原因可能是急性的、创伤性的或退行性的。

肩胛下肌撕裂的患者可能主诉肩部疼痛、前方疼痛以及外展和内旋无力。在急性病例中在二头肌沟和小结节上方前部的压痛是很常见的。在慢性病例中,症状不典型,因为与 LHBT 相关的症状通常与肩袖病理学有关。患者无法把衬衫塞到背后,因为这需要肩关节内旋和伸展。由于近端 LHBT 内侧稳定性来自肩胛下肌腱止点,肩胛下肌腱撕裂可能表现为二头肌腱的症状。

检查结果包括被动外旋增加,特别是内收,以及内旋力量的丧失。压腹试验(belly press test,或称拿破仑试验),即患者试图在保持手腕伸直的同时对腹部施加压力,已被证明对肩胛下肌撕裂相当敏感。与对侧相比,保持肘关节前方位置的能力下降也被认为是肩胛下肌腱撕裂阳性。这个试验和抬离试验(lift-off test)已经被 Gerber 等人描述过[9]。进行抬离试验的一个先决条件是患者应该有轻微的运动疼痛,并且能够内旋手臂。当患者无法将手从背部抬起或保持手离开时,检测结果呈阳性。

熊抱试验(bear-hug test)首先由 Barth 等人提出[13],Chao 和 Thomas 等人[14]认为这也许是检测肩胛下肌腱上撕裂最好的试验。为了完成这个动作,检查人员要求患者将受累的侧手肘关节 45°屈曲放在对侧肌腱萎缩处,给患侧的肘关节施加向外的力,嘱患者与施加向外的力进行对抗。患者如无法进行对抗则熊抱试验为阳性。熊抱试验对肩胛下肌腱上撕裂特别敏感。有些情况下熊抱试验时只出现疼痛,这不能证明肩胛下肌腱上撕裂。

影像学检查时,对怀疑有肩袖损伤的患者首先行 X 线平片检查。通常情况下,平片结果为阴性,无法看到肩袖撕裂的直接征象。对于长期的巨大检肩袖撕裂,可以观察到喙肱的间隙减小。还需要进行其他的检查来评估肩胛下肌的情况,包括磁共振成像(magnetic resonance imaging,MRI)、磁共振关节内造影、CT 血管造影和超声。

超声检查可以发现肩胛下肌的撕裂并可以进行动态评估肌腱和 LHBT。但是无法看到任何的脂肪浸润,肌肉萎缩以及肌腱回缩的程度。脂肪浸润和肌肉萎缩的存在

与修复预后不良有关。根据一些作者的研究[7],有或无关节造影的 CT 扫描对肩袖前上段损伤的诊断是非常有用的。关于 MRI,Tung 等人报告,关节镜检查证实的肩胛下撕裂中只有 31% 在术前通过标准 MRI 发现[15](图 41-5)。特别是小的撕裂经常被忽略,而撕裂涉及 50% 或更多肌腱的情况更容易被发现。另一项研究证实了这些发现,即使使用了关节内造影 MRI 也是如此。在这项研究中,在关节镜检查时发现 40 个肩胛下撕裂,而在术前 MRI 中仅发现 15 个肩胛下撕裂。这些发现表明,即使使用关节造影术,鉴别肩胛下部撕裂的敏感性也不会显著增加,特别是在较小的部分撕裂的情况下[16]。

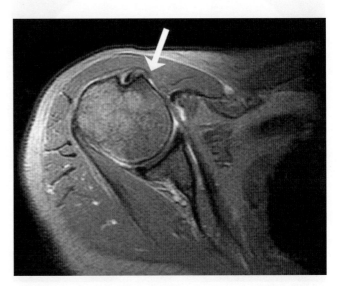

图 41-5 右肩关节 MRI 轴位片。肩胛下肌止点撕裂(箭头)

治疗

在讨论治疗方案之前,应该进行不同的考虑。首先,与肩袖的其他肌腱一样,对于需求量小的退行性撕裂患者,可以尝试保守治疗。主要包括非甾体抗炎药物,注射和物理治疗,以改善疼痛和功能。另一方面,典型的急性外伤性肩胛下肌撕裂应该尽快手术修复。撕裂的肌腱,容易收缩和肌肉早期出现不可逆转的变化。延迟修复肩胛下肌撕裂的临床效果不佳,许多病例在手术时发现肩胛下肌撕裂无法修复[17]。如前所述,前上撕裂通常是由创伤性事件引起的。通常情况下,这些患者引起我们注意是因为疼痛、功能丧失,以及创伤后的僵硬。僵硬可能与损伤接近 LHBT 和转子间隔有关。这些患者可以通过物理治疗和有计划的修复来治疗。在手术过程中,应该放松旋转肌间隙。一些作者认为,考虑到肩胛下肌在肩关节运动学中的关键作用,即使存在完全长期的撕裂和大量脂肪浸润,也应该尝试修复肩胛下肌肌腱[18,19]。然而其他作者认为,有证据表明存在脂肪变性的肩胛下肌

腱、伴有大面积后肩袖撕裂或肱骨头静止性前半脱位的患者不应该进行修复手术。

在前上肩袖撕裂的情况下,修复肩胛下肌的生物力学基础变得至关重要。冈上肌的前部和肩胛下肌的上部由一个称为逗号的弧形组织连接。逗号征对于寻找肩胛下肌腱非常有帮助,尤其是在慢性病例中,肩胛下肌会向内侧收缩至肩胛盂(图 41-5)。逗号标志代表肩胛下肌足迹上缘的上盂肱韧带和肱骨角韧带的内侧段被扯下[20,21]。修复肩胛下肌上部并恢复逗号系统,恢复部分旋转肌索前附着。

对于关节镜和开放技术修复肩胛下肌腱,已经讨论过。

在罕见的单独外伤性肩胛下肌腱撕裂病例中,开放手术是一个很好的选择,特别是当损伤涉及所有的肩胛下肌腱(肌腱和肌肉部分)时。开放手术也适用于关节外病变或撕裂涉及肌腱部分的处理。

肩胛下肌可以在关节镜下修复,患者可以采用沙滩椅或侧卧位。我们用四个入路在肩周围操作。后方、前上方和两个肩峰下入口(图 41-6)。我们在整个手术过程中使用了 30°关节镜。正确的手臂操作对于显示肩胛下肌是有用的。将手臂向前和内旋可能有助于肌腱的检查。

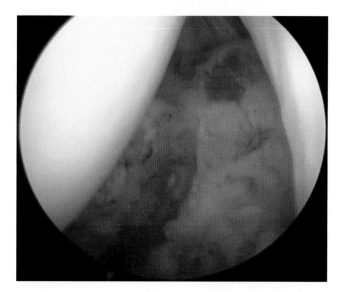

图 41-7　左肩关节的关节内图像。肩胛下肌撕裂,同时合并盂肱上韧带撕脱(逗号征)。肱二头肌长头肌腱不稳

LHBT 病理(磨损/撕裂、不稳定或腱鞘炎)(图 41-7)。一个后方和一个前上方的入路足以治疗这种撕裂。采用一个或两个三股缝线锚钉使用褥式缝合联合两个简单的缝合(图 41-8)。根据外科医生的喜好,可以用不同的工具进行缝合。一般来说,每一厘米的肌腱撕裂应使用一个锚钉。当使用锚钉时,大多数肩胛下肌撕裂可用单排技术修复,效果良好[22]。肩胛下肌撕裂与 LHBT 病理有高度的相关性,通常 LHBT 病理应与肩胛下肌腱撕裂同时治疗。如果 LHBT 在沟内被改变,一旦肩胛下肌腱修复后,可以在肩膀的前部进行肌腱切断术或相关的带螺钉的肌腱固定术。如果仅仅是不稳定的 LHBT,没有任何病理,可以对肩胛下肌腱进行锚钉固定(图 41-9)。

我们倾向于采用关节镜下经筋膜(无锚钉)技术修

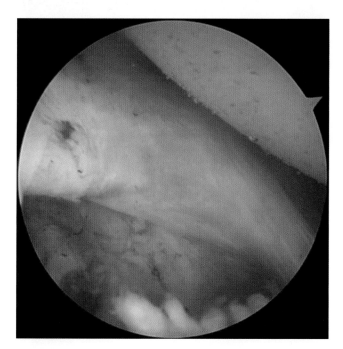

图 41-6　右肩关节的关节内图像。肩胛下肌撕裂并回缩,逗号征阳性,逗号征是由二头肌腱滑轮结构、喙肱韧带和肩袖间隙形成的复合体

在侧卧位,由助手从前到后的杠杆运动与内转肩关节,可以帮助更好地显示肌腱和病变的范围。

一旦病变被确认,我们就开始准备修复。

在肩胛下肌腱单独撕裂的情况下,许多作者建议使用缝合锚技术通过关节内入路治疗这种撕裂和相关的

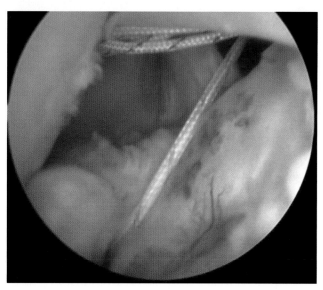

图 41-8　关节镜后入路观察左盂肱关节。使用带三根线的锚定植入足印区,开始修复肩胛下肌

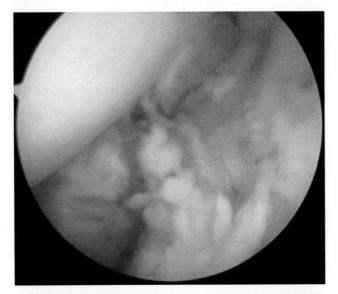

图 41-9 关节镜后入路观察左盂肱关节，显示修复后的肩胛下肌，同时显示肱二头肌长头肌腱固定术后表现

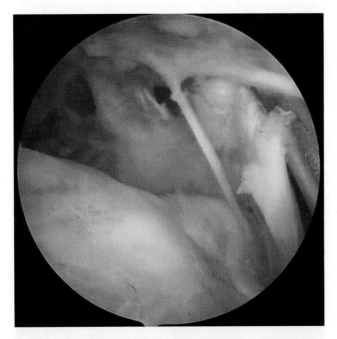

图 41-10 关节镜后外侧入路观察右肩关节。抓线器从前外侧入路进入。显示肩胛下肌撕裂，肩袖间隙完整性良好

复肩胛下撕裂。这项技术在单纯的肩胛下撕裂中应用可能是非常困难的。然而，在这种情况下，也可以使用这种技术，但是修复应该通过肩峰下喙突间隙而不是关节内进行。当肩胛下撕裂合并上肩袖撕裂时，这项技术更容易执行。在这种情况下，我们在关节镜阶段开始组织松动。如果肩胛下肌在这个阶段收缩明显，可以通过牵引缝合来协助复位。然后，关节镜移入肩峰下空隙（图 41-10）。清理间隙，松解上肩袖，准备肌腱的"足印区"。根据撕裂的大小，可以使用 ArthroTunneler（Tornier，Edina，MN）设备制造不同的隧道[23]。我们在后外侧入路内行关节镜

修补术，并将前外侧、前后侧入路作为工作入路。如果是连续性的前上方撕裂，我们不希望破坏冈上肌和肩胛下肌之间的边缘，而是通过前方缝合线一起修复撕裂的最前上方部分。这种修复技术更容易且耗时短。此外，这允许重建肩袖上部（图 41-11）。然而，一些作者表明，肩胛下肌-冈上肌边缘连续性与否的预后相似[24]。在巨大肩袖撕裂的情况下（图 41-13），先修复肩胛下肌和肩袖的大部分上部，然后进行冈下肌和冈上肌的修复（图 41-12）。

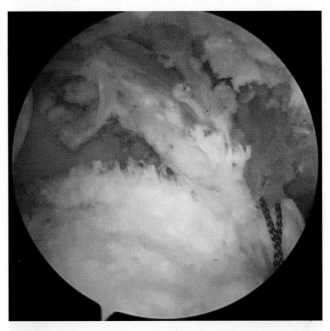

图 41-11 关节镜后外侧入路观察右肩关节。使用带三根线的锚定修复肩胛下肌，肩袖间隙完整性良好

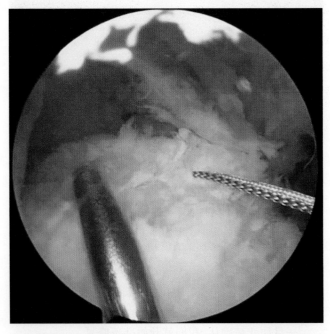

图 41-12 关节镜后外侧入路观察右肩关节。当肩袖的前上部分修复后，如果存在巨大肩袖撕裂，其他通道也可以被修复

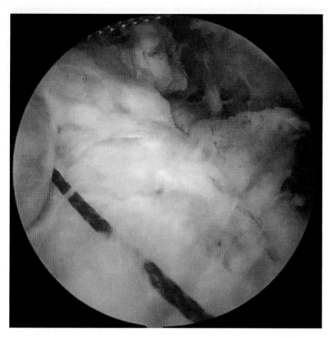

图 41-13　关节镜后外侧入路观察右肩关节。巨大肩袖撕裂最终被 9 根穿骨缝线修复成功

　　关节镜下肩胛下肌修复术的总体结果是好的，早期发现和治疗撕裂可以改善修复后的预后。患者年龄越小，组织收缩程度越小，脂肪浸润越少，临床效果越好。

参考文献

1. Burkhart SS (1992) Fluoroscopic comparison of kinematic patterns in massive rotator cuff tears: a suspension bridge model. Clin Ortop 284:144–152

2. Su WR, Budoff JE, Luo ZP (2009) The effect of anterosuperior rotator cuff tears on glenohumeral translation. Arthroscopy 25(3):282–289

3. Wickham J, Pizzari T, Balster S, Ganderton C, Watson L (2014) The variable roles of the upper and lower subscapularis during shoulder motion. Clin Biomech (Bristol, Avon) 29(8):885–891

4. Collin P, Matsumura N, Ladermann A, Denard PJ, Walch G (2014) Relationship between massive chronic rotator cuff tear pattern and loss of active shoulder range of motion. J Shoulder Elbow Surg 23:1195–1202

5. Bennett WT (2001) Subscapularis, medial, and lateral head coracohumeral ligament insertion anatomy:arthroscopic appearance and incidence of "hidden" rotator interval lesion. Arthroscopy 17:173–180

6. Ide J, Tokiyoshi A, Hirose J, Mizuta H (2008) An anatomic study of the subscapularis insertion to the humerus: the subscapularis footprint. Arthroscopy 24(7):749–753

7. Edwards TB, Walch G, Nové-Josserand L, Gerber C (2005) Anterior superior rotator cuff tears. Repairable and irreparable tears. In: Warner JJP, Iannotti JP, Flatow EL (eds) Complex revision problems in shoulder surgery, 2nd edn. Lippincott Williams and Wilkins, Philadelphia, pp 107–128

8. Arai R, Sugaya H, Mochizuki T, Nimura A, Moriishi J, Akita K (2008) Subscapularis tendon tear: an anatomic and clinical investigation. Arthroscopy 24(9):997–1004

9. Gerber C, Krushell RJ (1991) Isolated rupture of the tendon of the subscapularis muscle. Clinical feature in 16 cases. J Bone Joint Surg Br 73(3):389–394

10. Deutsch A, Altchek DW, Veltri DM, Potter HG, Warren RF (1997) Traumatic tears of the subscapularis tendon. Clinical diagnosis, magnetic resonance imaging, and operative treatment. Am J Sports Med 25(1):13–22

11. Bartl C, Salzmann GM, Seppel G et al (2011) Subscapularis function and structural integrity after arthroscopic repair of isolated subascapularis tears. Am J Sports Med 39(6):1255–1262

12. Lafosse L, Jost B, Reiland Y, Audebert S, Toussaint B, Gobezie R (2007) Structural integrity and clinical outcomes after arthroscopic repair of isolated subscapularis tears. J Bone Joint Surg Am 89:1184–1193

13. Barth JR, Burkhart SS, DeBeer JF (2006) The bear-hug test: a new and sensitive test for diagnosing a subscapularis tear. Arthroscopy 22(10):1076–1084

14. Chao S, Thomas S, Yucha D, Kelly JD 4th, Driban J, Swanik K (2008) An electromyographic assessment of the "bear hug": an examination for the evaluation of the subscapularis muscle. Arthroscopy 24(11):1265–1270

15. Tung G, Yoo D, Levine S, Brody J, Green A (2001) Subscapularis tendon tear: primary and associated signs on MRI. J Comput Assist Tomogr 25:417–424

16. Foad A, Wijdicks CA (2012) The accuracy of magnetic resonance imaging and magnetic resonance arthrogram versus arthroscopy in the diagnosis of subscapularis tendon injury. Arthroscopy 28(5):636–641

17. Mansat P, Frankle MA, Cofield RH (2003) Tears in the subscapularis tendon: descriptive analysis and results of surgical repair. Joint Bone Spine 70:342–347

18. Denard PJ, Ladermann A, Burkhart SS (2011) Arthroscopic management of subscapularis tears. Sports Med Arthrosc 19(4):333–341

19. Koo SS, Burkhart SS (2012) Subscapularis tendon tears:identifying mid to distal footprint disruptions. Arthroscopy 26(8):1130–1134

20. Lo IK, Burkhart SS (2003) The comma sign: an arthroscopic guide to the torn subscapularis tendon. Arthroscopy 19:334–337

21. Visonà E, Cerciello S, Godenèche A, Neyton L, Fessy MH, Nové-Josserand L (2015) The "comma sign": an antomical investigation (dissection of the rotator interval in 14 cadaveric shoulders). Surg Radiol Anat 37(7):793–798

22. Ide J, Tokiyoshi A, Hirose J, Mizuta H (2007) Arthroscopic repair of traumatic combined rotator cuff tears involving the subscapularis tendon. J Bone Joint Surg Am 89(11):2378–2388

23. Garofalo R, Castagna A, Borroni M, Krishnan SG (2012) Arthroscopic transosseous (anchorless) rotator cuff repair. Knee Surg Sports Traumatol Arthrosc 20(6):1031–1035. doi:10.1007/s00167-011-1725-4

24. Kim SJ, Jung M, Lee JH, Kim C, Chun YM (2014) Arthroscopic repair of anterosuperior rotator cuff tears: in-continuity technique vs. disruption of subscapularis–supraspinatus tear margin: comparison of clinical outcomes and structural integrity between the two techniques. J Bone Joint Surg Am 96(24):2056–2061

第42章 干细胞在肩袖愈合中的作用

Pietro Randelli, Alessandra Menon, Vincenza Ragone, Davide Cucchi, and Paolo Cabitza

引言

肩袖撕裂是成年患者肩部损伤的主要表现,也是肩部疼痛和职业残疾的常见原因,其在人群中的发病率正在上升。虽然在过去数十年,修复外科手术已有所发展和改善,但在进行修复后出现高失败率的情况,可能需要额外的治疗或再次手术,降低患者的生活质量。

为了促进关节镜修复术后肌腱的愈合,目前正在研究几种生物学治疗策略。干细胞在肌腱愈合中的应用越来越受到人们的关注。

这一章将介绍关于应用间充质干细胞在动物和临床环境中促进肌腱愈合的现有文献。

定义

干细胞被定义为非特化细胞,是一个自我更新的群体,并有潜力分化成各种成人细胞类型。

它们作为一个修复系统,能够无限制地分裂以补充其他细胞。

干细胞的种类

干细胞可以根据其分化为不同细胞类型的程度进行分类(潜能):

- 全能干细胞;
- 多能干细胞;
- 专能干细胞;
- 单能干细胞。

全能干细胞(如受精卵)能够生成体内所有类型的细胞,以及组成胚胎外组织(如胎盘)的所有类型的细胞。多能干细胞(如胚胎干细胞)在受精后约4天发育。多能干细胞可以从三个生殖层,即外胚层、中胚层和内胚层产生所有不同类型的细胞。专能干细胞(如造血干细胞)具有发育成多种特殊细胞类型的能力,但它们不能在体内形成所有组织。单能干细胞,也称为祖细胞(如上皮干细胞),只能产生一种细胞类型。

获得干细胞有多种来源,因此干细胞也可以根据其来源组织进行分类:

- 胚胎干细胞;
- 胎儿干细胞;
- 脐带干细胞;
- 成体干细胞。

有些人认为,成人和胎儿干细胞是从胚胎干细胞进化而来的,在成人器官中观察到的少数干细胞是原始胚胎干细胞的残余,这些细胞在竞赛中放弃分化为发育中的器官,或者停留在器官中的细胞龛中,这些细胞在组织损伤时会参与修复。

最常见的干细胞来源是成体干细胞和胚胎干细胞。

胚胎干细胞来源于囊胚发育阶段胚胎的内细胞团。它们有能力无限地自我更新,真正的多能性,也就是说,它们能够分化成三个初级胚层的所有衍生物:外胚层、内胚层和中胚层。然而,它们的使用是非常有争议的,因为伦理问题,目前关于它们的使用的管理问题,以及细胞获取困难。

与胚胎干细胞相比,多能干细胞的自我更新和分化能力拥有属性仅限于一个胚层的组织。如果他们有潜力分化成各种形式的间充质组织(即骨、肌腱、软骨和肌肉),他们被称为间充质干细胞(mesenchymal stem cells, MSC)。

诱导多能干细胞(induced pluripotent stem, iPS)是一种新型的干细胞来源,为早期成人干细胞,通过体外调节获得成人干细胞的特征。

迄今为止,大多数与临床相关的干细胞研究都集中在成体干细胞而不是胚胎干细胞上,因为胚胎干细胞受到许多监管和伦理方面的限制。诱导多能干细胞是一个相对较新的领域,引起了人们极大的兴趣。

间充质干细胞

骨髓间充质干细胞是成体干细胞的一个亚型,对于基于干细胞的治疗可能特别有用,原因有三。首先,骨髓间充质干细胞已经从骨髓、肌肉、循环血液、血管和脂肪等多种间充质组织中分离出来,从而使它们变得丰富和容易获得[1]。其次,骨髓间充质干细胞可以分化为多种类型的细胞,包括成骨细胞、软骨细胞和脂肪细胞[2]。这表明,骨髓间充质干细胞可能比其他成体干细胞有更广泛的治疗应用。最后,间充质干细胞具有强大的旁分泌效应,增强受损组织自我修复的能力。事实上,动物研究表明,这可能是间充质干细胞促进组织修复的主要机制。

间充质干细胞的来源

骨髓间充质干细胞的主要来源是自体骨髓,关于其提取和培养技术,以及繁殖条件已经形成了广泛共识。

髂嵴是获取 MSC 最常见的部位,也有一些其他部位可以获得 MSC。最近,Mazzocca 等人[3,4]表明肱骨近端可以作为骨髓间充质干细胞的来源,在关节镜手术中可以安全获取。作者将获得的细胞定性为间充质干细胞,并用胰岛素诱导类腱细胞分化。此外,Beizel 等人[5]已经表明,关节镜下从肱骨近端抽吸骨髓是一种可重复的技术,并可产生满足临床使用需要的骨髓间充质干细胞浓度。这些研究表明获取骨髓间充质干细胞可以避免一个额外的手术部位(即髂嵴)抽吸或第二个手术程序,使得骨髓间充质干细胞在关节镜肩袖撕裂手术中的应用更加容易。

骨髓间充质干细胞也可以从其他来源获得,例如取材较容易的脂肪组织,这也相对容易获得,尽管这些细胞的分化能力明显低于骨髓来源的骨髓间充质干细胞[6]。

肌腱源性干细胞(Tendon-derived stem cells,TDSC)被认为适合肌腱修复,因此可以应用到肩袖撕裂的增强修复。

在小鼠的髌腱和人的腘绳肌中首次证实了肌腱来源干细胞的存在。最近的体外研究证实,从动物和人的肩袖组织中可分离出 TDSC[7]。Tsai 等人[8]在 5 例患者身上证明,从肩袖肌腱上获得的细胞可以成功地分离并分化为具有 MSC 特征的细胞。2013 年,Randelli 等人[9]证实了肩部组织中干细胞的存在,在 26 例患者的关节镜下肩袖修复术中收集了人冈上肌腱和人二头肌长头肌腱的样本。对细胞的形态学、自我新陈代谢能力、免疫表型、基因和蛋白质表达谱以及分化能力进行了评估,发现了两种新型人类干细胞的特征。同年,Utsunomiya 等人[10]从 19 例行关节镜下肩袖修复术患者的肩关节滑膜、肩峰下滑囊、肩袖肌腱和大结节处分离和鉴定了 MSC,提示肩峰下滑囊是肩袖撕裂修复中 MSC 来源的一个很好的来源。

最近,Song 等人[11]从 5 个接受肩袖手术的患者的滑囊组织中分离出间充质干细胞,并在体内和体外进行了多向分化研究。结果表明,从滑囊组织中分离的细胞具有骨髓间充质干细胞的特性和高增殖能力,并向间充质细胞系(成骨细胞、腱细胞和骨软骨细胞)高效分化,提示滑囊是一种新的骨髓间充质干细胞来源,具有很高的应用价值。

动物研究

Gulotta 等人[12]在 2009 年从 10 只大鼠的长骨中获得骨髓基质干细胞(bone marrow stem cell,BMSC),并将其注射到修复的大鼠冈上肌腱上。与对照组比较,未注射干细胞的肩袖修复组与对照组无显著差异。本研究表明,单独应用间充质干细胞(mesenchymal stem cell,MSC)不足以促进肌腱愈合,并提示 MSC 的活性必须得到适当的分子信号的支持,从而对骨髓间充质干细胞的分离应用提供了新的方向。

因此,在后来的研究中,Gulotta 等人[13,14]检查了各种类型转换的间充质干细胞用于冈上肌腱修复增强术。三个有对照组的实验显示,1 型膜基质金属蛋白酶转导细胞可以提高组织学质量和生物力学强度,而用 BMP-13 转导细胞并没有达到良好的效果。

Yokoya 等人[15]研究了将培养的自体骨髓间充质干细胞与聚羟基乙酸片种植在兔模型的完全冈下病变中。植入后 16 周,与未加强对照组和未加载支架组相比,I 型胶原增加,机械强度增加。

Kim 等人[16]从两只兔的髂嵴中获得骨髓基质干细胞,培养并种植在三维开放细胞聚乳酸支架上。作为对照,在对侧肩部植入类似的无干细胞支架。本研究表明,植入后 2、4、6 周,骨髓间充质干细胞在支架内存活,并且与对照组相比,间充质干细胞组 I 型胶原表达增加。

Shen 等人[17]开发了一种编织的丝胶原支架,装载了同种异基因的跟腱干细胞,并用它来增强兔的肩袖撕裂修复,并与用非负载支架增强的修复进行比较。治疗组 4 周和 8 周后无排斥反应,植入部位成纤维细胞生长增加,淋巴细胞浸润减少。与对照组相比,12 周后的形态学评估显示结构和机械性能有所改善。

临床研究

到目前为止,只有一项队列研究评估了骨髓间充质干细胞在肩部手术中临床应用的安全性。在这项研究中,Ellera Gomes 等人[18]认为骨髓单个核细胞(bone marrow mononuclear cells,BMMC)是一个安全和有希望的替代其他生物学方法的方法,可以提高受影响的肌腱组织质量。

在手术前,从后髂嵴抽取 100mL 骨髓。在无菌条件下获得 BMMC,然后溶解在 10% 浓度的自体血清生理盐水溶液中,最终体积为 10mL,在修复部位注射,以促进肌腱再生。临床上,与患者接受相同的手术过程但没有添加干细胞的相比,记录有意义的结果。术后 12 个月,最有价值的发现是 UCLA 评分平均增加 19 分,在细胞注射部位的 MRI 检查中发现新形成的健康肌腱组织。

讨论

由于肌腱损伤和退化后肌腱再生不良,促使人们寻找生物疗法来加强肌腱的愈合。以干细胞为基础的治疗方法,用于肩袖增强是有吸引力的,因为他们提供了一个可再生的多功能细胞来源,有助于愈合环境。因此,干细胞疗法是一个令人兴奋的新研究领域。

尽管诱导多能干细胞也在研究中,但许多监管、伦理和安全方面的考虑限制了间充质干细胞和更有前途的胚胎干细胞的应用,尽管已有关于诱导多能干细胞的研究。

关于骨髓间充质干细胞在肩部手术中的应用的临床研究非常有限。

体外研究表明,干细胞群体可以很容易地分离、维持和扩增,以提供治疗的大量需求。干细胞可以诱导向多种类型的细胞分化,这表明它们具有内在的适当的细胞可塑性[3-5]。

体内动物实验结果表明,骨髓间充质干细胞可能有提高和改善肩袖手术中肌腱-骨愈合强度和组织学的潜力。然而,有限的现有文献必须批判性地看待[15-17]。

骨髓间充质干细胞可以从人体各个部位获得。它们传统上是通过分离从髂骨抽取的骨髓来获得的。从关节内组织如肩峰下囊或肩袖肌腱获取骨髓间充质干细胞是一种新的方法,需要在实验室条件下进行组织消化和细胞培养。这些技术允许在不使用额外的手术部位(即髂嵴)的情况下获取细胞。目前还需要在动物体内进行研究,以避免这种治疗可能出现的致死性并发症。

其他从肱骨近端浓缩骨髓中获得骨髓间充质干细胞的方法具有实用性的优点,可用于手术室实时获取[5]。

骨髓移植已广泛应用于骨科学,而骨髓间充质干细胞的应用是一种较新的方法,理想的获取和应用方法尚未充分确定。

应用干细胞进行肩袖修复通常需要一个特定的载体来保持细胞在原位。体内动物实验表明,通过使用纤维蛋白载体[12]或支架(海绵状胶原和丝素、开放细胞聚乳酸、凝胶藻酸盐、聚乙醇酸人工合成)[15-17]与干细胞联合种植,MSC 增强对肩袖修复的效果有明显改善,提示这是组织工程化肌腱临床应用的一种有前途的治疗方法。然而,研究的高度可变性不足以确定载体的作用和适当的细胞收获方法。

骨髓间充质干细胞对肌腱愈合的影响可以通过适当调节愈合环境(生长因子、细胞因子、细胞浓度和机械刺激)来改善。实际上,仅仅应用干细胞是不够的,还必须提供诱导再生的信号。目前正在研究若干这种可能的方法。基因转导等方法,包括利用病毒载体为治疗用途对细胞进行调节,也在动物研究中显示出有希望的结果。在他们的研究中,Gulotta 等[13,14]发现,在大鼠模型中,用巩膜或 1 型膜基质金属蛋白酶转导的间充质干细胞在重新固定冈上肌后,能够促进愈合。

修复部位可能缺乏诱导移植细胞适当分化所必需的细胞和/或分子信号,这表明基于细胞的策略可能需要与适当的生长和分化因子相结合才能有效。在这种情况下,干细胞作为再生的原材料,而信号作为向这个目标前进的动力。

目前关于骨髓间充质干细胞在肩部手术中的治疗性应用的文献较少。虽然体内动物实验已经表明一些有希望的方法可以促进腱-骨愈合,但是骨髓间充质干细胞在肩部手术中的应用仍然应该被视为一种实验性技术。

进一步的基础和临床研究基于干细胞的治疗在肩袖损伤中的潜在作用及其在组织工程中的可能应用,从而可以确定这些细胞在肩部手术中常规使用的程序。

参考文献

1. Deans RJ, Moseley AB (2000) Mesenchymal stem cells: biology and potential clinical uses. Exp Hematol 28:875–884
2. Pittenger MF et al (1999) Multilineage potential of adult human mesenchymal stem cells. Science 284:143–147
3. Mazzocca AD et al (2010) Rapid isolation of human stem cells (connective tissue progenitor cells) from the proximal humerus during arthroscopic rotator cuff surgery. Am J Sports Med 38:1438–1447. doi:10.1177/0363546509360924
4. Mazzocca AD et al (2011) Bone marrow-derived mesenchymal stem cells obtained during arthroscopic rotator cuff repair surgery show potential for tendon cell differentiation after treatment with insulin. Arthroscopy 27:1459–1471. doi:10.1016/j.arthro.2011.06.029
5. Beitzel K et al (2013) Comparison of mesenchymal stem cells (osteoprogenitors) harvested from proximal humerus and distal femur during arthroscopic surgery. Arthroscopy 29:301–308. doi:10.1016/j.arthro.2012.08.021
6. Izadpanah R et al (2006) Biologic properties of mesenchymal stem cells derived from bone marrow and adipose tissue. J Cell Biochem 99:1285–1297. doi:10.1002/jcb.20904
7. Bi Y et al (2007) Identification of tendon stem/progenitor cells and the role of the extracellular matrix in their niche. Nat Med 13:1219–1227. doi:10.1038/nm1630
8. Tsai CC, Huang TF, Ma HL, Chiang ER, Hung SC (2013) Isolation of mesenchymal stem cells from shoulder rotator cuff: a potential source for muscle and tendon repair. Cell Transplant 22:413–422. doi:10.3727/096368912x656090
9. Randelli P et al (2013) Isolation and characterization of 2 new human rotator cuff and long head of biceps tendon cells possessing stem cell-like self-renewal and multipotential differentiation capacity.AmJSportsMed41:1653–1664.doi:10.1177/0363546512473572
10. Utsunomiya H et al (2013) Isolation and characterization of human mesenchymal stem cells derived from shoulder tissues involved in rotator cuff tears. Am J Sports Med 41:657–668.

doi:10.1177/0363546512473269

11. Song N, Armstrong AD, Li F, Ouyang H, Niyibizi C (2014) Multipotent mesenchymal stem cells from human subacromial bursa: potential for cell-based tendon tissue engineering. Tissue Eng Part A 20:239–249. doi:10.1089/ten.TEA.2013.0197

12. Gulotta LV et al (2009) Application of bone marrow-derived mesenchymal stem cells in a rotator cuff repair model. Am J Sports Med 37:2126–2133. doi:10.1177/0363546509339582

13. Gulotta LV et al (2010) Stem cells genetically modified with the developmental gene MT1-MMP improve regeneration of the supraspinatus tendon-to-bone insertion site. Am J Sports Med 38:1429–1437. doi:10.1177/0363546510361235

14. Gulotta LV, Kovacevic D, Packer JD, Deng XH, Rodeo SA (2011) Bone marrow-derived mesenchymal stem cells transduced with scleraxis improve rotator cuff healing in a rat model. Am J Sports Med 39:1282–1289. doi:10.1177/0363546510395485

15. Yokoya S et al (2012) Rotator cuff regeneration using a bioabsorbable material with bone marrow-derived mesenchymal stem cells in a rabbit model. Am J Sports Med 40:1259–1268. doi:10.1177/0363546512442343

16. Kim YS, Lee HJ, Ok JH, Park JS, Kim DW (2012) Survivorship of implanted bone marrow-derived mesenchymal stem cells in acute rotator cuff tear. J Shoulder Elbow Surg 22:1037–1045. doi:10.1016/j.jse.2012.11.005

17. Shen W et al (2012) Allogenous tendon stem/progenitor cells in silk scaffold for functional shoulder repair. Cell Transplant 21:943–958. doi:10.3727/096368911x627453

18. Ellera Gomes JL, da Silva RC, Silla LM, Abreu MR, Pellanda R (2012) Conventional rotator cuff repair complemented by the aid of mononuclear autologous stem cells. Knee Surg Sports Traumatol Arthrosc 20:373–377. doi:10.1007/s00167-011-1607-9

第43章 富血小板血浆在肩袖修复中的应用

Stefano Gumina

肩袖再撕裂常发生在开放或关节镜下肩袖修复术后。Galatz 等人的研究[1] 报告的再撕裂率高达 94%。导致肩袖修复失败的原因有许多：修复肌腱质量差，锚钉拔出，缝线断裂，过早及不恰当的康复方案[2,3]。Liem 等人[4] 观察到术前严重的肌肉萎缩和脂肪浸润与撕裂的再发有关，且脂肪浸润的越严重常伴随更差的临床效果。

应用自体血小板-白细胞凝胶膜（platelet-leukocyte gel，PLG）或血小板-白细胞膜（platelet-leukocyte membrane，PLM）治疗肩袖损伤是一种可能刺激和加速软组织和骨愈合的新方法[5-9]。血小板可以从自体的新鲜全血中提取和分离。离心设备将血液分解成去血小板的血浆、富血小板-白细胞血浆（platelet-leukocytes-rich-plasma，P-LRP）和红细胞[10]。随后，P-LRP 被自体凝血酶激活，产生一种黏稠的溶液，称为"血小板-白细胞膜"。将其作为外源性应用物，可以促进组织愈合。应用该膜的原理是，血小板的生长因子有助于模拟和加速创伤生理愈合和组织修复的过程[11,12]。

在血小板胞浆内发现 α 颗粒和致密颗粒。α 颗粒包含许多血小板生长因子，如转化生长因子 β（transforming growth factor beta，TGF-β）、碱性成纤维细胞生长因子（basic fibroblast growth factor，bFGF）、血小板源性生长因子（platelet-derived growth factor，PDGF-AB）、表皮生长因子（epidermal growth factor，EGF）、血管内皮生长因子（vascular endothelial growth factor，VEGF）和结缔组织生长因子（connective tissue growth factors，CTGF）。除 bFGF 和 PDGF 外，上述生长因子均可刺激和促进血管生成；此外，几乎所有的生长因子都刺激未分化间充质细胞的增殖，并刺激或调节成纤维细胞[13] 的有丝分裂。

血小板-白细胞凝胶已被用于治疗肌腱疾病。Mishra 和 Pavelko[7] 使用该凝胶治疗慢性肘关节肌腱炎，在疼痛和功能方面取得了良好的效果。Aspenberg 和 Virchenko[6] 在跟腱损伤大鼠模型中使用了凝胶，并观察到与对照组相比，第一周后抗拉强度和刚度增加了约 30%。Everts 等人[14] 提出假设，血小板-白细胞凝胶的促腱骨愈合作用可能是由高浓度的 VEGF 造成的，VEGF 从血小板中释放出来，刺激和促进血管生成。这一假设与 Anitua 等人的[15] 观点一致。事实上，已经证实该凝胶可以改善受伤肌腱的血液供应。

慢速离心 10mL 外周血（相对离心力 120g，10min）（Regen® Lab en Budron B2 1052，Le mont-ser-lausanne，CH），获得富血小板血浆（platelet-rich plasma，PRP）。PRP 添加葡萄糖酸钙和巴曲酶，然后将混合物利用高速离心（相对离心力至少 1 500g，20～30min）获得一个圆形膜状物（直径 13mm，厚度 3～4mm）（图 43-1）。此膜薄，

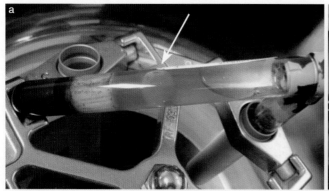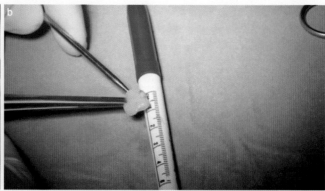

图 43-1 （a）箭头所指为试管内的薄膜状物。（b）使用前的膜状物

含有纤维蛋白基质,有弹性,质韧,有塑形能力。血小板和白细胞固定在纤维蛋白基质中,因此生长因子得以逐渐"就地"释放,以确保更好的治疗效果。我们在之前研究的超微结构(未发表的数据)的膜(其尺寸与本研究的膜相等)中观察到,它含有大量的白细胞($7×10^9/L$),主要以淋巴细胞为主;血小板超过$400×10^9/L$(是正常全血的1.7倍)。

在使用膜时,我们先对膜状物进行后缝合,而后将肌腱进行覆盖,并于肌腱外边界进行缝合。在所有病例中,为了膜状物方便通过套管,我们暂时把8mm套管的橡胶隔膜移除并停止水泵(图43-2)。随后,将膜状物定位在打磨过的足印区及肩袖的侧边缘之间,使其在连续的肩袖缝合时不会发生移动干扰(图43-3)。每两个锚钉之间使用一片膜状物。

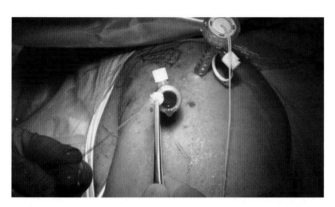

图 43-2　用缝线缝合膜状物边缘,通过8mm套管进入肩峰下间隙

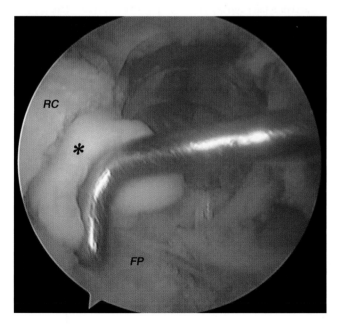

图 43-3　肩袖缝合之前,探钩辅助将膜状物放在足印区及肌腱之间。RC,肩袖肌腱;FP,足印区;星号标示血小板-白细胞膜状物

我们的研究结果总结在表43-1和表43-2。

表 43-1　组间独立变量比较

变量		Ⅰ组	Ⅱ组	P 值
年龄		60(4.4)	63(5.9)	0.02
性别				0.63
	男性	20	21	
	女性	19	16	
优势手				0.34
	是	28	30	
	否	11	7	
脂肪变性				0.74
	0 级	3	4	
	1 级	23	22	
	2 级	12	11	
	3 级	1	0	
	4 级	0	0	
肱二头肌长头肌腱离断				0.50
	否	32	28	
	是	7	9	
Constant 评分				
	术前	54.3(4.1)	50.1(3.7)	<0.01
	术后	77.9(5.7)	74.2(6.1)	0.01
简明肩关节功能测试				
	术前	3.7(1.0)	3.4(1.0)	0.24
	术后	10.5(0.8)	10.1(1.0)	0.07

对于定量资料(年龄、Constant评分和简明肩关节功能测试),给出的值为平均值,括号中为标准差。对于定性资料(性别、优势手、二头肌腱长头肌腱离断术和脂肪变性),给出的值对应的是患者的数量。P 值设为$P=0.05$。

表 43-2　各组患者的肩袖修复完整性

修复完整性	Ⅰ组	Ⅱ组
Ⅰ 型	23(59.0%)	13(35.1%)
Ⅱ 型	11(28.2%)	11(29.7%)
Ⅲ 型	5(12.8%)	10(27.0%)
Ⅳ 型(再撕裂)	0(0%)	1(2.7%)
Ⅴ 型(再撕裂)	0(0%)	2(5.4%)

数值是病人的数量,括号中是百分比。P 值设为$P=0.05$。

修复完整性显示两组之间有显著差异($\chi^2=6.29$,自由度$=2$,$P=0.04$)。

在我们的研究中,与单排无膜技术相比,血小板-白细胞膜的使用提高了修复的完整性。虽然我们的随访时间不长,但在使用该膜的组中未发现术后再撕裂的病例,如此低的再撕裂率有些出人意料。然而,我们认为这可能是由于随访时间短,且在我们的研究中未纳入巨大肩袖撕裂的患者。而且,形态学上的改善似乎并没有获得更好的功能效果。事实上,在两组中计算出的 Constant 评分,在没有肩部疼痛的情况下是相似的。这种特殊情况是可预见的,因为即使在关节镜治疗之前,Ⅱ组的疼痛强度在统计学上也更高。我们认为临床结果不受年龄的影响,尽管结果在两组间有统计学差异。Yian 等人[16]已经证实年龄在 50～70 岁的无肩痛受试者具有相似的 Constant 评分。

最近,Castricini 等人[17]对 PRP 增强术在关节镜下肩袖修复中的应用进行了随机研究,发现在比较带膜状物和不带膜状物的肩袖修复效果时,总 Constant 评分无统计学差异,两组间肌腱厚度及冈上肌腱足印区宽度无差异。唯一的区别是磁共振成像中肌腱信号强度的改变。事实上,未使用膜状物的那组患者发生肌腱信号增强的比例更高。作者得出该研究不支持使用富含血小板的纤维蛋白基质可以促进肩袖撕裂修复愈合的结论。然而,Castricini 等人的研究与我们的研究有以下几个方面的不同:①在他们的研究中,有许多患者存在小撕裂(<1cm);②每个患者仅使用一层膜(也适用于中度肩袖撕裂的患者);③所有病例均采用双排技术修复肌腱套;④术后固定制动时间较短。在这些区别中,我们认为前两项差别是导致两个研究结果差异的主要因素。

与我们的研究相似,在修复完整性方面,Randelli 等人[18]使用 PRP——联合自体凝血酶成分——在不同类型的肩袖撕裂患者中获得了类似的结果。将装有 PRP 和凝血酶注射器的喷雾点药器置于骨和修复的肩袖之间。该研究显示,在术后的第一个月,自体 PRP 减轻了疼痛,并表明当撕裂仅暴露于肱骨头,但没有回缩到肩胛盂关节面时,它对肩袖肌腱的愈合也有积极的影响。因此,Randelli 和我们的研究表明,PRP 可能有助于肩袖的愈合,但如果以喷雾装置或薄膜的形式应用,则没有区别。

总之,血小板-白细胞膜状物的使用似乎可以改善大肩袖撕裂的修复完整性,即使这种改善似乎不能确定具有更好的功能效果。但仍有许多方面的问题有待阐明:①膜状物的吸收是否完全及吸收时间;②膜状物是否只减慢了可能发生的肩袖再撕裂的时间;③缝合时如何穿过膜状物并以肩袖覆盖完全,以保持膜状物的"原位性"。

参考文献

1. Galatz LM, Ball CM, Teefey SA, Middleton WD, Yamagucy K (2004) The outcome and repair integrity of completely arthroscopically repaired large and massive rotator cuff tears. J Bone Joint Surg Am 86:219–224
2. Barber FA, Coons DA, Ruiz-Suarez M (2007) Cyclic load testing of biodegradable suture anchors containing 2 high-strength sutures. Arthroscopy 23:355–360
3. Mahar A, Allred DW, Wedemeyer M, Abbi G, Pedowitz R (2006) A biomechanical and radiographic analysis of standard and intra-cortical suture anchors for arthroscopic rotator cuff repair. Arthroscopy 22:130–135
4. Liem D, Lichtenberg S, Magosh P, Habermeyer P (2007) Magnetic resonance imaging of arthroscopic supraspinatus tendon repair. J Bone Joint Surg Am 89:1770–1776
5. Sanchez M, Anitua E, Andia I (2003) Use of autologousl plasma rich in growth factors in arthroscopic surgery. Cauder Artroscopia 10:12–19
6. Aspenberg P, Virchenko O (2004) Platelet concentrate injection improves Achilles tendon repair in rats. Acta Orthop Scand 75:93–99
7. Mishra A, Pavelko T (2006) Treatment of chronic elbow tendinosis with buffered platelet-rich plasma. Am J Sports Med 34:1774–1778
8. Gandhi A, Doumas C, O'Connor JP, Parsons J, Lin S (2006) The effects of local platelet rich plasma delivery on diabetic fracture healing. Bone 38:540–546
9. Smrke D, Gubina B, Domanovic D, Rozman P (2007) Allogenic platelet gel with autologous cancellous bone graft for the treatment of a large bone defect. Eur Surg Res 39:170–174
10. Weibrich G, Kleis WKG, Hafner G (2002) Growth factors level in the platelet-rich plasma produced by 2 different methods: curasan-type PRP kit versus PCCS PRP system. Int J Oral Maxillofac Implants 17:184–190
11. Werner S, Grose R (2003) Regulation of wound healing by growth factors and cytokines. Physiol Rev 83:835–870
12. Tabata Y (2003) Tissue regeneration based on growth factor release. Tissue Eng 9:S5–S15
13. Mazzocca AD, Millett PJ, Guanche CA, Santangelo SA, Arciero RA (2005) Arthroscopic single-row versus double-row suture anchor rotator cuff repair. Am J Sports Med 33:1861–1868
14. Everts PA, Jakimowicz JJ, van Beek M, Schönberger JPAM, Devilee RJJ, Overdevest EP, Knape JTA, van Zundert A (2007) Reviewing the structural features of autologous platelet-leukocyte gel and suggestions for use in surgery. Eur Surg Res 39:199–207
15. Anitua E, Sanchez M, Nurden AT, Zalduendo M, de la Fuente M, Azofra J, Andia I (2007) Reciprocal action of platelet-secreted TGF-betal on the production of VEGF and HGF by human tendon cells. Plast Reconstr Surg 119:950–959
16. Yian EH, Ramappa AJ, Arneberg O, Gerber C (2005) The Constant score in normal shoulders. J Shoulder Elbow Surg 14:128–133
17. Castricini R, Longo UG, De Benedetto M, Panfoli N, Pirani P, Zini R, Maffulli N, Denaro V (2011) Platelet-rich plasma augmentation for arthroscopic rotator cuff repair. Am J Sports Med 39:258–265
18. Randelli P, Arrigoni P, Ragone V, Aliprandi A, Cabitza P (2011) Platelet rich plasma in arthroscopic rotator cuff repair: a prospective RCT study, 2-year follow-up. J Shoulder Elbow Surg 20:518–528

第44章　纳米药物对肩袖损伤的影响:未来展望

Alessio Giuliani,Iva Chianella,and Stefano Gumina

引言

纳米技术的科学研究起源于 Feynman 教授在 1959 年发表的演讲"底部有足够的空间"[1],如今已在包括医学在内的许多其他学科领域产生了深远的影响。纳米技术包括尺寸为 1~100nm 范围内的结构、设备和系统的开发、表征和应用。在纳米尺度上,材料具有独特的化学、物理和生物特性,与其他规格大小的材料完全不同。造成这种性质的现象原因包括表面积与体积之比很高、电磁力,以及界面现象占优势。这些特征不仅在不同的材料之间有所不同,而且对于相同材料在其尺寸上也有所不同[2]。例如,纳米颗粒的高反应性、它们的自组装趋势及其独特的性能使其特别适用于包括临床领域在内的多种应用。

纳米技术在医学预防、诊断和治疗的运用过程称为纳米医学。在纳米水平上对人体进行干预一直是许多医生的梦想,因为人体的大部分细胞和生物过程都是在纳米水平上进行的。如今,纳米材料的出现及其在诊断和治疗中的广泛应用开始实现医生的梦想。

纳米医学是一个广泛的科学领域,包括使用纳米材料,例如碳纳米管(和纳米角)[3]、聚合物纳米纤维[4]和纳米颗粒,从天然脂质体[5]到二氧化硅纳米颗粒[6],再到金属如金纳米粒子[7]、量子点[8]和磁性纳米粒子[9]。碳纳米管和纳米颗粒用于药物输送和诊断(成像和生物传感器),还用于开发主要用于诊断的新型设备[芯片实验室(lab-on-a-chip)[10]和微机电系统(Micro Electro me-chanical System,MEMS)[11]]。纳米纤维既用于药物输送[4],又用于组织和神经再生,通常用于修复细胞外基质[4,12]。

纳米材料在医学领域的另一个有趣的应用涉及其用于开发可植入生物传感器以连续监测代谢。实际上,一些临床试验表明,持续监测新陈代谢可以帮助早期诊断一些疾病。可以使用可植入且微型化的生物传感器进行连续监测,该传感器能够监测新陈代谢,而无需患者操作,无论他/她处于何种生理状态(休息、睡眠、运动等)[13]。在纳米技术全面发展中仍然需要克服且目前正在受到阻碍的挑战包括:可植入式生物传感器的异物反应(其中生物传感器被视为异物),生物污染,以及传感器漂移(及时校准损失)。目前已发现用一层碳纳米管[14-17]或二氧化硅纳米颗粒[18]涂覆生物传感器植入物既可以减少异物反应并减缓生物污染,同时也大大延长了植入设备的使用寿命。碳纳米管也已被用作纳米电极,以开发小型化的可植入生物传感器[19]。

尽管迄今已报道了使用前景广阔的纳米粒子用于临床应用的纳米医学,仍然需要解决一些缺陷,以消除纳米技术在医学领域的真正影响。目前为止描述的大多数纳米材料正在通过研究来评估其毒性。纳米级的尺寸以及表面积和体积之间的高比率是纳米材料的高反应性的原因,其独特的化学和物理特性与其与生物体的不可预测的相互作用有关,因此也与它们的毒性有关。纳米材料,例如量子点[20]、碳纳米管[21]、金纳米颗粒[22]和磁性纳米颗粒[23]已显示出一定程度的毒性。目前已经采取了几种不同的措施来解决这种毒性,例如用生物相容性材料(聚乙二醇)包被,从而降低细胞毒性。但是,一旦与其他纳米材料(例如量子点、金纳米颗粒或磁性纳米颗粒)功能化,天然且生物相容好的纳米颗粒(如脂质体)也可能变得具有细胞毒性。

除此之外,纳米材料还需要考虑和准确研究的另一个方面是它们在生物体内的分布及其生物降解性。尽管许多纳米材料似乎没有立即发挥毒性(数小时或数天之内),但它们在人体中的持久性仍需要进行调查,以了解它们如何以及何时被生物体排泄。这是因为体内的持续时间和排泄机制会影响远期的毒性,其影响无法立即观察到。

关于纳米材料的毒性和生物降解性的文献报道了几项研究。然而,到目前为止获得的结果尚无定论。因为即使同一类型的纳米材料研究进行了多种材料的测试

（例如，具有不同形式、尺寸和功能的金纳米颗粒）。迄今为止进行的研究中观察到的另一个重要问题是缺乏用于体外和体内测试的标准方案。实验条件，例如细胞类型，实验时间（例如体外和体内温育时间），所研究的浓度范围在不同研究之间有所不同。因此，即使两个实验室可能已经测试了相同的纳米材料，所获得的结果也可能完全不同，并且在许多情况下是矛盾的[22,24,25]。欧盟和美国目前都在投入资金和资源来标准化纳米材料测试

过程，以最终获得结论性的结果。

尽管如此，仍不能忽视纳米技术给医学革命带来积极影响所具有的巨大潜力。一旦对纳米材料的毒性进行了充分研究并得到了完全解决，那么成功开发纳米药物就不会再有障碍了。也许在不久的将来，Dr. Kurzweil 纳米机器人（图 44-1）——能够在细胞水平上干预生物体的微型设备——修复组织并延长人类寿命的情况[26]就不仅仅出现在小说当中，而是会成为现实。

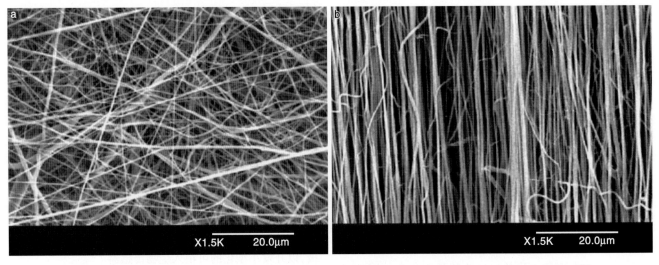

图 44-1 随机取向的纳米纤维（a）。对齐的纳米纤维（b）（Adapted with permission from Chen et al. [43]）

纳米纤维和肌腱再生

胶原蛋白是肌腱中含量最多的成分。因此，过去已经广泛用于开发组织工程用支架。胶原蛋白可促进肌腱的愈合过程，但其临床应用存在一些尚待解决的问题。由于通常用于生产胶原蛋白的工业过程的可重复性差，因此胶原蛋白的大规模生产非常复杂。胶原蛋白的特征之一在于其机械抵抗力低于其他生物聚合物。此外，它是天然聚合物，因此可能引起抗原和免疫反应。

为了改善机械性能，一些作者[27]将胶原蛋白与聚甘油酸酯共聚物结合在一起。他们获得了一种凝胶状产品，其理化特性甚至比天然肌腱好。

纳米技术和纳米材料（nanomaterials，NM）提供了很好的替代方法来改善支架的生物相容性。特别是由于高的表面积与体积比，纳米纤维（nanofi bres，NF）具有独特的理化特性，使其成为组织工程应用的极佳候选材料[28-30]。

电纺丝是生产 NM 的最常用技术。技术过程非常简单。在某种聚合物的带电溶液上施加电场。聚合物流入非常小的通道，到达收集器，最后被排出。射流沉积在外表面上，干燥后呈无纺垫形式。

在到达收集器的过程中，聚合物会经历许多成环和

螺旋运动。为了最小化由电场引起的不稳定性，聚合物可塑性拉伸。这使 NF 直径显著减小，范围从几微米到几纳米[31]。

聚合物 NF 可以成功地用于开发高多孔性支架。这样的孔显然具有纳米级的尺寸并且相互连接。这增加了可用于成骨细胞黏附和营养交换的支架表面。

这些支架的纳米结构可以对细胞骨架蛋白的走向产生很大的影响[32-34]，促进细胞的组织和形态形成[35]。许多聚合物可以通过静电纺丝技术进行加工，然后用于修复肌腱。这些聚合物包括聚乙醇酸（PGA）、聚己内酯（PCL）、聚氨酯（TPU）、壳聚糖和胶原蛋白[36,37]。PGA-PCL 共聚物（PLAGA）具有出色的机械性能和非常好的生物相容性。如果以微纤维形式生产，它也能够刺激胶原蛋白的产生，从组织学角度来看非常有用[38]。

一些作者开发了电纺 PLAGA 纳米管和微管的混合物[39]。通过这种方式，他们再现了 I 型胶原蛋白的束状排列结构。他们在这种基于 NF 的支架上培养了从大鼠身上获取的脂肪间充质干细胞。

该底物显示出非常高的生物相容性。特别是，细胞穿透多孔结构达到 200nm 的深度。

表面形貌对生物反应有巨大影响。一些作者[39]研究表明电纺基质系统能够显著促进细胞的增殖和分化。

添加浓度为 100μg/L 的 GDF-5 生长因子可增加 I 型胶原蛋白的基因表达。更高浓度的 GDF-5 生长因子可能会抑制细胞外基质（extra cellular matrix，ECM）的形成和巩膜（scleraxis，Scx）基因的表达。后者负责基质细胞向成熟肌腱细胞的分化[40]。

获得良好的机械抵抗力不是开发纳米结构支架的唯一目的。尽可能精确地模拟 ECM 也很重要[41,42]。

因此，纤维排列应具有特定的结构以指导细胞生长和组织再生。例如，如果对齐（图 44-1），这些纤维会引起细胞骨架和细胞核伸长，从而刺激细胞迁移[43,44]。

纤维排列对胶原蛋白的产生也有积极的影响。一些研究表明，在对齐的基于 NF 的支架上比在随机组装的 NF 制成的基质上含量更高[45,46]。

NF 平行性也可以对细胞分化产生积极影响。它增加了 Scx 以及支架植入后即刻基因和胶原XIV的表达[47]。

以上结果表明，就改善细胞行为而言，表面纳米形貌具有重要作用。

当前应用于肌腱的组织工程技术最关键的薄弱点之一是腱-骨过渡区的再生[44,48]。NM 可能是解决此问题的重大突破。例如，Li 等人[49]开发了一种模仿胶原纤维组织的收集器，这种组织可以在肌腱-骨骼过渡部位看到。它包括对齐的和随机定向的 NF，分别模仿肌腱和骨骼中胶原纤维的结构[50]。

为了修复肌腱，必须使其滑入的鞘再生。它应该由两堵墙组成，一堵外墙具有抗黏特性，一堵内墙具有润滑表面。因此，一些研究人员[45]开发了一种纳米结构的膜，该膜内部包含 PCL 和羟基磷灰石（HA）NF 的混合物，而外部仅包含 PCL NF 的混合物（图 44-2）。他们采用了静电纺丝技术。

这些 NF 上的 HA 模仿了肌腱上的一个 HA，并刺激了组织的再生过程。

在对照组中发现了一些黏附区域，而基于 HA 的 NF

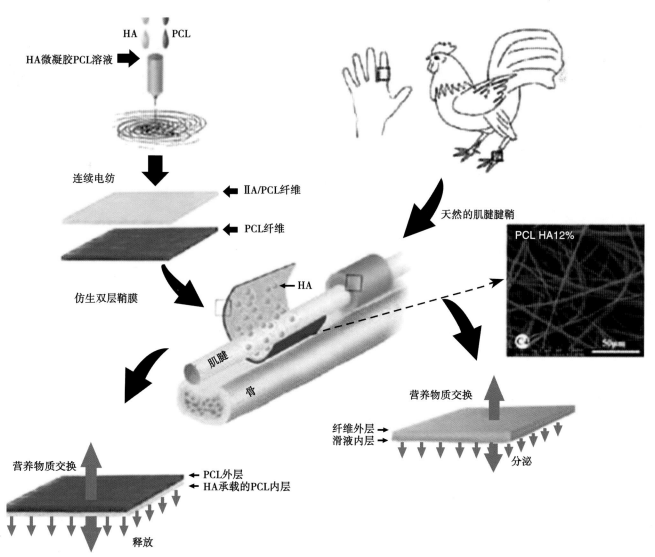

图 44-2　用于修复肌腱的基于 NF 的护套。HA，透明质酸；PCL，聚己内酯［Adapted with permission from Liu et al.[45]. Copyright（2012）American Chemical Society］

则完全不存在这些区域。

为了获得有效的肌腱修复,NF 也可以与某些特定的生物分子结合。例如,Sahoo 等人[51]开发了一种基于PL-GA 的 NF 支架,他们在其上应用了一个微米级的网格来模拟 ECM 结构。研究人员培养了兔来源的间充质干细胞,结果表明,微米和纳米特征的结合刺激了胶原蛋白 I 和Ⅲ的产生。

肌腱愈合过程的特点是增加了转化生长因子 β(transforming growth factor beta,TGF-β)的产生。TGF-β1 可导致纤维组织和粘连区域的形成[52]。为了降低该蛋白质的浓度,可以使用一些特异性抗体。但是,它们的半衰期很短,可能会降低临床疗效[53-55]。

另外,这些蛋白质的浓度可以通过将微小 RNA 片段直接送入肌腱细胞而改变。病毒是使用最多的载体之一[16,17,56,57]。它们显示出高转染性,但也具有相当大的毒性。由于它们可能引起非常危险的免疫和致癌反应[58,59],因此它们无法应用于体内。

这显然刺激了对非病毒载体的研究。从这个意义上讲,纳米颗粒(nanoparticles,NP)发挥了非常重要的作用[60,61]。由于它们的尺寸很小,他们被证明能够通过胞吞噬作用机制穿过细胞膜[62,63]。

为了进一步减少 TGF-β1 的表达,其他研究人员[64]将微小 RNA(micro RNA)片段插入质粒,并将该系统封装到 PLGA NP 中。质粒的释放取决于 pH,并且延长了释放时间。研究人员表明,与其他非病毒载体相比,PL-GA NP-质粒-micro-RNA 复合物能够更深入地穿透肌腱细胞膜。但是,这取决于所研究的腱区域。NP 在注射部位的渗透率很高,而其扩散随着组织厚度的增加而减少。

用于肩袖修复的胶原蛋白 NF 的支架已经部分上市。尽管它们在动物研究中显示出令人满意的生物学效应,但其机械性能不足以使其用于临床[65,66]。例如,Der-win 等人[67]比较四种不同类型的支架之一,结果表明支架出现了非常快速的重吸收。

另一个要解决的重要问题是底物的细胞渗透。为了解决这个问题,一些研究人员研究发现,可溶的 NF 可用于修复细胞向支架的不良浸润[68,69]。在这种情况下,NF 的排列不会影响基质的渗透性。

其他作者[70]通过采用静电纺丝技术,开发了基于 PCL NF 的支架。他们还生产了第二种由聚 ε-己内酯(PCL)和聚环氧乙烷(PEO)构成的支架(图 44-3),旨在找到一种更有效的修复肩袖肌腱的解决方案。上述 NF 在大鼠模型上进行研究,4 周和 8 周后处死动物,没有发现术后问题。组织学分析显示,基于 PCL NF 的支架可实现更好的细胞浸润和定植。如果一定比例的纤维是牺牲性的,那么这些结果就没有统计学意义了。去除纤维意味着支架的空间减少,因此减少了细胞定植。但是,该结果与其他研究相矛盾[68],表明去除部分 NF 可以在体外和皮下植入物中改善生物效应。

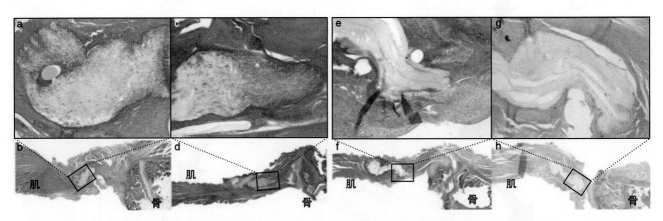

图 44-3　4 周(a、b)和 8 周(c、d)后,基于 PCL NF 的支架上的细胞浸润和定植。4 周(e、f)和 8 周(g、h)后,PCL 和 PEO NF 上的细胞浸润和定植(Reprinted with permission from Beason et al.[70])

其他研究人员开发了基于聚左旋乳酸(PLLA)NF 的支架并从肱二头肌腱的长头[71]获得了培养的成纤维细胞。关节不稳,肌腱发炎或完全破裂是该研究的主要纳入标准。该聚合物表现出疏水特性,从而降低了细胞黏附[72]。当在结合胶原蛋白和明胶的 PLLA NF 上培养间充质干细胞时,也获得了相同的结果[73,74]。

研究人员非常关注 ECM 的再生。他们的目标是创造一种能够刺激 I 型胶原蛋白生成的底物[75-77]。

肌腱来源的成纤维细胞在 PLLA 和 I 型胶原 NF 的组合上培养。研究人员观察到,与单独使用 PLLA NF 相比,这些 NF 的基因表达和 I 型胶原生成增加更多[71]。

关于在 PLLA/I 型胶原 NF 上培养的成纤维细胞,研究人员发现 FAK、PYK 和 PI3K 基因的表达高于在玻璃和 PLLA NF 上观察到的表达。结果取决于支架的化学组成和物理性能,这些受到设备表面的纳米形貌的影响。

与整联蛋白的化学相互作用是导致 I 型胶原蛋白增加的主要原因。当在不同种类的 NF 上培养成骨细胞和间充质干细胞时,也观察到了这一结果[78]。复合 PLLA/I 型胶原 NF 也能够刺激 III 型胶原的产生。这种蛋白质与 X 型胶原一起对肌腱的愈合过程具有巨大的影响[79,80]。

尽管上述研究看起来非常令人鼓舞,但仍需要进一步的研究。研究人员尤其应该检查 III 型和 X 型胶原是否会影响 I 型胶原的产生。I 型胶原蛋白是肌腱最重要的组成部分之一,因为它能为组织提供抵抗及其承受的部负荷所需的机械抵抗力。

参考文献

1. Feynman RP (1960) There's plenty of room at the bottom. Eng Sci 23:22–36
2. Doane TL, Burda C (2012) The unique role of nanoparticles in nanomedicine: imaging, drug delivery and therapy. Chem Soc Rev 41(7):2885–2911
3. Yamashita T, Yamashita K, Nabeshi H, Yoshikawa T, Yoshioka Y, Tsunoda S et al (2012) Carbon nanomaterials: efficacy and safety for nanomedicine. Materials 5(2):350–363
4. Ashammakhi N, Wimpenny I, Nikkola L, Yang Y (2009) Electrospinning: methods and development of biodegradable nanofibres for drug release. J Biomed Nanotechnol 5(1):1–19
5. Petersen AL, Hansen AE, Gabizon A, Andresen TL (2012) Liposome imaging agents in personalized medicine. Adv Drug Deliv Rev 64(13):1417–1435
6. Tang L, Cheng J (2013) Nonporous silica nanoparticles for nanomedicine application. Nano Today 8(3):290–312
7. Kumar A, Zhang X, Liang XJ (2013) Gold nanoparticles: emerging paradigm for targeted drug delivery system. Biotechnol Adv 31(5):593–606
8. Probst CE, Zrazhevskiy P, Bagalkot V, Gao X (2013) Quantum dots as a platform for nanoparticle drug delivery vehicle design. Adv Drug Deliv Rev 65(5):703–718
9. Nam J, Won N, Bang J, Jin H, Park J, Jung S et al (2013) Surface engineering of inorganic nanoparticles for imaging and therapy. Adv Drug Deliv Rev 65(5):622–648
10. Hart RW, Mauk MG, Liu C, Qiu X, Thompson JA, Chen D et al (2011) Point-of-care oral-based diagnostics. Oral Dis 17(8):745–752
11. Grabiec P (2012) Micro- and nano-systems for chemical-biomedical analysis and diagnostics. Procedia Eng 47:1502–1505
12. Khawaja AM (2011) The legacy of nanotechnology: revolution and prospects in neurosurgery. Int J Surg 9(8):608–614
13. Vaddiraju S, Tomazos I, Burgess DJ, Jain FC, Papadimitrakopoulos F (2010) Emerging synergy between nanotechnology and implantable biosensors: a review. Biosens Bioelectron 25(7):1553–1565
14. Asuri P, Karajanagi SS, Kane RS, Dordick JS (2007) Polymer-nanotube-enzyme composites as active antifouling films. Small 3(1):50–53
15. Rege K, Raravikar NR, Kim DY, Schadler LS, Ajayan PM, Dordick JS (2003) Enzyme-polymer-single walled carbon nanotube composites as biocatalytic films. Nano Lett 3(6):829–832
16. Wong SP, Argyros O, Harbottle RP (2012) Vector systems for prenatal gene therapy: principles of non-viral vector design and production. Methods Mol Biol 891:133–167
17. Wang XT, Liu PY, Tang JB, Mizukami H, Xin KQ, Ozawa K et al (2007) Tendon healing in vitro: adeno-associated virus-2 effectively transduces intrasynovial tenocytes with persistent expression of the transgene, but other serotypes do not. Plast Reconstr Surg 119(1):227–234
18. Luckarift HR, Dickerson MB, Sandhage KH, Spain JC (2006) Rapid, room-temperature synthesis of antibacterial bionanocomposites of lysozyme with amorphous silica or titania. Small 2(5):640–643
19. Kim SN, Rusling JF, Papadimitrakopoulos F (2007) Carbon nanotubes for electronic and electrochemical detection of biomolecules. Adv Mater 19(20):3214–3228
20. Winnik FM, Maysinger D (2013) Quantum dot cytotoxicity and ways to reduce it. Acc Chem Res 46(3):672–680
21. Tejral G, Panyala NR, Havel J (2009) Carbon nanotubes: toxicological impact on human health and environment. J Appl Biomed 7(1):1–13
22. Yildirimer L, Thanh NTK, Loizidou M, Seifalian AM (2011) Toxicological considerations of clinically applicable nanoparticles. Nano Today 6(6):585–607
23. Soenen SJ, Rivera-Gil P, Montenegro JM, Parak WJ, De Smedt SC, Braeckmans K (2011) Cellular toxicity of inorganic nanoparticles: common aspects and guidelines for improved nanotoxicity evaluation. Nano Today 6(5):446–465
24. Becker H, Herzberg F, Schulte A, Kolossa-Gehring M (2011) The carcinogenic potential of nanomaterials, their release from products and options for regulating them. Int J Hyg Environ Health 214(3):231–238
25. Dobrovolskaia MA, McNeil SE (2013) Understanding the correlation between in vitro and in vivo immunotoxicity tests for nanomedicines. J Control Release 172(2):456–466
26. Kurzweil R, Grossman T (2009) Fantastic voyage: live long enough to live forever. The science behind radical life extension questions and answers. Stud Health Technol Inform 149:187–194
27. Awad HA, Boivin GP, Dressler MR, Smith FN, Young RG, Butler DL (2003) Repair of patellar tendon injuries using a cell-collagen composite. J Orthop Res 21(3):420–431
28. Li WJ, Laurencin CT, Caterson EJ, Tuan RS, Ko FK (2002) Electrospun nanofibrous structure: a novel scaffold for tissue engineering. J Biomed Mater Res 60(4):613–621
29. Nair LS, Laurencin CT (2008) Nanofibers and nanoparticles for orthopaedic surgery applications. J Bone Joint Surg Am 90(Suppl 1):128–131
30. Nair LS, Bhattacharyya S, Laurencin CT (2004) Development of novel tissue engineering scaffolds via electrospinning. Expert Opin Biol Ther 4(5):659–668
31. Kumbar SG, James R, Nukavarapu SP, Laurencin CT (2008) Electrospun nanofiber scaffolds: engineering soft tissues. Biomed Mater 3(3):034002. doi:10.1088/1748-6041/3/3/034002, Epub 2008 Aug 8
32. Li D, Wang Y, Xia Y (2003, 2013). Electrospinning of polymeric and ceramic nanofibers as uniaxially aligned arrays. Nano Lett 3(8):1167–1171
33. Patel S, Kurpinski K, Quigley R, Gao H, Hsiao BS, Poo MM et al (2007) Bioactive nanofibers: synergistic effects of nanotopography and chemical signaling on cell guidance. Nano Lett 7(7):2122–2128
34. Ma Z, Kotaki M, Inai R, Ramakrishna S (2005) Potential of nanofiber matrix as tissue-engineering scaffolds. Tissue Eng 11(1–2):101–109
35. Schindler M, Ahmed I, Kamal J, Nur-E-Kamal A, Grafe TH, Young Chung H et al (2005) A synthetic nanofibrillar matrix promotes in vivo-like organization and morphogenesis for cells in culture. Biomaterials 26(28):5624–5631
36. Greiner A, Wendorff JH (2007) Electrospinning: a fascinating method for the preparation of ultrathin fibers. Angew Chem Int Ed Engl 46(30):5670–5703
37. Liao S, Li B, Ma Z, Wei H, Chan C, Ramakrishna S (2006) Biomimetic electrospun nanofibers for tissue regeneration. Biomed Mater 1(3):R45–53
38. Ouyang HW, Goh JC, Thambyah A, Teoh SH, Lee EH (2003) Knitted poly-lactide-co-glycolide scaffold loaded with bone marrow stromal cells in repair and regeneration of rabbit Achilles tendon. Tissue Eng 9(3):431–439
39. James R, Kumbar SG, Laurencin CT, Balian G, Chhabra AB (2011) Tendon tissue engineering: adipose-derived stem cell and GDF-5 mediated regeneration using electrospun matrix systems. Biomed

Mater 6(2):025011. doi:10.1088/1748-6041/6/2/025011, Epub 2011 Mar 24

40. Park A, Hogan MV, Kesturu GS, James R, Balian G, Chhabra AB (2010) Adipose-derived mesenchymal stem cells treated with growth differentiation factor-5 express tendon-specific markers. Tissue Eng Part A 16(9):2941–2951

41. Chong AK, Ang AD, Goh JC, Hui JH, Lim AY, Lee EH et al (2007) Bone marrow-derived mesenchymal stem cells influence early tendon-healing in a rabbit achilles tendon model. J Bone Joint Surg Am 89(1):74–81

42. Sahoo S, Ouyang H, Goh JC, Tay TE, Toh SL (2006) Characterization of a novel polymeric scaffold for potential application in tendon/ligament tissue engineering. Tissue Eng 12(1):91–99

43. Chen MC, Sun YC, Chen YH (2013) Electrically conductive nanofibers with highly oriented structures and their potential application in skeletal muscle tissue engineering. Acta Biomater 9(3):5562–5572

44. Liu W, Thomopoulos S, Xia Y (2012) Electrospun nanofibers for regenerative medicine. Adv Health Mater 1(1):10–25

45. Liu S, Zhao J, Ruan H, Tang T, Liu G, Yu D et al (2012) Biomimetic sheath membrane via electrospinning for antiadhesion of repaired tendon. Biomacromolecules 13(11):3611–3619

46. Sahoo S, Toh SL, Goh JC (2010) PLGA nanofiber-coated silk microfibrous scaffold for connective tissue engineering. J Biomed Mater Res B Appl Biomater 95(1):19–28

47. Yin Z, Chen X, Chen JL, Shen WL, Hieu Nguyen TM, Gao L et al (2010) The regulation of tendon stem cell differentiation by the alignment of nanofibers. Biomaterials 31(8):2163–2175

48. Richardson LE, Dudhia J, Clegg PD, Smith R (2007) Stem cells in veterinary medicine – attempts at regenerating equine tendon after injury. Trends Biotechnol 25(9):409–416

49. Li X, Xie J, Lipner J, Yuan X, Thomopoulos S, Xia Y (2009, 2013). Nanofiber scaffolds with gradations in mineral content for mimicking the tendon-to-bone insertion site. Nano Lett;9(7):2763–2768

50. Xie J, Li X, Lipner J, Manning CN, Schwartz AG, Thomopoulos S et al (2010) "Aligned-to-random" nanofiber scaffolds for mimicking the structure of the tendon-to-bone insertion site. Nanoscale 2(6):923–926

51. Sahoo S, Ang LT, Goh JC, Toh SL (2010) Growth factor delivery through electrospun nanofibers in scaffolds for tissue engineering applications. J Biomed Mater Res A 93(4):1539–1550

52. Chan KM, Fu SC, Wong YP, Hui WC, Cheuk YC, Wong MW (2008) Expression of transforming growth factor beta isoforms and their roles in tendon healing. Wound Repair Regen 16(3):399–407

53. Chen CH, Cao Y, Wu YF, Bais AJ, Gao JS, Tang JB (2008) Tendon healing in vivo: gene expression and production of multiple growth factors in early tendon healing period. J Hand Surg Am 33(10):1834–1842

54. Chang J, Thunder R, Most D, Longaker MT, Lineaweaver WC (2000) Studies in flexor tendon wound healing: neutralizing antibody to TGF-beta1 increases postoperative range of motion. Plast Reconstr Surg 105(1):148–155

55. Xia C, Yang X, Wang YZ, Sun K, Ji L, Tian S (2010) Tendon healing in vivo and in vitro: neutralizing antibody to TGF-beta improves range of motion after flexor tendon repair. Orthopedics 33(11):809. doi:10.3928/01477447-20100924-06

56. Dai Q, Manfield L, Wang Y, Murrell GA (2003) Adenovirus-mediated gene transfer to healing tendon – enhanced efficiency using a gelatin sponge. J Orthop Res 21(4):604–609

57. Xiao W, Chen X, Yang L, Mao Y, Wei Y, Chen L (2010) Co-delivery of doxorubicin and plasmid by a novel FGFR-mediated cationic liposome. Int J Pharm 393(1–2):119–126

58. Brenner M (1999) Gene transfer by adenovectors. Blood 94(12):3965–3967

59. Mehta V, Kang Q, Luo J, He TC, Haydon RC, Mass DP (2005) Characterization of adenovirus-mediated gene transfer in rabbit flexor tendons. J Hand Surg Am 30(1):136–141

60. Shen J, Zhao DJ, Li W, Hu QL, Wang QW, Xu FJ et al (2013) A polyethylenimine-mimetic biodegradable polycation gene vec-

tor and the effect of amine composition in transfection efficiency. Biomaterials 34(18):4520–4531

61. Tian H, Chen J, Chen X (2013) Nanoparticles for gene delivery. Small 9(12):2034–2044

62. De Jong WH, Borm PJ (2008) Drug delivery and nanoparticles: applications and hazards. Int J Nanomedicine 3(2):133–149

63. Smith PJ, Giroud M, Wiggins HL, Gower F, Thorley JA, Stolpe B et al (2012) Cellular entry of nanoparticles via serum sensitive clathrin-mediated endocytosis, and plasma membrane permeabilization. Int J Nanomedicine 7:2045–2055

64. Zhou Y, Zhang L, Zhao W, Wu Y, Zhu C, Yang Y (2013) Nanoparticle-mediated delivery of TGF-Î²1 miRNA plasmid for preventing flexor tendon adhesion formation. Biomaterials 34(33):8269–8278

65. Iannotti JP, Codsi MJ, Kwon YW, Derwin K, Ciccone J, Brems JJ (2006) Porcine small intestine submucosa augmentation of surgical repair of chronic two-tendon rotator cuff tears. A randomized, controlled trial. J Bone Joint Surg Am 88(6):1238–1244

66. Sclamberg SG, Tibone JE, Itamura JM, Kasraeian S (2004) Six-month magnetic resonance imaging follow-up of large and massive rotator cuff repairs reinforced with porcine small intestinal submucosa. J Shoulder Elbow Surg 13(5):538–541

67. Derwin KA, Baker AR, Spragg RK, Leigh DR, Iannotti JP (2006) Commercial extracellular matrix scaffolds for rotator cuff tendon repair. Biomechanical, biochemical, and cellular properties. J Bone Joint Surg Am 88(12):2665–2672

68. Baker BM, Gee AO, Metter RB, Nathan AS, Marklein RA, Burdick JA et al (2008) The potential to improve cell infiltration in composite fiber-aligned electrospun scaffolds by the selective removal of sacrificial fibers. Biomaterials 29(15):2348–2358

69. Skotak M, Ragusa J, Gonzalez D, Subramanian A (2011) Improved cellular infiltration into nanofibrous electrospun cross-linked gelatin scaffolds templated with micrometer-sized polyethylene glycol fibers. Biomed Mater 6(5):055012. doi:10.1088/1748-6041/6/5/055012, Epub 2011 Sep 19

70. Beason DP, Connizzo BK, Dourte LM, Mauck RL, Soslowsky LJ, Steinberg DR et al (2012) Fiber-aligned polymer scaffolds for rotator cuff repair in a rat model. J Shoulder Elbow Surg 21(2):245–250

71. Theisen C, Fuchs-Winkelmann S, Knappstein K, Efe T, Schmitt J, Paletta JR et al (2010) Influence of nanofibers on growth and gene expression of human tendon derived fibroblast. Biomed Eng Online 9:9. doi:10.1186/1475-925X-9-9

72. Chuen FS, Chuk CY, Ping WY, Nar WW, Kim HL, Ming CK (2004) Immunohistochemical characterization of cells in adult human patellar tendons. J Histochem Cytochem 52(9):1151–1157

73. Schofer MD, Boudriot U, Leifeld I, Sutterlin RI, Rudisile M, Wendorff JH et al (2009) Characterization of a PLLA-collagen I blend nanofiber scaffold with respect to growth and osteogenic differentiation of human mesenchymal stem cells. ScientificWorldJournal 9:118–129

74. Kim HW, Yu HS, Lee HH (2008) Nanofibrous matrices of poly(lactic acid) and gelatin polymeric blends for the improvement of cellular responses. J Biomed Mater Res A 87(1):25–32

75. Yang PJ, Temenoff JS (2009) Engineering orthopedic tissue interfaces. Tissue Eng Part B Rev 15(2):127–141

76. Doroski DM, Brink KS, Temenoff JS (2007) Techniques for biological characterization of tissue-engineered tendon and ligament. Biomaterials 28(2):187–202

77. Riley GP, Harrall RL, Constant CR, Chard MD, Cawston TE, Hazleman BL (1994) Tendon degeneration and chronic shoulder pain: changes in the collagen composition of the human rotator cuff tendons in rotator cuff tendinitis. Ann Rheum Dis 53(6):359–366

78. Liu S, Calderwood DA, Ginsberg MH (2000) Integrin cytoplasmic domain-binding proteins. J Cell Sci 113(Pt 20):3563–3571

79. Pajala A, Melkko J, Leppilahti J, Ohtonen P, Soini Y, Risteli J (2009) Tenascin-C and type I and III collagen expression in total Achilles tendon rupture. An immunohistochemical study. Histol Histopathol 24(10):1207–1211

80. Riley G (2004) The pathogenesis of tendinopathy. A molecular perspective. Rheumatology (Oxford) 43(2):131–142

第45章　肩袖修复术后康复

Marco Paoloni, Andrea Bernetti, Valter Santilli, and Stefano Gumina

简介

肩袖修复术后的患者通常都需要进行康复训练[1]。肌腱成功愈合和功能恢复良好的两个关键因素：一是熟练的外科手术技术，二是程序完善的康复方案。事实上，尽管肩袖修复手术的最终结果是令人满意的，但为了保证良好的临床效果，患者在术后必须得到精心的协助。

随着治疗和修复机制的生物学现象知识的不断进步，对肩袖疾病的自然发展史——有无手术——以及外科技术和程序的改进的更加详尽的认识，使肩袖的术后修复的过程变成一个复杂的方案，康复专业人员应该持续配合医生和患者来取得最好的能达到的疗效。

第〇阶段：影响结果的因素的评估

哪些患者愈合不成功的风险更大？

在康复计划开始之前，团队应该仔细考虑与肩袖修复术后反复撕裂相关的内部和外部危险因素，包括年龄、性别、吸烟、慢性基础疾病和肩袖撕裂的特点[2]。

年龄是最相关的治疗失败的风险因素之一[3,4]，患者年龄超过65岁通常显示肌腱愈合失败的风险更大[5]，可能是由于冈上肌肌腱连接处微循环恶化[6]。

吸烟习惯会影响撕裂的大小[7]，再加上微循环的减少，这可以解释为什么吸烟者被认为在肩袖修复术后有治愈失败的风险[8]。

一部分临床疾病被看作是肩袖愈合不良的独立风险因素，比如低骨密度和骨质疏松[9]，它们会降低缝合锚钉的固定强度。以及血糖控制不佳的糖尿病也是风险因素[10]。心血管系统的合并症也可以影响愈合过程。

代谢综合征（腰围增加或腰臀比增加）患者典型的身体状态可能损害愈合能力和诱发患者肌腱内脂质沉积增加[11]。高血压患者出现大到巨大肩袖撕裂的风险是正常人的2~4倍[12]。

然而，对肩袖结构成功修复影响最大的风险因素是撕裂特征（比如撕裂的大小和形态），其比手术本身对肩袖结果成功修复影响要大（图45-1）。与单根肌腱撕裂相比，较大的撕裂和多根肌腱撕裂有着较高修复失败率[1,6]。全层撕裂后发生的生理变化，包括萎缩、脂肪浸润、收缩和纤维收缩，都与低愈合率有关。

哪些患者发生术后僵硬的风险更大？

尽管在肩袖修复术后需要保守的制动方案（见下文），但是康复团队应该注意那些有高风险发生术后僵硬的患者。

术后僵硬的特定危险因素包括：年龄50岁以上，补充医保工人阶层，术中的粘连性肩关节囊炎或钙化性肌腱炎，部分关节侧肌腱撕脱或单腱撕裂缺损，同时行关节囊和盂唇的外科修复[1,13]。

应特别注意补偿索赔的情况。事实上，索取工伤赔偿的患者在肩袖修复后往往结果不佳，这主要是由于术后固定和物理治疗计划的依从率非常低[14]。在这种情况下，术后僵硬的风险似乎更多地与无效的术后策略有关，而不是与内在因素有关。

还应该考虑到"僵硬"的患者经常表现出持续的术后疼痛，这可能进一步影响功能恢复。[15]

显然，患者的僵硬程度各不相同，并且必须区分对治疗有反应的短暂僵硬和对多种康复策略无效挛缩且需要手术的僵硬区分开来。软组织动员和主动关节运动是恢复活动性最重要的干预措施[16]。此外，在康复的早期阶段注意颈胸和肩胛胸的移动性是安全的，且有利于重建手过头运动。

哪些患者发生术后力量缺陷的风险更大？

恢复力量应该是肩袖术后康复的重要目标。事实上，肩膀的功能需要肩袖肌肉群具有良好的力量。据估计，患者预计应在12个月后恢复90%的力量[17]。那些有治疗失败风险的患者不应被纳入超负荷强化计划，会导致潜在的强度增加延迟。术后无力的危险因素是大撕裂[18]、术前内旋和外展力量不足，以及肱骨头的上移[19]。

303

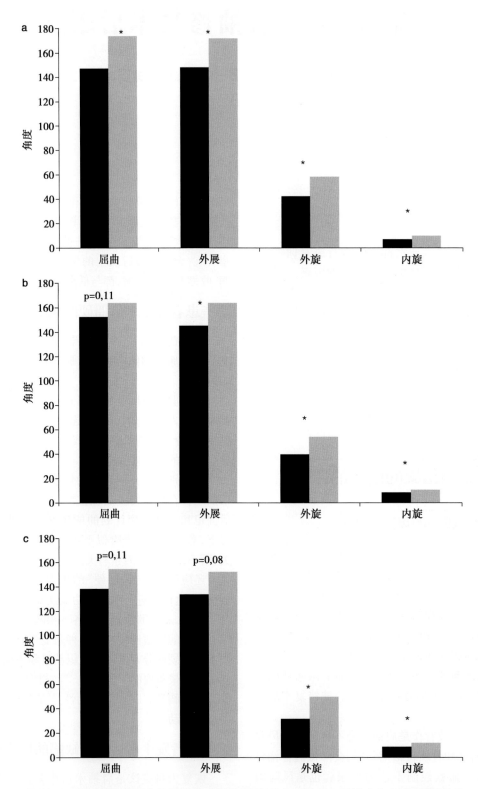

图 45-1　肩部运动范围的恢复与手术前撕裂的大小的关系。根据南加州骨科研究所（SCOI）分类，来自三组 30 名患者的数据，每组有小（**a**）、大（**b**）和巨大可修复（**c**）损伤。黑色列代表术前平均值，灰色列表示手术后 3 个月肩关节屈曲、外展、外旋和内旋平均值。在小损伤组中，所有手术后的运动范围均有显著改善。在大损伤组中，手术后所有运动范围除了屈曲均得到改善。在巨大可修复损伤组中，术后仅外旋和内旋显著改善（星号标注组 *P*<0.05）（Courtesy of Prof. S. Gumina）

第一阶段：术后早期的管理

如上所述，我们实际上没有任何Ⅰ级证据证明这是在术后早期最好的康复治疗方法。为了获得最佳的愈合和避免僵硬，在采取的制动与运动的策略上难以决策。术后僵硬程度的增加后果主要表现为功能受限，特别是肩前屈曲和旋转，因此可被视为肩关节外科治疗的"并发症"。相反，肩袖不完全或不充分的愈合可能增加肩袖再次破裂的风险，意味着"失败"[20]。考虑到这一点，结合愈合过程的精准生理以及影响愈合的因素，在固定期间应该谨慎安排好每位患者，以期安全获得愈合。

Parsons 和团队成员[21]回顾性分析了 43 例关节镜下修复全层肩袖撕裂的患者，术后接受了 6 周的石膏托完全制动期。尽管在手术后发现 10 名僵硬患者，但在 1 年的随访中，"僵硬"和"非僵硬"受试者在功能结果测量中没有发现差异。

在最近的一项前瞻性随机对照试验中[22]，105 名接受关节镜修复小到中等的全层肩袖撕裂患者被随机分为两组：早期被动运动（从术后第 1 天开始）与较长制动时间（术后 4~5 周，取决于撕裂大小）。在 1 年随访中未发现两组之间肩部运动范围、疼痛和功能的任何差异。他们认为关节镜肩袖修复后的早期被动运动并不能保证术后早期就获得较好运动范围和疼痛缓解，但也不会对肩袖愈合产生负面影响，因此不应将其视为强制性的。

Lee 及其同事（2012 年）比较了 64 例接受关节镜肩袖修复治疗全层肩袖撕裂患者术后的运动范围和愈合率，这些患者被分成两组：激进康复组和有限的早期被动运动组。结论认为：手术后 1 年，无论使用何种康复方案，两组的疼痛、运动范围、肌肉力量和功能均有所改善。然而，在激进康复组中，肩袖解剖修复失败率有增加的趋势[23]。

因此，为了实现良好的愈合过程，在术后早期避免过于激进的运动方案是合理的。在关节镜修复肩袖撕裂尤其如此，极大降低了手术创伤，从而降低了术后发生僵硬的风险。

然而，术后早期活动可能对那些存在一种或多种可能发生肩关节僵硬危险因素的患者有用[24]。在这些患者的治疗中，康复医生和理疗师必须与外科医生沟通以选择最佳的康复策略。因此，根据患者的需要进行治疗即按需治疗的原则是最为合理有效的。

因此，根据损伤的大小，制动期可持续 2~6 周。

患者通常会被放置在石膏托来维持肩关节处于内旋位。因为极度内收会影响肩袖局部微循环并增加肌腱的机械应力，因此也可以采用旋转中立位和 30°~40°轻度肩外展位，特别是对于缝合时张力较大的患者更应如此。外展位对肩袖结构血管化最有效，且在该位置重建肌腱所受生物应力更小。[25]

在此期间，可以进行被动和主动运动来活动肘部、手腕、和手术侧的手，但肩关节运动不应被视为必要。由于修复组织极度脆弱，在术后最初的 4~6 周内，不允许积极运动肩部肌肉组织。

第二阶段：恢复被动运动范围

当制动期结束时（25~28 天后），可以开始康复干预的第二阶段。患者一直受到限制，并且在前一阶段仅允许周围关节的缓慢和有限运动，因此正是从这个时间点开始活动肩关节。该阶段的具体目标是覆盖肩部的被动运动范围，不包括代偿肩胛运动。

虽然因人而异，但考虑到上述风险因素，该阶段大约从第 4~6 周开始，持续到第 12 周。从生物学角度来看，在这段时间内，愈合过程的进展足够允许引入最小负载的主动运动。

被动运动应在物理治疗师的帮助下进行，物理治疗师将逐步运动肩关节，为了避免肩胛骨运动患者可能需要仰卧（图 45-2 和图 45-3a、b）。

通常从第 6~8 周开始引入主动运动训练。该阶段肌腱修复过程处于增殖期，即无组织胶原纤维修复时期。主动运动时小负荷的力通过轻微的力学刺激促进肌腱修复，有助于肌纤维的功能定向，从而提高肌腱修复强度[26]。第一步由辅助下主动练习组成，包括仰卧位盂肱关节的外旋和内旋，以及物理治疗师帮忙或借助对侧肢体的前屈（图 45-4）。此时还可以引入主动练习，特别在水中进行练习可以消除重力的影响。练习应在肩胛骨平面缓慢（30°/s）进行，以减少肩袖肌肉的收缩。[27]

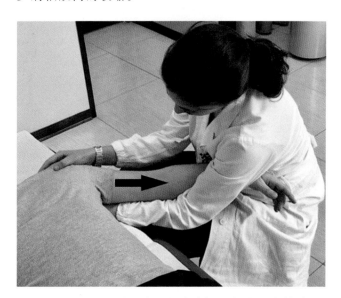

图 45-2　理疗师在左肩进行被动轻柔牵引（黑色箭头表示牵引方向）（"泵抽样"）

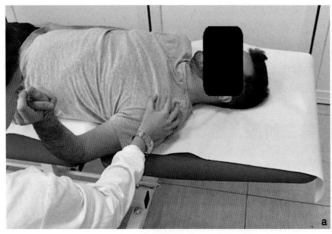
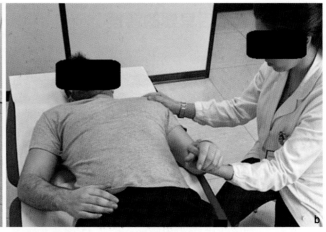

图 45-3 理疗师帮助患者在仰卧位进行左肩的外部(a)和内部(b)旋转

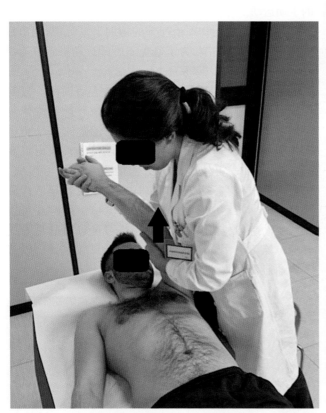

图 45-4 仰卧位主动辅助盂肱屈曲

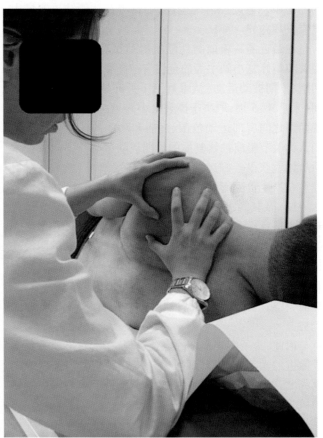

图 45-5 物理治疗师被动活动肩胛骨

在这个阶段应该特别注意恢复肩胛胸壁关节的功能。实际上,如果该关节的运动未恰当恢复,那么可能会发生医源性肩峰下撞击综合征的风险。有时候必须控制运动,包括去适应肱骨头的位置(图 45-5)。菱形肌和斜方肌应逐渐强化,例如通过肩胛回缩/下压训练(图 45-6),前锯肌可以通过将盂肱关节屈曲 90°的时牵引肩胛骨来进行训练。

在这一阶段,康复计划不仅由治疗师指导和协助的部分组成,还包括由患者在适当的指导下独自完成的一系列训练(图 45-7a~j)。此外,早期应注意颈胸和肩胛胸壁关节的康复,以重建过头运动。

在这一阶段结束时,在进行肩袖强化训练之前,重要的是要达到完全的盂肱运动范围,且没有疼痛和肩胛骨运动障碍。

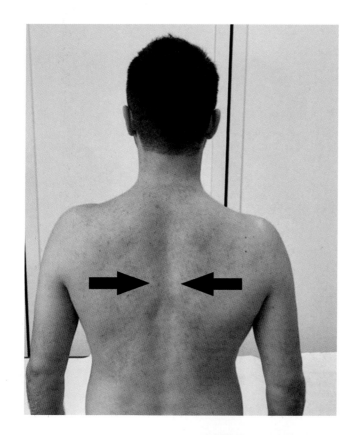

图 45-6　积极锻炼菱形肌

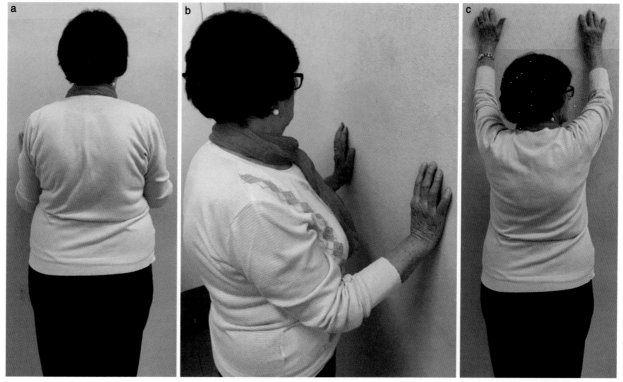

图 45-7　患者站在墙前,起始位置如 a、b 图所示,将手掌贴在墙上,伸展双肩。一旦到达酸痛点(c),保持该姿势约 10s,然后以相反的运动缓慢返回起始位置。患者站在墙前,起始位置如 d、e 图所示,手掌贴于墙上,外展同侧肩膀。一旦到达酸痛点(f),就需保持此位置约 10s,然后以相反的方向缓慢返回初始位置。患者用健侧手抓住绳索/毛巾/长袍绳索的顶端,术侧手握住底端(大拇指在上)(g)。伸展健侧肘部,加强术侧肩膀的内旋。一旦到达酸痛点(h),保持该姿势约 10s,然后以相反的运动缓慢返回起始位置。患者用术侧手抓住门把手或固定支撑物,保持肘部 90° 弯曲并屈伸手臂(i)。移动双脚,在保持肘部弯曲和手臂收起的同时向外旋转同侧肩膀。一旦到达酸痛点(j),保持此姿势约 10s,然后以相反的运动缓慢返回起始位置

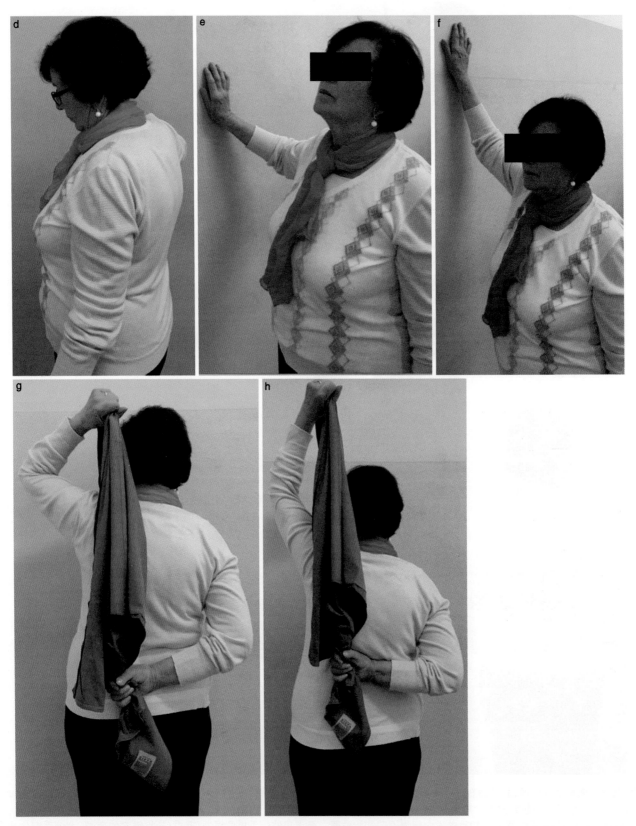

图 45-7(续)

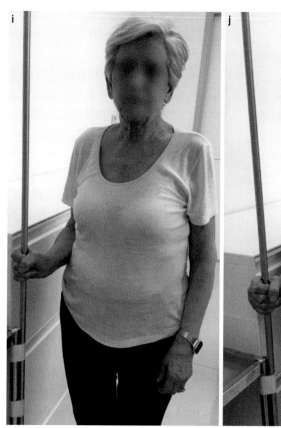
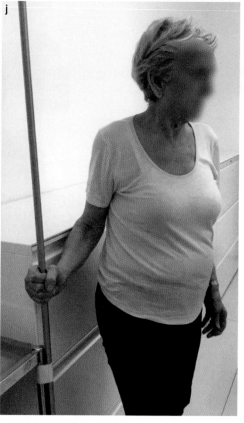

图 45-7（续）

第三阶段：恢复肩袖的强度

当患者能够实现盂肱关节全范围的主动和被动运动时，就可以开始康复的强化阶段。此阶段的特定目标通常是从第 8~12 周持续到第 16 周，目的是逐步恢复肩部肌肉的张力和强度。由于强化训练可能会导致肩袖缝合结构承受过大压力，因此应根据个人情况适当安排该阶段。实施强化训练之前应再次仔细检查影响肌腱愈合的因素。

考虑患者的疼痛以及正确执行选定的运动对强化目标肌肉来说十分重要[25]。

通常首先进行等长练习，通过这种练习能确定缝合肌腱的低应力标准。

等长练习强化之后是等张练习，可以使用松紧带进行锻炼，并且最初应仅涉及向心收缩（图 45-8 和图 45-9）。通常首先进行的是开链运动，而涉及更重要的本体感受控制系统的闭链运动则保留至康复阶段晚期。

在这一阶段，完成旨在增强完全本体感受恢复的特定锻炼非常重要（图 45-10）。

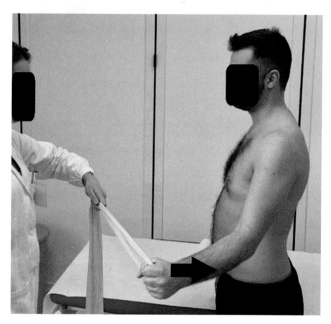

图 45-8　借助松紧带主动加强肩关节的外旋运动

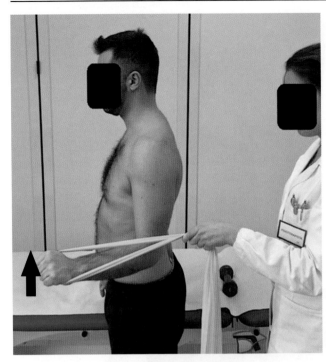

图 45-9 借助松紧带主动加强肩关节的内旋运动

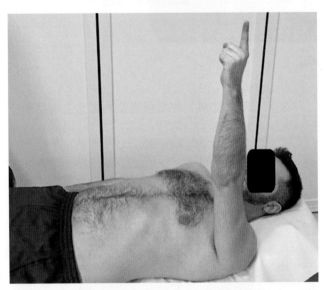

图 45-10 仰卧位的本体感受运动

第四阶段：高级强化和全面恢复

此阶段可以从手术修复后的 16 周开始,通常持续到第 6 个月。该阶段的目标是功能恢复,不同患者的目标各不相同。但每个患者都应该完全恢复日常生活的正常运动,而对于运动员和年轻患者而言,还包括可能参加的体育活动。

物理疗法

物理疗法同样有益于肩袖修复后的康复,可以达到疼痛控制、运动范围改善、减少僵硬的效果,从而使物理治疗师和患者自身在肩部运动和功能上取得更好的疗效。

植入有起搏器、近期发现肿瘤以及妊娠患者禁忌使用任何物理疗法。存在急性感染性疾病、严重心律不齐、癫痫发作或凝血功能异常的患者慎用。

经皮神经电刺激

经皮神经电刺激(transcutaneous electrical nerve stimulation,TENS)是一种用于缓解身体受伤或患病部位疼痛的技术,作用于皮肤的电极会间歇性地对表面神经进行电刺激并阻止疼痛信号的传递。

在临床实践中,两种最常用的 TENS 为高频低强度(常规)TENS(HF-TENS)和低频高强度(类似于针灸)TENS(AL-TENS)[28]。TENS 的镇痛作用由周围神经系统以及脊髓和脊髓上中枢神经系统介导[29]。

研究表明 TENS 在疼痛控制方面具有效果,故被用于固定阶段来进行疼痛管理,其优势包括无创性和易于使用性。TENS 也可以作为患有周围疼痛的患者的一线治疗。Kocyigit 等学者[30]表明,单疗程低频 TENS 可能通过调节中枢性疼痛知觉的辨别力、情感和运动方面来诱导镇痛作用。

最常用的电极是可重复使用的、非无菌类型的电极,可由多种材料制成。碳橡胶电极和硅化碳橡胶电极是最常用的电极。术后创口感染时可用各种尺寸和形状的无菌一次性电极。

文献[31]描述了三种基本的电极放置方式如下:
1. 疼痛区域周围;
2. 与疼痛部位相对应的皮肤;
3. 特定身体部位。

疼痛区域周围

这是文献[31]中提及的最常见的电极放置方式。这样放置的理由是电极内的电场会使与损伤部位或受伤的软组织在解剖学上相关的神经纤维去极化。该放置可以刺激到与疼痛起源相关的神经纤维进入至相同脊柱节段的神经纤维。

与疼痛部位相对应的皮肤

该原理为电极内的电场将使属于与损伤部位或与受伤的软组织有关的皮肤的痛觉纤维去极化。这种放置方式还可以刺激与疼痛起源相关的痛觉纤维,使其进入相同的脊髓节段的痛觉纤维。

特定身体部位

该电极放置方式的特点在于"特定身体部位"为针灸点和扳机点。至于能否刺激与疼痛起源相关的痛觉纤维并使其进入至相同的脊髓节段的痛觉纤维,效果暂不明确。

激光疗法

激光是一种基于受激辐射的电磁辐射通过光放大过程发光的设备。术语"激光"为"受激辐射的辐射放大光"的英文首字母缩写（LASER）[32]。激光因其相干性而与其他光源不同。空间相干性使激光可以聚焦到一个狭窄的点，从而实现诸如激光切割和光刻等应用。空间相干性还允许激光束在长距离（准直）上保持狭窄，从而使诸如激光笔的应用得以实现。激光还可以具有高度的时间相干性，这使得它们具有非常窄的光谱，仅发出单一颜色的光。时间相干性可用于产生短至飞秒的光脉冲。

激光治疗无创、无痛，并且可以在初级保健机构中针对各种情况轻松进行治疗。据报道，在风湿性关节炎、慢性骨关节炎、腕管综合征、纤维肌痛、膝关节损伤、肩部疼痛和术后疼痛等急性和慢性疾病中，使用激光疗法均可显著降低疼痛程度。尽管低水平激光疗法不会使组织温度升高超过几度，但研究发现该疗法具有减轻炎症和疼痛并改善功能的潜力。低水平激光疗法（low-level laser therapy，LLLT）显著增加了微循环，激活了血管生成，并刺激了免疫过程和神经再生。此外，它具有刺激内啡肽产生的镇痛作用[33-35]。

由于其减轻炎症过程和控制疼痛的已知作用，低水平激光疗法现已成为有效的物理疗法。Eslamian 等人[36]在论文中展示了砷化镓低功率激光与常规物理疗法的结合，在减轻肩袖肌腱炎患者的疼痛和改善功能方面提供了更好的结果。

在最近的一项随机临床试验中，Yavuz 等人[37]得出结论，对于肩峰下撞击综合征的患者，低水平激光治疗可能是基于超声的治疗的有效替代方法，尤其是在禁止基于超声的治疗的情况下。

LLLT 可以使用连续或脉冲模式[31]进行传送。从业者可以在红光气态（HeNe）和红外光二极管或半导体（GaAs；GaAlAs）激光器之间进行选择。红外激光由一个或多个二极管制成。多二极管激光器提供更宽的波长范围。红外激光比气体激光更具穿透性。可以使用形状和辐射束面积不同的单个（手柄）和簇（机械安装在激光设备上）探针。选择依据的是处理表面积的大小；较大的表面积将需要簇状探针，以最大限度地减少应用次数。LLLT 可以使用两种方法进行管理：逐点和扫描。使用逐点方法时，使用手持式单探头；该方法具有三种不同的应用技术：接触、非接触和网格。对于扫描方法，可以使用单个探针或簇状探针。治疗区域的扫描可以是手动或自动的。

逐点方法

该方法指的是在覆盖病灶的表面上应用单个二极管。因此，该单个激光束与皮肤形成一个接触点。为了治疗给定的表面积，单个探针被手动从一个点移动到下一个，因此称为逐点治疗。

接触式应用

该技术涉及在探针的尖端与皮肤表面之间进行轻接触。可以在有压力和无压力的情况下接触。探头垂直于皮肤表面固定。因为探头靠近要治疗的区域，该技术消除了皮肤表面的光子反射，并最大限度地减少了光束发散。

非接触式应用

该技术特点在于在探针尖端和覆盖治疗区域的皮肤表面之间保持几毫米的距离。激光探头垂直于皮肤表面并保持在皮肤表面 2~4mm 以内，以减少波反射和光束发散。当患者无法忍受激光探针在被治疗区域的表面上施加压力时，建议使用此技术。

网格技术

该技术通过绘制 $1cm^2$ 的正方形的治疗区域作为指导应用点来制作网格。每平方厘米对应一个点。网格可以目视制作，也可以用塑料片和笔制作，可以在探头接触或远离皮肤的情况下完成应用。

扫描方法

该方法指的是对整个治疗表面积进行扫描。该扫描动作可以通过操纵单个探针覆盖整个治疗表面积来完成，也可以通过自动移动簇探头内的二极管或簇探头本身在治疗区域上的位移来完成此操作。

患者和医生必须戴防护眼镜，以过滤治疗期间激光设备发射的波长。

最近，脉冲钕掺杂钇铝石榴石（Nd：YAG）激光［一种高强度激光疗法（high-intensity laser therapy，HILT）的形式］被引入了物理疗法领域[38]。该激光器具有高峰值功率（3kW）和 1 064nm 的波长，被认为是一种无痛、无创的治疗方式。它能够刺激低功率激光难以到达的区域，例如大关节和/或深关节。脉冲 Nd：YAG 激光的使用日益增多，患者诉疼痛明显减轻。研究证明 Nd：YAG 激光具有抗炎、抗水肿和止痛作用，可用于有疼痛问题的患者[39]。最近的一项随机对照试验已证明 HILT 在减轻肩峰撞击综合征患者的疼痛、改善关节功能和肌肉力量方面具有良好效果[40]。基于这些考虑，HILT 可能是肩袖修复后康复的有效方法。

节段性肌肉振动

分段肌肉振动是一种使用机械设备将低振幅/高频振动刺激应用于特定肌肉的技术。它通过激活肌肉纺锤体的初级末梢来诱导 Ⅰa 类传入神经纤维产生冲动。由节段性肌肉振动激活的 Ⅰa 类传入神经纤维输入可通过调节皮层内对初级运动皮层的抑制和促进输入来改变皮质脊髓途径的兴奋性。众所周知，直接施加在肌肉上的振动刺激会引起对Ⅰa类传入神经纤维的突触前抑制，并且有可能减少Ⅰa类传入神经纤维的递质释放，从而降低单突触反射兴奋性。振动还通过"忙线"现象减少了与拉伸有关的冲动传入，因此Ⅰa类神经纤维放电被锁定为振动，由于高振动频率(>90Hz)和夹带，而无法如实地传递拉伸引起的反射Ⅰa纤维中的动作电位。对卒中后患者的痉挛性上肢肌肉施加91Hz的振动刺激会导致肌肉张力显著且持续(最多30分钟)降低，并伴随F波振幅和F/M的比率降低，这都表明运动神经元兴奋性降低。此外，振动还可能通过激活突触后抑制和树突状去极化的机制降低H反射[41]。

研究表明，施加到肌肉和肌腱上的振动会作用于本体感受[42]。肌腱振动也会诱发运动皮层的激活。经颅磁刺激(transcranial magnetic stimulation, TMS)的最新研究表明，在低于感觉错觉阈值的振动干预下，其对M1兴奋性具有直接调节作用[43]。

用正电子发射体层成像对大脑活动进行的比较分析表明，在肌腱振动过程中的激活地点和激活水平与被动运动过程中获得的并不匹配[44]。

综上所述，节段性肌肉振动可用于改善肌肉力量和本体感受，因此可用于肩袖修复后的后期康复计划。

参考文献

1. Mulligan EP, Devanna RR, Huang M, Middleton EF, Khazzam M (2012) Factors that impact rehabilitation strategies after rotator cuff repair. Phys Sports Med 40(4):102–14
2. Denard PJ, Burkhart SS (2011) Arthroscopic revision rotator cuff repair. J Am Acad Orthop Surg 19(11):657–66
3. Tashjian RZ, Hollins AM, Kim HM et al (2010) Factors affecting healing rates after arthroscopic double-row rotator cuff repair. Am J Sports Med 38(12):2435–42
4. Gulotta LV, Nho SJ, Dodson CC, Adler RS, Altchek DW, MacGillivray JD, HSS Arthroscopic Rotator Cuff Registry (2011) Prospective evaluation of arthroscopic rotator cuff repairs at 5 years: part II—prognostic factors for clinical and radiographic outcomes. J Shoulder Elbow Surg 20(6):941–6
5. Charousset C, Duranthon LD, Grimberg J, Bellaiche L (2006) Arthro-C-scan analysis of rotator cuff tears healing after arthroscopic repair: analysis of predictive factors in a consecutive series of 167 arthroscopic repairs. Rev Chir Orthop Reparatrice Appar Mot 92(3):223–33
6. Abrams JS (2010) Management of the failed rotator cuff surgery: causation and management. Sports Med Arthrosc 18(3):188–97
7. Carbone S, Gumina S, Arceri V, Campagna V, Fagnani C, Postacchini F (2012) The impact of preoperative smoking habit on rotator cuff tear: cigarette smoking influences rotator cuff tear sizes. J Shoulder Elbow Surg 21(1):56–60
8. Mallon WJ, Misamore G, Snead DS, Denton P (2004) The impact of preoperative smoking habits on the results of rotator cuff repair. J Shoulder Elbow Surg 13(2):129–32
9. Chung SW, Oh JH, Gong HS, Kim JY, Kim SH (2011) Factors affecting rotator cuff healing after arthroscopic repair: osteoporosis as one of the independent risk factors. Am J Sports Med 39(10):2099–107
10. Bedi A, Fox AJ, Harris PE et al (2010) Diabetes mellitus impairs tendon- bone healing after rotator cuff repair. J Shoulder Elbow Surg 19(7):978–88
11. Gaida JE, Alfredson L, Kiss ZS, Wilson AM, Alfredson H, Cook JL (2009) Dyslipidemia in Achilles tendinopathy is characteristic of insulin resistance. Med Sci Sports Exerc 41(6):1194–7
12. Gumina S, Arceri V, Carbone S, Albino P, Passaretti D, Campagna V, Fagnani C, Postacchini F (2013) The association between arterial hypertension and rotator cuff tear: the influence on rotator cuff tear sizes. J Shoulder Elbow Surg 22(2):229–32
13. Huberty DP, Schoolfield JD, Brady PC, Vadala AP, Arrigoni P, Burkhart SS (2009) Incidence and treatment of postoperative stiffness following arthroscopic rotator cuff repair. Arthroscopy 25(8):880–90
14. Cuff DJ, Pupello DR (2012) Prospective evaluation of postoperative compliance and outcomes after rotator cuff repair in patients with and without workers' compensation claims. J Shoulder Elbow Surg 21(12):1728–33
15. Trenerry K, Walton JR, Murrell GA (2005) Prevention of shoulder stiffness after rotator cuff repair. Clin Orthop Relat Res 430:94–9
16. Kaltenborn FM (2007) Manual mobilization of the extremity joints, 7th edn. Orthopedic Physical Therapy Products, Minneapolis
17. Rokito AS, Zuckerman JD, Gallagher MA, Cuomo F (1996) Strength after surgical repair of the rotator cuff. J Shoulder Elbow Surg 5(1):12–7
18. Ellman H, Hanker G, Bayer M (1986) Repair of the rotator cuff: end result study of factors influencing reconstruction. J Bone Joint Surg Am 68(8):1136–44
19. Vad VB, Warren RF, Altchek DW, O'Brien SJ, Rose HA, Wickiewicz TL (2002) Negative prognostic factors in managing massive rotator cuff tears. Clin J Sport Med 12(3):151–7
20. Denard PJ, Lädermann A, Burkhart SS (2011) Prevention and management of stiffness after arthroscopic rotator cuff repair: systematic review and implications for rotator cuff healing. Arthroscopy 27(6):842–8
21. Parsons BO, Gruson KI, Chen DD, Harrison AK, Gladstone J, Flatow EL (2010) Does slower rehabilitation after arthroscopic rotator cuff repair lead to long-term stiffness? J Shoulder Elbow Surg 19(7):1034–9
22. Kim YS, Chung SW, Kim JY, Ok JH, Park I, Oh JH (2012) Is early passive motion exercise necessary after arthroscopic rotator cuff repair? Am J Sports Med 40(4):815–21
23. Lee BG, Cho NS, Rhee YG (2012) Effect of two rehabilitation protocols on range of motion and healing rates after arthroscopic rotator cuff repair: aggressive versus limited early passive exercises. Arthroscopy 28(1):34–42
24. Koo SS, Parsley BK, Burkhart SS, Schoolfield JD (2011) Reduction of postoperative stiffness after arthroscopic rotator cuff repair: results of a customized physical therapy regimen based on risk factors for stiffness. Arthroscopy 27(2):155–60
25. Conti M, Garofalo R, Delle Rose G, Massazza G, Vinci E, Randelli M, Castagna A (2009) Post-operative rehabilitation after surgical repair of the rotator cuff. Chir Organi Mov 93(Suppl 1):S55–63
26. van der Meijden OA, Westgard P, Chandler Z, Gaskill TR, Kokmeyer D, Millett PJ (2012) Rehabilitation after arthroscopic rotator cuff repair: current concepts review and evidence-based guidelines. Int J Sports Phys Ther 7(2):197–218
27. Kelly BT, Roskin LA, Kirkendall DT, Speer KP (2000) Shoulder muscle activation during aquatic and dry land exercises in nonimpaired subjects. J Orthop Sports Phys Ther 30(4):204–10
28. Jones I, Johnson MI (2009) Transcutaneous electrical nerve stimulation. Cont Educ Anaesth Crit Care Pain 9(4):130–5
29. DeSantana J, Walsh DM, Vance C, Rakel B, Sluka KA (2008) Effectiveness of transcutaneous electrical nerve stimulation for treatment of hyperalgesia and pain. Curr Rheumatol Rep

10(6):492–9

30. Kocyigit F, Akalin E, Gezer NS, Orbay O, Kocyigit A, Ada E (2012) Functional magnetic resonance imaging of the effects of low-frequency transcutaneous electrical nerve stimulation on central pain modulation: a double-blind, placebo-controlled trial. Clin J Pain 28(7):581–8. doi:10.1097/AJP.0b013e31823c2bd7

31. Alain-Yvan B, editor. Therapeutic electrophysical agents, evidence behind practice. 2nd ed. Baltimore: Lippincott Williams & Williams; 2010. Hardcover, 504 pages (CDN) ISBN: 0-7817-7001-7.

32. Gould RG. The LASER, Light Amplification by Stimulated Emission of Radiation. In Franken PA, Sands RH, editors. The Ann Arbor Conference on Optical Pumping, the University of Michigan, 15 June through 18 June 1959. p. 128.

33. Brown AW, Weber DC (2000) Physical agent modalities. In: Braddom RL (ed) Physical medicine and rehabilitation. WB Saunders, Harcourt Health Sciences Company, London, pp 440–58

34. Ozdemir F, Birtane M, Kokino S (2001) The clinical efficacy of low power laser therapy on pain and function in cervical osteoarthritis. Clin Rheumatol 20:181–4

35. Peplow PV, Chung T, Baxter GD (2010) Application of low level laser technologies for pain relief and wound healing overview of scientific bases. Phys Ther Rev 15(4):253–85

36. Eslamian F, Shakouri SK, Ghojazadeh M, Nobari OE, Eftekharsadat B (2012) Effects of low-level laser therapy in combination with physiotherapy in the management of rotator cuff tendinitis. Lasers Med Sci 27(5):951–8. doi:10.1007/s10103-011-1001-3, Epub 2011 Nov 4

37. Yavuz F, Duman I, Taskaynatan MA, Tan AK. Low-level laser therapy versus ultrasound therapy in the treatment of subacromial impingement syndrome: a randomized clinical trial. J Back Musculoskelet Rehabil. 2014;27(3):315–20. doi:10.3233/BMR-130450

38. Alayat MS, Atya AM, Ali MM, Shosha TM (2013) Long-term effect of high-intensity laser therapy in the treatment of patients with chronic low back pain: a randomized blinded placebo-controlled trial. Lasers Med Sci 2 [Epub ahead of print]

39. Zati A, Valent A (2006) Physical therapy: new technologies in rehabilitation medicine (translated to English). Edizioni Minerva Medica 2006:162–85

40. Santamato A, Solfrizzi V, Panza F, Tondi G, Frisardi V, Leggin BG, Ranieri M, Fiore P (2009) Short-term effects of high-intensity laser therapy versus ultrasound therapy in the treatment of people with subacromial impingement syndrome: a randomized clinical trial. Phys Ther 89(7):643–52

41. Paoloni M, Giovannelli M, Mangone M, Leonardi L, Tavernese E, Di Pangrazio E, Bernetti A, Santilli V, Pozzilli C (2013) Does giving segmental muscle vibration alter the response to botulinum toxin injections in the treatment of spasticity in people with multiple sclerosis? A single-blind randomized controlled trial. Clin Rehabil 27(9):803–12. doi:10.1177/0269215513480956, Epub 2013 Mar 29

42. Goble DJ, Coxon JP, Van Impe A, Geurts M, Doumas M, Wenderoth N, Swinnen SP (2011) Brain activity during ankle proprioceptive stimulation predicts balance performance in young and older adults. J Neurosci 31(45):16344–52. doi:10.1523/JNEUROSCI.4159-11.2011

43. Rosenkranz K, Rothwell JC (2006) Differences between the effects of three plasticity inducing protocols on the organization of the human motor cortex. Eur J Neurosci 23(3):822–9

44. Radovanovic S, Korotkov A, Ljubisavljevic M, Lyskov E, Thunberg J, Kataeva G et al (2002) Comparison of brain activity during different types of proprioceptive inputs: a positron emission tomography study. Exp Brain Res 143:276–85

第五部分
肩袖关节病

第 46 章　什么是肩袖关节病

Stefano Gumina and Vittorio Candela

定义与历史回顾

在 20 世纪 80 年代早期，Neer 等人[1,2]创造了"肩袖关节病"这个术语，提示以巨大肩袖撕裂的所导致的盂肱关节退化性为特征的关节炎这一疾病分类。然而，在一个多世纪前，Adams[3]，在他关于风湿痛风的书中和 Smith[4,5]描述了多例肩关节病，表现为肱骨的近端、肩峰、锁骨远端三分之一的退化和肩袖撕裂。Codman[6]在他 1934 年出版的专著中描述了一个 51 岁的妇女的肩关节炎表现为肩袖撕裂、盂肱关节病、关节松弛，以及因关节滑液增多导致的肿胀。

更多的文献直到 20 世纪 50 年代末才发表。Gal-miche 和 Deshayes[7]、Burman 等人[8]、Banna 和 Hume[9]、Shepard[10]及 Snook[11]报道了共 30 例肩关节病，其中一些患者就有着肩袖关节病的特点。

1968 年，De Seze[12]描述了肩关节出血的三位老年妇女的临床症状（复发性血性积液，肩袖撕裂）和影像学特征（严重退行性盂肱关节炎）均提示肩袖关节病。一年后，Bauduin 和 Famaey[13]也描述了一个类似的案例。

Jensen 等[14]在 1999 年的一份著名的文献中，描述了肩袖关节病的三个主要的临床和影像学特征：①肩袖巨大撕裂、伴随肩痛，岗上、下肌萎缩和活动受限（图 46-1a~c）；②盂肱关节退行性改变（图 46-2a，b）；③在正位片上可以观察到的肱骨头上移（图 46-3a）、肱骨头塌陷

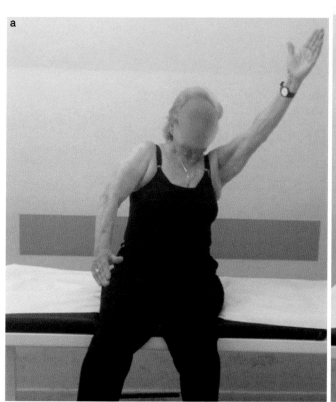
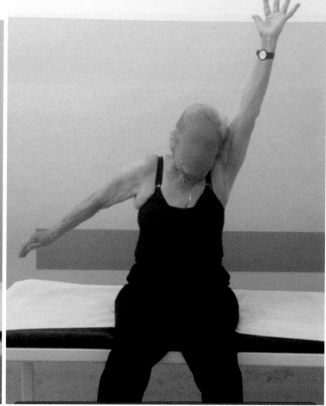

图 46-1　(a~c)75 岁女性肩袖撕裂性关节病关节活动受限

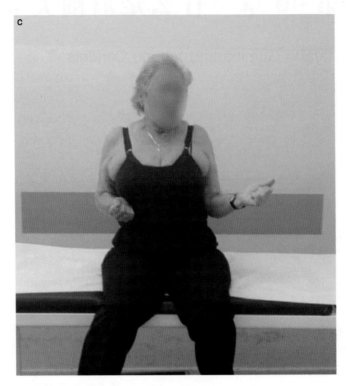

图 46-1(续)

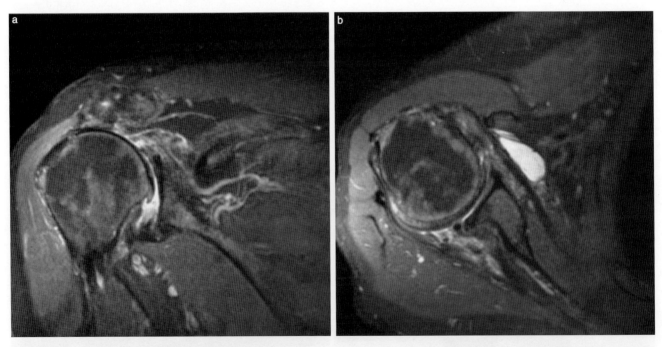

图 46-2   文献报道 77 例男性右肩肩袖撕裂性关节病中的一例磁共振成像。(a)冠状位 T2 脂肪抑制相,肩峰-肱骨头距离 <5mm,肩峰关节盂化。(b)轴位 PD 脂肪抑制相:Walch A1 关节盂形态(肱骨头居中侵蚀最小)

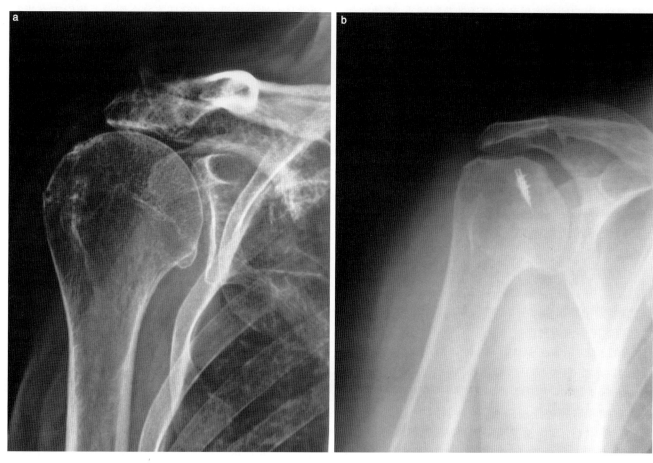

图 46-3　(a)右肩的正位 X 线平片:Hamada 3 级肩袖撕裂性关节病。(b)右肩正位 X 线平片:Hamada 5 级肩袖撕裂性关节病,骨破坏-肩袖修复失败后肱骨头塌陷

(图 46-3b)、关节盂或肩峰退化、关节周围软组织钙化、三角肌下积液,以及其他可能出现的表现[15]。

发病机制

机械力学理论

Neer 等人[2]假设机械力学因素是肩袖关节病的发病最重要的起因。根据这一理论,失去了健康肩袖对肩关节的向下力量,将导致肱骨头向上迁移,这可能会加速关节盂上表面和肩峰的前下侧的侵蚀。另外,肱骨头的向上移动可能会导致关节不稳定,肱骨头的偏心工作导致在盂肱关节压力增高区域关节软骨过早磨损,该文献引用的自 21 世纪以来的 26 例患者中,有 1 例发生了肱二头肌长头肌腱破裂。Neer 认为这种损伤将导致肱骨头上移。

Burkhart 的假说[16]似乎支持机械力学的理论,作者认为健康的下部肩袖(旋转中心下方)创造了一个必要的三角肌力矩(力偶)平衡。此外,肩胛下肌是前方平衡与后方冈下肌和小圆肌的重要结构。解偶联的基本力量将导致上移肱骨头与抬高肩关节。

1997 年,Collins 和 Harryman[17]认为肩袖关节病最初是由冈上肌撕裂引起的,后来是冈下肌损伤;复合肌腱撕裂会导致肱骨头上移,从而导致肱骨头关节软骨与肩峰前下缘的接触。软骨碎裂形成微粒碎片,导致滑膜增厚和积液以及磷酸钙晶体的形成。酶对晶体的反应进一步破坏了关节面。

由 Hurov[18]提出的压迫机制,进一步证实了机械力学理论。作者认为,健康的肩袖增加了肱骨头与关节盂之间的接触面,因此袖带与其他肩胛肌肉一起,可以作为关节的重要动态稳定结构。在肩关节(关节囊、关节盂唇和盂肱韧带)的静态稳定结构严重松弛的情况下,这种作用可能更加重要。

Oh 等[19]指出,破坏关节运动的肩袖临界撕裂尺寸是指冈上肌全层撕裂和冈下肌 50% 撕脱。

营养理论

Neer 等人[1,2]还认为骨关节炎可能由于肩袖撕裂导致的"水密"效应的丧失(正常情况下肩关节内正常存在的负压丧失)。这将导致滑膜漂移,通常位于肩峰下空间。由于滑膜分散,滑膜向关节软骨的扩散,导致软骨营养不足,容易发生萎缩。此外,肩袖撕裂(失水和黏多糖含量增高)引起的肩痛导致的肩活动范围减小,活动度的降低导致疼痛,会导致软骨下骨骨质疏松,更容易发生塌陷。

众所周知,细胞因子和分解代谢酶的浓度在骨关节炎的早期阶段增加。许多研究也证明肩袖撕裂导致白细胞介素-1β和肿瘤坏死因子的产生增加,这导致了疼痛和炎症的存在。另外许多软骨基质金属蛋白酶(matrix metalloproteinases,MMP)的产生增加,包括MMP-1、MMP-2、MMP-3、MMP-8和MMP-13[20,21]。MMP-3的存在是非常重要的,因为它与其他MMP的蛋白水解激活有关。Yoshihara等人[22]观察到这些细胞因子、胶原酶和蛋白聚糖酶的浓度与肩袖撕裂后软骨加速变性之间存在相关性。

这些观察再次证实了营养学理论在肩袖撕裂性关节病的发生中的作用。事实上,随着部分滑膜脱离肌腱损伤,炎症因子和蛋白水解酶应该被移除,因此,关节软骨的健康状况应该得到保护。

2012年,Reuter等人[23]用超声观察肩袖撕裂大鼠盂肱关节的关节面,观察到软骨厚度的减少。Kramer等人[24]对大鼠盂肱软骨进行了组织学研究,后上肩袖和肩胛神经根横断(关节囊保持完整),这些动物在手术后12周被杀死。在第一个案例中,如果软骨发生了退行性改变,根据Neer的假说[1,2],它应该归因于机械负荷的改变和营养理论,而在第二个案例中,仅仅归因于机械力学假说。两组之间软骨退变的数量是相似的。这一结果提示,异常的机械力是关节软骨退变的主要原因。

结晶性肩关节关节炎理论

在骨科文献中,几乎与Neer的假设同时出现,一个与肩袖关节病相似的疾病已经被描述为"Milwaukee综合征"[25]。虽然它与肩袖关节病的临床症状相似,但这种疾病被认为是由于在滑膜中存在由碱性磷酸钙晶体包裹成的微粒,没有明显的炎症细胞反应。退变的关节囊、软骨和滑膜,可能伴随巨噬细胞反应和胶原酶和中性蛋白酶的释放,导致关节被攻击和随后的破坏。

在1985年,Dieppe and Watt[26]注意到,在关节炎和神经病变的关节和健康的老年人关节可以发现碱性磷酸钙晶体。此外,磷灰石晶体尤其是在最具破坏性的萎缩性环境中被发现。因此,作者认为晶体是由继发于关节退变的过程产生的。这个假设修正了炎症理论,并提示该综合征是一种肩袖关节病。

自身免疫性风湿性疾病

肩袖关节病可被认为是一种自身免疫性风湿病。除了硬皮病或系统性红斑狼疮,肩袖撕裂性关节病的患者通常是女性。还没有研究证实这个假设。我们正在进行一项研究,以证实这一假设的可靠性;然而,现有的数据还无法得出统一的结论。

特发性理论

肩袖关节病可能是由于肩袖撕裂和特发性盂肱关节病之间偶然的巧合造成的。肩袖撕裂常见于老年患者[27,28]和特发性盂肱关节病,换句话说,关节病的发生与肩袖撕裂无关。

肩袖撕裂导致肱骨头的上移只会导致关节炎的快速发展,也只会导致肩胛上部更早期的磨损。如果这个假设是正确的,肩袖关节病不应该有明确的性别偏好,患者的平均年龄应该与非偏心关节病患者相似;但事实是肩袖关节病主要在女性和老年患者中发现。

关节松弛相关理论

由于肩袖撕裂性关节病和青年关节松弛在女性中更为常见,我们假设这两种情况是相互关联的。如果肩袖撕裂发生在有关节松弛的患者中,则可能累及肩关节产生严重的静态不稳定,这可能是盂上软骨过早磨损的原因。这种假设由于性别的不同,肩袖关节病的患病率有明显的差异。

为了验证这一理论,我们对肩关节炎患者进行问卷调查,检测关节活动度[29,30]。问卷采用主要次要标准,调查患者进行不寻常关节活动的能力、关节疾病是否存在或脱位的倾向。

根据初步分析,对38例患者[13例非偏心关节炎(6例男性和7例女性;范围51~89岁)和25例偏心性关节炎(8例男性和17例女性;范围64~85岁)]进行治疗,两组间在关节活动度增高与非偏心/偏心性肩关节炎的关系无显著统计学意义(P>0.05)。

临床表现

肩袖撕裂性关节病患者一般大于65岁。他们的肩痛,很少有明显的疼痛强度。患者通常是肩关节症状持续时间长的女性。最常受影响的是优势侧。通常,疼痛分布在肩关节的前外侧区域,很少在颈部基部;不延伸到肘部以外;肩胛部无明显症状;疼痛不伴有感觉异常。疼痛的特点是会干扰睡眠,影响关节活动。

许多患者可听到捻发音。当这些存在时,很容易在Jobe试验或完整的可以测试主被动活动度时发现。

在偏瘦的患者中,有时可能因为肱骨头上移观察到肩关节严重畸形。偶尔肩关节由于肩峰下间隙、盂肱关节和肩锁关节大量滑液的存在而肿胀。

冈上肌和冈下肌萎缩是很常见的。外旋肌力显著减弱,一般满杯试验和 Patte 试验可以为阳性。很多时候,迟滞试验也是阳性的。

在绝大多数患者中,由于软组织挛缩或固定的盂肱关节半脱位,主动和被动活动范围受到严重限制[14],为了维持一个肩关节稳定,可以保持屈曲运动和外展。

非偏心与偏心性盂肱关节炎的区别

组织学

据我们所知,对于肩关节病合并或不合并肩袖撕裂的组织学差异还没有进行过研究。事实上,绝大多数的研究都考虑了特发性关节炎的组织学和超微结构特征,假设这两种疾病之间没有差异。在这两种情况下,关节软骨层变薄,或如在较高的机械应力下,有深而宽的裂痕或完全缺失,而软骨下骨则被广泛地显露出来。在最严重的病例中,细胞在软骨的深层呈簇状排列,有时软骨细胞陷窝周围环绕着增厚的胶原纤维[31],活软骨细胞活跃,胞浆颗粒发达,它们被包裹在含有大量纤维和成熟胶原纤维的骨陷窝中,基质是由增厚的胶原纤维所形成,在各个方向排列,通常相对于关节面垂直布置。胶体铁染色显示活软骨细胞周围存在黏多糖。

Neer[2] 从组织学描述了 26 例肩袖关节病。作者观察了 3 个一致的区域:萎缩的软骨和肱骨头骨质疏松的软骨下骨区域;软骨剥脱和软骨下骨硬化的区域;以及软骨下软骨的碎片。Jensen 等人[14] 对肩袖关节病患者标本进行的组织学研究发现滑膜微绒毛内有钙化灶。

Kramer 等人[24] 对以前切除过肩袖肌腱的大鼠进行了一项优简单的研究。术后 12 个月行组织学分析。与对照组相比,作者观察到肱骨头有明显软骨改变。应用改良的 Mankin 评分[32](广泛用于骨关节炎的组织学评估),他们的评分为患肩 5.7±1.9 和对照组 2.0±1.0(P<0.001)。评分考虑了结构、细胞、番红 O 染色(safranin O staining)和潮标完整性。关节盂的评分分别为 5.1±1.9 和 2.4±0.8(P<0.001)。

CT 研究[33-35] 表明,在关节盂软骨表层以下的骨密度随关节病的不同而变化。尤其是钙化的软骨层比非钙化的软骨层深,与非偏心关节病相比,肩袖关节病中钙化的软骨层较厚;相反,软骨下骨较薄[35]。

Kekatpure 等人[36] 进行组织病理学分析,9 名接受全肩关节置换术的女性患者因快速破坏性关节病(肱骨头迅速塌陷,没有其他非感染性关节病的证据)进行了肱骨头置换术。在这 9 例患者中,7 例有肩袖撕裂(肩袖肌肉脂肪浸润并不代表慢性疾病),而 2 例在冈上肌腱中发现了肌腱炎。分析显示关节软骨缺失。在软骨下区观察到

代表骨折愈合的骨基质的碎裂和再生,没有证据提示炎症变化、微生物或晶体性关节病。作者在骨髓、松质骨和皮质骨中没有观察到典型的缺血性坏死(avascular necrosis,AVN)表现。

年龄与性别

众所周知,肩袖撕裂性关节病患者通常比非偏心关节病的患者年龄大,而且通常是女性。为了检验这些数据的可靠性,我们回顾了 2000 年至今发表的所有关于肩关节病的英文科学论文,这些论文是关于肩关节病的,没有肩袖撕裂。我们排除了所有关于风湿病、创伤、感染、既往手术治疗和少于 20 例队列患者的论文。我们能够获得大约 2 761 例非偏心性关节病患者的人口统计学信息[37-45]。将所得数据与 Samitier 等人进行的荟萃分析进行了比较[46](2015 年,与肩袖撕裂性关节病患者相对照)。该队列由 581 名患者组成,数据没有进行统计分析。2 761 例患者的加权平均年龄为 66.7 岁,肩关节病患者的加权平均年龄为 72.0 岁。这些差异反映了我的个人经历。在我的系列研究中,完整关节病患者的平均年龄是 70.1 岁,而肩袖撕裂关节病患者的平均年龄是 75.6 岁。不同的年龄有不同的病因。

对 2 761 例非偏心性肩关节病进行分析,女性加权百分率为 48.8%,相对于肩袖撕裂性肩关节病的加权百分率为 74%。在我的系列中,百分比分别为 56% 和 70.3%。

文献资料显示,肩袖撕裂的发生率在不同性别间并无差异。这些数据反映了我们的经验。在我们的 586 例不同大小肩袖撕裂的患者中,男性和女性分别为 280 例和 306 例[47]。然而,肩袖撕裂关节病在女性中更为常见。不同的假设可以解释这种性倾向:①女性关节过度松弛的比例高于男性[48-54],因此,在没有肩袖肌腱和缺乏有效的静态稳定结构的情况下,肩部可能会导致过度不稳定。②女性的肌肉质量较少[55],在这种情况下,肩关节在肩袖肌腱无力的情况下,可能不稳定。③肩袖撕裂性关节病可能是一种自身免疫性疾病,属于女性中较为常见的疾病。在这种情况下,雌激素起主要作用。事实上,雌激素受体存在于免疫系统中参与自身免疫性疾病发病机制的细胞上。④遗传学因素。⑤环境因素和生活方式。

功能评估

肩袖关节病患者的 ASES 评分和简明肩关节功能测试(SST)结果的绝对值低于非偏心关节病患者的报告(表 46-1)。这在一定程度上是由于肩袖关节病患者年龄较大。然而,两组患者记录的前屈、外展和外旋的平均

值之间的显著差异(表46-2)表明了实际的功能差异。肩袖关节病患者的外旋强度下降,进一步损害了肩关节功能。但当肩关节功能用Constant评分评估时,两组之间没有显著差异。

表 46-1 肩关节病患者的功能评价:非偏心关节病与肩袖撕裂关节病的比较

	非偏心性关节炎	肩袖撕裂性骨关节病(引用581例患者数据[46])
	加权平均数	加权平均数
Constant 评分	27.9(57例)[40,44]	
	26.8(210例)[56]	30.5
	26.3(41例)[57]	
	30.1(41例)[57]	
	37.3(62例)[58]	
ASES 评分	39.3(635例)[37,42,43,45]	31.8
简明肩关节功能测试	3.3(57例)[42,45]	1.8

表 46-2 肩关节病患者的活动度:非偏心关节病与肩袖撕裂关节病的比较

	非偏心性关节炎	肩袖撕裂性骨关节病(引用581例患者数据[46])
	加权平均数	加权平均数
前屈	90.1°(771例)[37,38,42-45]	63.7°
外展	76.2°(488例)[43-45]	51.2°
外旋	21.8°(771例)[37,38,42-45]	12.5°

参考文献

1. Neer CS, Watson K, Stanton F (1982) Recent experience in total shoulder replacement. J Bone Joint Surg Am 64:319–337

2. Neer CS, Craig EV, Fukuda H (1983) Cuff-tear arthropathy. J Bone Joint Surg Am 65:1232–1244J

3. Adams R (1873) A treatise on rheumatic gout or chronic rheumatic arthritis of all the joint. John Churchill & Sons, London, pp 91–175

4. Smith RW (1853) Observations upon chronic rheumatic arthritis of the shoulder (part I). Dublin Quart J Med Sci 15:1–16

5. Smith RW (1853) Observations upon chronic rheumatic arthritis of the shoulder (part II). Dublin Quart J Med Sci 15:343–358

6. Codman E (1934) Rupture of the supraspinatus tendon and others lesions in or about the subacromiale bursa. In: Codman E (ed) The shoulder. Thomas Todd, Boston, pp 478–480

7. Galmiche P, Deshayes P (1958) Hemarthrose essentielle récidivante. Rev Rhumat 25:57–59

8. Burman M, Sutro C, Guariglia E (1964) Spontaneous hemorrhage of bursae and joint in the elderly. Bull Hosp Joint Dis 25:217–239

9. Banna A, Hume KP (1964) Spontaneous hemarthrosis of the shoulder joint. Ann Phys Med 7:180–184

10. Shephard E (1963) Swelling of the subacromial bursa: a report on 16 cases. Proc Roy Soc Med 56:162–163

11. Snook GA (1963) Pigmented villonodular synovitis with bony invasion. A report of two cases. J Am Med Assn 184:424–425

12. DeSeze S, Hubault A, Rampon S (1967) L'épaule sénile hémorragique. L'actualité rhumatologique. Paris. Expansion Scientifique Francaise: 107–115

13. Bauduin MP, Famaey JP (1969) A propos d'un cas d'épaule sénile hémorragique. Belge Rhum Med Phys 24:135–140

14. Jensen KL, Williams GR Jr, Russell IJ, Rockwood CA Jr (1999) Rotator cuff tear arthropathy. J Bone Joint Surg Am 81:1312–1324

15. Ecklund KJ, Lee TQL, Tibone J, Gupta R (2007) Rotator cuff tear arthropathy. J Am Acad Orthop Surg 15:340–349

16. Burkhart SS (1992) Fluoroscopic comparison of kinematic patterns in massive rotator cuff tears. A suspension bridge model. Clin Orthop Relat Res 284:144–152

17. Collins DN, Harryman DT II (1997) Arthroplasty for arthritis and rotator cuff deficiency. Orthop Clin North Am 28:225–239

18. Hurov J (2009) Anatomy and mechanics of the shoulder: review of current concepts. J Hand Ther 22:328–342

19. Oh JH, Jun BJ, McGarry MH, Lee TQ (2011) Does a critical rotator cuff tear stage exist? A biomechanical study of rotator cuff tear progression in human cadaver shoulders. J Bone Joint Surg Am 93:2100–2109

20. Gotoh M, Hamada K, Yamakawa H, Nakamura M, Yamazaki H, Ueyama Y, Tamaoki N, Inoue A, Fukuda H (2000) Perforation of rotator cuff increases interleukin 1beta production in the synovium of glenohumeral joint in rotator cuff diseases. J Rheumatol 27:2886–2892

21. Osawa T, Shinozaki T, Takagishi K (2005) Multivariate analysis of biochemical markers in synovial fluid from the shoulder joint for diagnosis of rotator cuff tears. Rheumatol Int 25:436–441

22. Yoshihara Y, Hamada K, Nakajima T, Fujikawa K, Fukuda H (2001) Biochemical markers in the synovial fluid of glenohumeral joints from patients with rotator cuff tear. J Orthop Res 19:573–579

23. Reuther KE, Sarver JJ, Schultz SM, Lee CS, Sehgal CM, Glaser DL, Soslowsky LJ (2012) Glenoid cartilage mechanical properties decrease after rotator cuff tears in a rat model. J Orthop Res 30:1435–1439

24. Kramer EJ, Bodendorfer BM, Laron D, Wong J, Kim HT, Liu X, Feeley BT (2013) Evaluation of cartilage degeneration in a rat model of rotator cuff tear arthropathy. J Shoulder Elbow Surg 22:1702–1709

25. Halverson PB, Cheung HS, McCarty DJ, Garancis J, Mandel N (1981) "Milwaukee shoulder" – association of microspheroids containing hydroxyapatite crystals, active collagenase, and neutral protease with rotator cuff defects. II. Synovial fluid studies. Arthritis Rheum 24:474–483

26. Dieppe P, Watt I (1985) Crystal deposition in osteoarthritis: an opportunistic event? Clin Rheum Dis 11:367–392

27. Fukuda H, Mikasa M, Ogawa K, Yamanaka K, Hamada K (1983) The partial thickness tear of the rotator cuff. Orthop Trans 11:237–238

28. Minagawa H, Yamamoto N, Abe H, Fukuda M, Seki N, Kikuchi K, Kijima H, Itoi E (2013) Prevalence of symptomatic and asymptomatic rotator cuff tears in the general population: from mass-screening in one village. J Orthop 10:8–12

29. Hakim AJ, Grahame R (2003) A simple questionnaire to detect hypermobility: an Adjunct to the assessment of patients with diffuse musculoskeletal pain. Int J Clin Pract 57:163–166

30. Hakim A, Grahame R (2003) Joint hypermobility. Best Pract Res Clin Rheumatol 17:989–1004

31. Postacchini F, Gumina S (1992) Ultrastructural and histochemical aspects of osteoarthritic cartilage. In: Osteoarthritis. OIC Medical Press, Florence, pp 189–201

32. Mankin HJ, Dorfman H, Lippiello L, Zarins A (1971) A biochemical and metabolic abnormalities in articular cartilage from osteoarthritic human hip II. Correlation of morphology with biochemical and metabolic data. J Bone Joint Surg Am 53:523–537

33. von Eisenhart-Rothe R, Müller-Gerbl M, Wiedemann E, Englmeier KH, Graichen H (2008) Functional malcentering of the humeral head and asymmetric long-term stress on the glenoid: potential reasons for glenoid loosening in total shoulder arthroplasty. J Shoulder Elbow Surg 17:695–702

34. Knowles NK, Athwal GS, Keener JD, Ferreira LM (2015) Regional bone density variations in osteoarthritic glenoids: a comparison of symmetric to asymmetric (type B2) erosion patterns. J Shoulder Elbow Surg 24:425–432

35. Simon P, Gupta A, Pappou I, Hussey MM, Santoni BG, Inoue N, Frankle MA (2015) Glenoid subchondral bone density distribution in male total shoulder arthroplasty subjects with eccentric and concentric wear. J Shoulder Elbow Surg 24:416–424

36. Kekatpure AL, Sun JH, Sim GB, Chun JM, Jeon IH (2015) Rapidly destructive arthrosis of the shoulder joints: radiographic, magnetic resonance imaging, and histopathologic findings. J Shoulder Elbow Surg 24:922–927

37. Gartsman GM, Roddey TS, Hammerman SM (2000) Shoulder arthroplasty with or without resurfacing of the glenoid in patients who have osteoarthritis. J Bone Joint Surg Am 82:26–34

38. Bryant D, Litchfield R, Sandow M, Gartsman G, Guyatt G, Kirkley A (2005) A comparison of pain, strength, range of motion, and functional outcomes after hemiarthroplasty and total shoulder arthroplasty in patients with osteoarthritis of the shoulder: a systematic review and meta-analysis. J Bone Joint Surg Am 87:1947–1956

39. Radnay CS, Setter KJ, Chambers L, Levine WN, Bigliani LU, Ahmad CS (2007) Total shoulder replacement compared with humeral head replacement for the treatment of primary glenohumeral osteoarthritis: a systematic review. J Shoulder Elbow Surg 16:396–402

40. Sandow MJ, David H, Bentall SJ (2013) Hemiarthroplasty vs total shoulder replacement for rotator cuff intact osteoarthritis: how do they fare after adecade? J Shoulder Elbow Surg 22:877–885

41. Smith T, Gettmann A, Wellmann M, Pastor F, Struck M (2013) Humeral surface replacement for osteoarthritis. Acta Orthop 84:468–472

42. Cvetanovich GL, Chalmers PN, Streit JJ, Romeo AA, Nicholson GP (2015) Patients undergoing total shoulder arthroplasty on the dominant extremity attain greater postoperative ROM. Clin Orthop Relat Res 473(10):3221–3225. doi:10.1007/s11999-015-4400-0

43. Hussey MM, Steen BM, Cusick MC, Cox JL, Marberry ST, Simon P, Cottrell BJ, Santoni BG, Frankle MA (2015) The effects of glenoid wear patterns on patients with osteoarthritis in total shoulder arthroplasty: an assessment of outcomes and value. J Shoulder Elbow Surg 24:682–690

44. Maier MW, Lauer S, Wolf SI, Dreher T, Klotz MC, Zeifang F, Rickert M (2015) Low preoperative Constant score is a negative predictive factor for postoperative proprioception after total shoulder arthroplasty in osteoarthritis. Arch Orthop Trauma Surg 135:171–177

45. Steen BM, Cabezas AF, Santoni BG, Hussey MM, Cusick MC, Kumar AG, Frankle MA (2015) Outcome and value of reverse shoulder arthroplasty for treatment of glenohumeral osteoarthritis: a matched cohort. J Shoulder Elbow Surg. pii: S1058-2746(15) 00043-9.

46. Samitier G, Alentorn-Geli E, Torrens C, Wright TW (2015) Reverse shoulder arthroplasty. Part 1: systematic review of clinical and functional outcomes. Int J Shoulder Surg 9:24–31

47. Gumina S, Carbone S, Campagna V, Candela V, Sacchetti FM, Giannicola G (2013) The impact of aging on rotator cuff tear size. Musculoskelet Surg 97(Suppl 1):69–72

48. Al-Rawi ZS, Al-Aszawi AJ, Al-Chalabi T (1985) Joint mobility among university students in Iraq. Br J Rheumatol 24:326–331

49. Larsson LG, Baum J, Mudholkar GS (1987) Hypermobility: features and differential incidence between the sexes. Arthritis Rheum 30:1426–1430

50. Didia BC, Dapper DV, Boboye SB (2002) Joint hypermobility syndrome among undergraduate students. East Afr Med J 79:80–81

51. Seçkin U, Tur BS, Yilmaz O et al (2005) The prevalence of joint hypermobility among high school students. Rheumatol Int 25:260–263

52. Quatman CE, Ford KR, Myer GD, Paterno MV, Hewett TE (2008) The effects of gender and pubertal status on generalized joint laxity in young athletes. J Sci Med Sport 11:257–263

53. Cameron KL, Duffey ML, DeBerardino TM, Stoneman PD, Jones CJ, Owens BD (2010) Association of generalized joint hypermobility with a history of glenohumeral joint instability. J Athl Train 45:253–258

54. Wolf JM, Schreier S, Tomsick S, Williams A, Petersen B (2011) Radiographic laxity of the trapeziometacarpal joint is correlated with generalized joint hypermobility. J Hand Surg Am 36:1165–1169

55. Kasper DL, Braunwald E, Fauci AS, Hauser SL, Longo DL, Jameson JL (2005) Harrison's principles of internal medicine, 16th edn. McGraw Hill. Part 1: 33–38. ISBN: 978883863929–6

56. Young A, Walch G, Boileau P, Favard L, Gohlke F, Loew M, Molé D (2011) A multicentre study of the long-term results of using a flat-back polyethylene glenoid component in shoulder replacement for primary osteoarthritis. J Bone Joint Surg (Br) 93:210–216

57. Berth A, Pap G (2013) Stemless shoulder prosthesis versus conventional anatomic shoulder prosthesis in patients with osteoarthritis: a comparison of the functional outcome after a minimum of two years follow-up. J Orthop Traumatol 14:31–37

58. Montoya F, Magosch P, Scheiderer B, Lichtenberg S, Melean P, Habermeyer P (2013) Midterm results of a total shoulder prosthesis fixed with a cementless glenoid component. J Shoulder Elbow Surg 22:628–635

第 47 章　反式肩关节置换术:设计、适应证、手术技术和相关并发症的演化

Kamal I. Bohsali and Michael A. Wirth

引言

　　20 世纪 70 年代,反式球窝设计开始用于临床,来治疗肩袖结构或功能缺陷的盂肱关节病。这个时代的假体设计,由于受冶金学、旋转中心外移和固定支点的动力学限制,取得的进展较少。半限制性和限制性假体的并发症发生率接近 90%,导致这些假体被遗弃[1,2]。目前的假体设计注重旋转中心内移,关节曲率半径增加,组件实现模块化以及底座固定方式的改进。反式肩关节置换术的适应证在不断演变,目前包括肱骨近端骨折、非限制性全肩关节置换术失败、类风湿关节炎合并不可修复的肩袖撕裂、肿瘤和巨大肩袖撕裂未合并关节炎[3,4]。尽管目前的假体设计、手术技术和康复方案均已改进,但反式肩关节置换术的并发症发生率仍高于传统的全肩关节置换术[5-7]。即使广泛使用,关于生存期和功能疗效的长期数据仍然很少。

肩袖关节病的病理机制

　　盂肱关节的稳定依靠静态和动态力量。关节盂唇、盂肱韧带和关节内负压对关节活动形成静态限制。动态限制包括肩袖和三角肌,这有助于凹陷加压效应。对于正常的肩关节,肩胛下肌和肩袖的后部肌腱(小圆肌和冈下肌)形成反向力偶[8]。当存在肩袖关节病时,由于巨大肩袖撕裂,这些力偶平衡被破坏。Neer 于 1983 年提出,这种肩袖撕裂导致肱骨头移位,并与喙肩弓异常接触[4-9]。随着前上部肩袖的继续损伤,患者将表现为肩关节假性麻痹。随后的软骨降解和盂肱关节液外渗将加重盂肱关节的运动障碍。其他作者认为在这个过程中磷酸钙的形成是肩袖关节病的诱发因素。盂肱关节内的晶体沉积引发巨噬细胞的强烈反应,分泌一系列的细胞因子,导致胶原酶的释放和软骨的进一步降解[10]。虽然关于肩袖关节病的发展有各种各样的理论,但最终导致肩关节疼痛和功能丧失的结果是相同的。

影像学的发现与 Seebauer 分类

　　由于肩袖关节病这个概念代表了一个疾病的整个过程,肩袖关节病的影像学改变也是如此,包括不同程度的肱骨头不稳定、骨量减少、肱骨大结节重塑(股骨化)和喙肩弓侵蚀(髋臼化)。反肩关节置换术后的结果是多变的,因此,为了更好地治疗,以前曾试图对疾病的严重程度进行分类。Visotsky 和他同事们提出了一种基于放射学的分类方法。Seebauer 分类基于肱骨头上移和旋转中心不稳定程度(图 47-1a~d)[11]。对于 Ⅰa 型和 Ⅰb 型患者,肩关节置换术的选择包括半肩关节置换术,可不用或选用加长的肱骨头假体。对于 Ⅱa 型和 Ⅱb 型,行反式肩关节置换术会是更合适的选择。一项前瞻性研究纳入了 63 例肩袖撕裂性关节病患者,发现在 Ⅱa 型患者中使用半肩关节置换术与反式肩关节置换术时,Constant 评分有显著差异[12]。

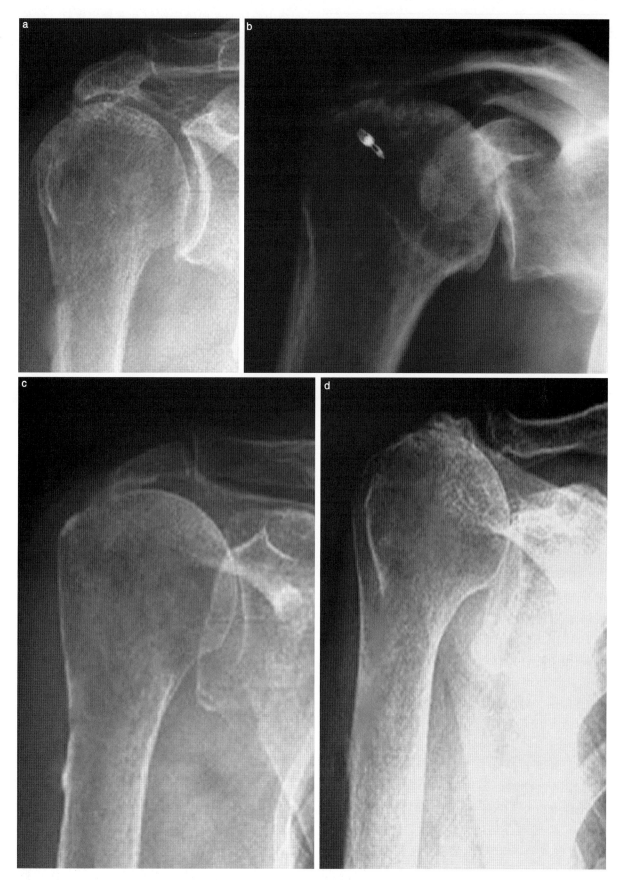

图 47-1　Seebauer 分类法用于肩袖关节病。(a) Ⅰa 型显示稳定中心的肱骨头，具有最小的优势移位，肩峰关节盂化和肱骨头肱骨化。(b) Ⅰb 型显示关节盂内侧侵蚀，力偶完整。(c) Ⅱa 型肱骨头稳定性有限，力偶受损，肱骨头过度移位。(d) Ⅱb 型显示喙肩弓功能低下，肱骨头前上移

反式全肩关节置换术的适应证及禁忌证

反式全肩关节置换术的主要适应证包括肩关节的关节病伴肩袖损伤、无限制性的全肩关节置换术失败和肿瘤重建[3,4]。一些外科医生主张将其用于其他临床疾病,如巨大肩袖撕裂未合并关节炎和肱骨近端骨折的治疗[4,13,14]。每年的肩关节置换术数量急剧增加,相应的反式全肩关节置换术的数量也增加,而并发症发生率接近30%[15]。假体寿命和并发症发生率是突出问题,患者的选择在执行此手术时仍然是最重要的。

腋神经损伤、肩胛骨发育不全影响底座固定以及感染是绝对禁忌证,可以导致全肩关节置换术失败。患者必须意识到反式肩关节置换术后并发症发生率的增加,数据表明假体置入后约6~8年,临床症状会恶化[16,17]。

Grammont 原则

目前的反式肩关节假体设计可以追溯到 Paul Grammont 在 1985 年最初的尝试。该结构由全聚乙烯肱骨组件和 42mm 盂球组成(图 47-2)。在 8 个病例中,有 7 例通过经肩峰切口完成,均为骨水泥型假体。3 名患者肩关节前屈为 60°或更少[18]。由于治疗效果不佳,以及与该假体相关的历史问题,Grammont 意识到半限制性假体需要内移旋转中心。这种从外移到内移的位置改变将减少关节假体界面的扭矩,并将剪切力转化为压力,改善肩关节外展。旋转中心的内移和肱骨下移将增加三角肌的募集,进而改善主动前屈和外展[19]。1991 年,Grammont 改进了关节盂组件的非骨水泥设计,使用中心钉和发散螺钉来抵消关节盂的剪切力。关节盂部分缩小为两个尺寸,分别为 36mm 和 42mm 的半球面。对于肱骨头侧,选择 155°的非解剖倾斜角度,以最大限度地提高运动稳定性,同时减少组件撞击[19]。Delta Ⅲ 的设计包括五个部分:底座、关节盂、肱骨杯内衬、骨骺和肱骨干。单块肱骨柄可用于骨水泥固定。底座含有四个外周扩张螺钉。1996 年,在 Delta Ⅲ 设计中加入了带有中心埋头螺钉的莫氏圆锥,以降低关节盂-底座分离的风险[18,19]。最初的 Grammont 设计已经成为一个基础,基于它已经设计出各种迭代的假体。目前,大多数反式肩关节置换术系统包括模块化的肱骨头和关节盂组件,允许在术中适当的调整软组织平衡和张力。假体设计共同的目的是设计

围绕中心柱的多向锁定螺钉和非锁定螺钉。侧偏的程度取决于不同假体系统的不同手术技术。肱骨颈干倾斜度也因假体类型而异。大多数现代反式肩关节都有多个尺寸肱骨杯内衬,并可以在翻修术中使用金属延长柄。

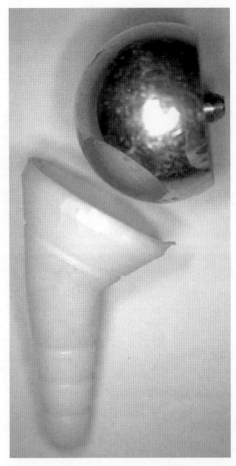

图 47-2 Grammont 的首款反式全肩假体(Reprinted with permission from Elsevier, from: Boileau et al.[18])

Grammont 设计将旋转中心居中,允许前、后三角肌纤维的加入(图 47-3)[18]。在固定的旋转中心和肱骨延长的情况下,患者主动前屈和外展有所改善。正是这些相同的设计特点,被动地影响了外部和内部的旋转弧。外旋减少、旋转中心内侧化和小圆肌萎缩都是影响术后外旋的因素。Gerber 建议在反式肩关节置换术中,联合应用背阔肌和大圆肌大肌腱转移来改善外旋[20]。增加肱骨内翻可改善外旋,但以减少内旋为代价。即使肩胛肌完整,改变了的力向量也不能改善肩关节置换术后的内旋。此外,在肩胛肌缺损的情况下,前三角肌不能代偿。为了最大限度地保留内旋,一些外科医生提倡上外侧入路保留肩胛肌[21-23]。

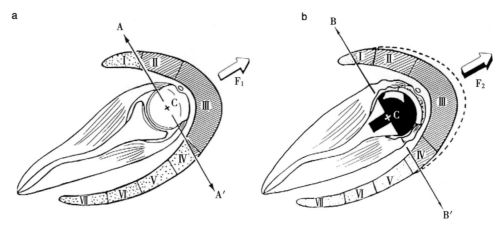

图 47-3　（a）在正常肩关节，只有三角肌 Ⅱ 段和 Ⅲ 段协助前屈。（b）在肩关节置换术后，内侧旋转中心允许额外的三角肌区 Ⅰ 段和 Ⅳ 段的加入，有可能改善主动外展和向前外翻（Adapted, with permission from Elsevier, from：Boileau et al.[18]）

手术技术：关键概念和关键步骤

即使经过培训的肩关节外科医生，反式全肩关节置换术仍然在技术上要求很高，且并发症发生率高于非限制性全肩关节置换术[24]。继发不稳定、基座分离、感染或假体松动等导致的手术失败在临床并不少见，目前没有合适的解决方案[3]。本文将讨论非特异性反式全肩关节置换术的几个关键步骤。

大多数外科医生都采用经三角肌入路手术法，虽然欧洲的经验已经证明了上外侧入路技术的可行性。每种方法都有其支持者、反对者、优点和缺点。关于上外侧入路，肩胛下肌保持完整，三角肌被劈开，通过巨大肩袖撕裂进入盂肱关节。一些报道表明，由于肩胛下肌完整，这种入路减少了前方不稳定的风险。反对者认为关节盂显露困难，术后外旋减少，部分损伤无法处理、需行肌腱转移和骨移植的翻修方案[15,25]。我们倾向于采用经三角肌入路方法，因为这种显露改善了关节盂的可视化，以及腋神经的识别和保护，可以扩展到翻修病例，肩胛下肌在小结节处被切断或"剥离"，然后重新测量或允许内移而无需重新缝合。主张修复的人认为改善了内旋，减少了前不稳定的发生率[4]。然而，Mole 和 Favard 在其多中心研究中，对 484 例接受反式全肩关节置换术的患者比较肩胛下肌修复与不修复的腱切断术时，没有发现统计学上的差异[16]。此外，Clark 等对 120 例患者进行了回顾性队列研究，其中 55 例在反式全肩关节置换术中进行了肩胛下肌修复。他们的结论是肩胛下肌的再附着对并发症发生率、脱位率、疼痛缓解和活动范围没有任何积极的影响[26]。尽管有这些报道，我们目前主张在技术可行时对肩胛下肌进行初次修复，以减少前期不稳定的潜在风险，提高内旋的可能性。

关于肱骨头的准备，肱骨头一般在中立位到轻微的后倾位时截骨。最近的研究表明，为使患者最大限度地主动外旋，将肱骨头在中立位置时切除[27]。颈干角因假体而异，以 Grammont 为基础的假体依赖于 155° 的角度[18]，肱二头长头肌腱与胸大肌腱止点相邻。关节盂唇切除、序贯性关节囊松解、肱三头肌腱长头从盂下结节部分松解，应充分暴露便于底座植入。要特别注意关节盂的原有状态和关节盂穿窿状况，以便进行底座固定。一些假体需要放置中心导丝，关节盂扩孔是基于中心导丝。在扩孔过程中，避免过度内移、上倾斜、前后翻转。一些术者主张下倾斜与底座定位，以减少肩胛切迹的发生率，而另一些术者表示，这项技术和类似的患者预后与肩胛下肌倾斜或倾斜无明显相关[28-31]。大多数外科医生都认为，底座必须尽可能低地放置在肩胛盂面，但不能超出肩胛盂的边缘，以减少切迹，并允许改善肩关节的内收。大多数假体通过中心柱或螺钉植入以及四周多个螺钉固定来实现底座固定。上下螺钉长度从 24mm 至 36mm 不等，前后螺钉接近 18mm。DJO/Encore 假体中的中心螺钉长度通常为 30~40mm（图 47-4a、b）。锁定螺钉通常保留在喙突和肩胛外侧柱的基部[32]。在技术可行的情况下，应使用更大的关节盂假体（42mm 与 38mm），以提高结构的稳定性。

当肩杯植入后，开始处理肱骨侧，去除肱骨头和钻孔。现代反式肩关节成置换术设计体现了模块化，允许加压匹配重建。允许最大限度地扩大运动范围和恢复功能结果所需的翻转度数仍存在争议。Mole 和 Favard 在 2007 年的研究中基于更好的结果推荐了中立位，包括日常生活、力量、Constant 评分和移植物失败率[16]。最近，Favard 等人注意到下撞击和肩胛切迹率随着肩关节假体解剖型设计优化而减少。作者告诫说，采用这种技术，对外旋、内旋和前后撞击的影响还没有被明确界定[27]。肱骨杯衬垫的深度根据假体系统的不同而不同，但大多数

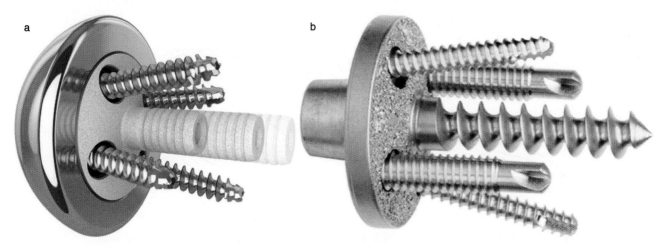

图 47-4　（a）合成 Depuy-Synthes Delta Xtend 有锁定能力的后路螺钉和外周螺钉（Courtesy of Depuy-Synthes®）。（b）底座的中心及周边螺丝钉固定系统（Courtesy of DJO/Encore®）

情况下允许有多个厚度、约束度和用于翻修的金属间隔物。术中复位通常是通过轻轻地纵向牵引和向下推压肱骨实现的。软组织张力的稳定性和评估仍然需要定性分析。一般情况下，我们将进行以下评估，以确保结构的适当稳定性：联合肌腱张力应增加但不过度紧张（即弓弦状态），外展和手臂内旋不会出现关节脱位，手臂内收时应出现最小的间隙，上臂纵向牵引不会出现臼杯分离。软组织结构可能导致手臂延长，报告显示平均延长 2～3cm[33]。我们重新评估肩胛下肌到小结节的剩余部分，并使用闭式负压引流以减少血肿形成的风险。术后 1～2 周，患者穿戴支具，允许进行肘关节、腕关节和手指练习。此时，可以进行钟摆运动和家用滑轮系统辅助的主动前屈训练。悬吊一般在术后 4～6 周停止使用。

作者首选手术技术

在手术之前，应全面掌握病史和系统的体格检查。必须特别注意既往或慢性感染史、既往肩部手术史和合并症，这可能导致患者的预后不佳。体格检查的重点是评估肩关节置换术后软组织包裹、三角肌和小圆肌的完整性以及颈椎疾病存在的问题，这些问题可能会影响到肩关节置换术后的疼痛缓解和功能改善的能力。通过合适的 X 线平片和 CT 扫描，可以进行术前模块化测量（图47-5a、b）。除非有其他禁忌，否则所有抗凝和抗血小板治疗应至少在术前 5～7 天停止。应优化血糖控制，以降低术后感染的风险。围术期静脉注射抗生素，如第一代

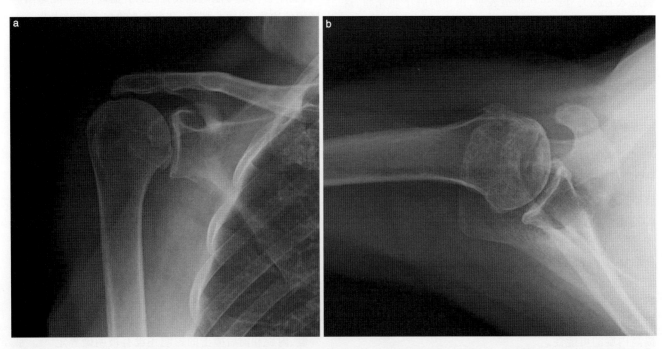

图 47-5　（a,b）正位和腋侧位片显示肩袖关节病的通常改变,包括肱骨近端移位、肱骨头股骨化、肩峰髋臼化和外科颈骨赘形成

头孢菌素或万古霉素(用于对青霉素过敏的患者)在手术开始后一小时内给予。在翻修手术中,当证实或怀疑感染时,应持续使用抗生素。疼痛管理是通过多模式方法实现的,包括周围神经阻滞(间沟)和使用控制性静脉镇痛装置。

麻醉诱导后的患者被放置在手术台上的半坐卧位置,可使用沙滩椅,肩关节充分暴露(图 47-6)。手术侧肢体消毒铺巾(图 47-7)。可以通过上外侧入路或三角肌入路置入 Depuy Delta Xtend 反式肩关节假体。我们更倾向于经三角肌入路的方法,因为观察肩胛盂的视野更好,也适合翻修手术。皮肤切口从锁骨下缘开始,横行于喙突上方,朝向三角肌止点(图 47-8)。将皮下组织提起以寻找头静脉,大多数情况下,头静脉位于切口外侧。从喙肩韧带切开锁骨筋膜至三角肌止点的上缘(图 47-9a、b)。肩胛界面需要小心的钝性和锐性分离来显露。联合肌腱后面的粘连也应仔细松解,并识别肌皮神经。触诊肩胛下肌前下缘的腋神经。再次评估神经,以确定其功能完整性。旋肱前血管应行电灼术结扎(图 47-10)。在胸大肌止点将肱二头肌腱伸直并在近端横断。在小结节处行肩胛下肌剥离,用 3~4 根不可吸收缝线标记肌腱。在肩胛下肌止点下方放置一个 Darrach 牵开器。用鱼尾松解刀来松解关节囊到 6 点方向的位置。在肩关节轻度前伸和内收时,肩关节能轻松脱位(图 47-11)。当肩关节脱位时,将起始铰刀放置在最方便操作的外侧位置,并建立一个引导孔以获得肱骨髓腔内入路(图 47-12)。所有扩孔步骤均应手动操作,避免医源性肱骨损伤。打开肱骨髓腔直到髓腔内表面提供扭转阻力(图 47-13)。选择合适的手柄尺寸和切割工具,将两个装置置于肱骨头顶部。近端放置一个定位销,以计算后倾程度。我们通常将肱骨假体置于中至轻微后倾,以保持内旋。用三根鞘钉在肱骨大结节下方 2mm 处固定切割模具。采用矢状锯行肱骨头切除术。然后放置金属盖板以保护截骨部位(图 47-14a~d)。

关节盂显露对关节盂的正确定位至关重要。盂唇和二头肌肌腱可用电刀切除。肩胛下肌如果完整的话应做 360°松解,在处理后囊、下囊和上囊都要仔细注意腋神经的位置。为了充分显示肩胛盂的外侧柱,可能会部分切除肱三头肌腱长头的附着部。用叉形牵开器或弯头牵开器牵开来置换肱骨近端(图 47-15)。所有的骨赘都可以用小骨刀或小咬骨钳去除。应选择偏斜位以获得足够的关节盂切开,同时尽量减少机械撞击的风险。中央骨钉应位于关节盂轴的后下方。术前影像学检查应特别注意肩胛盂的形态,因为需要调整螺钉固定。植入器放置于关节盂下缘,导向销垂直于关节盂面。避免针位置的过于倾斜,这可能会导致偏斜和关节盂的定位不准(图 47-16a、b)。采用两步扩孔工艺,可对关节盂进行适当的准备,然后再用空心钻头,为基座(metaglene)做准备(图 47-17a~d)。使用自体骨移植的方法来处理关节盂表面的轻微病损。金属基座旋转的位置应允许下方螺钉放置在肩胛颈内,上方螺钉放置在喙突基底部内。后斜面允

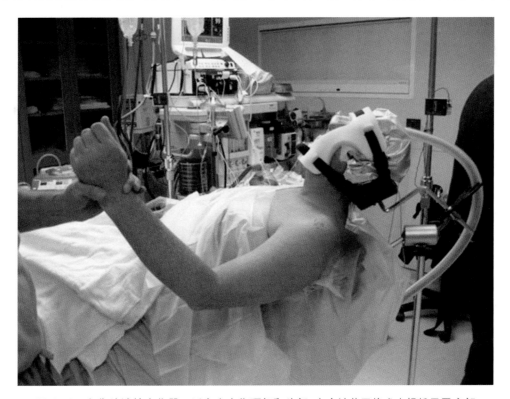

图 47-6　市售沙滩椅定位器可以安全定位颈部和头部,在肩关节置换术中轻松显露肩部

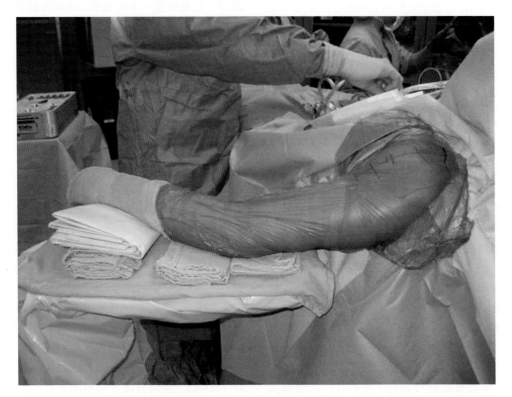

图 47-7 患者的手术侧上肢消毒铺巾,并可自由活动。手术者可以决定在手术治疗期间是否使用填充式梅奥支架或市售手臂定位器

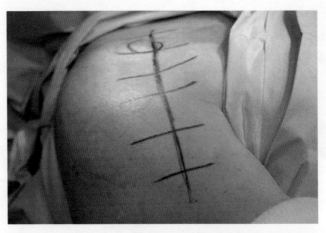

图 47-8 在三角肌入路中,皮肤切口从锁骨下缘和喙突横突向走向三角肌止点。进行翻修手术时可以适当改变切口以利于螺钉的定位

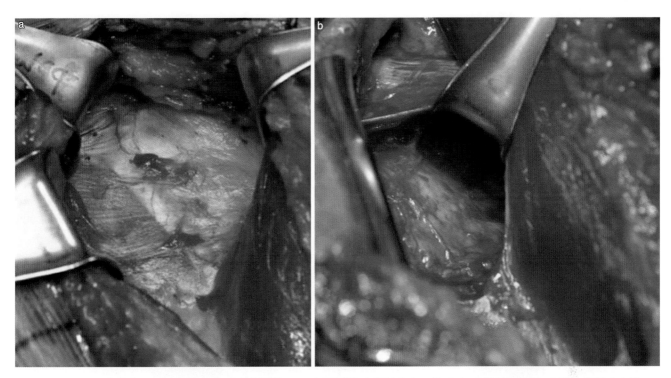

图 47-9　（a）在确定了头静脉后，三角肌从侧面拉开，可以看到胸大肌腱止点。此时，切开锁骨胸筋膜，在胸大肌腱止点附近切断二头肌长头肌腱。（b）胸大肌可能需要部分松解以显露螺钉位置

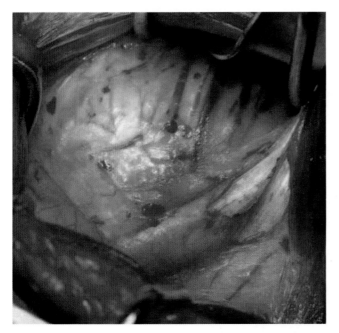

图 47-10　轻柔地手指分离或钝性分离联合肌腱后部，注意识别和保护肌皮神经。在肩胛下肌松解之前，会遇到旋前血管，需要结扎或烧灼。腋神经在肩胛下肌松解前应常规观察和触诊

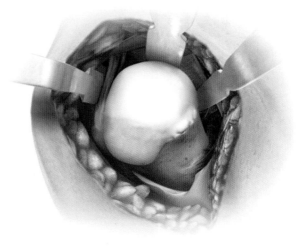

图 47-11　肩胛下肌和关节囊松解后，在肩关节轻度前伸和内收时，肩关节能轻松脱位（Courtesy of Depuy-Synthes®）

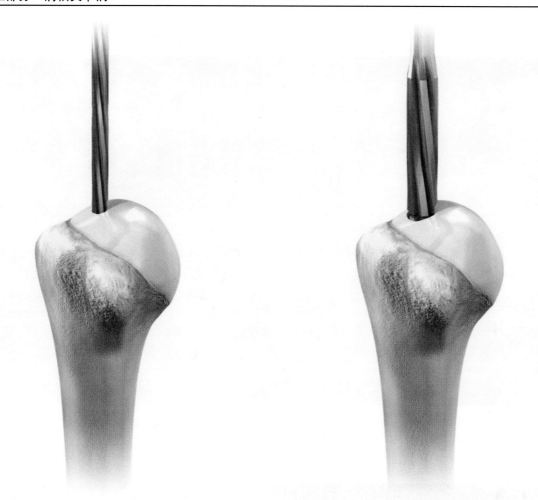

图47-12　当肩关节脱位时,将起始铰刀放置在最上外侧位置,并创建一个引导孔以获得肱骨髓腔通路。不使用动力扩管,以避免医源性损伤

图47-13　手动旋转铰刀,直到可以感觉到插入肱骨的骨干部分(Courtesy of Depuy-Synthes®)

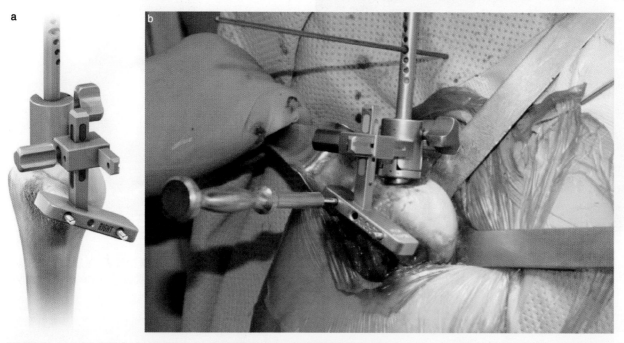

图47-14　(a,b)选择合适的手柄尺寸和切割模具,将这两个装置置于肱骨头顶部。近端放置一个克氏针来评估后倾的程度。我们通常将肱骨假体置于中立位至轻微的后倾位置,以保持内旋。(c)用三根鞘钉在肱骨大结节下方2mm处固定切割模具。(d)矢状面看已经切割完成的肱骨近端,然后放置金属盖板以保护截骨部位

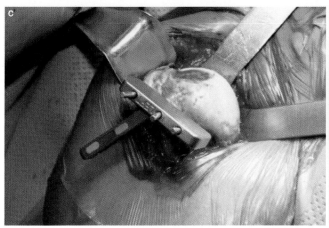
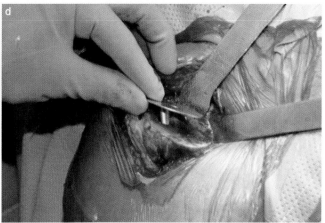

图 47-14（续）

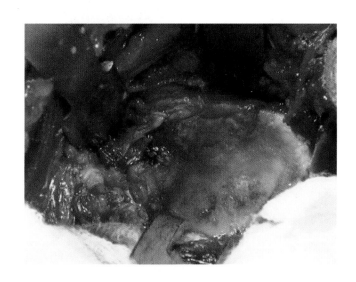

图 47-15　循序渐进的关节囊松解可为关节盂面提供一个合适的视野，以便关节盂处理和关节盂假体的放置。常见的牵开器包括分叉牵开器或改良的 Sonnabend、Hohmman 和前盂牵开器

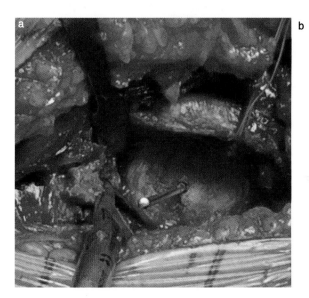
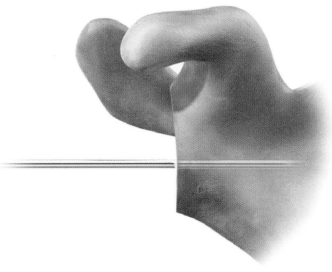

图 47-16　（a）在关节盂轴的交点处，放置基座的导针。（b）避免上倾斜，以减少机械撞击和术后肩胛切割的风险（Courtesy of Depuy-Synthes®）

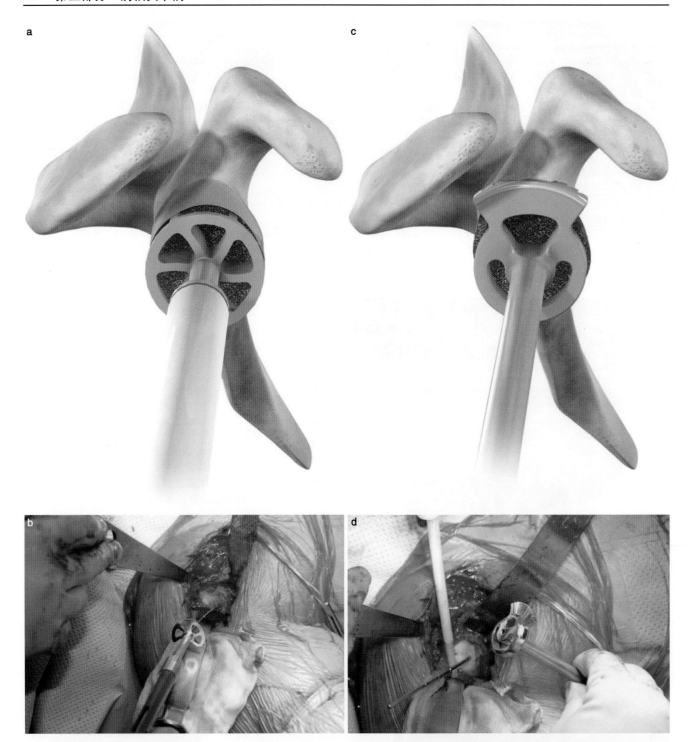

图 47-17 （a～d）采用两步扩孔工艺，可对关节盂进行适当的准备，然后使用中心空心钻头来准备金属基座。在植入前处理关节盂缺损

许锁定螺钉的角度为±10°（图 47-18）。软组织钻导向器和 2.5mm 钻头用于在关节盂钻孔以放置下螺钉。我们建议使用测深器对先导孔进行间隔钻孔和"测深"，以选择合适长度的螺钉。如果先导孔不合适（小于 36mm），将钻头重新定位在 20°导向器内。亦可旋转导向器，以达到足够的下方和上方螺钉固定。使用 1.2mm 的导向器将螺钉拧入，但在所有螺钉都安装好之前不要锁紧螺钉

（图 47-19）。周围螺钉固定后，用内杆拧紧内螺纹头，锁住植入物。我们通常会选择直径 38～42mm，标准/偏心球形关节盂假体。42mm 的关节盂假体提供了更好的运动范围和稳定性，但对于较小的关节盂患者可能不可行。将一个 1.5mm 的导向器放置在中央孔内，然后用 3.5mm 的内六角螺丝起将假体固定于关节窝。移动关节盂，直到接触到金属基座，避免与中心螺钉和柱的交叉碰撞。

顺时针旋转关节盂假体，直到肩胛随着运动而旋转。用软的冲击器和木槌间断轻击，然后顺时针拧紧关节盂假

体（图 47-20a、b）。在关节盂假体植入后，重新脱位肩关节便于肱骨近端准备。

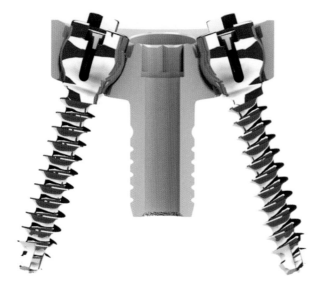

图 47-18　金属基座允许锁定螺钉的角度为 ±10°（Courtesy of Depuy-Synthes®）

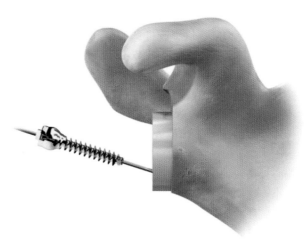

图 47-19　使用 1.2mm 导针将非锁紧螺钉或锁紧螺钉固定到位，但在所有螺钉都安装好后，才能将螺钉锁定到位，以将基座充分压入关节盂表面（Courtesy of Depuy-Synthes®）

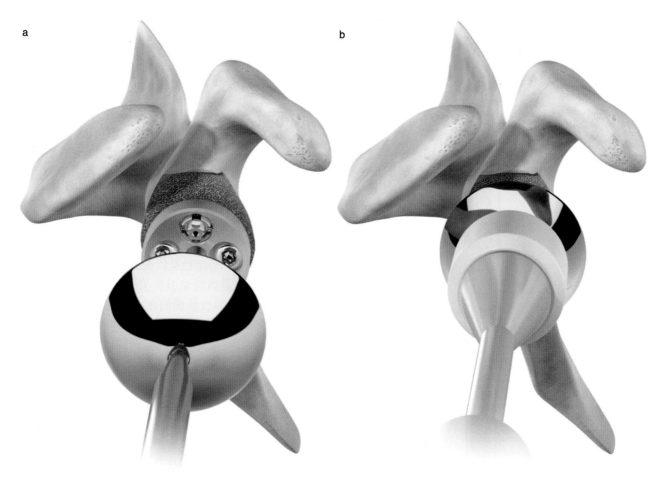

图 47-20　（a,b）关节窝最初是通过中央导向器推进的。顺时针旋转间断性撞击将导致 Morse 锥的锁定。当关节盂假体完全安装到位后，肩胛骨应该开始旋转

在肱骨近端扩孔导向器中,使用了先前所确定的扩孔铰刀尺寸。引导器插入,使用"马蹄形"截骨板与截骨部位平齐。一旦设置好,就必须决定进行水泥还是无水泥固定。由于许多肩袖关节病患者表现为骨质疏松,以往的 Delta 迭代假体通常需要骨水泥固定于肱骨干(图47-21)。Delta Xtend 提供了改进的假体和最初的"划痕设计"固定羟基磷灰石涂层(图 47-22)。我们已经过渡到使用加压匹配肱骨干假体用于我们的大多数反式肩关节置换术。对于肱骨近端骨丢失(即翻修场景)或骨质差的情况,我们将使用整体柄和第三代骨水泥固定技术。在试模和最后的肱骨假体植入时,使用定位夹具可以实现软组织张力平衡(图 47-23)。采用加压固定技术,选择非偏心接头或偏心接头制备骨骺。尺码盘用于确定骨骺的大小。这两个步骤都应该允许最大限度地覆盖截骨大小而不破坏骨骺的皮质层。取掉适配器后,用 1~2 个铰刀手动准备骨骺,确保铰刀与适配器的基底部接触(图47-24a~h)。然后先用铰刀进行肱骨远端制备。肱骨远端铰刀包含一个附加的测角器,将指导骺方向和最佳压配。铰刀就位,记录角度,以便以后在试模后选择合适的

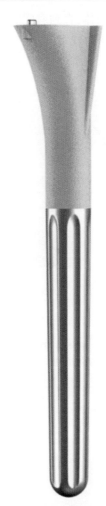

图 47-22　Delta Xtend 提供了在肱骨干近端和骨骺部分的改进模块和最初的"划痕设计"(Courtesy of Depuy-Synthes®)

肱骨假体(图 47-25)。试模的肱骨植入物固定后复位肩关节。肱骨杯衬垫应该具有高滑动性、标准、约束关节的特点。深度范围从+3mm 到+9mm,使用+9mm 的金属间隔,能够达到增加 18mm 的肱骨长度。

软组织张力和稳定性可以按照几个标准通过试模来评估。在中立位置纵向牵引肩关节时,人工关节不应分开。手指触诊时,联合肌腱的张力会增加。外旋和内收动作时肱骨头和肱骨杯内衬之间的间隙不应超过 2~3mm。最大内旋和外旋时结构应保持稳定。如果这些步骤中的任何一步发生半脱位或明显不稳定,可以通过增加肱骨杯衬垫深度、去除引起撞击的软组织或骨结构、改为 42mm 的关节盂或使用+9mm 的肱骨间隔来改善稳定性。一旦对结构的稳定性满意,可将最终的肱骨杯衬垫插入盂肱关节复位。如果肩胛下肌可以修复,我们将在截骨水平以下约 1cm 处通过肱骨近端钻孔 3~4 个,缝合肩胛下肌。肩胛下肌与先前放置的 2 号不可吸收缝线一起被重新固定缝合在小结节的剩余部分(图 47-26)。再次确认腋神经的完整性。逐层关闭切口。

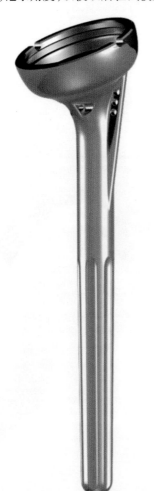

图 47-21　骨质疏松性骨和/或肱骨翻修患者使用骨水泥整体柄可能更佳(Courtesy of Depuy-Synthes®)

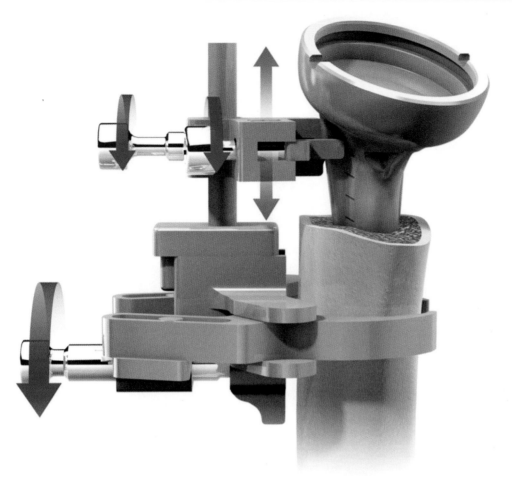

图 47-23　在肱骨近端缺损或骨质量差的情况下，采用整体柄、远端骨水泥限制器和第三代骨水泥固定技术。软组织张力测量是通过在试模和最终肱骨假体植入期间使用定位夹具来测量的（Courtesy of Depuy-Synthes®）

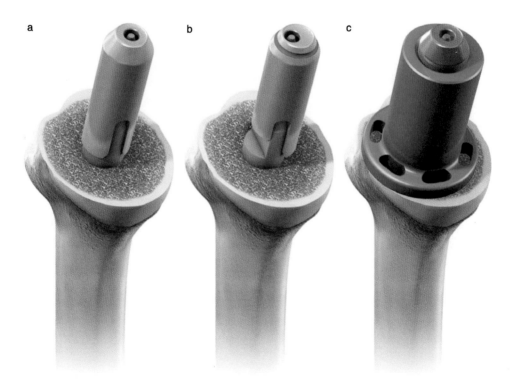

图 47-24　在使用压配技术时，骨骺组件必须选择适当的尺寸。非偏心（a）和偏心（b）适配器允许近端铰刀与 1 号（c,d）或 2 号（e,f）测量盘适当定位，这取决于肱骨骨骺部分的形态和大小（Courtesy of Depuy-Synthes®）。（g、h）然后用相应的手持铰刀制备肱骨近端部分

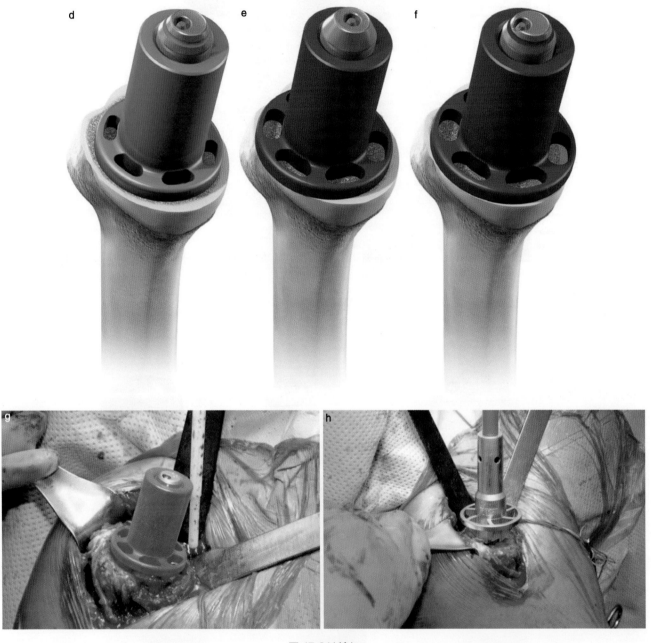

图 47-24（续）

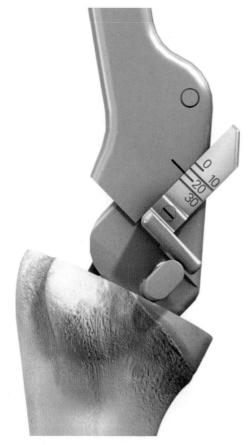

图 47-25　肱骨远端铰刀利用测角器引导骨骺方向和最佳加压匹配（Courtesy of Depuy-Synthes®）

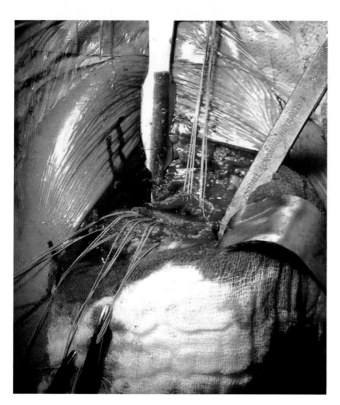

图 47-26　肩胛下肌采用钻孔和不可吸收缝线穿过距离截骨部位约 1cm 处的肱骨近端进行修复

患者的手术肢体被固定在吊带或类似装置中。术后第 1 天允许活动肘、腕和手指。术后 2 周允许钟摆、被动前屈运动和被动外展运动。6 周后可以进行包括等距运动在内的运动练习。应提醒患者在术后 6 周内避免内旋和"推离"运动，以减少不稳定事件的风险。患者还应进一步了解到，肩关节功能高度依赖于对治疗方案的依从性，并且最长可能需要术后 1 年才能看到功能改善。

背阔肌和大圆肌合并移植术的适应证

一些作者已经提倡在肩关节置换术治疗伴有外旋功能丧失的肩袖关节病时进行背阔肌和大圆肌腱转移术[20,34,35]。外旋功能丧失可能是由冈下肌和小圆肌的结构或功能缺陷导致。Simovitch 等研究了在术前有小圆肌脂肪萎缩[23]的患者中行肩关节置换术，结果显示较低的 Constant 评分和外旋角度为负值。Boileau 等[35]通过胸骨三角肌入路对 17 例患者进行了手术，显示前屈和外旋功能改善。最近，Gerber 和其他研究者在平均随访 53 个月的肩关节置换术研究中证实了联合移植的耐用性。我们中的一位医生使用 Boileau 描述的胸骨三角肌入路行反肩关节置换术治疗外旋迟滞征阳性或 Hornblower 征阳性的患者。当切开胸大肌近端部分后，胸骨三角肌入路可直接显露背阔肌和大圆肌联合止点。仔细剥离应能充分显示和保护桡神经和腋神经。在骨膜下分离联合肌腱后，由外侧至内侧方向松解粘连不要超过 6cm。Boileau 等[35]使用技术可获得 3~5cm 的肌腱偏移。肌腱末端用 5 号不可吸收缝合线标记（图 47-27a~d）。植入肩关节盂杯。使肱骨头脱位，肌腱通过肱骨骨骺端后部的软组织窗口转移到肱骨大结节或肱骨干。在肱骨干上，在背阔肌和大圆肌止点同一水平处钻孔。钻孔从二头肌沟指向肱骨后外侧皮质。缝线的一端从后向前通过孔道后与另一端打结（图 47-28a~c）。作为一种替代方法，可以使用带线锚钉代替骨道来固定转移的肌腱复合体。最后将肌腱复合体固定在合适的位置。重新缝合修复胸大肌，按前述方法缝合修复肩胛下肌。闭合伤口，放置引流管。

术后，患者佩戴外展外旋肩关节支具。术后 6 周内，只允许肘部、手腕和手指活动。6 周后，患者开始在医生指导下进行康复训练，重点是被动前屈、外展和外旋。严格限制内旋，术后 6~9 周内旋至中立位，术后 9~12 周内旋至股骨大粗隆。3 个月时，开始力量训练。术后 6~12 个月应维持康复训练。

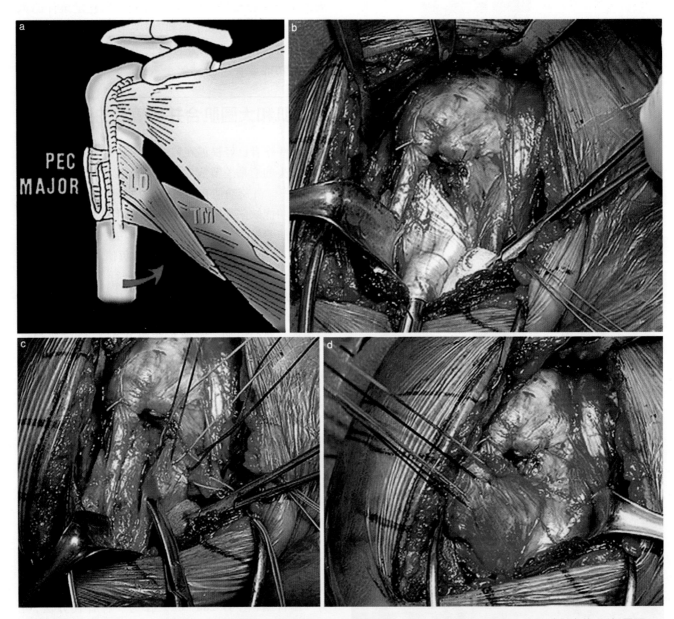

图 47-27　（a）胸大肌止点的一部分必须松解，以观察背阔肌和大圆肌腱。（b）在松解背阔肌和大圆肌腱复合体之前，需要识别腋神经和桡神经。（c）在直视下直接松解粘连以获得松解肌腱的视角。（d）肌腱复合体用改良的 Mason-Allen 缝合或等张缝合缝合，使用大号不可吸收缝线（Reproduced，with permission from Elsevier，from：Boileau et al.[35]）

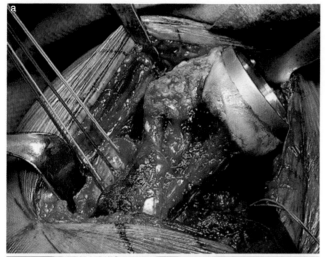

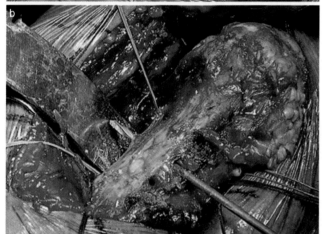

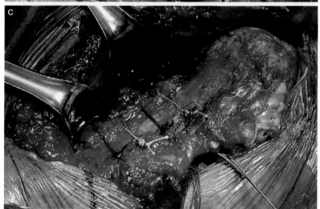

图 47-28　(a) 肌腱复合体穿过骨干固定在肱骨近端转位处。(b) 在肱二头肌间沟的外侧制备钻孔，手臂内旋，以便在所需的位置固定转移肌腱。(c) 每对骨缝线均从钻孔中穿出一条缝线，而相应的骨缝线在肱骨近端后方走行。缝线在手臂轻微内旋时打结拉紧 (Reproduced, with permission from Elsevier, from: Boileau et al. [34])

反式全肩关节置换术的并发症

　　作者对反式肩关节置换术并发症的回顾性分析显示，平均并发症发生率为 24.4%，范围为 6.25% ~ 50%[3]。最常见的并发症依次为肩胛切割、血肿形成、关

节盂假体成分分离、盂肱关节脱位、肩峰或肩胛骨骨折、感染、肱骨假体松动和神经损伤。肩胛切割几乎无处不在，文献报道的发生率为 50% ~ 96%[7,21,36]。切割部位是由肱骨假体和肩胛外侧柱之间的直接相互作用引起的。聚乙烯碎片的形成可能引发骨溶解和肩胛颈的进一步降解。一些研究表明，随着植入时间的延长，切割的发生率和进展速度都在增加[37]。切割的临床后遗症仍然是一个有争议的问题。一些研究显示它对疼痛和 Constant 评分没有负面影响[37]，而另一些研究显示临床恶化[30,38]。Sirveaux 等开发了一个缺口分度系统，使得外科医生和放射科医生在评估有失败风险的结构时能够更好地沟通 (图 47-29)[22]。肩胛骨切割的发生率取决于几个变量：肩胛骨的偏移程度、肩胛骨的基座定位、植入时间和肱骨近端解剖。为了减少肩胛切割，Grammont 式假体的支持者建议放置底座，使其位于关节盂的下缘[5,18,21,28,39,40]。旋转中心外移的反式肩关节置换系统可减少切割的发生率[41]。同样，Boileau 和同事证实通过旋转中心侧偏、植骨内移技术可使得肩胛切割率降低。所有肩关节均可见移植骨愈合，42 例患者中只有 9 例在 2 年的随访中显示

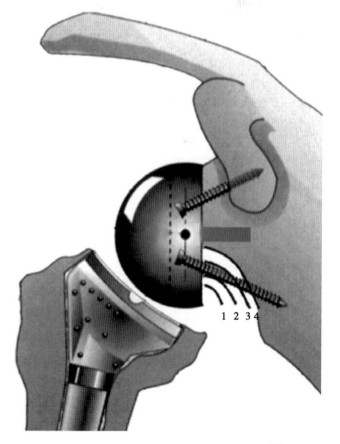

图 47-29　Sirveaux 等人提出的肩胛切割分类[22]。1 级缺损位于肩胛柱内。2 级缺损延伸到下螺钉。3 级涉及整个下螺钉。4 级缺损涉及底座，这增加了底座松动和失效的可能性 (Adapted, with permission, from: Sirveaux et al. [22])

出切割。作者的结论是,增加偏移无需金属延伸,允许旋转中心保持在金属-关节盂界面[42]。

除了肩胛切割和血肿形成外,另一个最常见的并发症是结构不稳定,发生率为 2.4%~31%[4,21,38,43,44]。不稳定通常发生在前方,与内收、外展和肩关节内旋(如从椅子上推出)相关。有几个因素与不稳定的进展有关,如三角肌功能障碍、关节囊直径、软组织张力、机械撞击和植入物错位。Gerber 和同事认为,在手术的头三个月内的发生脱位事件可能表明手术技术上有错误[4]。关节脱位后,首先尝试手法复位,如果不成功,则需开放手术。建议准备好必要的翻修器械和假体来处理这种情况。除了三角肌的完整性外,特定的植入物参数还影响软组织张力和盂肱关节的稳定性。在 Grammont 式假体中,旋转中心的内侧化、肱骨近端的"下位"和外翻颈部截骨术增强了假体关节的压配力量,并改善了结构的稳定性[4]。较大的关节盂假体可以提供更好的稳定性和运动范围。一些假体包含的肱骨杯衬垫有不同程度的约束(即增加杯深),但是牺牲了运动范围。那些包含增加侧偏移的假体系统可以改善软组织张力,而无需使肱骨下移。在肱骨近端骨缺损的情况下,不稳定问题可以通过异体肱骨移植、使用较厚的肱骨杯插入物、金属间隔物或骨水泥固定来解决。

对底座设计和固定方法进行了改进,减少了关节盂植入物的分离。起初的失败率从 12% 到 40% 不等,原因是底座固定不当和侧偏增加[45,46]。具体到 DJO/Encore RSP 的设计,减少横向偏移,下倾斜的底座,以及较大直径的周边锁定螺钉,显著减少了底座失效率(低于0.5%)[47]。同时,为了改善表面接触和减少对所制备关节盂假体的微动,还将 Delta Ⅲ 基座的背面设计为凸型。在无菌性关节盂假体松动的情况下,翻修方案包括一期和二期重建。一些作者主张采用自体骨移植和半关节置换术进行分期干预[48],而另一些作者则采用同种异体骨和锁定螺钉固定的单阶段底座翻修[49]。

三角肌起始部张力增加可导致肩峰和肩胛骨的疲劳性骨折。报道的肩峰骨折的发生率为 1%~7%[50]。Walch 在他们的研究中报告了手术干预后这类损伤的发生率近 4%。在这些骨折发生后,主动功能康复、患者满意度和 Constant 评分在本研究中被列为较差[15]。平片可能无法显示骨折,因此当患者出现疼痛和肩关节活动突然恶化时,应高度怀疑。Levy 和他的同事们在 CT 扫描评估的基础上提出了一个分类方案,并指出肩峰基底部骨折(Ⅲ型)与其他类型相比临床结果和预后评分较差。同样重要的是,作者得出结论,这些损伤的非手术治疗并不能改善患者关节功能[50]。肩峰或肩胛骨骨折移位可能需要切开复位内固定以恢复三角肌张力和稳定性。

肩关节置换术后感染仍然是一个毁灭性的并发症,

会对患者关节功能、心理和经济带来严重影响。我们之前的分析显示总发生率为 0.7%[3]。Mole 和 Favard 报告的接受反式全肩关节置换术患者感染率是我们分析的 5 倍[16]。一些人将这种增加归因于血肿形成和与肩袖缺失相关形成的死腔[4],导致感染率甚至更高[21,51]。在一个肩痛和僵硬的反式全肩关节置换术后的情况下,外科医生应该有更高的感染意识,即使炎症标志物如 C 反应蛋白、红细胞沉降率和全血细胞计数是正常的。其中一些病例在植入后 3 个月内的影像学检查无法显示松动的迹象。人工关节腔穿刺抽液也不能发现致病菌。Sperling 及其合作者在他们的系列研究中证实,与肩关节置换术相关的最常见的致病菌依次为金黄色葡萄球菌、凝固酶阴性葡萄球菌和短小棒状杆菌[3]。最近,Matsen 和他的同事们发表了一篇综述文章,强调了短小棒状杆菌的重要性,因为近 51% 的肩关节置换术后的急性和慢性感染都是由这种微生物引起的。他们的研究得出结论,男性、肱骨干骨溶解、生物合成和翻修手术时混浊液体都是短小棒状杆菌阳性培养的独立预后因素[52]。由于短小棒状杆菌阳倍增缓慢,我们建议在翻修手术中至少获得 3~4 个组织样本用于冰冻切片分析,培养物应至少监测 10~14 天[53]。肩关节假体周围感染的治疗方法与以往髋关节和膝关节置换术后感染的治疗方法相同。如果翻修手术中的术中评估认为感染的可能性大,我们建议去除假体,使用抗生素骨水泥占位器,因为其有杀菌活性,可维持周围软组织的包裹性。应咨询感染专家修改抗生素治疗方案。如果考虑延迟翻修,术前检查应包括实验室筛查(全血细胞计数与占比、红细胞沉降率和 C 反应蛋白)和停止抗生素治疗后肩关节穿刺抽液。在翻修手术时,应获得更多的组织样本。如果冰冻切片分析没有显示急性炎症,那么可以进行明确的关节翻修术。重要的是在翻修手术前告知患者,治疗计划可能包括去除假体、使用抗生素骨水泥占位器。患者还应注意到,如果已行半肩关节置换术或肩关节切除成型术,严重的肩胛骨和肱骨骨缺损可能会妨碍反式肩关节置换术再次植入假体。

神经损伤

我们之前的研究表明,在全肩关节置换术中神经损伤的发生率接近 1%[3]。最近,Ladermann 等人在比较反式全肩关节置换术和非限制性肩关节置换术时,证实周围神经损伤的风险增加了近 10 倍。肌电图分析显示,在 19 例患者中,有 9 例患者的臂丛或腋神经受到亚临床损伤,其中 8 例术后 6 个月恢复。作者认为肱骨延长可能是造成这些损伤的原因。由于研究受样本量的影响,不能确定肱骨延长可避免神经损伤的阈值。他们的结论是肩关节置换术后腋神经和神经丛的损伤很常见,但只是暂时性的[33]。

未来考虑因素

2011 年，Kim 和他的同事利用由联邦医疗保健研究和质量局赞助的住院患者调查"全国样本数据库"，估算了 2000—2008 年美国的肩关节置换数量[54]。数据显示，从 2004 年开始，每年全肩关节置换术的数量急剧增加，这恰好是美国食品和药物管理局批准使用的反式肩关节假体的年份。到 2008 年，研究估计每年大约进行 50 000 例肩关节置换术。作者建议应进一步重新评估反式肩关节置换术和肩关节置换术的适应证，另外需长期研究以评估假体置入情况和相关的预后措施[54]。与非限制性全肩关节置换术相比，尽管并发症发生率增加，但人们对反式肩关节置换的热情并没有下降[51]。其使用的适应证实际上已经扩大到包括：老年人肱骨近端三部分和四部分骨折的初次治疗，全肩关节置换后翻修或肱骨近端骨折固定失败的翻修，以及失败的反式肩关节置换术的翻修[4,13,14]。但还缺乏关于上述临床情况的长期数据。认识到这些问题，外科医生与业界合作，最近开始关注平台系统。其中一些市售的系统允许对因骨折或其他退行性疾病而接受半肩关节置换术的患者进行分期翻修。关于这些假体系统的数据目前只有摘要报告和短期随访的报道[55,56]。

在肩关节病患者中，反式肩关节假体已显示出良好的中短期效果，并可作为非限制性全肩关节置换术失败的补救方法。由于反式肩关节置换术并发症发生率较高，我们还是推荐对老年人（65 岁以上）、低需求的假性瘫痪患者、肩关节病、关节盂骨量充足的患者使用。更长时间的随访将为其应用于有附加适应证如肱骨近端骨折和巨大不可修复肩袖撕裂不伴有关节病的患者情况提供有用的数据。

参考文献

1. Wirth MA, Rockwood CA Jr (1996) Complications of total shoulder-replacement arthroplasty. J Bone Joint Surg Am 78:603–616
2. Post M (1990) Constrained arthroplasty: its use and misuse. Semin Arthroplasty 1:151–159
3. Bohsali KI, Wirth MA, Rockwood CA Jr (2006) Current concepts review: complications of total shoulder arthroplasty. J Bone Joint Surg Am 88A(10):2279–2292
4. Gerber C, Pennington SD, Nyffeler RW (2009) Reverse total shoulder arthroplasty. J Am Acad Orthop Surg 17:284–295
5. Wall B, Nove-Josserand L, O'connor DP, Edwards TB, Walch G (2007) Reverse total shoulder arthroplasty: a review of the results according to etiology. J Bone Joint Surg Am 89(7):1476–1485
6. Wierks C, Skolasky RL, Jong Hun J, McFarland EG (2009) Reverse total shoulder replacement: intraoperative and early postoperative complications. Clin Orthop Relat Res 467(1):225–234
7. Rittmeister M, Kersvhbaumer F (2001) Grammont reverse total shoulder arthroplasty in patients with rheumatoid arthritis and non-reconstructible rotator cuff lesions. J Shoulder Elbow Surg 10(1):17–22
8. Burkhart SS (1992) Fluoroscopic comparison of kinematic patterns in massive rotator cuff tears. A suspension bridge model. Clin Orthop Relat Res 284:144–152
9. Neer CS 2nd, Craig EV, Fukuda H (1983) Cuff tear arthropathy. J Bone Joint Surg Am 65:1232–1244
10. Halverson PB, Cheung HS, McCarty DJ, Garancis J, Mandel N (1981) "Milwaukee shoulder"-association of microspheroids containing hydroxyapatite crystals, active collagenase, and neutral protease with rotator cuff defects. II. Synovial fluid studies. Arthritis Rheum 24:474–483
11. Visotsky JL, Basamania C, Seebauer L, Rockwood CA Jr, Jensen KL (2004) Cuff tear arthropathy: pathogenesis, classification, and algorithm for treatment. J Bone Joint Surg Am 86(Suppl 2):35–40
12. Seebauer L (2008) Classification of rotator cuff-tear arthropathy. In: Frankle MA (ed) Rotator cuff deficiency of the shoulder. Thieme, New York, pp 12–20
13. Mulieri P, Dunning P, Klein S, Pupello D, Frankle MA (2010) Reverse shoulder arthroplasty for the treatment of irreparable rotator cuff tear without glenohumeral arthritis. J Bone Joint Surg Am 92:2544–2556
14. Cuff DJ, Pupello DR (2013) Comparison of hemiarthroplasty and reverse shoulder arthroplasty for the treatment of proximal humerus fractures in elderly patients. J Bone Joint Surg Am 95:2050–2055
15. Walch G, Wall B, Mottier F (2006) Complications and revision of the reverse prosthesis, a multicenter study of 457 cases. In: Walch G, Boileau P, Mole D, Favard L, Levigne C, Sirveaux F (eds) Reverse shoulder arthroplasty: clinical results, complications, revision. Sauramps Medical, Montpellier, pp 335–352
16. Mole D, Favard L (2007) Excentered scapulohumeral osteoarthritis [French]. Rev Chir Orthop Reparatrice Appar Mot 93(6 suppl):37–94
17. Guery J, Favard L, Sirveaux F, Ouder D, Mole D, Walch G (2006) Reverse shoulder arthroplasty: survivorship analysis of eighty replacements followed for five to ten years. J Bone Joint Surg Am 88:1742–1747
18. Boileau P, Watkinson DJ, Hatzidakis AM, Baig F (2005) Grammont reverse prosthesis: design, rationale, and biomechanics. J Shoulder Elbow Surg 14(1 Suppl S):147S–161S
19. Boileau P, Chuinard C (2008) Rationale and biomechanics of the reversed shoulder prosthesis: the French experience. In: Frankle MA (ed) Rotator cuff deficiency of the shoulder. Thieme, New York, pp 105–119
20. Gabor PJ, Catanzaro S, Gerber C (2014) Clinical outcome of reverse total shoulder arthroplasty combined with latissimus dorsi transfer for the treatment of chronic combined pseudoparesis of elevation and external rotation of the shoulder. J Shoulder Elbow Surg 23:49–57
21. Werner CM, Steinmann PA, Gilbart M, Gerber C (2005) Treatment of painful pseudoparesis due to irreparable rotator cuff dysfunction with the Delta III reverse-ball-and-socket total shoulder prosthesis. J Bone Joint Surg Am 87:1476–1486
22. Sirveaux F, Favard L, Oudet D, Huquet D, Walch G, Mole D (2004) Grammont inverted total shoulder arthroplasty in the treatment of gleno-humeral osteoarthritis with massive rupture of the cuff: results of a multicentre study of 80 shoulders. J Bone Joint Surg Br 86:388–395
23. Simovitch RW, Helmy N, Zumstein MA, Gerber C (2007) Impact of fatty infiltration of the teres minor muscle on the outcome of reverse total shoulder arthroplasty. J Bone Joint Surg Am 89:934–939
24. Rockwood CA Jr (2007) The reverse total shoulder prosthesis. The new kid on the block. J Bone Joint Surg Am 89:233–235
25. Seebauer L, Keyl W (2001) Treatment of cuff tear arthropathy with an inverted shoulder prosthesis (Delta III). Presented at the 8th International Congress on Surgery of the Shoulder (ICSS). Cape

Town

26. Clark JC, Ritchie J, Song FA, Kissenberth MJ, Tolan SF, Hart ND, Hawkins RJ (2012) Complication rates, dislocation, pain, and post-operative range of motion after reverse shoulder arthroplasty in patients with and without repair of the subscapularis. J Shoulder Elbow Surg 21:36–41

27. Berhouet J, Garaud P, Favard L (2014) Evaluation of the role of glenosphere design and humeral component retroversion in avoiding scapular notching during reverse shoulder arthroplasty. J Shoulder Elbow Surg 23(2):151–158; [Epub ahead of print]1-8, doi: 10.1016/j.jse.2013.05.009

28. Nyffeler RW, Werner CW, Gerber C (2005) Biomechanical relevance of glenoid component positioning in the reverse Delta III total shoulder prosthesis. J Shoulder Elbow Surg 14:524–528

29. Simovitch RW, Zumstein MA, Lohri E, Helmy N, Gerber C (2007) Predictors of scapular notching in patients managed with the Delta III reverse total shoulder replacement. J Bone Joint Surg Am 89:588–600

30. Gutierrez S, Comiskey CA 4th, Luo ZP, Pupello DR, Frankle MA (2008) Range of impingement-free abduction and adduction deficit after reverse shoulder arthroplasty. Hierarchy of surgical and implant design-related factors. J Bone Joint Surg Am 90:2606–2615

31. Edwards TB, Trappey GJ, Riley C, O'Connor DP, Elkousy HA, Gartsman GM (2012) Inferior tilt of the glenoid component does not decrease scapular notching in reverse shoulder arthroplasty: results of a prospective randomized study. J Shoulder Elbow Surg 21:641–646

32. Parsons BO, Gruson KI, Accousti KJ, Klug RA, Flatow EL (2009) Optimal rotation and screw positioning for initial glenosphere baseplate fixation in reverse shoulder arthroplasty. J Shoulder Elbow Surg 18:886–891

33. Ladermann A, Lubbeke A, Meis B, Stern R, Chritsofilopoulos P, Bacle G, Walch G (2011) Prevalence of neurologic lesions after total shoulder arthroplasty. J Bone Joint Surg Am 93:1288–1293

34. Favre P, Loeb MD, Naeder H, Gerber C (2008) Latissimus dorsi transfer to restore external rotation with reverse shoulder arthroplasty: a biomechanical study. J Shoulder Elbow Surg 17:650–658

35. Boileau P, Rumian AP, Zumstein M (2010) Reversed shoulder arthroplasty with modified L'Episcopo for combined loss of active elevation and external rotation. J Shoulder Elbow Surg 19:20–30

36. Sirveaux F, Favard L, Oudet D, Huguet D, Lautmann S (2001) Grammont inverted total shoulder arthroplasty in the treatment of gleno-humeral osteoarthritis with massive and non repairable cuff rupture. In: Walch G, Boileau P, Mole D (eds) Shoulder prostheses: two to ten year follow-up. France. Sauramps Medical, Paris, pp 247–252

37. Levigne C, Boileau P, Favard L et al (2006) Scapular notching. In: Walch G, Boileau P, Mole D, Favard L, Levigne C, Sirveaux F (eds) Reverse shoulder arthroplasty: clinical results, complications, revisions. France. Sauramps Medical, Montpellier, pp 353–372

38. Cazeneuve JF, Cristofari DJ (2010) The reverse shoulder prosthesis in the treatment of fractures of the proximal humerus in the elderly. J Bone Joint Surg Br 92(4):535–539

39. Boulahia A, Edwards TB, Walcg G, Baratta RV (2002) Early results of a reverse design prosthesis in the treatment of the shoulder in elderly patients with a large rotator cuff tear. Orthopedics 25(2):129–133

40. Seebauer L, Walter W, Keyl W (2005) Reverse total shoulder arthroplasty for the treatment of defect arthropathy. Oper Orthop Traumatol 17(1):1–24

41. Frankle MA, Virani N, Pupello D, Gutierrez S (2008) Rationale and biomechanics of the reverse shoulder prosthesis: the American experience. In: Frankle MA (ed) Rotator cuff deficiency of the shoulder. Thieme, New York, pp 76–104

42. Boileau P, Moineau G, Roussane Y, O'Shea K (2011) Bony increased-offset reverse shoulder arthroplasty: minimizing scapular impingement while maximizing glenoid fixation. Clin Orthop Relat Res 469(9):2558–2567

43. Bufquin T, Hersan A, Hubert L, Massin P (2007) Reverse shoulder arthroplasty for the treatment of three- and four-part fractures of the proximal humerus in the elderly: a prospective review of 43 cases with a short term follow-up. J Bone Joint Br 89(4):516–520

44. Valenti P, Boutens D, Nerot C (2001) Delta 3 reversed prosthesis for arthritis with massive rotator cuff tear: long term results (>5 years). In: Walch G, Boileau P, Mole D (eds) Shoulder Prosthesis-two to ten year follow-up. Sauramps Medical, Montepellier, pp 253–259

45. Frankle M, Siegal S, Pupello D, Saleem A, Mighell M, Vasey M (2005) The reverse shoulder prosthesis for gleno-humeral arthritis associated with severe rotator cuff deficiency: a minimum two-year follow-up study of sixty patients. J Bone Joint Surg Am 87(8):1697–1705

46. Delloye C, Joris D, Colette A, Eudier A, Dubuc JE (2002) Mechanical complications of total shoulder inverted prosthesis [French]. Rev Chir Orthop Repar Appar Mot 88:410–414

47. Cuff D, Pupello D, Virani N, Levy J, Frankle M (2008) Reverse shoulder arthroplasty for the treatment of rotator cuff deficiency. J Bone Joint Surg Am 90(6):1244–1251

48. Neyton L, Boileau P, Nove-Josserand L, Edwards TB, Walch G (2007) Glenoid bone grafting with a reverse design prosthesis. J Shoulder Elbow Surg 16(3 suppl):S71–S78

49. Holcomb JO, Cuff D, Petersen SA, Pupello DR, Frankle MA (2009) Revison reverse shoulder arthroplasty for glenoid baseplate failure after primary reverse shoulder arthroplasty. J Shoulder Elbow Surg 18(5):717–723

50. Levy JC, Anderson C, Samson A (2013) Classification of postoperative acromial fractures following reverse shoulder arthroplasty. J Bone Joint Surg Am 95(e104):1–7

51. Cheung E, Willis M, Walker M, Clark R, Frankle MA (2011) Complications in reverse total shoulder arthroplasty. J Am Acad Orthop Surg 19:439–449

52. Pottinger P, Butler-Wu S, Neradilek MB, Merritt A, Bertelsen A, Jette JL, Warme WJ, Matsen FA III (2012) Prognostic factors for bacterial cultures positive for propionibacterium acnes and other organisms in a large series of revision shoulder arthroplasties performed for stiffness, pain, or loosening. J Bone Joint Surg Am 94:2075–2083

53. Dodson CC, Craig EV, Cordasco FA, Dines DM, Dines JS, Dicarlo E, Brause BD, Warren RF (2010) Propionibacterium acnes infection after shoulder arthroplasty: a diagnostic challenge. J Shoulder Elbow Surg 19:303–307

54. Kim SH, Wise BL, Zhang Y, Szabo RM (2011) Increasing incidence of shoulder arthroplasty in the United States. J Bone Joint Surg Am 93:2249–2254

55. Ek E, Wieser K, Catanzaro S et al (2013) Revision shoulder arthroplasty without humeral stem removal. American academy of orthopaedic surgeons (AAOS) annual meeting, Chicago, Illinois. Abstract Book. Paper 523, 21 Mar 2013

56. Castagna A, Delcogliano M, de Caro F et al (2013) Conversion of shoulder arthroplasty to reverse implants: clinical and radiological results using a modular system. Int Orthop 37(7):1297–1305

第 48 章　反式肩关节假体关节盂内固定的新概念

Stefano Gumina and Vittorio Candela

盂后骨丢失

肩袖撕裂可以改变盂肱关节的力学机制,使关节盂容易出现异常的磨损模式[1]。关节置换术的技术方面随着骨丢失和盂肱关节后半脱位的增加而增加[2-4],特别是根据 Walch 分类的 B 型关节盂形态(图 48-1)[5]。

评估术前肩胛形态并对其进行纠正是手术操作的基础,因为后肩胛侵蚀不仅是肩胛松动的危险因素,而且还

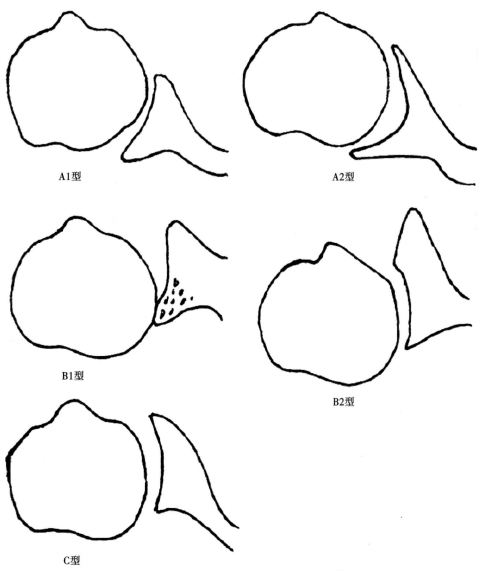

A1型

A2型

B1型

B2型

C型

图 48-1　按照 Walch 分类的关节盂形态[5]

会导致更严重的功能预后和疼痛[6-8]。在这种情况下,肩关节外科医生进行关节置换术的理论目标是通过改善关节盂的形态和维持或恢复关节盂肱关节力线来恢复天然关节生物力学。

关节盂后倾角与关节盂后部骨丢失的生物力学研究

肩关节生物力学不可避免地被关节盂骨丢失所改变,导致肱骨头移位和假体关节盂组件上的偏心应力导致聚乙烯磨损、部件松动或不稳定。盂后骨丢失导致改变的肱骨关节反应力通过关节盂外,造成关节不稳定(图48-2)。Bryce 等人[9]研究关节盂磨损与肱骨头半脱位在尸体生物力学模型中的关系,发现若关节盂半脱位已经稳定存在 2.5°,骨丢失和关节盂内翻的程度直接影响关节盂和肱骨头移位,内翻每增加 4°,关节反应力就会从关节盂中线转移 2°[8]。这种情况导致与肩胛后倾的相应程度的肱骨头后移约 0.5mm。关节力线的改变会导致肱骨头半脱位,从而导致假体关节盂组件的偏心载荷,这种机制被称为"摇摆木马",并伴随着跨越关节盂组件-骨界面的高张力[9,10]。

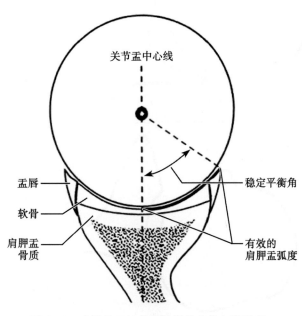

图 48-2 肩关节无关节盂缺损的生物力学原理

Farron 等人[11]三维有限元分析表明,20°的后倾角在肩胛上形成了一个后接触点,骨水泥环和肩胛的应力分别增加了 326% 和 162%。只有 10°的后倾导致骨水泥界面微动增加超过 700%,他们的结论是,该点之后的后倾应该得到纠正。将关节盂假体放置于后倾角 15°(尸体肩部),Shapiro[12] 等评价假体关节盂组件版本对关节生物力学的影响,这个过程意味着减少盂肱接触面积,增加接触压力,减少下盂肱力和后盂肱力。

治疗方案

偏心扩孔

偏心扩孔是组件插入前常用的方法,目的是改善过度的关节盂后倾。过度扩孔可以减少可用于种植体支持的软骨下骨,将关节线内移,并允许聚乙烯假体经皮质穿孔。Walch 等人[13]发现电动扩孔与关节盂松动有关,下沉和后倾都与关节盂松动显著相关,因此建议保留软骨下骨以提供足够的骨支持,以承受关节盂植入物所承受的应力。

许多研究已经进行,目的是确定偏心扩孔的范围,以尽量减少去除软骨下骨,同时最大化后倾校正。为了试图纠正 15°后倾,Gillespie 等人[14]在 8 具尸体标本中发现有 4 具植入式骨钉穿透或骨支持不足。即使校正 10°后倾,也可以发现前后盂直径显著下降。Clavert 等人[15]对标准版本的肩胛进行了扩孔,在之前已经创建了肩胛后缺损,并放置了一个钉状关节盂组件。结果是 5 例标本中都有一个钉孔,前盂缘骨折导致作者得出结论,如果倾斜超过 15°,外科医生应考虑其他替代方法来扩宽关节盂前部,如后路截骨。

计算机软件升级换代已经允许研究者通过模拟扩孔来研究对关节盂组件植入的影响。

Iannotti 等人[16]使用三维手术模拟器,比较理想和实际的后倾矫正,得出的结论是,如果进行了理想的部件放置,大于 19°的后倾将与钉孔相关。

Nowak 等人[17]认为倾斜<12°的是植入标准关节盂组件的合适角度,而倾斜>18°导致了螺钉穿透。然而,需要注意的是,短期随访后关节盂穿孔与不良的临床效果或影像学表现无关,缺乏长期随访研究的文献报道。

总之,偏心扩孔受限于可用的骨量,若局限于轻度缺损,关节盂内翻不超过 10°~15°;应避免过度扩孔,以降低失去软骨下骨支持、皮质穿孔和随后植入物松动的风险。

关节盂骨移植

当关节盂后骨丢失过多时,采用植骨是一种有效的方法,可以改善假体型号,重建关节力线,恢复关节盂骨缺损,具有生物性骨长入的潜力。

当假体固定骨量不足或关节盂扩孔无法纠正假体位置时,骨移植是一种有效的方法,因为在后倾的情况下,若后倾>15° 可能会导致不正确的关节盂假体被植入[18-20]。骨移植的目的是改良假体,重建关节力线,修复关节盂骨缺损,具有生物性掺入的潜力。与此手术相关的问题包括骨不连、骨吸收或下沉,以及较高的移植物放置和固定的技术要求[19,21-27]。

很少有研究评估使用骨移植治疗过度关节盂后倾的临床和影像学结果。

Mizuno 等人[28]研究了 27 例使用双凹盂关节对肩关节骨性关节炎患者进行的反式肩关节置换术；后倾（平均 32°）和肱骨头半脱位（平均 87%）不能通过不对称扩孔纠正。如果不能纠正在 10° 的中立或当基板表面接触<80%，则需要骨移植。Constant 评分从 31 分增加到 76 分（P<0.000 1）。27 例患者中有 4 例（15%）发生并发症，其中 3 例患者有神经问题，1 例患者早期关节盂松动。在最近的随访评估中（平均随访时间：44 个月），有 25 名患者（93%）对他们的结果非常满意或满意。中心钉或螺钉周围未见透亮线，无复发后路不稳定。作者的结论是，反式肩关节置换术为治疗严重静态盂肱关节不稳定和严重关节盂侵蚀提供了一个可行的解决方案。Wall 等回顾性分析了根据不同的手术适应证对 240 例患者（平均年龄 72 岁）进行了反式全肩关节置换术的病情[29]。在这些患者中，33 例因严重的盂后骨丢失和肱骨头半脱位接受了反式全肩关节置换术。平均随访时间 38 个月后的平均 Constant 评分从 24.7 分提高到 65.1 分，平均肩关节屈伸运动从 77° 提高到 115°。若发现假体早期迅速松动，则需要肩关节置换术手术治疗。

我们的经验

在我们的实践中，每一位接受反式肩关节假体的患者都会接受术前评估，包括标准的影像检查（准确的正位和腋位）和 CT 扫描（三维重建），以获得详细的手术计划。在关节盂后倾<15° 的情况下，我们进行偏心扩髓，以恢复正确的关节力线和正确的关节盂型。如果后倾角>15°，我们使用肱骨头骨进行骨移植（图 48-3）。

关节盂假体增强组件

在偏心扩髓和植骨的替代方案中，设计了增强的关节盂假体组件。

该技术的临床和放射学结果存在争议。Rice 等人[30]对 14 例肩关节采用不对称楔形后路增强关节盂假体（平均随访时间：60 个月）治疗的患者进行回顾性分析，结果只有 2 例临床结果不满意。然而，超过一半的关节盂成分显示透亮线，三分之一的关节盂后半脱位，但没有进行翻修手术。

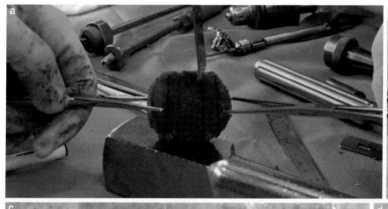
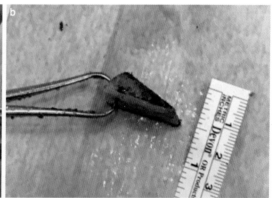
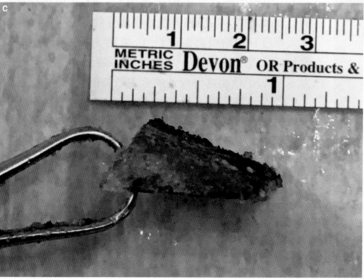
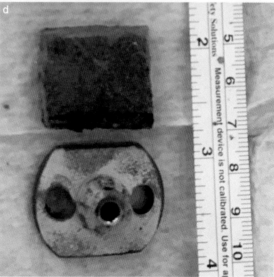

图 48-3　使用肱骨头骨移植。术中阶段（a~d）

Rice 等人的结论是,改良关节盂假体成分对关节盂骨磨损和肱骨半脱位的整体矫正作用不大,这种植入物已停止使用。

在过去的几年中,我们已经看到了一个台阶式的、后路增强的关节盂设计,它将组件垂直于关节力向量,并允许改善生物力学特性[31-33]。Iannotti 等人[33] 比较了四种在压缩和偏心载荷下对关节盂前提升的阻力的不同的增强设计全聚乙烯假体。与增强设计相比,台阶式关节盂的初始和最终提升值都较低,但并非都达到显著水平。

增强关节盂假体可以改善关节盂的形态,同时防止假体穿孔、关节力线内移和软骨下骨丢失。然而,还需要更多的临床研究。此外,加强的关节盂假体植入技术要求很高;精确地建立关节盂骨床来容纳增强成分是必要的。常有关于高微动率和松动风险的报道[34]。

反式肩关节置换术中旋转中心的偏移

Grammont 型反式肩关节假体有两个生物力学原理:盂肱关节旋转中心内侧化和肱骨降低[35]。这些原则减少了关节盂组件的扭矩,增加了三角肌杠杆臂,克服了肩袖肌腱无力或缺失[36,37]。

许多研究报告了这种设计带来的问题和并发症[38-43]。肩胛切割是最常见的,在术后的放射线检查中占 50%~96%[44-47](图 48-4)。它包括肱骨侧在手臂内收和旋转过程中对肩胛颈的下内侧撞击,导致骨质侵蚀和聚乙烯磨损。假体不稳定是由于盂肱关节撞击和软组织张力差导致的肱骨内移的进一步并发症,观察到 3%~6% 的病例[36,38,48]。最后,必须忍受反式肩关节假

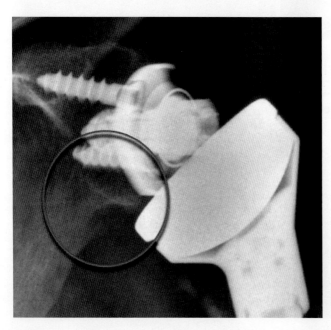

图 48-4 肩关节置换术:肩胛切割

体的患者会抱怨正常肩轮廓损失带来的美容问题[35,36](图 48-5)。

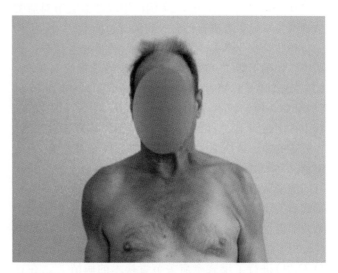

图 48-5 一名男性患者,接受左肩反式人工肩关节置换术后正常肩轮廓丧失

为了克服这些问题,许多作者提出了不同的手术方法来达成增大偏移距的反式肩关节置换术(reverse shoulder arthroplasty,RSA)。金属偏侧化,增加关节盂和/或底座的偏移量,是一种选择。历史上,使用侧方偏移假体的结果不令人满意,因为关节盂松动和螺钉断裂的比率很高,这是由对关节盂组件施加的扭矩或剪切力不断增加造成的[49,50]。最近,Frankle 等人[51] 已经证明了金属偏侧化在减少肩胛切割方面的有益效果。然而,在他们的研究中,他们报告了平均随访 21 个月后,关节盂松动的比例约为 12%,所有这些都需要修订。生物力学研究表明,增加偏置反转假体后发生基底相关并发症的风险更大[52]。Harman 等人[52] 观察到,在偏心加载过程中,+7mm 增大的偏移底座的运动比 Grammont 内侧化假体的运动大 4 倍。临床和生物力学研究的结果导致 Frankle 等人修改其初始横向偏移设计,使用 5mm 锁定螺钉,以增加底座稳定性,增强关节盂组件的固定[52]。Cuff 等人[53] 报告了使用这种设计的令人鼓舞的早期临床结果。

Boileau 等人通过骨性增偏反式肩关节置换术获得了侧方化[54]。根据这一技术,侧方化是通过将从肱骨头获取的自体骨移植物放置在具有长中心钉的特殊设计的底座上获得的。

一旦骨移植物愈合到自身肩胛,关节旋转中心就保持在假体界面。2011 年,Boileau 等人[54] 发表了骨性偏移量增加的反式肩关节置换术(bony increased-offset reverse shoulder arthroplasty,BIO-RSA)研究的 42 例患者的临床和放射学结果。治疗袖套撕裂性关节病的结果相当于或甚至优于标准内移 Grammont RSA(图 48-6)[29,38,44,55]。

Grammont和BIO-RSA的结果比较

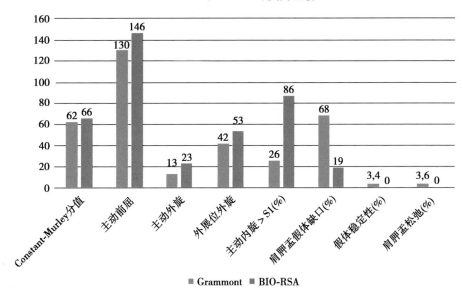

图 48-6　根据 Boileau 等人[54] 对 Grammont 和 BIO-RSA 的结果比较

偏侧化对肩关节运动的影响仍是讨论的目的。在他们的生物力学研究中,Costantini 等人[56] 指出,旋转中心的偏侧化导致整个关节接触力的增加。大多数增加的负荷是通过压缩产生的,尽管也观察到前/后剪切力和上/下剪切力增加。三角肌的力矩臂持续减小,假体界面弯矩随侧方化而增大。渐进的侧向化改善了稳定性。Greiner 等人[57] 指出,在侧方 RSA 患者中,肩胛下肌和小圆肌保持其长度和旋转力矩臂;他们的屈曲力增加,外展能力下降解释了为什么他们发现侧方 RSA 与标准种植体相比旋转更好。

肩胛切割仍然是与 RSA 相关的最常见的并发症。

基于这个原因,Bouleau 的系列报道[54] 显示有 19% 的比例并不完全令人满意。最近,De Wilde 等人[58] 评价了在 6 种不同解决方案(肱骨颈干倾斜角度的改变,聚乙烯杯深度的改变,旋转中心的偏侧化,下盂倾斜,关节囊半径的增加,在关节盂骨上形成一个较低的假体悬垂)中,克服肩胛切割的最佳方法;作者得出结论:假体突出约 2.5mm 将创造最大的活动角度增益。

在我们的手术实践中,为了降低肩胛切割率同时对关节盂骨移植物产生有利的压力,最佳的配置是假体的侧方化(图 48-7a~h),有时通过不对称扩孔和/或不对称植骨的帮助,调节下倾斜相关的关节盂的位置。

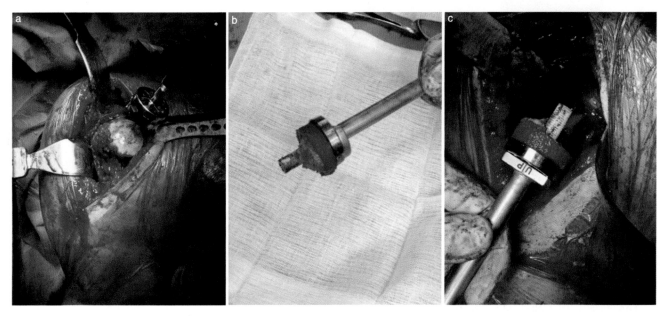

图 48-7　对一名 71 岁女性进行 BIO-RSA。术中阶段(a~c);放射学检查(d);临床结局(e~h)

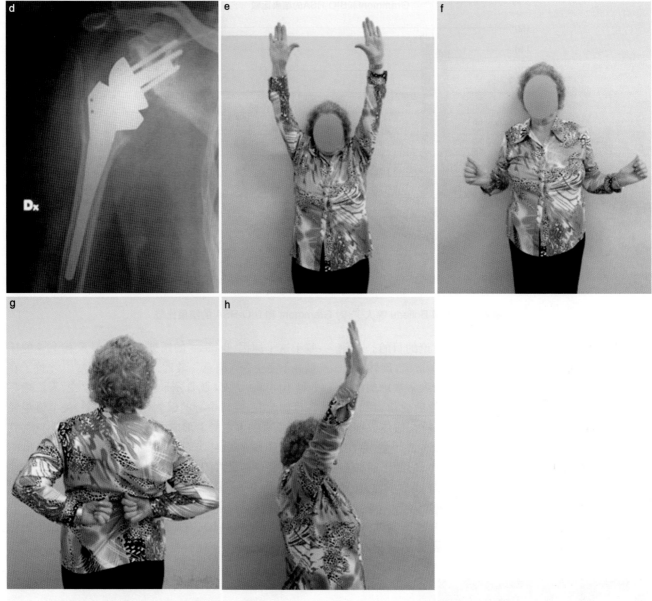

图 48-7（续）

参考文献

1. Frankle MA, Teramoto A, Luo ZP, Levy JC, Pupello D (2009) Glenoid morphology in reverse shoulder arthroplasty: classification and surgical implications. J Shoulder Elbow Surg 18(6):874–885, Epub 2009 May 30
2. Neer CS 2nd, Watson KC, Stanton FJ (1982) Recent experience in total shoulder replacement. J Bone Joint Surg Am 64(3):319–337
3. Norris TR, Iannotti JP (2002) Functional outcome after shoulder arthroplasty for primary osteoarthritis: a multicenter study. J Shoulder Elbow Surg 11(2):130–135
4. Singh JA, Sperling JW, Cofield RH (2011) Revision surgery following total shoulder arthroplasty: analysis of 2588 shoulders over three decades (1976 to 2008). J Bone Joint Surg Br 93(11):1513–1517
5. Walch G, Badet R, Boulahia A, Khoury A (1999) Morphologic study of the glenoid in primary glenohumeral osteoarthritis. J Arthroplasty 14(6):756–760
6. Iannotti JP, Norris TR (2003) Influence of preoperative factors on outcome of shoulder arthroplasty for glenohumeral osteoarthritis. J Bone Joint Surg Am 85(2):251–258
7. Walch G, Moraga C, Young A, Castellanos-Rosas J (2012) Results of anatomic nonconstrained prosthesis in primary osteoarthritis with biconcave glenoid. J Shoulder Elbow Surg 21(11):1526–1533, Epub 2012 Mar 23
8. Nyffeler RW, Sheikh R, Atkinson TS, Jacob HAC, Favre P, Gerber C (2006) Effects of glenoid component version on humeral head displacement and joint reaction forces: an experimental study. J Shoulder Elbow Surg 15(5):625–629
9. Bryce CD, Davison AC, Okita N, Lewis GS, Sharkey NA, Armstrong AD (2010) A biomechanical study of posterior glenoid bone loss and humeral head translation. J Shoulder Elbow Surg 19(7):994–1002, Epub 2010 Jul 24
10. Matsen FA 3rd, Clinton J, Lynch J, Bertelsen A, Richardson ML (2008) Glenoid component failure in total shoulder arthroplasty. J Bone Joint Surg Am 90(4):885–896
11. Farron A, Terrier A, Büchler P (2006) Risks of loosening of a prosthetic glenoid implanted in retroversion. J Shoulder Elbow Surg 15(4):521–526
12. Shapiro TA, McGarry MH, Gupta R, Lee YS, Lee TQ (2007) Biomechanical effects of glenoid retroversion in total shoulder

arthroplasty. J Shoulder Elbow Surg 16(3 Suppl):S90–S95, Epub 2006 Dec 12

13. Walch G, Young AA, Boileau P, Loew M, Gazielly D, Molé D (2012) Patterns of loosening of polyethylene keeled glenoid components after shoulder arthroplasty for primary osteoarthritis: results of a multicenter study with more than five years of follow-up. J Bone Joint Surg Am 94(2):145–150

14. Gillespie R, Lyons R, Lazarus M (2009) Eccentric reaming in total shoulder arthroplasty: a cadaveric study. Orthopedics 32(1):21

15. Clavert P, Millett PJ, Warner JJ (2007) Glenoid resurfacing: what are the limits to asymmetric reaming for posterior erosion? J Shoulder Elbow Surg 16(6):843–848

16. Iannotti JP, Greeson C, Downing D, Sabesan V, Bryan JA (2012) Effect of glenoid deformity on glenoid component placement in primary shoulder arthroplasty. J Shoulder Elbow Surg 21(1):48–55, Epub 2011 May 20

17. Nowak DD, Bahu MJ, Gardner TR, Dyrszka MD, Levine WN, Bigliani LU, Ahmad CS (2009) Simulation of surgical glenoid resurfacing using three-dimensional computed tomography of the arthritic glenohumeral joint: the amount of glenoid retroversion that can be corrected. J Shoulder Elbow Surg 18(5):680–688, Epub 2009 May 31

18. Friedman RJ, Hawthorne KB, Genez BM (1992) The use of computerized tomography in the measurement of glenoid version. J Bone Joint Surg Am 74(7):1032–1037

19. Hill JM, Norris TR (2001) Long-term results of total shoulder arthroplasty following bone-grafting of the glenoid. J Bone Joint Surg Am 83(6):877–883

20. Sabesan V, Callanan M, Ho J, Iannotti JP (2013) Clinical and radiographic outcomes of total shoulder arthroplasty with bone graft for osteoarthritis with severe glenoid bone loss. J Bone Joint Surg Am 95(14):1290–1296

21. Friedman RJ, Hawthorne KB, Genez BM (1992) Glenoid augmentation for total shoulder arthroplasty. Orthop Trans 16:66

22. Cheung EV, Sperling JW, Cofield RH (2007) Reimplantation of a glenoid component following component removal and allogenic bone-grafting. J Bone Joint Surg Am 89(8):1777–1783

23. Phipatanakul WP, Norris TR (2006) Treatment of glenoid loosening and bone loss due to osteolysis with glenoid bone grafting. J Shoulder Elbow Surg 15(1):84–87

24. Neyton L, Walch G, Nové-Josserand L, Edwards TB (2006) Glenoid corticocancellous bone grafting after glenoid component removal in the treatment of glenoid loosening. J Shoulder Elbow Surg 15(2):173–179

25. Frankle MA, Long RA (2001) Glenoid component failure treated with a allograft for revision total surgery. Presented at the 18th annual meeting of the American Shoulder and Elbow Surgeons; October 24–27, 2001, Napa, CA

26. Scalise JJ, Iannotti JP (2008) Bone grafting severe glenoid defects in revision shoulder arthroplasty. Clin Orthop Relat Res 466(1):139–145, Epub 2008 Jan 3

27. Iannotti JP, Frangiamore SJ (2012) Fate of large structural allograft for treatment of severe uncontained glenoid bone deficiency. J Shoulder Elbow Surg 21(6):765–771, Epub 2012 Feb 3

28. Mizuno N, Denard PJ, Raiss P, Walch G (2013) Reverse total shoulder arthroplasty for primary glenohumeral osteoarthritis in patients with a biconcave glenoid. J Bone Joint Surg Am 95(14):1297–1304

29. Wall B, Nové-Josserand L, O'Connor DP, Edwards TB, Walch G (2007) Reverse total shoulder arthroplasty: a review of results according to etiology. J Bone Joint Surg Am 89(7):1476–1485

30. Rice RS, Sperling JW, Miletti J, Schleck C, Cofield RH (2008) Augmented glenoid component for bone deficiency in shoulder arthroplasty. Clin Orthop Relat Res 466(3):579–583, Epub 2008 Jan 8

31. Sabesan V, Callanan M, Sharma V, Iannotti JP (2014) Correction of acquired glenoid bone loss in osteoarthritis with a standard versus an augmented glenoid component. J Shoulder Elbow Surg 23(7):964–973, Epub 2014 Jan 7

32. Kirane YM, Lewis GS, Sharkey NA, Armstrong AD (2012)

Mechanical characteristics of a novel posterior-step prosthesis for biconcave glenoid defects. J Shoulder Elbow Surg 21(1):105–115, Epub 2011 Mar 21

33. Iannotti JP, Lappin KE, Klotz CL, Reber EW, Swope SW (2013) Liftoff resistance of augmented glenoid components during cyclic fatigue loading in the posterior-superior direction. J Shoulder Elbow Surg 22(11):1530–1536, Epub 2013 Mar 22

34. Allen B, Schoch B, Sperling JW, Cofield RH (2014) Shoulder arthroplasty for osteoarthritis secondary to glenoid dysplasia: an update. J Shoulder Elbow Surg 23(2):214–220, Epub 2013 Aug 9

35. Boileau P, Watkinson D, Hatzidakis AM, Hovorka I (2006) Neer Award 2005: the Grammont reverse shoulder prosthesis: results in cuff tear arthritis, fracture sequelae, and revision arthroplasty. J Shoulder Elbow Surg 15:527–540

36. Boileau P, Watkinson DJ, Hatzidakis AM, Balg F (2005) Grammont reverse prosthesis: design, rationale, and biomechanics. J Shoulder Elbow Surg 14(1 Suppl):147S–161S

37. Terrier A, Reist A, Merlini F, Farron A (2008) Simulated joint and muscle forces in reversed and anatomic shoulder prostheses. J Bone Joint Surg Br 90:751–756

38. Gerber C, Pennington SD, Nyffeler RW (2009) Reverse total shoulder arthroplasty. J Am Acad Orthop Surg 17:284–295

39. Guéry J, Favard L, Sirveaux F, Oudet D, Mole D, Walch G (2006) Reverse total shoulder arthroplasty: survivorship analysis of eighty replacements followed for five to ten years. J Bone Joint Surg Am 88:1742–1747

40. Lévigne C, Boileau P, Favard L, Garaud P, Molé D, Sirveaux F, Walch G (2006) Scapular notching in reverse shoulder arthroplasty. In: Walch G, Boileau P, Molé D, Favard L, Lévigne C, Sirveaux F (eds) Reverse shoulder arthroplasty. Sauramps Medical, Montpellier, pp 353–372

41. Matsen FA 3rd, Boileau P, Walch G, Gerber C, Bicknell RT (2008) The reverse total shoulder arthroplasty. Instr Course Lect 57:167–174

42. Vanhove B, Beugnies A (2004) Grammont's reverse shoulder prosthesis for rotator cuff arthropathy: a retrospective study of 32 cases. Acta Orthop Belg 70:219–225

43. Werner CM, Steinmann PA, Gilbart M, Gerber C (2005) Treatment of painful pseudoparesis due to irreparable rotator cuff dysfunction with the Delta III reverse-ball-and-socket total shoulder prosthesis. J Bone Joint Surg Am 87:1476–1486

44. Boulahia A, Edwards TB, Walch G, Baratta RV (2002) Early results of a reverse design prosthesis in the treatment of arthritis of the shoulder in elderly patients with a large rotator cuff tear. Orthopedics 25:129–133

45. Nyffeler RW, Werner CM, Gerber C (2005) Biomechanical relevance of glenoid component positioning in the reverse Delta III total shoulder prosthesis. J Shoulder Elbow Surg 14:524–528

46. Seebauer L (2007) Total reverse shoulder arthroplasty: European lessons and future trends. Am J Orthop 36(Suppl 1):22–28

47. Valenti PH, Boutens D, Nerot C (2001) Delta 3 reversed prosthesis for osteoarthritis with massive rotator cuff tear: long term results ([5 years). In: Walch G, Boileau P, Mole D (eds) 2000 shoulder prostheses: two to ten year follow-up. Sauramps Medical, Montpellier, pp 253–259

48. Nové-Josserand L, Walch G (2006) Instability after reverse shoulder arthroplasty. In: Walch G, Boileau P, Molé D, Favard L, Lévigne C, Sirveaux F (eds) Reverse shoulder arthroplasty. Sauramps Medical, Montpellier, pp 81–101

49. Gilbart MK, Gerber C (2007) Comparison of the subjective shoulder value and the Constant score. J Shoulder Elbow Surg 16:717–721

50. Valenti P, Sauzieres P, Cogswell L, O'Toole G, Katz D (2008) The reverse shoulder prosthesis: surgical technique. Tech Hand Up Extrem Surg 12:46–55

51. Frankle M, Levy JC, Pupello D, Siegal S, Saleem A, Mighell M, Vasey M (2006) The reverse shoulder prosthesis for glenohumeral arthritis associated with severe rotator cuff deficiency: a minimum two-year follow-up study of sixty patients: surgical technique.

J Bone Joint Surg Am 88(Suppl 1):178–190

52. Harman M, Frankle M, Vasey M, Banks S (2005) Initial glenoid component fixation in 'reverse' total shoulder arthroplasty: a biomechanical evaluation. J Shoulder Elbow Surg 14(1 Suppl S):162S–167S

53. Cuff D, Pupello D, Virani N, Levy J, Frankle M (2008) Reverse shoulder arthroplasty for the treatment of rotator cuff deficiency. J Bone Joint Surg Am 90:1244–1251

54. Boileau P, Moineau G, Roussanne Y, O'Shea K (2011) Bony increased-offset reversed shoulder arthroplasty minimizing scapular impingement while maximizing glenoid fixation. Clin Orthop Relat Res 469:2558–2567

55. Sirveaux F, Favard L, Oudet D, Huguet D, Lautman S (2001) Grammont inverted total shoulder arthroplasty in the treatment of glenohumeral osteoarthritis with massive and non repairable cuff rupture. In: Walch G, Boileau P, Mole D (eds) 2000 shoulder prostheses: two to ten year follow-up. Sauramps Medical, Montpellie, pp 247–252

56. Costantini O, Choi DS, Kontaxis A, Gulotta LV (2015) The effects of progressive lateralization of the joint center of rotation of reverse total shoulder implants. J Shoulder Elbow Surg 24(7):1120–1128. doi:10.1016/j.jse.2014.11.040

57. Greiner S, Schmidt C, König C, Perka C, Herrmann S (2013) Lateralized reverse shoulder arthroplasty maintains rotational function of the remaining rotator cuff. Clin Orthop Relat Res 471(3):940–946. doi:10.1007/s11999-012-2692-x

58. de Wilde LF, Poncet D, Middernacht B, Ekelund A (2010) Prosthetie overhang is the most effective way to prevent scapular conflict in a reverse total shoulder prosthesis. Acta Orthop 81(6):719–726. doi:10.3109/17453674.2010.538354